老年患者麻醉教程

[英]克里斯·道斯　　[新加坡]钱德拉·库玛　　[荷]伯纳黛特·万玲　　**主　编**
Chris Dodds　　　　　Chandra M. Kumar　　　　Bernadette Th. Veering

邵建林　王天龙　彭沛华　　**主　译**

世界图书出版公司

上海·西安·北京·广州

图书在版编目(CIP)数据

老年患者麻醉教程/(英)克里斯·道斯,(新加坡)
钱德拉·库玛,(荷)伯纳黛特·万玲主编;邵建林,王
天龙,彭沛华译.—上海:上海世界图书出版公司,
2018.10
　　ISBN 978-7-5192-4876-5

　　Ⅰ.①老… Ⅱ.①克… ②钱… ③伯… ④邵… ⑤王
… ⑥彭… Ⅲ.①老年医学－麻醉学－教材 Ⅳ.①R614

中国版本图书馆CIP数据核字(2018)第176274号

书　名	老年患者麻醉教程	
	Laonian Huanzhe Mazui Jiaocheng	
主　编	[英]克里斯·道斯　[新加坡]钱德拉·库玛　[荷]伯纳黛特·万玲	
主　译	邵建林　王天龙　彭沛华	
责任编辑	陈寅莹	
装帧设计	袁 力	
出版发行	上海世界图书出版公司	
地　址	上海市广中路88号9-10楼	
邮　编	200083	
网　址	http://www.wpcsh.com	
经　销	新华书店	
印　刷	杭州恒力通印务有限公司	
开　本	889 mm×1194 mm　1/16	
印　张	23	
字　数	650千字	
印　数	1-2000	
版　次	2018年10月第1版　　2018年10月第1次印刷	
版权登记	图字 09-2017-150号	
书　号	ISBN 978-7-5192-4876-5/ R·454	
定　价	120.00元	

版权所有　翻印必究
如发现印装质量问题,请与印刷厂联系
(质检科电话:0571-88914359)

译者名单

主　　译　邵建林　王天龙　彭沛华

副 主 译　欧阳文　苏殿三　梅　伟

主译助理　王　全

秘　　书　李俊杰　付　颖

译　　者（按汉语拼音排序）

边文玉	常远	邓青竹	丁妮娜	房祥峰
顾希垚	桂雪芹	皇甫俊杰	黄鹤	蒋贵平
蒋海燕	李晋	李俊杰	李潇潇	潘志英
彭明超	彭泽民	秦海燕	邵甲云	苏彦伊
谭畅	谭莹	王全	王若曦	肖燕
熊娟	杨娟	杨谧	杨玉桥	殷苏晴
袁源	张琦	赵国良	赵延华	郑华容
周梦娇				

审　　校（按汉语拼音排序）

陈华梅	陈文栋	方育	江海霞	李俊明
刘燕	龙茹华	梅伟	欧阳文	彭沛华
钱金桥	邵建林	税昌中	苏殿三	汪珺
王燕琼	杨堃	杨伟	杨鑫	姚家祥
曾卫军	展希	周银燕		

编者名单

Shamsuddin Akhtar
Department of Anesthesiology,
Yale University School of Medicine,
New Haven, Connecticut, USA

Sheila Ryan Barnett
Department of Anesthesiology,
Critical Care and Pain Medicine,
Beth Israel Deaconess Medical Center,
Boston, MA, USA

Jaume Canet
Department of Anesthesiology,
Hospital Universitari,
Germans Trias I Pujol,
Universitat Autònoma de Barcelona,
Barcelona, Spain

Naville Chia
Department of Anesthesia,
Alexandra Health Services,
Khoo Teck Puat Hospital,
Singapore

Ipek Yalcin Christmann
Institut des Neurosciences,
Cellulaires et Intégratives UPR3212 CNRS,
Strasbourg, France

Oya Yalcin Cok
Baskent University, School of Medicine,
Department of Anaesthesiology,
Adana Research and Education Center,
Adana, Turkey

Heinrich Cornelissen
Critical Care Research Group,
Prince Charles Hospital,
Brisbane, Australia

Peter Crome
Research Department of Primary Care and Population Health,
University College London,
London, UK

Jugdeep Dhesi
Proactive care of Older People undergoing Surgery (POPS),
Department of Ageing and Health,
Guy's and St Thomas' NHS Foundation Trust,
London, UK

Chris Dodds
James Cook University Hospital,
Middlesbrough, UK

Irwin Foo
Department of Anaesthesia,
Western General Hospital,
Edinburgh, UK

John F. Fraser
Critical Care Research Group,
Prince Charles Hospital,
Brisbane, Australia;
Department of Intensive Care Medicine,
The Prince Charles Hospital, Chermside,
Queensland, Australia

Bernard Graf
Department of Anaesthesia and Intensive Care Medicine,
University Hospital of Regensburg,
Regensburg, Germany

Richard Griffiths
Department of Anaesthesia,
Peterborough and Stamford Hospitals NHS Foundation Trust,
Bretton, Peterborough,
Cambridgeshire, UK

Samuel R. Grodofsky
Department of Anesthesiology and Critical care,
Perelman School of Medicine,
University of Pennsylvania, Philadelphia, PA, USA

Jeremy Henning
Department of Anaesthesia,
James Cook University Hospital,
Middlesbrough, UK

John Hughes
Department of Anaesthesia,
James Cook University Hospital,
Middlesbrough, UK

Uma Shridhar Iyer
Department of Anesthesia,
Alexandra Health Services,
Khoo Teck Puat Hospital, Singapore

Pragnesh Joshi
Department of Cardiac Surgery,
Sir Charles Gardiner Hospital,
Nedlands, Western Australia, Australia

Richard Keays
Director of Intensive Care,
Chelsea and Westminster Hospital
London, UK

Kwong Fah Koh
Department of Anesthesia,
Alexandra Health Services, Khoo Teck Puat Hospital,
Yishun Central, Singapore

Elke Kothmann
Department of Anaesthesia,
James Cook University Hospital,
Middlesbrough, UK

Kailash Krishnan
Clinical research fellow,
University of Nottingham, UK

Chandra M. Kumar
Department of Anesthesia,
Alexandra Health Services, Khoo Teck Puat Hospital,
Yishun Central, Singapore

Frank Lally
Institute for Science and Technology in Medicine,
Keele University,
Guy Hilton Research Centre,
Thornburrow Drive,
Hartshill,
Stoke On Trent,
Staffordshire, UK

Amjad Maniar
Department of Anesthesia,
Columbia Asia Hospitals,
Bangalore, India

Joanne McGuire
Furness General Hospital,
University Hospitals of Morecambe Bay,
Cumbria, UK

Diane Monkhouse
Department of Anaesthesia,
James Cook University Hospital,
Middlesbrough, UK

Ross J. Moy
Academic Department of Emergency Medicine,
Academic Centre, James Cook University Hospital,
Middlesbrough, UK

Stanley Muravchick
Department of Anesthesiology and Critical Care,
Hospital of the University of Pennsylvania,
Philadelphia, PA, USA

Dave Murray
Department of Anaesthesia,
James Cook University Hospital,
Middlesbrough, UK

Onyi Onuoha
Department of Anesthesiology and Critical care,
Perelman School of Medicine,
University of Pennsylvania,
Philadelphia, PA, USA

Anand Prakash
Medicine for the Elderly Department,
Countess of Chester Hospital, UK

James M. Prentis
Department of Perioperative and Critical Care Medicine,
Freeman Hospital,
Newcastle upon Tyne, UK

Ivan L. Rapchuk
Critical Care Research Group,
Prince Charles Hospital, Brisbane, Australia;
Department of Anaesthesia and Perfusion,
The Prince Charles Hospital, Chermside,
Queensland, Australia

Lars S. Rasmussen
Department of Anaesthesia,
Rigshospitalet,
University of Copenhagen,
Denmark

G. Alec Rooke
Department of Anesthesiology and Pain Medicine,
University of Washington,
Puget Sound Health Care System,
Seattle, Washington, USA

Joaquin Sanchis
Department of Pneumology,
Hospital Santa Creui, Sant Pau,
Universitat Autònoma de Barcelona,
Barcelona, Spain

Edwin Seet
Department of Anesthesia,
Alexandra Health Services,
Khoo Teck Puat Hospital, Singapore

Andrew Severn
Department of Anaesthesia,
Royal Lancaster Hospital,
Lancaster, UK

Khalil Ullah Shibli
Department of Anesthesia,
Alexandra Health Services,
Khoo Teck Puat Hospital, Singapore

Sabina Shibli
Department of Anaesthesia,
Jurong Health,
Ng Teng Fong General Hospital, Singapore

Shahla Siddiqui
Department of Anesthesia,
Alexandra Health Services,
Khoo Teck Puat Hospital, Singapore

Jeffirey H. Silverstein
Department of Anesthesiology,
Icahn School of Medicine at Mount Sinai,
New York City, NY, USA

Ashish C. Sinha
Anesthesiology and Perioperative Medicine,
Drexel University College of Medicine,
Philadelphia, PA, USA

Chris. P. Snowden
Department of Perioperative and Critical Care Medicine,
Freeman Hospital,
Newcastle upon Tyne, UK

Sameer Somanath
University Hospital of North Durham,
Durham

Neil Soni
Respiratory and Critical Care research,
Imperial College London and Consultant in Anaesthesia
and Intensive Care,
Chelsea and Westminster Hospital,
London, UK

Aris Sophocles III
Department of Anesthesiology and Critical care,
Perelman School of Medicine,
University of Pennsylvania,
Philadelphia, PA, USA

Barry N. Speker
Samuel Phillips Law Firm
Newcastle upon Tyne, UK

Bernadette Th. Veering
Department of Anesthesiology
Leiden University Medical Center
Leiden, The Netherlands

Ian Whitehead
Department of Anaesthesia,
James Cook University Hospital,
Middlesbrough, UK

序 言

　　世界各地的人口均衡正在发生变化。今天的老年人比以往任何时候都活得矫健，他们深刻地改变着我们提供医疗保健的方式。我们不得不对这些日益虚弱和易受伤害的患者进行研究、发展和提供适当的麻醉、疼痛管理和重症监护。我们必须认识到，每位老年人都是一个个体，其需求相较其他年龄人群在很大程度上存在着不同。预防并发症和相关的自主性丧失在老年患者中至关重要，这就要求我们为其提供优质的医疗服务。

　　为我们在老年人中的实践提供的证据基础是可悲的，但这本书的编者在相应章节更新了知识。仍旧还有众多悬而未决的问题。我们在理解、处理老年人的具体问题时，必须跟随知识的更新而不断改进。正如每一位老年人由于感染、营养、吸烟、糟糕的专业服务以及获得的治疗进展等而存在个体差异，因此我们在实践中必须考虑到这一点。让老年患者获得专业、优质的服务仍面临挑战。

　　我们希望这本书能为读者提供启迪，热诚于为老年患者提供更加优质的服务，及增加基于实践的证据。

前　言

很荣幸被邀请为本书作序，本书知识全面的，出版是必要的、及时的。

在过去20年，无论是发达国家还是发展中国家，都面对着前所未有的人口老龄化问题。负责提供健康、福利、基础设施和养老金的国家机构被这一问题所困扰。然而，没有什么地方像卫生服务部门这样受到影响，因为卫生服务部门必须满足对更大规模的高质量医疗卫生服务的指数需求。而这些问题在经济上都是无法控制的。

在当今的英国，年龄超过100岁的有近1.5万人，90岁以上的人口达50万，全世界范围内，65岁以上的人口数将在未来两年内超过5岁以下人口数——65岁及以上的年龄组是增长最快的年龄组。人类发生退行性疾病的实际年龄和人数越来越多，对于麻醉而言，这就意味着越来越多的并发症。

在我看来，医疗卫生服务在近期需要通过提供优质的医疗卫生服务的健康解决方案，及适应数量需求和成本效益的限制，以应对日益增长的老龄化挑战，这点是毫无疑问的。基于以上的客观原因，这本书为麻醉提供了前行的方向。这本书的出版为近期的问题做出巨大贡献。祝贺编辑和作者，并愿它成功。

彼得·赫顿（Peter Hutton）
伯明翰大学麻醉学教授
伯明翰大学NHS信托基金会麻醉医生顾问
英国皇家麻醉学院前院长

引 言

随着老年人口的激增，人口不平衡给世界带来前所未有的难题。在未来40年里，人口老龄化趋势难以扭转，将对我们每个人的生活、工作产生方方面面的影响。人口老龄化将改变我们每个成年人成家、退休的习惯。

抚养的压力将会激增，无论这压力来自孩子、父母或祖父母。夫妻双方工作持家的能力越来越重要。如果家庭成员一方必须牺牲工作时间照料亲人，那么这家的经济稳定性将受到威胁。尤其在家中老人罹患重病或面临手术时，这一问题尤其尖锐。老人不仅急需帮助以康复，而且他们漫长的康复期，在一定程度上也就意味着需要耗费长达数月的陪护。

不论何种医疗干预，不论其流程如何，并发症在老年人十分常见，这对他们独立生活的能力产生重大影响。一些是必要医疗手段带来的可预见性不良反应，而另一些重症的发生让我们防不胜防。我们作为专业人士，担负有持续照料患者的职责，诊断这些并发症的诱因，并且极力排除诱因。

在医院诊疗中，麻醉具有重要作用，并在手术、介入性放射医疗、重症监护、创伤、疼痛医学等方面影响患者治疗效果。由于绝大部分麻醉医生将参与老年病患的诊疗中，我们应当理解为何他们与年轻患者的诊疗方式不同，哪里不同。越来越有一种声音道"无论怎样我们都做了许多老年麻醉，又有什么特殊的呢"，这一不理性的呼声必须被另一种态度代替，即根据目前最新的科学数据为患者提供个性化诊疗方案。这一态度的依据可能是近年来在老年医疗和麻醉学研究的最深刻的见解。直到最近，几乎所有临床试验都排除了年龄超过65岁的患者。排他

标准同时包括了轻微认知障碍、先天性心脏病和呼吸系统疾病——这些疾病常常在老年患者中发生。这就意味着在麻醉过程中，大多数通常被认为正常的生理参数和复苏指征，是经由年轻患者收集的数据推导形成，这实在草率。

更为健康的年轻患者参加了试验，但他们的生理变异性最小。我们即使做了统计学以准确定义这些联系，但仍很容易从收集到的数据中目测出关系。而这些与老年人的数据之间的差距十分明显。鉴别一个有意义的数据关系，依据目测完全不太可能，所以必须依靠统计分析。这意味着，诱导、手术和复苏ASA分级Ⅰ级的健康成年绝大多数是可预计的，而每个老年患者是个个体，他们的反应不可预测，因此需要以更高的警惕性和技术处理对待，以确保安全。血压、心率和容量的精准参数都将各有不同，一位患者诊断为高血压的参数指标可能在另一位患者诊断为低血压。例如，仅仅往喉和声带喷洒利多卡因以缓解喉镜检查和气管插管带来的异物反应，这一操作可能导致利多卡因吸收足量致使虚弱的老年患者产生心肌抑制和低血压。

虽然自二十多年前第一届专科麻醉学会成立以来学科发展取得了很大进展，但是在九十岁以上的患者对常规手术的反应上，我们仍没有"标准性"数据。目前公布的资料通常是针对患有明确疾病患者的小型研究，例如股骨颈骨折。大型调查和国家审计确实提供了数据规模和结果，但是这些具有回顾性的特质，从而在广义上限制了它们区分特定麻醉技术间的能力。我们无法更加清楚地了解，是什么原因导致近四分之一的老年人在接受大手术后普遍

发生了严重的认知功能障碍。

在老年病学领域的研究提供了我们一些指导和帮助，特别是有关虚弱作为一个复杂实体本身的新兴概念。遗传学和干细胞生物学正寻求了解衰老的过程，寻找缓解、阻断甚至扭转过程的潜在手段，这正是富有成果的领域。纳米技术和生物工程正探索的是帮助保护易受伤害或孤寡老人的新型解决方案，以及其普遍与互联网的接轨正使得对患有长期慢性疾病的人获得交互监测和个性化临床建议。

临床和培训上，老年人视力、听觉和语言沟通问题的意识正在改善，但却很少在麻醉培训计划中正式教学。很少在常规术前评估中涉及简易智力测试（abbreviated mental test, AMT）和短暂的心理状态评估（mini-mental state evaluation, MMSE）等简单的认知测试。关于老年患者对镇痛的需要以及在医疗护理方面什么是安全有效的，仍然有很多错误的观点。正是由于这些原因，我们开始编写这本书。我们寻求世界上领先的权威和公认的专家来编写此书的诸多章节。风格和细节的变化通常反映该专业领域的性质以及该领域的数据量，这是不可避免的。这些

部分被要求提供人口老龄化下最根本的基本原则认知，人口变化的发生以及这些变化可能带来的社会后果，人们随着年老产生药物反应，以及现代技术可能带给我们的福音。下一节将介绍特定器官系统中的老化，包括认知在内的神经系统、心血管、肾脏、呼吸和肝脏系统。第三部分总结了常见的实践领域，其中一些与手术专业有关，包括评估、重症监护、疼痛管理、肥胖、虚弱和姑息治疗，以及创伤、血管、神经外科、心血管外科、泌尿科、妇科和眼科手术等其他领域。

最后还有一些对老年人更需重视的领域，如培训、感染管理、维持热量平衡，以及手术室外麻醉。此书也有目前英国在医学法学的相关观点，我们认为这能折射出全球范围内的实践。该观点强调寻求知情同意的需要，以确定任何先进指令或法律倡导的存在，并评估和支持决策能力。

最后，我们憧憬未来将会发生什么，以及在不久的将来可能会看到实践的进步。

克里斯·道斯（Chris Dodds）

致　谢

我们想把这本书献给那些多年来给予我们支持的人们。

克里斯（Chris）：感谢我的妻子安（Ann）给予的帮助和支持。

钱德拉（Chandra）：感谢我的妻子苏契塔・库马（Suchitra Kumar）。

伯纳黛特（Bernadette）：感谢我的挚友卡罗琳（Caroline）和罗森马里金（Rozemarijn）。

缩略词表

AAA	腹主动脉瘤	CNS	中枢神经系统
ABA	美国麻醉学委员会	COPD	慢性阻塞性肺疾病
ABI	踝肱指数	COX	环氧酶
ACE	血管紧张素转化酶	CPAP	持续性气道正压
ACEI	血管紧张素转化酶抑制剂	CPB	心肺转流术
ACGME	研究生医学教育鉴定委员会	CPE	心肺功能
ADL	日常活动能力	CPP	脑灌注压
ADP	腺苷二磷酸	CRP	C反应蛋白
AED	抗癫痫药	CSF	脑脊液
AF	房颤	CT	计算机断层扫描
AGE	晚期糖基化终末化产物	CVA	脑血管意外
AHA	美国心脏病协会	CYP	细胞色素P450
AHI	呼吸暂停低通气指数	DBA	多巴酚丁胺应激试验
AKI	急性肾损伤	DBP	舒张压
AMT	简明智力测验	DLB	路易体痴呆
ANH	人工营养及水化	DLCO	肺脏的一氧化碳弥散能力
AQP	水通道蛋白	DNAR	不复苏遗嘱
ARB	血管紧张素受体阻滞剂	DNIC	弥漫性伤害抑制性控制
ARMDS	年龄相关的内侧变性和硬化	ECG	心电图
ART	辅助生殖技术	ECMO	体外膜肺氧合
AS	主动脉狭窄	ED	急诊科
ASA	美国麻醉医生学会	EEG	脑电图
ASIC	酸敏感性离子通道（受体）	EN	肠内营养
ATP	三磷酸腺苷	eNOS	内皮源性一氧化氮合酶
AVR	主动脉瓣手术	EPO	促红细胞生成素
BMI	体重指数	ESWL	体外震波碎石术
BNP	脑钠肽	ET	内皮素
CABG	冠状动脉旁路移植术	EtCO$_2$	呼气末二氧化碳
CAD	冠心病	EVAR	动脉瘤腔内修复术
CBD	病案讨论	FEV$_1$	第1秒用力呼气容积
CBF	脑血流	FRC	功能残气量
CEA	颈动脉内膜切除术	FTD	额颞叶痴呆
CfPWV	颈动脉-股动脉脉搏波传导速度	FVC	用力肺活量
CGA	老年综合评估	GABA	γ-氨基丁酸
CJD	克雅二氏病	GFR	肾小球滤过率
CKI	周期素依赖蛋白激酶抑制剂	GMC	医学总会

HCC	肝细胞癌	PD	帕金森病
hESC	人胚胎干细胞	PDD	帕金森病痴呆
IABP	主动脉内球囊反搏	PN	肠外营养
IASP	国际疼痛研究协会	POCD	术后认知功能障碍
ICH	脑出血	POD	术后谵妄
ICU	重症监护室	POSSUM	死亡率和并发症发病率的生理学和手术严重程度评分
IIS	胰岛素/胰岛素样生长因子信号		
IL	白细胞介素	PSP	进行性核上行麻痹
iNOS	诱生型一氧化氮合酶	PWV	脉搏波传导速度
IOP	眼内压	RAAS	肾素血管紧张素醛固酮系统
LA	左心房	RAS	肾素血管紧张素系统
LIMA	左侧乳内动脉	RNS	活性氮自由基
LMA	喉罩	ROS	活性氧自由基
LV	左心室	RSI	快速序列插管
MAC	最低肺泡有效浓度或二尖瓣环钙化	RV	残气量
MDT	多学科专家组	SAH	蛛网膜下腔出血
MEF	最大呼气流量	SBI	无症状性脑损伤
MEP	最大呼气压力	SBP	收缩压
MET	代谢当量	SDH	硬膜下血肿
MIF	最大吸气流量	SOAR	收缩压、氧合、年龄及呼吸频率
MIP	最大吸气压力	SOD	超氧化物歧化酶
MMP	基质金属蛋白酶	SpO_2	脉搏氧饱和度
MMSE	简明精神状态检查量表	SSI	切口感染
MR	二尖瓣反流	STEMI	ST段抬高性心肌梗死
MRA	磁共振血管造影	STS	胸外科医生协会
MRI	磁共振成像	SVG	大隐静脉桥
MRSA	耐甲氧西林金黄色葡萄球菌	SVR	全身血管阻力
MS	二尖瓣狭窄	TAP	腹横平面
MVR	二尖瓣成形术	TAVI	经导管主动脉瓣植入术
NADPH	烟酰胺腺嘌呤二核苷酸磷酸	TBI	创伤性脑损伤
NAFLD	非酒精性脂肪肝病	TCD	经颅多普勒
NF-κB	核转录因子κ-B	TGF	转化生长因子
NHS	英国国民医疗保健制度	TIA	短暂性脑缺血发作
NICE	国家健康与临床优化研究所	TLC	肺总量
NIRS	近红外光谱	TNF	肿瘤坏死因子
NMDA	N-甲基-D-天冬氨酸	TOE	经食管超声心动图
NO	一氧化氮	TOR	西罗莫司靶蛋白途径
NP	钠尿肽	TRUS	经直肠超声
NSAID	非甾体类抗炎药	TTE	经胸超声心动图
OPCAB	非体外循环不停跳冠状动脉旁路移植术	TURBT	经尿道膀胱肿瘤电切术
$PaCO_2$	动脉血二氧化碳分压	TURP	经尿道前列腺电切术
PACU	麻醉后恢复室	UTI	尿路感染
PAD	外周动脉疾病	VaD	血管性痴呆
PaO_2	动脉血氧分压	VSMC	血管平滑肌细胞
PCNL	经皮肾镜取石术	WDR	宽动态范围
PCT	降钙素原		

目　录

第一部分

基础科学

第一章

在细胞水平上的老化

概述

衰老是一个集合和渐进的过程。细胞水平的改变可逐渐导致正常生物学功能的改变，这些改变逐渐影响到各器官系统，最终影响到全身。对于人类，衰老是指在身体上、心理上、社会学上多维的变化过程。老龄化已被定义为集合的变化，这种变化逐渐使人类更容易死亡[1]。

衰老进程从性发育成熟后即已开始，衰老进展速度受内在和外在多种因素影响。生理年龄比实际年龄更重要。在过去的10年里，学术界对衰老过程产生了巨大兴趣，高质量复杂的生物学基础研究可以帮助我们理解衰老的过程及其后果。人类早老症为研究衰老过程提供了有价值的模型。一些衰老的过程（比如头发花白）没有病理效应，而其他衰老过程导致在细胞水平的变化和引发级联效应，导致细胞损伤，甚至导致组织、器官和系统水平的功能障碍。

与年龄相关的损害可能改变细胞和分子水平信号机制，这些信号机制可影响遗传物质、结构蛋白和其他至关重要的蛋白质、线粒体、细胞膜，并最终导致结构和功能损伤。衰老过程是极其复杂的，它仍然没有被完全弄清楚。内在或外在因素都可导致细胞损伤，环境中包含很多有毒物质，其中有一些是自然产生的，另一些是人为产生的。紫外线、电离核辐射、工业毒素和产品、臭氧、重金属、烟尘、污染、掺假食品和水、感染其他生物都可导致细胞损伤。

正常的细胞代谢本身会产生许多化合物（如自由基），这些物质对机体本身就极具破坏力，然而机体自身也有复杂的途径来限制这些毒素对机体影响。

老龄化与这些保护机制的损伤、细胞损伤和功能障碍密切相关。在细胞和分子水平的变化将在以下小节中描述。进一步超出本章范围的细节将在其他地方讲述[1]。

细胞衰老和细胞死亡

细胞衰老和细胞死亡是两个重要的过程，发生在机体整个生命过程。在整个生命过程中，细胞衰老和细胞死亡有助消除的功能失调和受损细胞。然而在生命的后期，这些过程也可能加速衰老。各种因素（外在和内在）和机制主导在分子和细胞水平的生物衰老。细胞死亡是一个复杂的过程，涉及细胞凋亡和坏死。细胞衰老是一个持续的过程，包括基因表达和细胞形态学的变化。DNA损害、致癌基因的表达可以阻止细胞增长，改变细胞功能和对抗细胞凋亡。

在分子和基因水平的变化

大多数体细胞按既定程序进行有限的几次分裂复制后。将不能再进行分裂，但它们仍然有新陈代谢活动，这个过程被称为细胞复制性衰老[2]。它们无法复制DNA但继续代谢蛋白质和RNA。生殖细胞、干细胞和大多数肿瘤细胞有无限分裂的潜力。为什么有些细胞要经受复制衰老而一些细胞则实现了永生和如何导致老化这两个问题并未弄清楚。这可能会包括一些或所有下列因素：基因突变、代谢变化和内在和外在因素抑制了基因表达。

端粒缩短和老化

端粒是一个位于染色体末端的重复DNA序列片段，它保护染色体防止染色体末端断裂分解退化和与相邻染色体融合。保护染色体的最后崩溃，退化和融合相邻染色体[3]。这种损伤可能导致遗传信息的丢失，可以使基因组不稳定，容易发生细胞死亡和癌症。

端粒伴随每一轮的细胞分裂逐步缩短，当它们达到一个临界长度或完全丧失时，细胞的分裂或增长便停止。这有助于细胞避免失去遗传信息和基因组不稳定。

在细胞增殖过程中，端粒逆转录酶维持和稳定端粒末端。生殖细胞和干细胞能无限增殖，因为它们含有大量的端粒酶从而保持端粒长度的稳定。体细胞只有有限水平的端粒酶，这可以解释为何它们会发生衰老。端粒的缩短也导致免疫功能受损[4]。自由基也参与导致端粒DNA损伤和缩短。

在前细胞分裂和DNA损伤的基础上，通过调节细胞对应激和生长激素的反应力，端粒在细胞死亡和衰老方面发挥核心作用。在大多数体细胞，被端粒末端转移酶修切得非常短或未脱帽是有限制的，当未脱帽端粒积累太多时，凋亡和细胞老化程序就会被激活。当正常端粒长度减少时，后者的可能性增加。对于生殖系细胞，正常的端粒长度被设定和维持，细胞通常表达高水平的端粒酶。随着年龄的增长，体细胞中端粒长度非常多样，这不仅给肿瘤细胞的生长设置了障碍，而且随着年龄的增长，也会使正常细胞的生成减少[5]。生物技术产业正在尝试开发基于端粒酶的疗法。

密码子限制和老化

蛋白质合成需要两个步骤：转录和翻译。DNA密码有三个位点为每个氨基酸编码。DNA密码复制产生信使核糖核酸（mRNA）。多肽的氨基酸序列是由信使RNA的三个密码子编码。信使RNA包含遗传信息，它是DNA副本的一部分，携带来自细胞核的遗传信息，在细胞质中，转录生产蛋白质。随着细胞衰老，转录的过程受损和缺陷蛋白生成导致各种细胞水平的变化，损害和影响其功能[6,7]。

在老化过程中基因功能的改变

细胞的遗传编程产生了不同功能的细胞（神经元、心脏等），编程也产生特殊蛋白质（转录）。基因转录受各种因子（特异性因子、抑制物、转录因子、催化剂和增强子）影响[8]。当细胞达到成熟时，基因表达开始变化[9]。遗传编程的变更可能在分子水平上导致异常蛋白的生产和伤害[10]。

DNA是一个高度复杂和不稳定的分子，因此染色体和线粒体DNA容易损伤和突变。基因组的稳定性取决于DNA修复机制。在老化细胞中，DNA的修复变得缓慢和低效。生物体的寿命取决于这些机制的效率和对有毒因素的抵抗力。

细胞对内部、外部的刺激和信号的反应能力和适当的适应取决于内在的信号通路。许多分子参与这些通路蛋白，这些是不利的影响机制。线粒体是细胞中耗氧量的主要场所，因此生产了大部分的自由基。随着年龄增长，由于线粒体蛋白质合成率下降、线粒体膜电位的控制减少、ATP与氧的耦合效率减弱、ADP的控制下降，线粒体结构和功能逐渐下降。线粒体DNA含量减少也很显著[11]。

线粒体功能障碍被认为是衰老过程的主要诱发因素之一，动脉缺血/再灌注损伤、脓毒性休克和神经退行性疾病（如帕金森病、阿尔茨海默病、亨廷顿舞蹈症）、自由基生成增加、增强线粒体诱导一氧化氮（NO）合酶活性、一氧化氮生产增加、减少呼吸链的活动、电子传递系统受损、线粒体渗透性转换孔开放都有被认为是负责线粒体功能受损的因素[12]。

胰岛素信号通路

近年来衰老研究的重大突破是明确了的进化保守的胰岛素/胰岛素样生长因子（IIS）信号通路在调节寿命中的作用，降低IIS已成为一个重要的延长寿命的方法。IIS通路在多细胞生物中的功能多样，其突变可以影响机体生长、发育、体内代谢平衡、繁殖、抗应激性以及寿命[13]。

西罗莫司靶途径

西罗莫司靶途径（TOR）是生长发育的必要条件，而过度表达可引起衰老和衰老相关疾病。减少TOR活动可以减缓衰老。该信号通路调节细胞生长、细胞增殖、细胞活性、细胞生存、蛋白质产量和转录[14-16]。

自由基

自由基是一种或一组在最外层至少有一个不成对电子的原子，因此具有不稳定和高活性的特性。

含氧自由基被称为活性氧(ROS)和含氮自由基被称为活性氮化物(RNS)。

自由基在细胞代谢过程中产生,老化可能与自由基的毒性反应有关。氧化应激和氮化应激与老化直接相关。细胞内自由基的水平随着年龄的增加而增加,抗氧化剂保护和增长寿命。有证据支持,抗氧化剂过度表达可延长寿命[17]。

自由基破坏蛋白质,脂类和核酸。随着年龄增长,在细胞和线粒体内氧化损坏和变性蛋白的数量也逐渐积累,可导致细胞内ATP水平下降和损伤性细胞凋亡。这些变化会生产多种老年性疾病和紊乱[18]。

随着年龄的增长,氧化变性蛋白质的数量会逐渐增加已经被证实。蛋白质羰基含量、蛋白质疏水性、氧化蛋氨酸、交联和糖化蛋白质、低活性酶迅速增加,这使蛋白质更容易受热量和蛋白质水解酶的破坏[19]。

蛋白质氧化涉及多肽链分裂、氨基酸侧链修饰或蛋白质转换成衍生品,它对蛋白水解酶的降解是高度敏感的。与大多数其他类型的修饰不同(半胱氨酸氧化除外),硫氧甲硫氨酸的硫氨酸残基是可逆的。因此循环氧化和甲硫氨酸残基减少可导致活性氧(ROS)消耗,从而增加蛋白质的抗氧化性。年龄相关性氧化蛋白质的积累反映年龄相关性活性氧生成率增加、抗氧化剂活动减少或降解氧化蛋白质的能力下降[20]。

脂质是活体生物的重要组成部分,特别容易受到自由基的影响。在似乎也存在一个与年龄有关的脂质过氧化物稳态浓度的增加[21]。

蛋白质羰基化、8氧-2'-脱氧鸟苷(8-oxo-2'-deoxyguanosine)、丙烯醛、4-氢-2丙烯醛(4-HNE,4-hydroxy-2 nonenal)被确定为的蛋白质、DNA和脂质氧的生物标志物。细胞内的蛋白质羰基已经成为最广泛接受的测量氧化应激性细胞损伤的标记物。生物体包含许多内源性酶充当抗氧化剂[如超氧化物歧化酶(SOD)、过氧化氢酶和葡萄糖-6-磷酸脱氢酶],这些酶能对抗氧化剂的毒性作用和充当净化剂。有氧生物细胞色素系统都使用超氧化物歧化酶和过氧化氢酶,和超表达这些酶被公认可增加寿命[22-26]。

硝基化反应的概念最近被提出,认为氧化剂和硝基化交联产物比各自的毒性和破坏大。过氧亚硝酸盐分子是超氧化物(ROS)和一氧化氮(RNS)反应的产物,它是促炎性因子,可影响核因子kB(NF-kB)信号过程和导致年龄相关的疾病。亚硝基化可以直接抑制关键蛋白质功能,促进有害氧化性修饰。在细胞水平一氧化氮广泛涉硝基化反应,它与细胞生长抑制和凋亡有关[27-29]。最近,活性氮的作用,如一氧化氮(NO)和副产物[硝酸盐(NO$_3^-$),亚硝酸盐(NO$_2^-$),过氧亚硝基(ONOO$^-$)]被证明有直接参与细胞信号传导、血管舒张和免疫反应。NO在细胞内由一氧化氮合成酶产生合成。目前,有三种不同的亚型一氧化氮合成酶:神经元的(nNOS或1号)、可诱导的(iNOS或NOS-2)、内皮的(eNOS或NOS-3)和若干亚型。虽然NO是一个相对稳定的自由基,它能够形成更多反应,如中间体,这可能对蛋白质功能和整个机体的功能产生影响。这些活性中间体可以触发生物分子的硝基化损伤,进而可能导致老年性疾病,这些疾病是由于蛋白质的结构性改变、酶活性的抑制、干扰调节功能[30,31]。硝基化反应作用于某几个信号通路,这些信号通路影响转录因子如NF-κB或激活蛋白1(AP-1),从而影响基因表达。

钙稳态和老化

细胞内自由钙内环境稳定和正常信号传递对细胞活性和功能是至关重要的。钙离子运输和进入细胞和细胞质是一个受严格控制的过程。细胞内钙稳态机制在老化和神经退化过程中扮演着重要的角色和。改变Ca^{2+}体内平衡可以解释许多与衰老有关的变化。老化影响电压门控钙通道和钙依赖性谷氨酸门控通道。它也影响细胞内钙离子缓冲机制。受损的钙稳态改变细胞内的内质网(它是一个重要的钙存储器)和线粒体等细胞器的功能和线粒体[32]。

细胞凋亡和坏死

细胞凋亡是一个复杂的过程,是基因控制的程序性细胞死亡。细胞凋亡是一个活跃的级联反应,细胞死亡和凋亡时,身体并没有被触发炎症反应。所有细胞都能产生凋亡所需的细胞内机制[33-35]。相比之下,坏死是的不受控制的被动细胞死亡模式,是由于外在或内在因素造成明显的细胞分子破坏和结构层次破坏，导致不可逆的细胞和细胞器肿胀，最终导致细胞溶解和死亡。坏死与急性炎症反应有关。在胚胎发育期间，凋亡消除了受损和功能失调的生殖细胞。在复杂的生物体，细胞凋亡不仅在胚胎发生过程中是必要的，在成年人的整个生命过程中，维护内稳态平衡和消除功能失调、受损和潜在的癌细胞都需要细胞凋亡的参与。细胞凋亡的失败会导致癌症发病率的增加而过度凋亡可以产生衰老相关性疾病[36,37]。

凋亡途径主要有两种：一种是外在或死亡受体途径，另一种是内在或线粒体途径。它们是相互关联的，每一个途径都可以影响另一个。有一个额外的途径，包括细胞介导的细胞毒性和穿孔素/端粒酶依赖性杀死细胞[38]。

细胞凋亡可分为三个阶段：诱导期、效应期和分解期。诱导期阶段是由生理信号［如ROS、RNS、肿瘤坏死因子（TNF）、神经酰胺过度激活的钙通道］和B细胞淋巴瘤（Bcl）-2家族蛋白所激发。在效应阶段，细胞开始执行死亡通过死亡领域的激动剂，包括细胞表面活化剂、核催化剂如p53、内质网网状通道和线粒体引导通路的激活。分解阶段涉及核和细胞质的事件。在细胞质中，还存在一个复杂的级联蛋白质酶切酶（被称为半胱氨酸蛋白酶）被激活。在细胞核核膜破裂，内切酶被激活，导致DNA碎片、染色质浓缩。最后，细胞被分解成凋亡小体，后被周围的细胞或巨噬细胞吞噬[39-41]。

研究人员认为，线粒体在细胞凋亡和细胞死亡中发挥着极其重要的作用。线粒体发生重大结构和功能改变和释放凋亡诱导因子、细胞色素c。这将激活内切核酸酶和半胱氨酸天冬氨酸蛋白酶内切酶，从而导致了各种途径和级联反应的激活。

由于外在和内在因素导致凋亡不足或过度凋亡，都可导致各种疾病如痴呆、癌症、自身免疫性疾病、神经退行性病变和其他疾病，老年人发生更普遍。坏死也会增加老化期间，主要由于在细胞和分子水平与年龄相关的缺陷导致不恰当的细胞凋亡。

结论

衰老的细胞和分子机制被认为是由于过度消耗和磨损以及程序性基因表达水平的变化所至。由于各种分子机制导致重要的蛋白质和DNA的损伤和结构变化可损害他们的功能。这会导致人体所有系统的生理、病理和的功能障碍。

有害变化的速度取决于不同的内在和外在因素，有些是可预测的，有些则不是。我们中的一些人比其他人活得更长，保持更健康和活跃。社会经济因素是非常重要的在预测老化质量时。长寿与一些不同物种有关，如乌龟、海龟比人类活得更长，这可能是由于环境的选择。

疾病和功能紊乱在老年人身上更常见。神经系统老化导致不同类型的痴呆症。心肌细胞动作电位变化导致心力衰竭和其他心脏疾病。癌症也更常见。骨骼肌和平滑肌改变可产生功能障碍和限制活动。疾病列表越来越长。分子和细胞水平变化还远未被理解。各种老化理论和模型仍有争议，探索和理解生物衰老的过程仍在继续。

（赵国良　译　邵建林　审校）

参考文献

[1] Medawar PB. *An unsolved problem of biology*. London: H. K. Lewis & Co. 1952.

[2] Campisi J. Senescent cells, tumour suppression, and organismal aging: good citizens, bad neighbors. *Cell*. 2005; 120(4):513–522.

[3] Telomeres. net website. <http://www. telomeres. net>.

[4] Eisenberg DTA. An evolutionary review of human telomere biology: the thrifty telomere hypothesis and notes on potential adaptive paternal effect. *Am J Hum Biol*. 2011; 23(2): 149–167.

[5] Aubert G, Lansdorp PM. Telomeres and aging. *Physiol Rev*. 2008; 88(2):557–579.

[6] Strehler B, Hirsch G, Gusseck D, et al. Codon-restriction theory of aging and development. *J Theoret Biol*. 1971; 33(3): 429–474.

[7] Yates FE. *Theories of aging. In Birren JE (ed) Encyclopaedia of gerontology*, Volume 2 (pp.544–545). San Diego, CA: Academic Press, 1996.

[8] Austin S, Dixon R. The prokaryotic enhancer binding protein NTRC has an ATPase activity which is phosphorylation and DNA dependent. *EMBO J*. 1992; 11(6):2219–2228.

[9] Helfand SL, Blake KJ, Rogina B, et al. Temporal patterns of gene expression in the antenna of the adult Drosophila melanogaster. *Genetics*. 1995; 140(2):549–555.

[10] Cutler RG. The dysdifferentiation hypothesis of mammalian aging and longevity. In Gicobini E, Filogamo G, Giacobini G, Vernadakis V (eds) *The aging brain: cellular and molecular*

mechanisms of aging in the nervous system (pp.1–19). New York: Raven, 1982.

[11] Greco M, Villani G, Mazzucchelli F, et al. Marked aging-related decline in efficiency of oxidative phosphorylation in human skin fibroblasts. *FASEB J.* 2003; 17(12):1706–1708.

[12] Srinivasan V, Spence DW, Pandi-Perumal SR, et al. Melatonin in mitochondrial dysfunction and related disorders. *Int J Alzheimers Dis.* 2011; 2011:326320.

[13] Broughton S, Partridge L. Insulin/IGF-like signalling, the central nervous system and aging. *Biochem J.* 2009; 418(1): 1–12.

[14] Blagosklonny MV, Hall MN. Growth and aging: a common molecular mechanism. *Aging.* 2009; 1(4):357–362.

[15] Hay N, Sonenberg N. Upstream and downstream of mTOR. *Genes Dev.* 2004; 18(16):1926–1945. doi:10. 1101/gad. 1212704.

[16] Beevers C, Li F, Liu L, et al. Curcumin inhibits the mammalian target of rapamycin-mediated signaling pathways in cancer cells. *Int J Cancer.* 2006; 119(4):757–764.

[17] Ljubunicic P, Gochman E, Reznik AZ. Nitrosative stress in aging — its importance and biological implication in NF- kB signalling, In Bondy S, Maiese K (eds) *Aging and age related disorders* (pp.27–54). Oxidative Stress in Applied Basic Research and Clinical Practice. New York: Springer, 2010.

[18] Miyoshi N, Oubrahim H, Chock PB, et al. Age-dependent cell death; the roles of ATP in hydrogen peroxide-induced apoptosis and necrosis. *Proc Natl Acad Sci USA.* 2006; 103: 1727–1731.

[19] Stadtman ER. Protein oxidation in aging and age-related diseases. *Ann N Y Acad Sci.* 2001; 928:22–38.

[20] Stadtman ER. Protein oxidation and aging. *Free Radic Res.* 2006; 40(12):1250–1258.

[21] Praticò D. Lipid peroxidation and the aging process. *Sci Aging Knowl Environ.* 2002; 50:re5.

[22] McCord JM, Fridovich I. Superoxide dismutase: an enzymic function for erythrocuprein (Hemocuprein). *J Biol Chem.* 1969; 244:6049–6055.

[23] Keele BB Jr, McCord JM, Fridovich I. Superoxide dismutase from Escherichia coli B: a new manganese-containing enzyme. *J Biol Chem.* 1970; 245:6176–6181.

[24] McCord JM, Keele BB Jr, Fridovich I. An enzyme-based theory of obligate anaerobiosis: the physiological function of superoxide dismutase. *Proc Natl Acad Sci USA.* 1971; 68: 1024–1027.

[25] McCord JM. Free radicals and inflammation: protection of synovial fluid by superoxide dismutase. *Science.* 1974; 185: 529–531.

[26] McCord JM, Day ED Jr. Superoxide-dependent production of hydroxyl radical catalyzed by iron-EDTA complex. *FEBS Lett.* 1978; 86:139–142.

[27] Stamler JS, Hausladen A. Oxidative modifications in nitrosative stress. *Nat Struct Biol.* 1998; 5(4):247–249.

[28] Eu JP, Liu L, Zeng M, et al. An apoptotic model for nitrosative stress. *Biochemistry* 2000; 39:1040–1047.

[29] Marshall HE, Merchant K, Stamler JS. Nitrosation and oxidation in the regulation of gene expression. *FASEB J.* 2000; 14(13):1889–1900.

[30] Drew B, Leeuwenburgh C. Aging and the role of reactive nitrogen species. *Ann N Y Acad Sci.* 2002; 959:66–81.

[31] Kröncke KD. Nitrosative stress and transcription. *Biol Chem.* 2003 Oct–Nov; 384(10–11):1365–1377.

[32] Toescu EC. *Altered calcium homeostasis in old neurons.* In Riddle DR (ed) *Brain aging: models, methods, and mechanisms* (pp.323–352). Frontiers in Neuroscience. Boca Raton, FL: CRC Press, 2007.

[33] Kerr JF, Wyllie AH, Currie AR. Apoptosis: a basic biological phenomenon with wide-ranging implications in tissue kinetics. *Br J Cancer.* 1972; 26(4):239–257.

[34] Ellis RE, Yuan J, Horvitz HR. Mechanisms and functions of cell death. *Ann Rev Cell Biol.* 1991; 7:663–698.

[35] Pollack M, Leeuwenburgh C. Apoptosis and aging role of the mitochondria. *J Gerontology A Biol Sci Med Sci.* 2001; 56(11): B475–B482.

[36] Aravind L, Dixit VM, Koonin EV. Apoptotic molecular machinery: vastly increased complexity in vertebrates revealed by genome comparisons. *Science.* 2001; 291(5507): 1279–1284.

[37] Thompson CB. Apoptosis in the pathogenesis and treatment of disease. *Science.* 1995:267(5203):1456–1462.

[38] Igney FH, Krammer PH. Death and anti-death: tumour resistance to apoptosis. *Nat Rev Cancer.* 2002; 2:277–288.

[39] Pollack M, Leeuwenburgh C. Apoptosis and aging role of the mitochondria. *J Gerontol A Biol Sci Med Sci.* 2001; 56(11): B475–B482.

[40] Warner HR, Hodes RJ, Pocinki K. What does cell death have to do with aging? *Am Geriatric Soc.* 1997; 45(9):1140–1146.

[41] Warner HR. Aging and regulation of apoptosis. *Curr Top Cell Regul.* 1997; 35:107–121.

第二章

人口和社会学改变

概述

当前社会普遍认为人口正在发生老龄化，这很大部分归因于人类预期寿命的增长，并且可以预计到2050年发达国家10%的人口将超过80岁[1]。区分寿命和预期寿命很重要，前者是指人类最长的预期寿命，大概110～120岁，而后者则是指任何年龄阶段的个体都有可能活到的年龄。在英国65岁以上人口数现在已经超过了15岁以下的人口数。这些事实对于我们而言在个体以及医疗保健提供者层面都很重要。

这些计算及其重要性之下潜在的原理来源于人口学，需要将人口变化的数值预测计算在内。同样重要的还包括同时发生的老年人口健康状况的提高。过去40岁年龄阶段的人口和现在40岁年龄阶段人口的健康差异很显著，并且对于60岁以上年龄阶段的人口这种差异也是同样并且切实存在的。如果需要的话，预期寿命的简单计算并不能对预测老龄化人口在医疗保健方面要增加多少供给提供指导，但是对于养老金规划确实有明确的指导意义。有些国家，比如日本，将会出现总人口数量的减少，但是老年人口增多，同时其他年龄段人口逐渐变老，老年人口的比例将会更大[2]。我们需要清楚这将对社会、医疗保健的影响，以及维持这些人口的独立生存能力有多重要[3]。

人口学

人口学是描述人口或亚人口随时间迁移的动态改变的统计学科学（经常被不确切地引用在医学论文描述人口特点的研究中）。影响人口的主要因素有出生、死亡、衰老和迁移。不同年龄层次人口的比例微小改变时人口可能保持稳定，尽管特定年龄层人口的总数是在改变的。如果人口总数没有改变那么人口将是稳定的，如果人口的数量或者年龄构成发生改变人口将是不稳定的。

人口的数据可以通过"人口统计"或人口普查直接收集。第一个有用的数据是从出生及死亡登记获得的，并且是一个持续的数据收集过程。人口普查通常是间断的，尽管是有规律的，由国家政府完成。英国的人口普查现在每10年进行一次[4]。人口普查依赖于高水平的国家拨款和人力资源。

一定时期内任何人口组成的平衡代表了该人口组出生数加上从外部迁入净人口数之和与同一时期死亡数加上迁出人口数之和的差别。这些分组可能再根据年龄、性别和社会地位细分为不同的亚组。

了解人口如何改变及其带给医疗卫生服务提供者的挑战对我们力求为老年患者提供安全高效的医疗健康护理特别重要。对于这些服务的准备也同样依赖人口内部社会的改变。

人口改变模型

很多模型被用于描述人口特点以及其在内外因作用下改变的规律。这些因素包括：环境因素，比如饥荒；政治因素，比如福利；医学流行病学因素，比如疟疾或艾滋病毒；以及经济因素，比如就业机会。人口迁移可以发生于国家内部，比如长期存在并持续加剧的年轻劳动力从农村向城市迁移的趋势。人口迁移也可能跨越国家边界并受政治或者经济压力所驱使。

转变模型

这是一个描述随时间变化人口改变的模型。它研究的是一个国家内出生和死亡率对总人口的影响。

转变模型通畅被描述为一系列与该人口经济福利有关的阶段，因此也与诸如医疗卫生供给承担能力等因素有关。

- ◆ 阶段1——总人口数低,但是由于出生率和死亡率均高而得以平衡。
- ◆ 阶段2——总人口数开始增加,死亡率开始降低,而出生率保持在高水平(图2-1)。

- ◆ 阶段3——总人口数持续快速增加,但是出生及死亡率之间的差别逐渐减小。这时人口自然增加数仍高。
- ◆ 阶段4——总人口数高,但是由于出生率和死亡率均低而得以平衡(图2-2)。

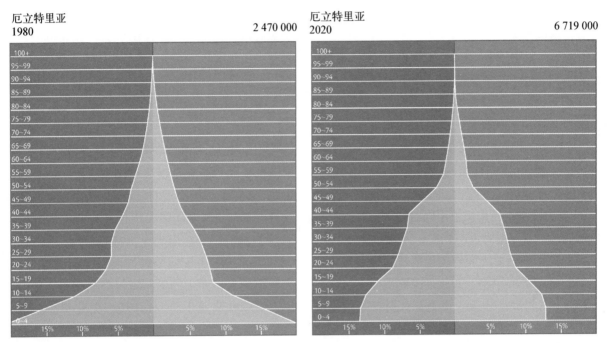

图2-1　从阶段1(1980)到阶段2(2020)的转变显示了人口近乎3倍的增长,但是出生率却在降低。经Martin De Wulf授权转载,Population Pyramid.net。资料来源:联合国,经济和社会事务部,人口发展报告,http://esa.un.org/wpp/。

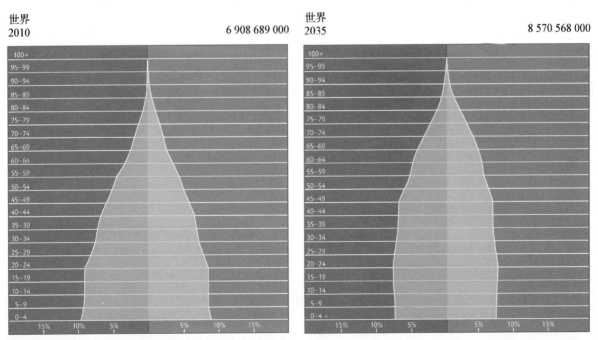

图2-2　全球人口20年预测从阶段3至阶段4转变。经Martin De Wulf授权转载,Population Pyramid.net。资料来源:联合国,经济和社会事务部,人口发展报告,http://esa.un.org/wpp/。

人口金字塔

展示这些人口改变的一种方法是使用人口金字塔。人口金字塔左侧曲线代表男性,右侧代表女性,每间隔为5岁年龄差。同样也可显示每5岁年龄段的人口亚组百分比。这些最有用的来源之一是美国人口普查门户,频繁地被其他国家当作预测本国人口的有价值的参考[5]。

尽管在一定历史时期内特定人口改变的图像表现是相当准确的,但是对此人口未来的预测却没有那么肯定。影响人口族群发展的因素可以评估并且可尝试量化于有效的计算。这些因素经常进一步精炼于"生命表"中,并可用于计算个体死亡的风险。

历史上某一特定时期的人口金字塔(图2-3),如第二次世界大战后的德国,清楚地显示了年龄在19～34岁男性和女性人口亚组同时的减退。而男性人口的减少更多,据假设与当时该年龄段人群因战争导致的死亡率有关。同样也很清楚的是老年人口组尖锐的金字塔形结构。如此高的死亡率有可能与营养不良、有限的医疗卫生设施和针对感染性疾病新发明抗生素的极微影响有关。类似的影响在全欧洲和俄罗斯也能发现,但更少被报道。出生率也处于低位并低于"更替水平"(见"替代率"章节)。这

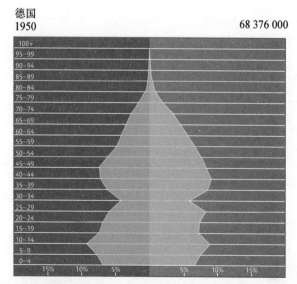

德国
1950   68 376 000

图2-3 此图显示了由于第二次世界大战的伤亡所导致的年轻男性人口数量的减少,以及出生率的减少,可能与年轻男性人口的减少出于同一原因,或者也有可能是由于当时德国严峻的经济问题。经Martin De Wulf授权转载, Population Pyramid.net。资料来源:联合国,经济和社会事务部,人口发展报告, http://esa.un.org/wpp/。

有可能归咎于育龄男性的缺乏或者可能是当时极端困难的经济环境的影响。

迄今为止的德国人口的改变过程包括一个短暂的出生率上升和儿童死亡率减少的时期。这种膨胀虽然没有达到经常在"婴儿潮"年份中所描述的那种程度,但是确实也提升了随时间发展的曲线。有趣的是输入性劳动人口的增长,提供了必要的劳动力和政府的税收收入。在接下来的30年德国总人口预计会出现下降,但是向老年人口的偏移将会增加。

人口改变潜在的一般过程

出生率

出生率,是指每年活产的儿童数量,是任何人口群落的起始点。在全世界范围内出生率已经在逐步下降,与以下原因有关:有效避孕措施的可获得性、女性的教育,甚至是国家指令都有所影响。男孩和女孩的出生比例在历史上都接近相等,尽管有些国家和宗教组织由于偏爱男性而试图打破这种平衡。出生之后人口面临的下一障碍与婴儿和儿童的死亡率有关。在高及中等发达国家,婴儿和儿童死亡率几十年来一直呈下降趋势,但是在不发达国家仍持续处于高位。

替代率

随时间的流逝,人口群落的稳定和存留依赖于足够的存活到生育年龄并繁衍下一代的女性数量。要维持人口群落的数量,一个女性个体必须生产的具体活产婴儿数值为:2.3个/女性个体。在欧洲主流社会这一比例已经多年没有达到。由于婴儿和儿童死亡率的改善,人口替代率仅会轻度下降,但是如果由于社会福利、流行疾病或者自然灾害导致人口中年轻可生育个体数量的减少,则需要提高替代率。

生育能力

在很多发达国家,现在女性决定生育孩子的年龄在30多岁或更晚,而从前几代人则为20多岁。这样虽然通常能使家庭经济更为稳定,但是不可避免的出现衰老相关的生育能力下降,将限制生育的数量,并且为了获得一个活产婴儿可能需要采取医学干预措施,比如体外受精(in vitro fertilization, IVF)。高生育年龄有一个优势是,高龄父母所生育的孩子可以一直工作和纳税至父母极高龄的阶段。这将能

抵消很多主权国家未来所面临的一部分财政危机。

死亡率

我们生来都面临着死亡，但是19世纪以来人类的预期寿命都在逐步延长。1900年欧洲的预期寿命大概为40岁，当德国创造出退休这一概念时，仅有1%的男性能活到65岁的年龄标准，而女性能活到60岁年龄标准的比例也是如此。对如此少数人的国家养老金的提供被反向的几乎达到20∶1的抚养率（见"抚养率"章节）所平衡，相较于未来10年当男性和女性预期寿命都达到85岁时抚养率将为4∶3。这些数字由正常预期寿命数据所推衍而来；其他使用预期生产寿命的数据则更为受人青睐。

增长的预期寿命延迟了不可避免的死亡，并延长了死亡的人口演变过程。这是可以通过老年人死亡率的降低看出来的。虽然人类寿命延长的过程仍在继续，但是由于人类年龄越来越趋近于所预测的"生理"年龄的最高值，这种过程将会停止并且死亡率将会再次上升。

几乎是全球性的死亡率下降绝大部分是由于社会和环境的改变，比如优质的卫生系统和饮用水。但是，诸如抗生素、疫苗、医学筛查等医学上的创新也提升了人类预期寿命。遗传、干细胞和纳米技术的作用尚未显现，但是这些治疗手段显而易见的高昂费用很有可能会限制其在整个人口中发挥作用。

抚养率

抚养率是人口中需要抚养的人口数量与能够参与有偿劳动具有生产力的人口数量之比。需要抚养的人口组分布于年龄段的两头：儿童和老年人。儿童抚养率指的是就业前年龄段的儿童数量，通常指0～14岁，而就业年龄段指的是15～65岁。

老年人抚养率也与此相似，指的是超过65岁人口数与就业人口数的比值。总抚养率就是简单的就业前和退休后人口总和与就业人口的比值。推迟退休年龄可降低抚养率，教育期的延长则会有相反效果。抚养率越高，国家抚育基金就越不稳定。20世纪50年代全球范围内每个有可能需抚养的个体有12个劳动人口为之工作，而据预测至21世纪50年代在发达国家这个数字将会降低至4个或更低[6]。

一种观念与之相伴随应运而生，儿童有向劳动

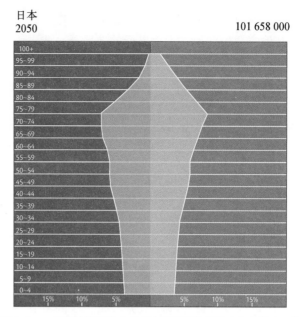

图2—4　一个预计伴随极大老年人口偏移及极低出生率的人口模型。注意：适龄工作人口的数量有限。经Martin De Wulf授权转载，Population Pyramid.net。资料来源：联合国，经济和社会事务部，人口发展报告，http://esa.un.org/wpp/。

人口演变的潜力，然而老年人由于年龄的日渐增长抚育费用相应增加而变得更具有依赖性。当儿童和老年人数量处于一个均等的程度时抚养率的平衡比老年人数量超过儿童数量时更能持久。这恰好正是上一个10年很多发达国家所发生的情况（图2-4）。

最终，个体终身的实际就业时间常常并不足就业年龄段的100%。通常大约只占就业年龄段的70%～80%。其原因是假期或者是生活中的特殊事件，比如严重疾病、创伤、生育和照顾年老亲属，所造成的时间损失。

人口迁移

个体行或者更大规模群体地理位置的迁移也会影响人口的平衡。这种迁移的原因可能是环境、政治或者经济上的。由于远距离迁移的能力是自立能力的一个标志，人口中剩下的组成部分将会失去平衡，自立能力将会下降。

环境原因所造成的迁移往往是家族性，甚至是团体性的。当地经济和社会基础设施越薄弱，一些自然灾害，比如洪涝或者干旱，所致农作物歉收越有可能引起饥荒。地质的剧烈变化也可能引起人口迁移。火山爆发或者地震后沿海、沿岸地区被水淹没

都有可能将原本适宜耕种的土地变为农作物种植或者其他农业生产形式无法进行的地区。这些事件通常都会造成人口地理分布的永久性改变。

政治活动,比如社会制度或者主义的改变可能会将一些个体驱逐至他们能免受迫害的国家。最初的移居者比较富裕并且有能力将他们的财产转移至"宿主"国家。其后的移居者可能有自立能力,但是不足以随身携带过多的财产。他们将财产遗留在原来的国家,对其原来国家而言短期内是有利的,但是在更长远的未来,劳动力的流失所造成的问题将不太容易解决。

更具毁灭性的政治因素是公开战争和侵略。它将人口的迁移与取代另一个种群的意图联系在一起,伴随着双方种群劳动力人口死亡率的上升。迄今为止这个原因导致男性人口明显减少,但是由于越来越多的女性参与到军事活动中这一现象可能会发生改变。由于参与到战争中的人口多为青少年后期或者成年早期的男性,这些人口不太有可能对维持出生率有所贡献。随着使用高精确度远程设备(如无人机)的远距离作战措施的发展,步兵的即时伤亡确实有所减少,但是平民的伤亡风险却增大了。

经济性的人口迁移多为较不富裕国家或地区的人口向劳动报酬更高地区的迁移。这可以通过国家调控来进行控制,可以通过区别能够填补行业技术短缺的潜在移民,或者通过限制准入的绝对数来实现。尽管这些移民的直系亲属也被批准入境,但是很多经济移民仍然将收入的很大部分寄回家中。这一过程被很多更为发达的国家利用于本国替代率降至过低时以增加劳动人口的数量。

人口改变的影响

由于需照顾生存时间和具有劳动力生存时间之间的平衡发生改变,并且在很多国家个体处于需照顾阶段[14年+30年(65岁退休,95岁死亡)]比实际工作阶段的年限[43年(51年的80%)]更长。提供综合基础设施、国家养老金的开支变得难以支撑,医疗保健工作变为一种挑战。甚至在拥有个人和国家之间共享医疗保健制度的国家,这种不平衡也会变得更为严重,并且老年人的健康贫困现象将变得更普遍。

社会改变

老龄化人口对一个国家社会结构带来的改变的主要影响包括:国家的人口模式、现有的社会结构和个体家庭单位的结构[7]。

其他综述中做过某些假说;这些假说最终有可能全部正确或者全部错误。其中之一认为如果排除战争因素的话,主权国家的基础金融稳定性在可预见的将来不会显著改变。显然这一假说不再是正确的。

退休

在世界上很多地区退休制度没有改变,并且依赖于其他有能力照顾其基本需求的家庭成员。通常这意味着在家中养老,而且这只针对有限的一部分人,而大多数人在他们无法主动工作之前就已经死亡。在很多发达国家,19世纪开始后,就已经开始发放国家养老金。直至1908年英国通过了"老年退休金法案",第一次向超过70岁的老年人发放非缴费的退休金[8]。这个退休金的标准设定得比较低,以鼓励劳动者对自己的未来进行规划安排。合格者需通过经济审查及品性审查,只有品行良好的人可以合格。其他被排除的人包括接受救济者、精神病院内的精神病患者、被判服刑释放不满10年者、被判定为酗酒者(经法庭宣判),以及任何据其能力被认为犯有"习惯性工作不合格罪"者[9]。约3 800万人口中总计发放大约60万份养老金。现在英国总人口6 200万人中,有接近1 000万人超过65岁,他们中的所有人都符合国家养老金的要求[10]。这意味着国家拨款16倍的增加,而总人口甚至没有翻倍。人口越老龄化,如此水平的资金发放越难以维持。很有可能退休后的贫困将会威胁很多老年人,甚至是在较发达国家。

随着人口学的改变,使用"生产"年龄而非实际年龄的概念,对于老龄化人口造成的实际影响的预测更为准确。生产年龄通常定义为一个人在不具有劳动能力(不适合工作)之后将会存活的时间[11]。这个数字从10~15年不等。举一个例子,如果一个65岁的男性预期寿命为85岁,那么退休状态的时间为20年,然而如果依据15年的生产年龄来计算他将于70岁退休,这将至少有两个方面的影响:首先,由于个体将为退休金体系贡献更长时间，以及支付给他们退休金的时间将会缩短，政府养老金供给的支出将更趋于平衡。很多国家已经开始施行提高领取退休金年龄的法律，已达到实现这些目标的目的。其次，通过缩小人口中认定为无劳动力人口的比值，而不再使用笼统的实际年龄，国家应该能够更有效地制定金融和社会支持的目标[12]。

人口迁移的社会影响

在很多国家存在两极化的改变，一方面流动性的年轻劳动力为了工作及改变生活方式的机会向城市迁移，另一方面退休老人退出城市迁向风景优美而宁静的乡村。这逐步导致更衰老、更脆弱的人口聚集于远离可迅速获得医疗和社会关怀的地区，并且需要建立一个进入综合性医疗记录的通用入口[13,14]。在某些情况下这可能存在严重的生命危险；比如在瑞典北部部分农村地区平均年龄现在已经超过80岁[15]。

这导致老年人的社会性孤立并且通常意味着他们最近的能够提供关照和支持的亲属离他们有数小时路程之远。实际上在一些实例中他们的家人并不在同一个国家[16]。如果由于疾病或者外伤需要更多的照料，患者将不得不从他们的居住地搬至家人身边。这可能并不太适宜，例如让他们居住在有很多楼层又没有电梯的公寓或者房子内。进入眼镜店、手足病诊所，甚至是药房可能也受到限制，如同进入其他社会功能机构一样。渐进性的活动能力受限以及乡村不便的公共交通措施进一步加剧了他们的孤立[17]。这一代人对计算机和互联网的发展无动于衷，并且对互联网购物及银行业务持怀疑态度[18,19]。他们对社交网络的使用非常有限，虽然偶尔会使用脸书（Facebook）和讯佳普（Skype）。

医疗保健

所有国家在向他们的民众提供充足的医疗保健方面都面临着巨大的挑战。国家医疗保健提供的路径在全世界范围内都不尽相同。有很多国家致力于向所有独立的社会群体在个体层面上提供基本水平的医疗保健。少数国家不提供国家支持的医疗保健，而是依赖于个人、他们的家庭或者商业医疗保险

体系。即使是那些在很多方面一定程度上提供支持的国家，对增多的长寿人群、管理长期医疗状况的费用和由于退休所造成的国家资金的损失也很少或根本没有准备。这种情况被医疗救治可获得性的改变速度所加剧，并且没有减缓的趋势。在国家范围内通过公平的方式分配这些资源的成本也是令人却步的[20]。

由于20世纪后半叶出现的家庭单位的分裂，本章中我们指出的人口改变将会有更剧烈的影响。现在比从前有明显更多的独居老人，而且很多几乎没有紧密的家庭支持。现在50～60岁的这一代人对于互联网和线上服务，包括医疗保健的使用更为活跃。从电话和互联网站能够更简单的得到获得建议的直接途径、可能的诊断和支持[21]。诸如谷歌、雅虎和其他搜索引擎可以提供几乎整个医学领域范围内的即时信息并能链接到提供帮助的团体。但这一人群逐渐变老并成为最年长的一代人，在20～30年的时间里，他们将会继续通过互联网和他们的家人联系在一起，并且能够线上购物而不需要维持较高水平的活动能力。不变的是，由于他们的健康状态开始衰退，他们会有更强的直接护理和个人照顾的需求。

这些孤立的群体将会变得远超过现有程度的依赖于提供给他们的二级医疗保健，作为现有就位的院前护理模型的补充，虽然现在主要针对的是创伤患者。先进的技术手段（见第四章）将在一定程度上协助确定易患病的老年人，并且帮助他们获得所需的协助[22]。可以简单至打电话确认他们是否有麻烦，也可以提高到调动急诊应答员去走访他们。

社会孤立也可以发生在老年人独居公寓又和周围邻居没有联系的广大城市地区[23,24]。这些老人所面临的孤立问题可能甚至比孤立社区更为严重[25]。他们通常"足不出户"但又有独立自理的能力。

如果受伤或者发生严重医学或者外科紧急情况，这两类人群都有很高的无法归家的风险[26]。他们的家庭不得不持续性地扮演经济支持及看护的角色，而国家支持则非常有限。

结论

我们面临的挑战是比以前几辈人更为孤立的老龄化人口。世界范围内的数据都证实这将是至少未

来40年内所有国家的主要问题。它的影响将会覆盖所有年龄阶段的人口，准备参加工作的人退休前将要工作更长的时间来为他们的养老金买单，已经工作的人可能必须为他们年长的亲属提供全职的看护，而老年人自己则可能也需要照顾他们的配偶，尽管他们自己也很脆弱[27,28]。

老年人有更大可能性能自力生活，但是也更有可能在重大疾病后至少一段时间内需要直接的个人支持，甚至有可能根本无法回家。医疗干预（包括麻醉、疼痛治疗和重症监护）的不良后果必须明确，而且所有可能的预防措施都应该做好。然而这一领域的研究非常不足，使得这一任务更显困难。

（张　琦　译　彭沛华　审校）

参考文献

[1] US Census Bureau. *Northern European population estimates 2050*. <http:// www. census. gov/population/international/data/idb/region. php>.

[2] Yashiro N. Aging of the population in Japan and its implications to the other Asian countries. *J Asian Econ*. 1997; 8(2):245–261.

[3] Bengtsson T, Scott K. Population aging and the future of the welfare state: the example of Sweden. *Popul Dev Rev*. 2011; 37(Suppl 1):158–170.

[4] Office for National Statistics UK Government. <http://www. ons. gov. uk/ons/index. html>.

[5] United States Census Bureaux data. <http://www. census. gov/population/international/data>.

[6] UN Population Division. *World population prospects: the 2008 revision* (2009). <http://www. un. org/esa/population/unpop. htm>.

[7] Peng X. China's demographic history and future challenges. *Science*. 2011; 333(6042):581–587.

[8] *Old Age Pensions Act 1908*. UK Houses of Parliament.

[9] Macnicol J. *The Politics of Retirement in Britain, 1908–1948* (pp.157–158). Cambridge: Cambridge University Press, 1998.

[10] Office for National Statistics. *2011 census: population estimates for England and Wales*. <http://www. ons. gov. uk/ons/interactive/vp2-2 011-census-comparator/index. html> (accessed 14 January 2013).

[11] Rethinking age and aging. *Popul Bull*. 2008; 63(4):1–16. <http://www. prb. org/pdf08/63. 4aging. pdf >.

[12] Miller T. Increasing longevity and Medicare expenditures.

[13] Chen TL, Chung YF, Lin FY. Deployment of secure mobile agents for medical information systems. *J Med Syst*. 2012; 36(4):2493–2503.

[14] Devlin RA, Sarma S, Zhang Q. The role of supplemental coverage in a universal health insurance system: some Canadian evidence. *Health Policy*. 2011; 100(1):81–90.

[15] Diaz JJ Jr, Norris P, Gunter O, et al. Triaging to a regional acute care surgery center: distance is critical. *J Trauma*. 2011; 70(1):116–119.

[16] Dhar VE. Transnational caregiving: part 1, caring for family relations across nations. *Care Manag J*. 2011; 12(2):60–71.

[17] Safaei J. A ride to care — a non-emergency medical transportation service in rural British Columbia. *Rural Remote Health*. 2011; 11:1637.

[18] Choi N. Relationship between health service use and health information technology use among older adults: analysis of the US National Health Interview Survey. *J Med Internet Res*. 2011; 13(2):e33.

[19] Eek M, Wressle E. Everyday technology and 86-year-old individuals in Sweden. *Disabil Rehabil Assist Technol*. 2011; 6(2):123–129.

[20] Van der Aa NG, Kommer GJ, van Montfoort JE, et al. Demographic projections of future pharmaceutical consumption in the Netherlands. *Water Sci Technol*. 2011; 63(4):825–831.

[21] Dickens AP, Richards SH, Hawton A, et al. An evaluation of the effectiveness of a community mentoring service for socially isolated older people: a controlled trial. *BMC Public Health*. 2011; 11:218.

[22] Frisardi V, Imbimbo BP. Gerontechnology for demented patients: smart homes for smart aging. *J Alzheimer's Dis*. 2011; 23(1):143–146.

[23] Cress ME, Orini S, Kinsler L. Living environment and mobility of older adults. *Gerontology*. 2011; 57(3):287–294.

[24] Iecovich E, Jacobs JM, Stessman J. Loneliness, social networks, and mortality: 18 years of follow-up. *Int J Aging Hum Dev*. 2011; 72(3):243–263.

[25] Ramic E, Pranjic N, Batic-Mujanovic O, et al. The effect of loneliness on malnutrition in elderly population. *Medicinski arhiv*. 2011; 65(2):92–95.

[26] Carter MW, Porell FW. The effect of sentinel injury on Medicare expenditures over time. *J Am Geriatr Soc*. 2011; 59(3):406–416.

[27] Noel-Miller CM. Partner caregiving in older cohabiting couples. *J Gerontol B Psychol Sci Soc Sci*. 2011; 66(3): 341–353.

[28] Guberman N, Lavoie JP, Blein L, et al. Baby boom caregivers: care in the age of individualization. *Gerontologist*. 2012; 52(2):210–218.

Demography. 2001; 38(2):215–226.

第三章

老年人药物作用机制

概述

在过去的几十年,老年患者的麻醉药物管理在科研及临床实践方面已经成为一个新的且至关重要的领域。几乎所有在围术期老年患者管理的主要问题都与年龄相关的生理学改变有关。麻醉药物在老年患者上的药代学和药效学对生理的改变有显著的影响从而导致一些重要的反应。不幸的是,对于老年患者药物作用机制及其影响反面的研究还很少[1]。在老年人个体用药方面的信息是有限的。然而,在老年患者中对于随年龄增长的麻醉药理学的深入研究有助于为麻醉医生提供安全的麻醉药物管理和减少药物的不良反应。

麻醉药物与年龄相关的药理学改变

老龄化对于"药物机体"相互作用的各方面都有干扰[2]。随着年龄的增长药物的作用机制、敏感性、临床效果及不良反应,以及药物的相互作用都会出现各种各样的改变。

老年患者的药代动力学

药物代谢动力学描述的是一种药物随着时间改变剂量和浓度之间的关系。简单地说,它指的是药物的身体剂量,换句话说,是药物在机体的"命运"。麻醉药物的药代学在器官系统中与年龄相关的药理学改变有很大的改变。

分布

身体成分的改变与年龄有关,比如说瘦肉组织减少、身体脂肪增加和体内总水量的减少,这些可能都会干扰麻醉药物在中枢和周围神经的分布[3-5]。由于在麻醉中使用的大多数药物是脂溶性的,随着年龄的增加由于体脂的增加及脂溶性药物的血浆浓度减低导致药物的分布容量增加,以及他们的消除半衰期延长[6]。确实,脂肪组织的增加为这些药物提供了载体。肌肉组织和体内水分的减少会减少水溶性药物的分布容积从而导致老年人血浆药物浓度的增加。

在老年患者随着年龄的增长呼吸系统的改变更重要,尤其是挥发性麻醉药物的摄取和分布。随着年龄的增长肺的弹性回缩力以及肺表面活性物质转变下降会导致塌陷的小气道数量增加和麻醉气体在肺内的分布容积改变。以上这些结果会导致通气的增加以及基础灌注的增加从而导致通气血流比失衡[7]。其他呼吸系统年龄相关的改变包括解剖无效腔量的增加和肺容量扩散的减少,这些都可能导致挥发性麻醉药物的装运下降和吸入麻醉药物浓度的下降。老年人的大脑重量和血流也会减少,这些都可能减少麻醉药物在中枢神经系统的分布率。

与年龄相关的血浆结合蛋白改变也会影响麻醉药物在老年患者体内的分布。蛋白结合的影响取决于游离药物浓度和蛋白的类型,比如白蛋白或者α_1酸性糖蛋白。大多数麻醉药是酸性的并且与血清白蛋白结合。老年患者白蛋白浓度减少从而未结合的麻醉药物数量增加比如说苯二氮䓬类,巴比妥类和阿片类药物[8-10]。像心力衰竭和肾衰竭这些慢性疾病会引起白蛋白水平下降。结合蛋白的减少,与目标受体相互作用的药物数量增加,麻醉管理时所需药物剂量减少[11]。与α_1酸性糖蛋白结合的药物和这个蛋白质的水平仍然不受年龄增加的影响。如果α_1酸性糖蛋白的水平增加,那么未结合的麻醉药物水平将减少,所以在老年患者中就需要更高的剂量。

生物转化（新陈代谢）

老年人麻醉药物的生物转化依赖肝脏的酶触反应。这些反应分为第一阶段功能化（氧化作用、水解作用）和第二阶段生物合成的结合反应。第一阶段反应引入官能团的母体化合物（氧化、还原、水解反应）。细胞色素 P450 酶系统是第一阶段反应的主要酶系，负责许多麻醉药物的新陈代谢，比如吸入麻醉药[12]。第一阶段的反应通常会引起药理活性的减少。第二阶段的结合反应会导致一些功能组团中有共价原子的连接形成，比如母体化合物，第一阶段代谢物，葡萄糖醛酸，硫酸，谷胱甘肽，氨基酸或醋酸。第二阶段反应形成更多水溶性的化合物，并且增加了尿液和胆汁的排泄。

随着年龄的增长肝的质量也在下降，相应的在老年人中肝脏血流和肝脏内在的功能也在降低[13]。这些改变就会减少大多数静脉麻醉药的生物转化率和清除率[14,15]。生物转化率和清除率的下降会延长麻醉药物作用的持续时间并减少维持剂量的需求。疾病相关的肝功能不全，比如肝硬化会恶化这些生理学改变。在老年患者，细胞色素 P450 介导的第一阶段反应很可能比第二阶段的新陈代谢会受到损害，因为它会影响麻醉药物的药代动力学。

消除

老年人肾脏的一些生理学改变可能会影响一些依赖肾脏代谢的麻醉药物的消除[16]。老年人肾脏的排泄会减少约 2/3，原因是随着肾实质的减少引起肾小球滤过率的下降。还有其他一些并存因素，比如高血压或者冠状动脉疾病会导致肾功能的下降。另外，每 10 年肾脏的血流就会减少 10%。肾脏清除率的下降将明显的增加血浆药物浓度，延长依靠肾脏消除的麻醉药物的作用时间。消除的减少会导致药物蓄积进而引起中毒。

老年人的药效学

药效学描述的是药物的浓度和效应之间的关系。药效学指的是药物对身体的影响，以及与年龄相关的药物在靶器官的结构和功能的改变。中枢和外周神经系统是大多数麻醉药物的实际效应部位。随着年龄的增长发生的改变可能会影响中枢神经系统的神经元组成、受体，或信号传导系统。因此，与

年龄相关的中枢神经系统的改变对会严重影响对麻醉药物的管理。在老年患者，大脑的重量减少约 20%，我们可以观察到神经元的消失和树状网络的改变[17]。麻醉也可能会引起一些改变，尤其是一些特定的认知区域会发生年龄相关的神经元改变[18]。脊神经元的丢失、脱髓鞘作用和周围神经传导速度的减慢可能会影响作用于脊髓或者周围神经的麻醉药物的反应。此外，随年龄增长自主神经系统会发生改变，这就会导致由麻醉药物影响的心血管系统和神经系统的代偿减弱。随着运动单位的减少骨骼肌的神经支配也会减少。

老龄化会影响中枢神经系统受体的数量和功能以及神经递质的合成。老年人 γ-氨基丁酸（GABA）神经元和 GABAA 受体数量减少从而导致抑制功能代偿性上调[19,20]。这些改变可能会让老年患者对麻醉药物出现高反应性。另一方面，在年老的动物身上也发现阿片受体的数量和亲和力也发生了改变。μ 阿片受体密度和 κ 阿片受体结合的亲和力下降，而 δ 阿片受体亲和力不受年龄影响[21-24]。老龄化会减少老化大脑基底神经节的 N-甲基-D-天门冬氨酸（NMDA）受体复合物的结合位点[25]。在老年人中也能观察到毒菌碱受体和烟碱受体的下降[26]。烟碱受体的减少可能对老年人的认知有影响[27,28]。

由于体内平衡机制的改变老年患者对药物的反应也会得到调整，比如姿势控制的变化、直立的循环反应、内脏肌肉功能、神经内分泌稳定性和认知功能。由于储备功能下降后不充分的代偿机制，围术期的压力可能会导致对会药物效应的过度反应。

老年人的药代学和药效学模型

最近的研究表明对于任何药物的药代学和药效学模型中年龄都是应该被考虑到的重要的变量[29,30]。在老年患者中一个综合的药代学和药效学方法对于正确药物的最佳剂量提供一个合适的选择。一个多级分隔模型被用来解释剂量和血浆浓度之间的药代学关系。根据这一方法，机体被划分为 3 个虚拟的隔室：药物管理的中央室（V1）、快速再分配的小周边室（V2）和缓慢再分配的大周边室（V3）。在老年人，由于身体总水分的下降和瘦体重的下降 V1 和 V2 被预测更加小，而由于体脂的增加 V3 更加大。老年患

者至关重要的药代学参数是这三个分隔的容积，再分配速率常数，代谢速率常数，和随着年龄相关的生理学改变清除会受到很大影响。对于麻醉药物的药效学研究，Emax 和 EC50 或 MAC 这些参数都应该考虑到。Emax 是通过激活受体获得的最大反应，也指"药物效应"。EC50 是指 Emax 50% 时获得的药物浓度，也指静脉麻醉药的"药物效价"。MAC，最低肺泡浓度，是与 EC50 类似的吸入麻醉药物术语。

与年龄相关的特定麻醉药的药理学变化

随着需要行外科手术及麻醉的老年患者数量持续不断的增加，应该考虑到高龄对于麻醉药物管理的影响。许多麻醉药物可以通过不同的给药途径获得不同的结合，应该考虑复习一下老年患者生理和病理生理之间的状态。年龄改变了麻醉药物的基本药理学。另外，它会影响靶器官的反应，并且通过减小外科手术的生理代偿机制而增大不良反应。我们应该考虑到与年龄相关的机体代谢和生理学改变之间的相互作用，可能对于麻醉药物剂量的最佳选择存在挑战。以下将会讨论与年龄相关的特殊麻醉药物的药理学改变。

吸入麻醉药

年龄会影响所有吸入麻醉药的药效。挥发性麻醉药的最低肺泡浓度（Minimum alveolar concentration）随着年龄的增加而减小[31]。Mapleson 的荟萃分析显示，对于所有吸入麻醉药而言，MAC 与年龄（年龄≥1年）的半对数图都是线性且类似的[32]，两者的关系转化为公式如下。

$$MAC_{年龄} = MAC_{40} \times 10^{-0.002\,69(年龄-40)}$$

$MAC_{年龄}$，特定年龄下的最低肺泡浓度；

MAC_{40}，40岁时的最低肺泡浓度。

上述公式适用于当前的挥发性麻醉药（表 3-1）。MAC–唤醒浓度同 MAC 一样，以 5% ～ 6% 的水平下降，年龄每增加 10 年会导致效能增加大约 6%[33]。这种效能的增加也可能与目标受体和在中枢神经系统中提供吸入性麻醉药效用的神经递质之间的修正有关。

一些随着年龄增长生理上呼吸的改变，如每分通气量的轻微减小和功能残气量的轻微增加都会对挥发性麻醉药的药物动力学产生微弱影响。通常情况下，当给药时肺泡麻醉药浓度与麻醉药的溶解性成反比[34]。然而，当采用脂溶性较小的药物时，增加的通气血流不匹配以及上了年纪的患者脑血流量下降将很可能通过减少挥发性麻醉药的动脉吸入浓度和靶器官灌注来减慢诱导速度。在采用诸如氟烷、安氟醚这类脂溶性较高的挥发性麻醉药的时候可以通过减少心输出量的方式来调节这一影响，因为减少心输出量从而使肺泡浓度增加有助于这些

表 3–1 对氟烷、安氟烷、异氟烷、七氟烷、地氟烷而言与年龄相关的 MAC 值

年 龄	$10^{-0.002\,69(年龄-40)}$	$MAC_{年龄}$[a]				
		氟 烷	安氟烷	异氟烷	七氟烷	地氟烷
40	1.00	0.75	1.63	1.17	1.80	6.6[b]
50	0.94	0.70	1.53	1.10	1.69	6.20
60	0.88	0.66	1.43	1.03	1.58	5.81
70	0.83	0.62	1.35	0.97	1.49	5.48
80	0.78	0.59	1.27	0.91	1.40	5.15
90	0.73	0.55	1.19	0.85	1.31	4.82
100	0.69	0.52	1.12	0.81	1.24	4.55

a $MAC_{年龄}$ 是根据此公式计算得出：$MAC_{年龄} = MAC_{40} \times 10^{-0.002\,69(年龄-40)}$，$MAC_{年龄}$ 表示特定年龄下的最低肺泡浓度，MAC_{40} 表示 40 岁时的最低肺泡浓度。

b 40 岁时最低肺泡浓度值出自 Nickalls 和 Mapleson 的文章。

资料来源：Mapleson WW（1996）Effect of age on MAC in humans: a meta-analysis. Br J Anaesth, 76(2), 179–185 和 Nickalls RWD, Mapleson WW（2003）Age-related iso–MAC charts for isoflurane, sevoflurane and desflurane in man. *Br J Anaesth*, 91(2), 170–174.

药物获得充分的吸入动脉血浓度从而提高临床效果。这些脂溶性的不同也许能确保更加容易滴定且能减少老年人口低脂溶性挥发性麻醉药物快速诱导时不良反应的发生。较大的分布容积和较低的肝功能也可能会延长经过挥发性药物的诱导和维持之后的苏醒时间。为了达到一个理想的麻醉深度而抑制脑电活动所需的吸入麻醉药浓度。老年人中一个特定的双谱指数值下最低肺泡浓度的减小和随着年龄增加最低肺泡浓度和有效浓度减小的关系是可并立的[35]。尽管总是要考虑到在老年患者当中由于敏感性的增加要减少所有吸入麻醉药的剂量。

氟烷

氟烷是一个脂溶性高的吸入麻醉药的例子,理论上讲,与在老年人中使用的低脂溶性药物相比,氟烷的快速诱不良反应的风险高[36]。由于年龄增长出现肝功能的下降会减少它的代谢。在老年患者氟烷与一氧化氮联合使用也会损害外周的血流[37]。

安氟醚

在药效学和药物动力学上,安氟醚展现了不同于氟烷的类似的与年龄相关的改变。此外,安氟醚的生理闭合回路麻醉模型证明安氟醚的血液气体溶解度系数在60岁以后以每10年0.6的水平下降,重新调整与年龄相关的溶解度系数,改进了模型预测值使其与安氟醚在老年患者中的实际药理相一致[38,39]。

异氟烷

异氟烷的脂溶性很低因此诱导时更加容易滴定。老年患者的异氟烷呼气末和动脉分压可与年轻患者相比[40]。异氟烷复合氧化亚氮会损害老年患者的外周血流而对年轻患者没有影响。图3-1总结了在使用100%的氧气、50%氧化亚氮和67%的氧气时与年龄相关的MAC变化和相应的呼出气异氟烷浓度。

七氟烷

溶解度较低的七氟烷在诱导时具有更易受控的优点。该药物延长了老年人的呼气末脑平衡时间,给脑电双频指数变化带来迟发性影响[41,42]。图3-2总结在使用100%的氧气、50%氧化亚氮和67%的氧气时与年龄相关的MAC变化和相应的呼出气七氟烷的浓度。

地氟烷

尽管分子结构与异氟烷相似,地氟烷以独特的物理特性使其具有较低的血液气体溶解度,而这一优势令它诱导迅速,在老年群体中也能看到这种效果[43]。报道称,在相等的MAC调整值下,比起七氟烷,老年人地氟烷的苏醒更快,但两种麻醉药恢复

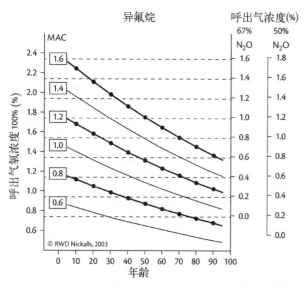

图3-1 使用100%的氧气、50%氧化亚氮和67%的氧气时与年龄相关的MAC变化和相应的呼出气异氟烷浓度。资料来源:Nickalls RWD and Mapleson WW, "Age-related isoMAC charts for isoflurane, sevoflurane and desflurane in man", *British Journal of Anaesthesia*, 2003, 91, 2, pp.170-174, by permission of Oxford University Press and The Board of Management and Trustees of the British Journal of Anaesthesia.

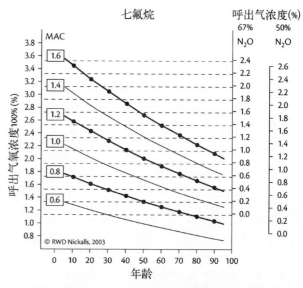

图3-2 使用100%的氧气、50%氧化亚氮和67%的氧气时与年龄相关的MAC变化和相应的呼出气七氟烷的浓度。资料来源:Nickalls RWD and Mapleson WW, "Age-related isoMAC charts for isoflurane, sevoflurane and desflurane in man", *British Journal of Anaesthesia*, 2003, 91, 2, pp.170-174, by permission of Oxford University Press and The Board of Management and Trustees of the British Journal of Anaesthesia.

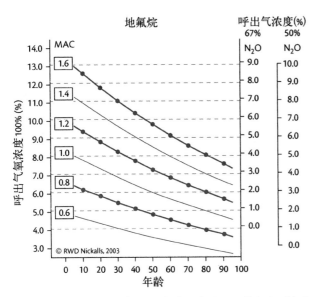

图3-3 使用100%的氧气、50%氧化亚氮和67%的氧气时与年龄相关的MAC变化和相应的呼出气地氟烷的浓度。资料来源：Nickalls RWD and Mapleson WW, "Age-related isoMAC charts for isoflurane, sevoflurane and desflurane in man", *British Journal of Anaesthesia*, 2003, 91, 2, pp.170–174, by permission of Oxford University Press and The Board of Management and Trustees of the British Journal of Anaesthesia.

认知功能的时间都差不多[44]。图3-3总结在使用100%的氧气、50%氧化亚氮和67%的氧气时与年龄相关的MAC变化和相应的呼出气地氟烷的浓度。

氧化亚氮

氧化亚氮在老年人中MAC的变化与其他吸入麻醉药类似。MAC每10年以6%的水平下降也适用于氧化亚氮。然而，由于该药物不在机体内代谢，所以它的代谢对老年人的药物动力学没有影响。

氙气

氙气是一种在标准大气压下可用作麻醉药的惰性气体。据报道，氙气具有苏醒快、心血管和血流动力学稳定的优点并且不在机体内代谢[45]。有趣的是，报道称氙气的MAC在男性比女性更高。应注意，在老年人中MAC以每10年大约以4%的水平下降。

非挥发性麻醉药

巴比妥类药物

硫喷妥钠

在老年人中使用硫喷妥钠要减少剂量的主要原因是衰老引起的药代学改变。随着年龄增长而减少的分布容积令硫喷妥钠的浓度更高，原因是再分配

取代肝脏代谢阻碍了重复单次剂量的效果[46]。然而，由于肝酶的代谢和血浆蛋白结合大大影响了之后再次注射单次剂量或者持续注射硫喷妥钠对消除的影响。建议减慢20%的输注速率来避免延长苏醒时间[47]。硫喷妥钠的药效不会因为年龄增加而改变。比起异丙酚，在老年人中使用硫喷妥钠起效更快且血流动力学稳定性更好[48]。

甲乙炔巴比妥

甲乙炔巴比妥的药效不会随着衰老而改变。然而，老年人肝血流量减少会减弱甲乙炔巴比妥的消除从而延长苏醒时间。

异丙酚

建议对老年患者减少异丙酚的给药剂量。这是由于其快速的消除平衡了外周室和减少了各室之间的间隙。然而，有趣的是中央室清除率和异丙酚代谢不会随着年龄上升而延缓。这些变化给老年患者提高了20%的异丙酚血药浓度[49, 50]。由于异丙酚作用于老年人时药代学和药效学变化两者相互作用，在给老年人用药时，麻醉医生应预料到药效增强还有血浓度快速上升和下降的影响。这可以理解为，相对于年轻患者而言老年患者需要更小的药物剂量来达到和维持相同级别的异丙酚药效。因为清除率减小且此种药物对老年患者内在敏感性增强，减少40%～50%标准剂量的异丙酚对要获得和年轻患者一样的效果的老年患者来说比较合理[50]。此外，女性老年患者要比男性老年患者多注射10%才能达到相同的血液异丙酚浓度[51]。异丙酚的时量相关半衰期也受到年龄和注入时间的影响。比起年轻患者，老年人长期注射异丙酚会造成过长的时量相关半衰期[52, 53]。衰老会延长注射异丙酚后恢复精神运动功能的时间[52, 53]。既然年龄是调整异丙酚剂量的重要决定性因素，那么目标控制注入设备应提供一个在给老年患者进行异丙酚目标控制注射时以年龄为变量得出合适的剂量的模型。

依托咪酯

依托咪酯具有稳定的血流动力学。由于初始的再分布容积和清除率随着年龄的增加而减小，所以对老年人的依托咪酯诱导剂量应当减半。注入依托

咪酯后,患者脑电图的敏感性和最大频率减慢不会随着衰老而发生改变[54]。在条件和并发症均与一般的成年人相似的情况下,对老年人进行程序化镇静时,依托咪酯可能是安全的选择[55]。

苯二氮䓬类

衰老会削弱苯二氮䓬类的药代学和药效学。患者上了年纪以后需要很大程度的剂量调整才会对苯二氮䓬类的药理作用更敏感。

地西泮

年龄不会影响可通过各种给药途径的地西泮的绝对生物利用度[56]。另外,可能的酶感应、减少的肝灌注、老年人的清除率可能导致累积更多的高效羟基化的安定产物,即去甲西泮,此种药会延长临床疗效[57]。

咪达唑仑

由于衰老会改变咪达唑仑的药效学和药物动力学,因此在老年患者中咪达唑仑的药量要减少25%～75%。老年患者对EC50的口头反应是减少,与年轻人的需求相比其减少约1/3,表明衰老提高了患者对咪达唑仑的敏感度[58]。酶活性降低、肝脏灌注减少、咪达唑仑的清除率减少约30%,导致咪达唑仑低效羟基化的终产物形成减少,而这会延长其在老年人中的偏移时间和临床疗效[59]。这反映出随着衰老咪达唑仑的时量,相关半衰期成2倍增加。然而,药代动力学的变化不足以解释咪达唑仑剂量要求的减少。老年患者所需剂量的减少主要是因为药效学的变化[60-63]。

劳拉西泮

比起年轻患者,老年患者劳拉西泮的再分布容积和总清除率下降[64]。然而,在老年人中劳拉西泮临床疗效的持续时间延长与其中枢神经系统中更高的受体亲和力有关。这一结果与之前老年人对苯二氮䓬类药物敏感度增加的迹象兼容,这说明对老年人来说采用较低的劳拉西泮起始剂量会合适[65]。

苯二氮䓬类受体拮抗剂

氟马西尼

老年患者对氟马西尼的吸收、代谢和生物利用度与年轻患者相似[66]。

氯胺酮

对老年群体来说,现有的关于氯胺酮药代动力学和药效学的资料非常有限。老年人肝提取率和微粒体酶减少可能会降低清除率并延长临床疗效。N-甲基-D-天冬氨酸型谷氨酸受体的结构变化和老年人中枢神经系统敏感度上升要求对老年患者用药时降低药量。

阿片样物质

在老年人身上使用阿片类药物需要对它们独特的作用机制,以及不良反应有一个透彻的理解。通过各种给药途径的每种阿片样物质会在老年群体产生夸张的生理反应[67]。尽管在现有的资料中我们对在老年人中阿片样物质的药代动力学和药效学所知甚少,在老年人阿片样物质药效学的改变比起药代动力学的改变更能增加敏感度。衰老对阿片样物质药代动力学的影响体是通过改变分布容积和减少的肝脏和肾脏的血流量[68]。随着年龄的增长,阿片样物质药效学的影响是通过神经递质的合成变化还有受体位点的调整实现的[69]。考虑到是老年患者,通常建议降低阿片样物质的剂量。

吗啡

由于老年人对吗啡的清除率降低了50%,引起临床疗效延长并引发了一些不良反应,因此对老年人要减少吗啡的用量[70]。比起年轻人,老年人的吗啡半衰期延长了大约50%[71]。此外,吗啡-6-葡萄糖苷酸(一种吗啡的活性代谢产物)的清除率是依赖肾排泄,由于肾脏系统与年龄相关的生理变化导致其清除率下降。在老年人中同样增加的对吗啡的敏感度是因为增加的通气并发症所致[72]。另外一个问题是通过μ-阿片受体引起显著的吗啡的免疫抑制效果,μ-阿片受体可能会损害已经下降了的老年患者免疫系统的反应。

芬太尼

芬太尼在老年人中的药代动力学保持不变。同样地,年龄不会改变芬太尼血浆-效应部位平衡,芬太尼不会在老年人体内累积活性代谢物。然而,随着年龄上升芬太尼药效学的变化是造成老年人对该药敏感度上升和药效增强的原因。要获得类似的临床疗效，老年人的剂量需求是年轻人的一半。另外，芬太尼对老年人的免疫抑制特性增强。

阿芬太尼

年龄不会对阿芬太尼的药代动力学产生太大影响，但药效学在老年人会有所改变[73]。根据减少50%的半数有效量和因年龄增长增强的药效，相对于年轻患者而言，建议在给老年患者用药时减少50%的剂量[74]。

舒芬太尼

有关舒芬太尼药代动力学和药效学的资料显示，在最初的几分钟对老年人使用舒芬太尼必须要调整剂量，而这是由分布容积和清除率都未受影响下中央室容积的轻微减小决定的[75-77]。老年患者和年轻患者之间剂量要求的差别基于药效学基础。由于大脑对阿片类药物的敏感性增加，舒芬太尼对老年人的药效大约是年轻人的2倍。

瑞芬太尼

瑞芬太尼是一种超短效类阿片受体激动药，其药代动力学和药效学受年龄的影响[78]。随着年龄上升，中央室与代谢清除率大约下降了30%，半数有效浓度下降了50%，达到峰值效应浓度的时间延长了。这种药在老年人人群中的临床疗效起效变慢，苏醒时间也参差不齐。因此，为了在年轻患者身上达到相似的临床效果，瑞芬太尼的单次剂量需要减少50%并调节维持注射的量。如果未对老年人调整给药方案，就要注意会出现更快速的脑电图活动抑制、呼吸抑制、血流动力学抑制，还有苏醒延迟等症状[79]。

曲马朵

曲马朵是一种中枢性镇痛药，它通过与μ-阿片受体结合，抑制去甲肾上腺素以及5-羟色胺再摄取产生效果。75岁之后曲马朵的半衰期比年轻人的要长[80]。建议在重复给药时减少剂量并延长间隔时间。曲马朵在止痛剂中的优点是减少患者的呼吸抑制。然而，在老年人中使用此种药会有术后谵妄的风险[81]。

哌替啶（杜冷丁）

哌替啶的代谢清除率和最终消除半衰期不会随年龄而改变。然而，对老年人来说，由蛋白结合减少造成的游离部分增加可能会延长临床疗效。另一个问题是这种药积累的活性代谢产物，即去甲哌替啶，

会因为老年人肾功能下降引起严重的中枢神经系统毒性[82]。

神经肌肉阻滞剂

由于与年龄相关的改变主要是在药物代谢动力学上这一原因造成老年群体对神经肌肉阻滞剂更加敏感。年龄增加导致的分布容积减小、清除率下降会引起血药浓度上升。诸如琥珀酰胆碱、米库氯胺这类的肌肉松弛剂的消除是通过血浆胆碱酯酶发生的水解，与年龄相关的酶水平降低会延长作用时间[83]。对于松弛作用依赖于肝肾功能和血流量的氨基甾类非去极化肌肉松弛剂来说，由于老年患者年龄上升引起这些参数下降会延长这类药的作用时间和苏醒时间。就像阿曲库铵和顺阿曲库铵这类由霍夫曼降解引起清除的肌肉松弛剂一样，年龄不是造成肌肉松弛剂作用时间变长的变量。在老年人由于物理活性的减少引起乙酰胆碱受体数量改变和肌血流量减少都会延长起效时间。给药间隔越长，重复给药越少，短效肌肉松弛剂的特性还有肌松监测设备可以帮助完善神经肌肉阻滞剂在老年人中的使用。

去极化神经肌肉阻滞剂

琥珀酰胆碱

老年人的血浆胆碱酯酶水平下降。孱弱的老年患者比起健硕的老年患者来说，血浆胆碱酯酶水平更低[84]。因此给老年患者用药时应注意由于琥珀酰胆碱的水解减少会引起作用时间的延长。

非去极化神经肌肉阻滞剂

氨基甾体

固醇类非去极化神经肌肉阻滞剂依赖器官消除，这类药物用在老年人中预计作用时间更长。此外，在吸入麻醉期间这类药物在老年人中作用时间的可变性更大[85]。

泮库溴铵

尽管由于年龄上升肾功能下降造成泮库溴铵的清除率下降，研究的结果仍存在争议[86]。然而，由于残余神经肌肉阻滞发生率更高，在老年人中出现了肺部并发症的原因，泮库溴铵远不能成为最好的选择[87]。

维库溴铵

由于年龄上升导致分布体积和血浆清除率下降，比起年轻群体，对老年群体使用能达到稳定水平的阻断效果的维库溴铵的剂量要减少大约30%。老年患者的苏醒时间预计也会长30%[88]。由于肝肾血流量减少造成维库溴铵的消除减慢[89]。

罗库溴铵

老年患者中罗库溴铵的起效时间与年轻患者相似，但由于药代动力学改变如分布容积减小、血浆清除率下降，在给老年患者用药时作用时间延长。同样地，老年人肝功能下降、心输出量减少也造成了上述影响[90,91]。

苄基异喹啉类

阿曲库铵

阿曲库铵的药效学和药动学不随年龄变化[92]。给老年人用药时，不需要调整阿曲库铵的剂量和剂量间隔。与氨基甾类肌松药相比，对老年人进行吸入麻醉时所用的阿曲库铵作用时间可变性较小[93]。

顺阿曲库铵

除了在老年人观察到起效时间延长之外，顺阿曲库铵的药代学特性都与阿曲库铵相似。起效时间延长是由于生物相平衡变慢[94,95]。然而，老年人中顺阿曲库铵在抵消作用上的可变性比氨基甾类肌松剂小[96]。

美维库铵

由年龄上升导致血浆胆碱酯酶活性降低造成美维库铵清除率下降[97]。作用时间延长了20%～30%，所需的给药量要相应地降低[98]。

神经肌肉阻滞剂拮抗剂

残余神经肌肉阻断剂的逆转对麻醉的临床实施很重要，因为老年患者更容易出现与通气恢复延迟及随意运动恢复延迟相关的并发症。

抗胆碱酯酶药物

麻醉实施时年龄会影响抗胆碱酯酶药物的药理学。新斯的明和吡斯的明的神经肌肉阻滞效应是通过与酯酶的氨基甲酰化位点持久的结合，而依酚氯铵是与胆碱酯酶活性位点瞬间结合产生拮抗的。新斯的明是最常用的用于拮抗肌松的抗胆碱酯酶药。老年人中新斯的明的最初分布容积比年轻人大。新斯的明的作用时间也延长了[99]。吡斯的明药代动力学的变化主要取决于由年龄上升肾功能下降引起的血浆清除率的减小，而不是分布容积和清除半衰期的减小。吡斯的明在老年人中的作用时间延长[100]。然而，依酚氯铵的作用时间不随着年龄变化[101,102]。作用时间延长的新斯的明和吡斯的明与依酚氯铵相比更适用于老年患者，因为神经肌肉阻断剂的作用时间已经对高龄患者延长了。

舒更葡糖钠

舒更葡糖钠是一种修饰后的g-环糊精类化合物，能有效拮抗氨基甾类肌松药。舒更葡糖钠的药代学和药效学都受年龄的影响，而这令它之后形成复合物。舒更葡糖钠可以与罗库溴铵、维库溴铵还有少量的泮库溴铵结合[103,104]。比起年轻患者，老年患者从罗库溴铵诱导的神经肌肉阻断剂中恢复的时间显著延迟[105]。老年人心排血量和肌血流量的减小可能是该药起效慢的原因。舒更葡糖钠复合肌松剂主要由肾脏排出导致清除延迟、有效半衰期增加。超过75岁的患者舒更葡糖钠清除率减半，有效半衰期加倍[106]。然而，尚未有关于为了改善舒更葡糖钠起效慢苏醒延迟的剂量调整的资料。

局部麻醉剂

年龄会影响局部麻醉剂的药动学。局部麻醉剂的局部吸收会限制药物的疗效。注射部位与年龄相关的生理学变化包括髓鞘脱失、结缔组织损伤、脊柱结构解剖恶化如脑脊液变化减少、硬膜外阻滞和依从性受到损害。在老年患者中，以上变化都会在一开始就影响到局部麻醉剂在效应部位的"命运"。从给药部位的吸收到进入体循环的速度减慢是其优点。局部和系统吸收之后，在正常生理情况下局部麻醉剂往往会积聚在高度灌注的器官。肺组织快速提取局部麻醉剂并且降低药物的血药浓度，用药后骨骼肌一般会存储局部麻醉药。然而，所有上述分布的步骤会因为老年人器官灌注减少而发生削弱。同样地，局部麻醉剂的生物转换是否依赖假胆碱酯酶的水解或是在肝脏内的酶催降解，这一问题由随着年龄发生的生理变化决定。由年龄增加引起的酶水平和肝血流量降低会影响这些药物的代谢。在老年人中的这些药动学变化可能会引起这些药的血浓度上升，半衰期变长。然而，局部麻醉剂的药效学与年龄间的关系并不十分清晰。在中枢和周围神经系统发生的结构和功能的变化，以及老年人可能对局部麻醉药反应更为强烈，这些都会造成老年人对局部麻醉剂的敏感性变化。因此，阻断剂的持续时间和强度随着年龄上升而增加，从而为了一开始的效果和维持注入，低量的局部麻醉剂很有必要，这能避免不良反应的风险增加。

利多卡因

利多卡因是常用的低亲脂性药物，在一开始的快速吸收阶段，该药大部分可吸收进体循环[107]。年龄增长过程中心输出量和肝血流量降低会减少肝的首关消除造成清除减少。积累在中央室的利多卡因使利多卡因血药浓度上升的同时增加了中毒风险[108]。通过静脉注射，利多卡因在老年群体中的半衰期比起在年轻群体中增加了大约70%。

布比卡因

当布比卡因用于硬膜外腔或是蛛网膜下腔时，首先是快速吸收阶段随后是缓慢吸收阶段。高龄不会影响硬膜外注射后布比卡因的系统性吸收，因此血浆峰浓度和相应的峰值时间不会改变[109]。但是在老年人中还观察到硬膜外阻滞之后较慢的起效时间还有较长的运动阻滞。然而，有结果显示在老年人的蛛网膜下腔给药之后此药的系统性吸收更快，这种现象在蛛网膜下腔麻醉过程的作用时间上并没有临床疗效。由于与年龄相关的血清蛋白结合还有肝脏酶活性的生物转化减少导致了布比卡因的总血浆清除率下降。单次剂量和持续输注剂量减少不会造成药物作用受损，因为在蛛网膜下腔和硬膜外麻醉过程中可观测到布比卡因血药浓度和效价强度上升。此外，这种敏感性的上升可能是因为内在的神经元敏感性，还可能会导致不良反应的风险增加。

左旋布比卡因

左旋布比卡因是新型长效酰胺类局部麻醉药，

是布比卡因的左旋异构体。与消旋布比卡因有相似的特性、临床疗效还有药动学。另外，左布比卡因早期的吸收动力学和平衡速率常数经过硬膜外注射后会根据年龄变化[110]。

罗哌卡因

老年人中罗哌卡因的药动学发生了改变，这是因为罗哌卡因清除和消除的半衰期大约成两倍减少。随着年长，考虑到罗哌卡因在肝脏中代谢，肝血流量和酶活性降低可能是清除率下降的原因。老年患者和年轻患者的起效时间和达峰时间相似[111]。另外，年龄会影响这种药的药效学。老年群体的半数有效浓度远远小于年轻群体。临床上通过小剂量给药和降低持续输注速率来抵消老年人对罗哌卡因感觉和运动阻滞效果敏感性的增加。这也避免了由年龄上升引起的药物积累[112]。

围术期镇痛辅助药

如今的麻醉实践使用很多具有镇痛剂特性的药物来提高围术期的镇痛效果。然而，这些药在与年龄相关药物学变化以及临床疗效方面的数据非常有限，在用于老年患者麻醉的时候这些药还需要额外的注意。

对乙酰氨基酚（扑热息痛）是一种作用于中枢的前列腺素抑制剂，在老年人此药的清除率下降，然而，该药的静脉制剂非常适合老年人围术期使用，当肾脏受到严重损害和削弱时其临床效果也不会随着年龄而改变[113-115]。与年轻患者相比，非选择性非甾体类抗炎药（NSAIDs）如酮咯酸在超过60岁的患者中更易引发胃和肾的并发症。给老年患者使用非选择性非甾体类抗炎药时建议减少单次剂量，延长剂量间隔（增加到50%）[116-118]。使用选择性非甾体抗炎药同样需要注意。关于老年患者使用非甾体抗炎药的另一个问题是该种要可能会与很多常见的药物发生不良反应，例如华法林阻凝剂和利尿剂[119]。可乐定对老年和年轻患者的血浆去甲肾上腺素和血压的影响相同[120]。右美托咪定，一种选择性α₂受体激动剂，已引进用于危重患者的镇静，但却与有关该药使用在老年患者身上的现有资料相冲突[121-124]。加巴喷丁严重受到高龄人群肾功能下降的影响，需要显著调整剂量[125,126]。

药物相互作用

老年人所需麻醉剂的量也取决于其他存在的麻醉剂。多种麻醉剂一起使用的药物利用研究表明最大量的麻醉剂量适用于30～45岁的患者，实践中80岁以前的患者药量需减少大约30%～50%[127]。这些发现与描述降低老年个体需求剂量的文献不冲突。很多麻醉药的药理学受到年龄的影响，它们也会影响彼此的分布容积、酶的生物转化、受体部位、排泄还有血流动力学和神经学的作用。因此，对于老年人多种药物使用会增加药物不良反应的风险。

另外一个需要关注的是老年人中多种处方药物的提前使用。比如苯妥英钠、异烟肼、苯巴比妥钠、乙醇或者氟烷的肝微粒酶的诱导加快了麻醉药的代谢。氟烷的新陈代谢最快（15%～40%），其次是安氟醚（2.4%）、七氟烷（2%～5%）、异氟烷（0.17%～0.2%）、地氟烷（0.02%）[128-130]。老年患者的并存症还有他们的用药需求增加了药物之间相互作用的不期望的风险，这导致围术期出现与麻醉相关的意想不到的问题。

结论

药代学和药效学的改变通常导致了老年人代谢和清除的下降，以及对麻醉药物敏感性的增加（表3-2）。因此，麻醉药物的作用经常会延长，要获得充分的临床效果需减少剂量。另外，年龄相关的生理学改变使老年患者更易受到药物不良反应的侵害。使用短效低剂量的麻醉药物，缓慢滴定，应该提倡延长间隔时间来避免麻醉药物作用时间延长所增加的风险和不良反应的发生。

表3-2　老年人麻醉用药的药理学作用总结以及麻醉中麻醉药的剂量调整建议

药　物	药代动力学	药　效　学	临床疗效	建　议
挥发性药物	↑分布容积 ↓分布率 ↓肝功能 呼吸系统变化	↓受体数量 ↓神经递质	↓最低肺泡浓度 肺泡浓度上升 起效慢 苏醒慢	MAC和呼气末吸入浓度以每10年减少6%的水平降低
非挥发性药物				
巴比妥类药物	↓分布容积 ↓消除率 ↓清除率	不变	血药浓度上升 苏醒时间延长	单次剂量减少50% 输注速率降低20%
异丙酚	↓隔间清除率	↓半数有效浓度 ↑脑敏感度	血药浓度上升 苏醒时间延长	单次剂量和输注降低40%～50%
依托咪酯	↓分布容积 ↓清除率	不变	血药浓度上升	单次剂量降低50%
苯二氮草类药物	↓清除率 ↓肝功能 ↓分布容积	↓半数有效浓度 ↑脑敏感度 ↑受体亲和力	药理学作用上升 临床效果延长 抵消时间延长	用药减少25%～75%
氯胺酮	↓清除率	门冬氨酸受体结构变化 ↓脊髓神经元数量 ↑脑敏感度	临床效果延长	减少剂量
阿片类药物	不变 除了↓吗啡和瑞芬太尼清除率 ↓哌替啶蛋白合成	受体数量和亲和力变化 ↓半数有效浓度 ↑脑敏感度	临床效果起效慢 生理学反应变慢 苏醒时间延长	单次剂量和输注降低50%

（续表）

药　物	药代动力学	药　效　学	临床疗效	建　议
神经肌肉阻断剂（NMBAs）				
去极化神经肌肉阻滞剂	↓血浆胆碱酯酶	↓乙酰胆碱受体	作用时间延长	减慢输注速率 延长剂量间隔 肌松监测
非去极化神经肌肉阻滞剂				
氨基甾体类	↓分布容积 ↓清除率 ↓消除率	↓乙酰胆碱受体	作用时间延长 苏醒时间延长	剂量减少30% 肌松监测
苄基异喹啉	不变 除了美维库铵 ↓清除率 ↓血浆胆碱酯酶	不变	美维库铵起效时间延长	调整单次剂量和计量间隔
神经肌肉阻滞剂拮抗药				
抗胆碱酯酶	↓清除率 ↓消除率		作用时间延长（除了依酚氯铵）	
舒更葡糖钠	↓清除率 ↓分布容积 ↓消除率		苏醒时间延长 起效慢	
局部麻醉药	↓清除率 ↓从投放位置的吸收 ↓代谢 ↓消除	↓半数有效浓度 ↓对感觉和动态阻滞效果的敏感度	↑血药浓度 ↑毒性	减少单次和维持剂量 减少连续给药

（谭　莹　译　姚家祥　审校）

参考文献

［1］ Cook DJ, Rooke GA. Priorities in perioperative geriatrics. *Anesth Analg*. 2003; 96(6):1823–1836.

［2］ Cherry KE, Morton MR. Drug sensitivity in older adults: the role of physiologic and pharmacokinetic factors. *Int J Aging Hum Dev*. 1989; 28(3):159–174.

［3］ Coldrey JC, Upton RN, Macintyre PE. Advances in analgesia in the older patient. *Best Pract Res Clin Anaesthesiol*. 2011; 25(3):367–378.

［4］ Vestal RE. Aging and pharmacology. *Cancer*. 1997; 80(7): 1302–1310.

［5］ Shafer SL. The pharmacology of anesthetic drugs in elderly patients. *Anesthesiol Clin North America*. 2000; 18(1): 1–29, v.

［6］ Turnheim K. Drug dosage in the elderly. Is it rational? *Drugs Aging*. 1998; 13(5):357–379.

［7］ Lu CC, Tsai CS, Hu OYP, et al. Pharmacokinetics of isoflurane in human blood. *Pharmacology*. 2008; 81(4): 344–349.

［8］ Pacifici GM, Viani A, Taddeucci-Brunelli G, et al. Effects of development, aging, and renal and hepatic insufficiency as well as hemodialysis on the plasma concentrations of albumin and alpha 1-acid glycoprotein: implications for binding of drugs. *Ther Drug Monit*.1986; 8(3):259–263.

［9］ Davis D, Grossman SH, Kitchell BB, et al. The effects of age and smoking on the plasma protein binding of lignocaine and diazepam. *Br J Clin Pharmacol*. 1985; 19(2):261–265.

［10］ Macklon AF, Barton M, James O, et al. The effect of age on the pharmacokinetics of diazepam. *Clin Sci (Lond)*. 1980; 59(6):479–483.

［11］ Veering BT, Burm AG, Souverijn JH, et al. The effect of age on serum concentrations of albumin and alpha 1-acid glycoprotein. *Br J Clin Pharmacol*. 1990; 29(2):201–206.

［12］ Kharasch ED, Thummel KE. Identification of cytochrome P450 2E1 as the predominant enzyme catalyzing human liver microsomal defluorination of sevoflurane, isoflurane, and methoxyflurane. *Anesthesiology*. 1993; 79(4):795–807.

［13］ Tonner PH, Kampen J, Scholz J. Pathophysiological changes in the elderly. *Best Pract Res Clin Anaesthesiol*. 2003; 17(2):163–177.

［14］ Holazo AA, Winkler MB, Patel IH. Effects of age, gender and oral contraceptives on intramuscular midazolam pharmacokinetics. *J Clin Pharmacol*. 1988; 28(11):1040–1045.

[15] Gelman S, Reves JG, Harris D. Circulatory responses to midazolam anesthesia: emphasis on canine splanchnic circulation. *Anesth Analg*. 1983; 62(2):135–139.

[16] Danziger RS, Tobin JD, Becker LC, et al. The age-associated decline in glomerular filtration in healthy normotensive volunteers. Lack of relationship to cardiovascular performance. *J Am Geriatr Soc*. 1990; 38(10):1127–1132.

[17] Peters A. Structural changes that occur during normal aging of primate cerebral hemispheres. *Neurosci Biobehav Rev*. 2002; 26(7):733–741.

[18] Ancelin ML, de Roquefeuil G, Ledésert B, et al. Exposure to anaesthetic agents, cognitive functioning and depressive symptomatology in the elderly. *Br J Psychiatry*. 2001; 178:360–366.

[19] Caspary DM, Holder TM, Hughes LF, et al. Age-related changes in GABA (A) receptor subunit composition and function in rat auditory system. *Neuroscience*. 1999; 93(1):307–312.

[20] Milbrandt JC, Albin RL, Turgeon SM, et al. GABAA receptor binding in the aging rat inferior colliculus. *Neuroscience*. 1996; 73(2):449–458.

[21] Ueno E, Liu DD, Ho IK, et al. Opiate receptor characteristics in brains from young, mature and aged mice. *Neurobiol Aging*. 1988; 9(3):279–283.

[22] Hiller JM, Fan LQ, Simon EJ. Age-related changes in kappa opioid receptors in the guinea-pig brain: a quantitative autoradiographic study. *Neuroscience*. 1992; 50(3):663–673.

[23] Hoskins DL, Gordon TL, Crisp T. The effects of aging on mu and delta opioid receptors in the spinal cord of Fischer-344 rats. *Brain Res*. 1998; 791(1–2):299–302.

[24] Hess GD, Joseph JA, Roth GS. Effect of age on sensitivity to pain and brain opiate receptors. *Neurobiol Aging*. 1981; 2(1):49–55.

[25] Villares JC, Stavale JN. Age-related changes in the N-methyl-D-aspartate receptor binding sites within the human basal ganglia. *Exp Neurol*. 2001; 171(2):391–404.

[26] Marutle A, Warpman U, Bogdanovic N, et al. Regional distribution of subtypes of nicotinic receptors in human brain and effect of aging studied by (+/–)–[3H]epibatidine. *Brain Res*. 1998; 801(1–2):143–149.

[27] Vuyk J. Pharmacodynamics in the elderly. *Best Pract Res Clin Anaesthesiol*. 2003; 17(2):207–218.

[28] Tohgi H, Utsugisawa K, Yoshimura M, et al. Age-related changes in nicotinic acetylcholine receptor subunits alpha4 and beta2 messenger RNA expression in postmortem human frontal cortex and hippocampus. *Neurosci Lett*. 1998; 245(3):139–142.

[29] Heeremans EH, Proost JH, Eleveld DJ, et al. Population pharmacokinetics and pharmacodynamics in anesthesia, intensive care and pain medicine. *Curr Opin Anaesthesiol*. 2010; 23(4):479–484.

[30] Derendorf H, Lesko LJ, Chaikin P, et al. Pharmacokinetic/pharmaco dynamicmodeling in drug research and development. *J Clin Pharmacol*. 2000; 40(12 Pt 2):1399–1418.

[31] Eger EI. Age, minimum alveolar anesthetic concentration, and minimum alveolar anesthetic concentration-awake. *Anesth Analg*. 2001; 93(4):947–953.

[32] Mapleson WW. Effect of age on MAC in humans: a meta-analysis. *Br J Anaesth*. 1996; 76(2):179–185.

[33] Nickalls RWD, Mapleson WW. Age-related iso-MAC charts for isoflurane, sevoflurane and desflurane in man. *Br J Anaesth*. 2003; 91(2):170–174.

[34] Strum DP, Eger EI, Unadkat JD, et al. Age affects the pharmacokinetics of inhaled anesthetics in humans. *Anesth Analg*. 1991; 73(3):310–318.

[35] Matsuura T, Oda Y, Tanaka K, et al. Advance of age decreases the minimum alveolar concentrations of isoflurane and sevoflurane for maintaining bispectral index below 50. *Br J Anaesth*. 2009; 102(3):331–335.

[36] Hall JE, Oldham TA, Stewart JI, et al. Comparison between halothane and sevoflurane for adult vital capacity induction. *Br J Anaesth*. 1997; 79(3):285–288.

[37] Dwyer R, Howe J. Peripheral blood flow in the elderly during inhalational anaesthesia. *Acta Anaesthesiol Scand*. 1995; 39(7):939–944.

[38] Takeshima R, Dohi S. Comparison of arterial baroreflex function in humans anesthetized with enflurane or isoflurane. *Anesth Analg*. 1989; 69(3):284–290.

[39] Vermeulen PM, Kalkman CJ, Dirksen R, et al. Predictive performance of a physiological model for enflurane closed-circuit anaesthesia: effects of continuous cardiac output measurements and age-related solubility data. *Br J Anaesth*. 2002; 88(1):38–45.

[40] Dwyer RC, Fee JP, Howard PJ, et al. Arterial washin of halothane and isoflurane in young and elderly adult patients. *Br J Anaesth*. 1991; 66(5):572–579.

[41] Cortínez LI, Trocóniz IF, Fuentes R, et al. The influence of age on the dynamic relationship between end-tidal sevoflurane concentrations and bispectral index. *Anesth Analg*. 2008; 107(5):1566–1572.

[42] Fragen RJ, Dunn KL. The minimum alveolar concentration (MAC) of sevoflurane with and without nitrous oxide in elderly versus young adults. *J Clin Anesth*. 1996; 8(5):352–356.

[43] Bennett JA, Lingaraju N, Horrow JC, et al. Elderly patients recover more rapidly from desflurane than from isoflurane anesthesia. *J Clin Anesth*. 1992; 4(5):378–381.

[44] Chen X, Zhao M, White PF, et al. The recovery of cognitive function after general anesthesia in elderly patients: a comparison of desflurane and sevoflurane. *Anesth Analg*. 2001; 93(6):1489–1494.

[45] Goto T, Nakata Y, Morita S. The minimum alveolar concentration of xenon in the elderly is sex-dependent. *Anesthesiology*. 2002; 97(5):1129–1132.

[46] Sadean MR, Glass PSA. Pharmacokinetics in the elderly. *Best Pract Res Clin Anaesthesiol*. 2003; 17(2):191–205.

[47] Stanski DR, Maitre PO. Population pharmacokinetics and

pharmacodynamics of thiopental: the effect of age revisited. *Anesthesiology*. 1990; 72(3):412–422.

［48］ Sørensen MK, Dolven TL, Rasmussen LS. Onset time and haemodynamic response after thiopental vs. propofol in the elderly: a randomized trial. *Acta Anaesthesiol Scand*. 2011; 55(4):429–434.

［49］ Schnider TW, Minto CF, Bruckert H, et al. Population pharmacodynamic modeling and covariate detection for central neural blockade. *Anesthesiology*. 1996; 85(3): 502–512.

［50］ Schnider TW, Minto CF, Shafer SL, et al. The influence of age on propofol pharmacodynamics. *Anesthesiology*. 1999; 90(6):1502–1516.

［51］ Vuyk J, Oostwouder CJ, Vletter AA, et al. Gender differences in the pharmacokinetics of propofol in elderly patients during and after continuous infusion. *Br J Anaesth*. 2001; 86(2): 183–188.

［52］ Keïta H, Peytavin G, Giraud O, et al. Aging prolongs recovery of psychomotor functions at emergence from propofol-alfentanil anaesthesia. *Can J Anaesth*. 1998; 45(12): 1211–1214.

［53］ Fredman B, Noga J, Zohar E, et al. Influence of thiopental and propofol on postoperative cognitive recovery in the elderly patient undergoing general anesthesia. *J Clin Anesth*. 1999; 11(8):635–640.

［54］ Arden JR, Holley FO, Stanski DR. Increased sensitivity to etomidate in the elderly: initial distribution versus altered brain response. *Anesthesiology*. 1986; 65(1):19–27.

［55］ Cicero M, Graneto J. Etomidate for procedural sedation in the elderly: a retrospective comparison between age groups. *Am J Emerg Med*. 2011; 29(9):1111–1116.

［56］ Divoll M, Greenblatt DJ, Ochs HR, et al. Absolute bioavailability of oral and intramuscular diazepam: effects of age and sex. *Anesth Analg*. 1983; 62(1):1–8.

［57］ Ochs HR, Greenblatt DJ, Divoll M, et al. Diazepam kinetics in relation to age and sex. *Pharmacology*. 1981; 23(1):24–30.

［58］ Jacobs JR, Reves JG, Marty J, et al. Aging increases pharmacodynamic sensitivity to the hypnotic effects of midazolam. *Anesth Analg*. 1995; 80(1):143–148.

［59］ Fujisawa T, Takuma S, Koseki H, et al. Recovery of intentional dynamic balance function after intravenous sedation with midazolam in young and elderly subjects. *Eur J Anaesthesiol*. 2006; 23(5):422–425.

［60］ Bell GD, Spickett GP, Reeve PA, et al. Intravenous midazolam for upper gastrointestinal endoscopy: a study of 800 consecutive cases relating dose to age and sex of patient. *Br J Clin Pharmacol*. 1987; 23(2):241–243.

［61］ Kanto J, Aaltonen L, Himberg JJ, et al. Midazolam as an intravenous induction agent in the elderly: a clinical and pharmacokinetic study. *Anesth Analg*. 1986; 65(1):15–20.

［62］ Platten HP, Schweizer E, Dilger K, et al. Pharmacokinetics and the pharmacodynamic action of midazolam in young and elderly patients undergoing tooth extraction. *Clin Pharmacol Ther*. 1998; 63(5):552–560.

［63］ Sun GC, Hsu MC, Chia YY, et al. Effects of age and gender on intravenous midazolam premedication: a randomized double-blind study. *Br J Anaesth*. 2008; 101(5):632–639.

［64］ Greenblatt DJ, Allen MD, Locniskar A, et al. Lorazepam kinetics in the elderly. *Clin Pharmacol Ther*. 1979; 26(1): 103–113.

［65］ Barr J, Zomorodi K, Bertaccini EJ, et al. A double-blind, randomized comparison of i. v. lorazepam versus midazolam for sedation of ICU patients via a pharmacologic model. *Anesthesiology*. 2001; 95(2):286–298.

［66］ Roncari G, Timm U, Zell M, et al. Flumazenil kinetics in the elderly. *Eur J Clin Pharmacol*. 1993; 45(6):585–587.

［67］ Aubrun F, Marmion F. The elderly patient and postoperative pain treatment. *Best Pract Res Clin Anaesthesiol*. 2007; 21(1):109–127.

［68］ Kaiko RF, Wallenstein SL, Rogers A, et al. Relative analgesic potency of intramuscular heroin and morphine in cancer patients with postoperative pain and chronic pain due to cancer. *NIDA Res Monogr*. 1981; 34:213–219.

［69］ Wilder-Smith OHG. Opioid use in the elderly. *Eur J Pain*. 2005; 9(2):137–140.

［70］ Owen JA, Sitar DS, Berger L, et al. Age-related morphine kinetics. *Clin Pharmacol Ther*. 1983; 34(3):364–368.

［71］ Pergolizzi J, Böger RH, Budd K, et al. Opioids and the management of chronic severe pain in the elderly: consensus statement of an International Expert Panel with focus on the six clinically most often used World Health Organization step III opioids (buprenorphine, fentanyl, hydromorphone, methadone, morphine, oxycodone). *Pain Pract*. 2008; 8(4): 287–313.

［72］ Arunasalam K, Davenport HT, Painter S, et al. Ventilatory response to morphine in young and old subjects. *Anaesthesia*. 1983; 38(6):529–533.

［73］ Björkman S, Wada DR, Stanski DR. Application of physiologic models to predict the influence of changes in body composition and blood flows on the pharmacokinetics of fentanyl and alfentanil in patients. *Anesthesiology*. 1998; 88(3):657–667.

［74］ Lemmens HJ, Burm AG, Hennis PJ, et al. Influence of age on the pharmacokinetics of alfentanil. Gender dependence. *Clin Pharmacokinet*. 1990; 19(5):416–422.

［75］ Helmers JH, van Leeuwen L, Zuurmond WW. Sufentanil pharmacokinetics in young adult and elderly surgical patients. *Eur J Anaesthesiol*. 1994; 11(3):181–185.

［76］ Hofbauer R, Tesinsky P, Hammerschmidt V, et al. No reduction in the sufentanil requirement of elderly patients undergoing ventilatory support in the medical intensive care unit. *Eur J Anaesthesiol*. 1999; 16(10):702–707.

［77］ Zhao Y, Zhang LP, Wu XM, et al. Clinical evaluation of target controlled infusion system for sufentanil administration. *Chin Med J (Engl)*. 2009; 122(20):2503–2508.

［78］ Minto CF, Schnider TW, Egan TD, et al. Influence of age and gender on the pharmacokinetics and pharmacodynamics of remifentanil. I. Model development. *Anesthesiology*. 1997; 86(1):10–23.

［79］ KruijtSpanjer MR, Bakker NA, Absalom AR. Pharmacology

in the elderly and newer anaesthesia drugs. *Best Pract Res Clin Anaesthesiol.* 2011; 25(3):355–365.

［80］ Scott LJ, Perry CM. Tramadol: a review of its use in perioperative pain. *Drugs.* 2000; 60(1):139–176.

［81］ Brouquet A, Cudennec T, Benoist S, et al. Impaired mobility, ASA status and administration of tramadol are risk factors for postoperative delirium in patients aged 75 years or more after major abdominal surgery. *Ann Surg.* 2010; 251(4):759–765.

［82］ Fosnight SM, Holder CM, Allen KR, et al. A strategy to decrease the use of risky drugs in the elderly. *Cleve Clin J Med.* 2004; 71(7):561–568.

［83］ Chan L. Blood cholinesterase levels in the elderly and newborn. *Malays J Pathol.* 1995; 17(2):87–89.

［84］ Hubbard RE, O'Mahony MS, Calver BL, et al. Plasma esterases and inflammation in ageing and frailty. *Eur J Clin Pharmacol.* 2008; 64(9):895–900.

［85］ Arain SR, Kern S, Ficke DJ, et al. Variability of duration of action of neuromuscular-blocking drugs in elderly patients. *Acta Anaesthesiol Scand.* 2005; 49(3):312–315.

［86］ Rupp SM, Castagnoli KP, Fisher DM, et al. Pancuronium and vecuronium pharmacokinetics and pharmacodynamics in younger and elderly adults. *Anesthesiology.* 1987; 67(1): 45–49.

［87］ Berg H, Roed J, Viby-Mogensen J, et al. Residual neuromuscular block is a risk factor for postoperative pulmonary complications. A prospective, randomised, and blinded study of postoperative pulmonary complications after atracurium, vecuronium and pancuronium. *Acta Anaesthesiol Scand.* 1997; 41(9):1095–1103.

［88］ McCarthy G, Elliott P, Mirakhur RK, et al. Onset and duration of action of vecuronium in the elderly: comparison with adults. *Acta Anaesthesiol Scand.* 1992; 36(4):383–386.

［89］ Lien CA, Matteo RS, Ornstein E, et al. Distribution, elimination, and action of vecuronium in the elderly. *Anesth Analg.* 1991; 73(1):39–42.

［90］ Matteo RS, Ornstein E, Schwartz AE, et al. Pharmacokinetics and pharmacodynamics of rocuronium (Org 9426) in elderly surgical patients. *Anesth Analg.* 1993; 77(6):1193–1197.

［91］ Bevan DR, Fiset P, Balendran P, et al. Pharmacodynamic behaviour of rocuronium in the elderly. *Can J Anaesth.* 1993; 40(2):127–132.

［92］ Parker CJ, Hunter JM, Snowdon SL. Effect of age, gender and anaesthetic technique on the pharmacodynamics of atracurium. *Br J Anaesth.* 1993; 70(1):38–41.

［93］ Slavov V, Khalil M, Merle JC, et al. Comparison of duration of neuromuscular blocking effect of atracurium and vecuronium in young and elderly patients. *Br J Anaesth.* 1995; 74(6):709–711.

［94］ Sorooshian SS, Stafford MA, Eastwood NB, et al. Pharmacokinetics and pharmacodynamics of cisatracurium in young and elderly adult patients. *Anesthesiology.* 1996; 84(5):1083–1091.

［95］ Ornstein E, Lien CA, Matteo RS, et al. Pharmacodynamics and pharmacokinetics of cisatracurium in geriatric surgical patients. *Anesthesiology.* 1996; 84(3):520–525.

［96］ Pühringer FK, Heier T, Dodgson M, et al. Double-blind comparison of the variability in spontaneous recovery of cisatracurium- and vecuronium-induced neuromuscular block in adult and elderly patients. *Acta Anaesthesiol Scand.* 2002; 46(4):364–371.

［97］ Goudsouzian N, Chakravorti S, Denman W, et al. Prolonged mivacurium infusion in young and elderly adults. *Can J Anaesth.* 1997; 44(9):955–962.

［98］ Jones RM. Mivacurium in special patient groups. *Acta Anaesthesiol Scand Suppl.* 1995; 106:47–54.

［99］ Young WL, Matteo RS, Ornstein E. Duration of action of neostigmine and pyridostigmine in the elderly. *Anesth Analg.* 1988; 67(8):775–778.

［100］Stone JG, Matteo RS, Ornstein E, et al. Aging alters the pharmacokinetics of pyridostigmine. *Anesth Analg.* 1995; 81(4):773–776.

［101］Kitajima T, Ishii K, Ogata H. Edrophonium as an antagonist of vecuronium-induced neuromuscular block in the elderly. *Anaesthesia.* 1995; 50(4):359–361.

［102］Matteo RS, Young WL, Ornstein E, et al. Pharmacokinetics and pharmacodynamics of edrophonium in elderly surgical patients. *Anesth Analg.* 1990; 71(4):334–339.

［103］Peeters P, Passier P, Smeets J, et al. Sugammadex is cleared rapidly and primarily unchanged via renal excretion. *Biopharm Drug Dispos.* 2011; 32(3):159–167.

［104］Welliver M, Cheek D. An update on sugammadex sodium. *AANA J.* 2009; 77(3):219–228.

［105］Suzuki T, Kitajima O, Ueda K, et al. Reversibility of rocuronium-induced profound neuromuscular block with sugammadex in younger and older patients. *Br J Anaesth.* 2011; 106(6):823–826.

［106］McDonagh DL, Benedict PE, Kovac AL, et al. Efficacy, safety, and pharmacokinetics of sugammadex for the reversal of rocuronium-induced neuromuscular blockade in elderly patients. *Anesthesiology.* 2011; 114(2):318–329.

［107］Simon MJG, Veering BT, Stienstra R, et al. Effect of age on the clinical profile and systemic absorption and disposition of levobupivacaine after epidural administration. *Br J Anaesth.* 2004; 93(4):512–520.

［108］Kwa A, Sprung J, Guilder MV, et al. A population pharmacokinetic model of epidural lidocaine in geriatric patients: effects of low-dose dopamine. *Ther Drug Monit.* 2008; 30(3):379–389.

［109］Veering BT, Burm AG, Vletter AA, et al. The effect of age on the systemic absorption, disposition and pharmacodynamics of bupivacaine after epidural administration. *Clin Pharmacokinet.* 1992; 22(1):75–84.

［110］Olofsen E, Burm AGL, Simon MJG, et al. Population pharmacokinetic-pharmacodynamicmodeling of epidural anesthesia. *Anesthesiology.* 2008; 109(4):664–674.

［111］Xiao J, Cai MH, Wang XR, et al. Time course of action and pharmacokinetics of ropivacaine in adult and elderly patients following combined lumbar plexus-sciatic nerve block. *Int J Clin Pharmacol Ther.* 2010; 48(9):608–613.

［112］Cusato M, Allegri M, Niebel T, et al. Flip-flop kinetics of ropivacaine during continuous epidural infusion influences its accumulation rate. *Eur J Clin Pharmacol.* 2011; 67(4): 399–406.

[113] Miners JO, Penhall R, Robson RA, et al. Comparison of paracetamol metabolism in young adult and elderly males. *Eur J Clin Pharmacol.* 1988; 35(2):157–160.

[114] Divoll M, Ameer B, Abernethy DR, et al. Age does not alter acetaminophen absorption. *J Am Geriatr Soc.* 1982; 30(4): 240–244.

[115] Liukas A, Kuusniemi K, Aantaa R, et al. Pharmacokinetics of intravenous paracetamol in elderly patients. *Clin Pharmacokinet.* 2011; 50(2):121–129.

[116] Egbert AM. Postoperative pain management in the frail elderly. *Clin Geriatr Med.* 1996; 12(3):583–599.

[117] Peura DA. Prevention of nonsteroidal anti-inflammatory drug-associated gastrointestinal symptoms and ulcer complications. *Am J Med.* 2004; 117(Suppl 5A):63S–71S.

[118] Forrest JB, Camu F, Greer IA, et al. Ketorolac, diclofenac, and ketoprofen are equally safe for pain relief after major surgery. *Br J Anaesth.* 2002; 88(2):227–233.

[119] Barkin RL, Beckerman M, Blum SL, et al. Should nonsteroidal anti-inflammatory drugs (NSAIDs) be prescribed to the older adult? *Drugs Aging.* 2010; 27(10): 775–789.

[120] Klein CE, Gerber JG, Nies AS. Lack of an effect of age on the response to clonidine. *Clin Pharmacol Ther.* 1990; 47(1):61–67.

[121] Candiotti KA, Bergese SD, Bokesch PM, et al. Monitored anesthesia care with dexmedetomidine: a prospective, randomized, double-blind, multicenter trial. *Anesth Analg.* 2010; 110(1):47–56.

[122] Kunisawa T, Hanada S, Kurosawa A, et al. Dexmedetomidine was safely used for sedation during spinal anesthesia in a very elderly patient. *J Anesth.* 2010; 24(6):938–941.

[123] Lee SK. Clinical use of dexmedetomidine in monitored anesthesia care. *Korean J Anesthesiol.* 2011; 61(6):451–452.

[124] Gerlach AT, Murphy CV. Dexmedetomidine-associated bradycardia progressing to pulseless electrical activity: case report and review of the literature. *Pharmacotherapy.* 2009; 29(12):1492–1492.

[125] Schmader KE, Baron R, Haanpää ML, et al. Treatment considerations for elderly and frail patients with neuropathic pain. *Mayo Clin Proc.* 2010; 85(3 Suppl):S26–S32.

[126] McGeeney BE. Pharmacological management of neuropathic pain in older adults: an update on peripherally and centrally acting agents. *J Pain Symptom Manage.* 2009; 38(2 Suppl): S15–S27.

[127] Martin G, Glass PSA, Breslin DS, et al. A study of anesthetic drug utilization in different age groups. *J Clin Anesth.* 2003; 15(3):194–200.

[128] Hatch DJ. New inhalation agents in paediatric anaesthesia. *Br J Anaesth.* 1999; 83(1):42–49.

[129] Walker JR. What is new with inhaled anesthetics: part 2. *J Perianesth Nurs.* 1996; 11(6):404–409.

[130] Pihlainen K, Ojanperä I. Analytical toxicology of fluorinated inhalation anaesthetics. *Forensic Sci Int.* 1998; 97(2–3): 117–133.

第四章

老龄化社会中的技术

概述

寿命是一个特定物种的生物参数,是在最佳环境条件下可达年龄的最大化。对人类来说,它在过去的20个世纪里至少115年内保持不变。相比之下,期望寿命是基于流行或预测的情况下的经验统计而估计出的典型寿命。事实上,随着医学和基本医疗的新进展,工业化国家的平均寿命显著增加,从而这些国家向老龄化社会迈进。目前,年龄在65岁以上的老年人,大约有5亿生活在地球,由于人口数量的增加和服务强度的要求,为他们支持的社会服务和医疗保健系统正在经历着日益严重的经济压力[1]。与年龄有关的残疾和依赖产生的社会成本很大,甚至可能被低估:在美国,除了由老年人所产生的直接医疗费用外,一名成年工人因照顾年迈的父母而不得不离职的工资和退休金收入往往超过25万美元[2]。

如何缓解这个巨大的财政负担,一个务实的方法是应用可以限制或减少社会成本的老年技术:技术和老化方面的研究与实践,这种技术也可能有额外有益的社会经济效应,刺激科技创新和消费支出。生物技术的目标是应用于老年技术,表现为以下几种:健康促进和维护,使健康的老年人享受"成功老龄化",这个术语意味着一种责任,人类寿命增加的这一部分期间,能让其保持生产力和独立性;早期的诊断、有效的管理,甚至治愈老年病;最后,也许是最雄心勃勃的目标,这些技术工具能够减轻甚至消除我们现在所知道的分子和细胞的退化的这一老化过程。

虽然这种技术有极大的逻辑诉求,特别是关于建立"灰色",而不是"绿色"的技术议程在当代社会

的首要地位,大家会单纯地认为,老年技术的推进不存在严重的障碍。其实这个成本是巨大的,源于既得利益者的根深蒂固和政治影响力[3]。此外,每当有在基础和应用研究方面的进展,对知识产权的概念和相应的立法监管问题都需要时间去完善,这些都要基于他们在人类老化方面为促进发现和创新所给予的社会和政治支持。而且,老年人作为社会中的受益者,他们支持老年技术,为了减少因为大规模采用相关生物技术而引发的担心和恐惧,必须不断提高公众的认知和意识[4]。然而,接下来讨论的目的是证明,治疗和预防与年龄有关疾病的创新疗法,在延缓生理老化不仅是可能的,而且确实是在积极发展[5]。

生理老化的技术支撑

人类衰老现象

衰老是一种普遍和渐进的生理现象,其特征是器官及组织的结构和功能能力退行性变化。即使更加趋近于健康的老龄化,人的衰老都会表现在:肌肉力量和位置平衡的下降,听觉和视觉细微而渐进的感觉障碍,自主神经平衡障碍,以及总有氧功能储备的全面下降[6]。这些变化被认为是反映终身氧化代谢的后果,对细胞和分子结构产生的代谢,最终体现在副产物代谢储备功能降低的后续损伤。线粒体在磷酸氧化生成必需能量来维持生命的同时,必然也会普遍产生自由基物质和其他毒素,进而降解膜、蛋白质及核酸的结构,其中的一部分无法经内源性修复,导致永久性损坏。这种缓慢积累细胞和亚细胞碎片的过程最终会产生功能退化,这就是我们所理解的"正常老化"。对于许多老年人,心肺有氧能力

的逐步下降限制了流动性和正常的日常活动,他们独立生活变得困难和不切实际。然而,许多老年人,特别是近 8 000 万名美国"婴儿潮一代",他们不喜欢与其年龄有相关的养生宣教或广告。他们往往会避免购买或使用针对老年顾客的产品。他们普遍认为,只有当完全不可避免的情况下,助听器和人工耳蜗植入,老人电话和显示放大镜,以及助行器、拐杖、电动滑板车才能普遍应用。在一些领域,诸如人工关节治疗退行性关节炎,晶状体植入治疗白内障,或心脏起搏器和植入式除颤器等,这一类的技术被视为医学治疗所必需,更容易被人们接受。

社会中的老龄化技术

尽管老龄化技术对终端用户有明确的好处,可以补偿与年龄相关的生理或认知能力的局限性,但它包括的项目通常被认为是奢侈品或便利设备,最明显的一个例子是,最新一波的汽车技术包括自动智能泊车辅助系统,基于雷达的巡航控制,防撞系统和驾驶员注意监控,红外夜视,甚至行人识别系统。虽然没有明确销售目的是协助老年人,但是这些系统可以促进老年人司机的灵活性和独立性,因为他们补偿了由于器官老化而出现的视力障碍和增加的反应时间。这些技术的可用性也主要是豪华车领域内的一个卖点[7,8],老年人和有经济基础的成年人构成了主要的消费群体。

老年人似乎也愿意使用他们的可支配收入来支付整容手术,购买和使用膳食补充剂,药品和化妆品(药妆品),以确保让他们看起来更年轻、更有活力。老龄化技术还反映在激进的营销中,带"银"字的维生素补充剂,头发着色剂,膳食纤维补充剂,大便软化剂,治疗抑郁症的药物,治疗勃起功能障碍和皮肤抗衰老的药物等。许多这样的产品,特别是那些涉及护肤的产品,有惊人的"高科技"的性质。纳米医学是纳米结构工程或人工生物系统的应用的一种治疗策略。特别是现代药理学研究,大量使用了纳米技术,这个技术在材料科学领域指的是物理和化学结构的设计和应用是 1 nm(10^{-9} m)的规模和利用独特的化学、生物、机械、和电现象发生在微观物理领域。以纳米技术为基础的制剂已经在贴剂和定时药物释放应用于皮肤护理。事实上,在纳米技术专利

持有者中化妆品行业排名很高。在美国,欧莱雅公司是一家在纳米药物专利的行业领导者,它有超过6亿美元的年度预算用于研究纳米医学研究[9]。

远程医疗和通信技术

医疗保健的质量和时效性一直大打折扣,一定程度上是由于在需要医疗干预的时点却无法快捷地访问个人健康档案的原因导致的,加之未能及时获得专家临床决策的支持。在美国,一项旨在努力克服这些限制的法案——高性能计算与通信计划(HPCC),是由多部门参与的联邦计划,并获得1991号高性能计算法案支持。美国国家医学图书馆是参与 HPCC[10] 国家卫生研究院的第一批组织成员,它提议在通信和医疗保健方面进行广泛合作。这些合作包括医学术语标准化,公共访问医疗信息数据库的建立和维护,开发基于对象技术的知识智能代理的互联网搜索能力,或"智能机器人",在网站和网络上通过自主操作的软件运算去寻求特定的信息[11]。实际上,智能机器人是移动代理,它遵循知识为基础的搜索规则,使用人工只能在网站之间进行漫游,然后把结果集中汇报给用户的网络服务器。

在过去的20年里,通信技术的发展引人注目,往往也表现出不可预测,在涉及关爱老年人方面的技术应用领域,产生了令人眼花缭乱的概念。诸如远程医疗、远程监护、远程会诊、远距居家照护,[12]甚至远程老年病学,已创建和在不同时期的推广,但是它们很少是明确的[13]。也许这些不同的概念应归类在医学信息学的大伞下,一个体现信息技术和临床决策交叉的概念实体,更易于理解和被广泛接受。另一个相关的,有些是更广泛的概念,如远程医疗,美国卫生和人类服务部将之定义为"使用电子信息和通信技术来支持远程临床医疗,耐心和专业的健康教育、公共卫生和健康管理"[14]。用于实现这些目标的策略,包括视频会议、存储转发成像,互联网搜索,流式音频和视频。其中,智能机器人可能很快就在为患者收集重要医疗信息或帮助医务人员为特定的患者整理数据方面大展身手。为了执行这些策略,从而实现特定的临床和社会目标,远程医疗利用技术如宽带数字通信、电子数据库、无线传感器和传输系统,以及无数的专业应用软件,被研发应用。

虽然概念上总的来说很有吸引力，但尚没有足够的经验或结果毫不含糊地认可远程医疗概念带来的社会效益和经济效益[15]。需要考虑的是，可能的特定角色和潜在用途的远程医疗技术，这些技术专注于老年人健康和生活质量。从这个角度来看，远程医疗显然已经在各种老年医学临床有效。它极大促进人们与老年病学专家的访问和互动，尤其是那些依赖辅助生活设施、体弱或活动受限、地处农村或偏远地区的老年人[16,17]。特别值得呼吁的是，常规监测老年人的日常环境，有利于充分利用现有的医疗条件，并确定即将到来的健康风险。例如通过一家单位的网络管理应用程序轻松上传心电图数据，即可自动申请确定即将发生的心肌梗死[18]。一些系统使用可穿戴式运动传感器评估步行速度和姿势，还有通过个人步态传感器的环境感觉测算，可预测跌倒风险[19,20]。实际情况中，软件应用程序可以解读传感器派生的数据，并确定包括老年人功能下降或疾病的微妙迹象，然后提醒医疗服务提供者应对这些变化[21]。其他创新技术的应用，包括自动电子药丸分配系统的声音提醒和事务日志，或者日常电脑拼图的精神锻炼，可能有助于维持认知功能。然而，被视为有前景的"智能老人家"，对于缓解患者早期认知功能障碍，甚至轻度痴呆，这一策略的长期结果和影响还有待论证[22]。

对于老年人，特别是富裕的老年人，如果供应方能够提供可及性良好的一般医疗信息，并能使其及时与医疗保健专家和供应商近距离接触，这些老年人似乎准备支付这些让人安心的服务。在一些新的退休处，辅助生活或护理中心，预先安装了摄像机和传感器网络，可以提供全方位的医疗监控与个性化的护理干预。通过互联网从电子听诊器、检耳镜，牙科器械或其他装置，传输所需数据[23]。无线监控技术的系统要求，如电池寿命、舒适性和耐磨性，以及数据的传输范围已由技术创新很容易解决。然而，更为棘手的问题是，这些广泛纳入远程医疗系统的技术所带来的包括心理和伦理方面，如隐私和自主性问题[24]，还有行政问题，如执照责任和技术耗费无法报销[23]，以及在承担一体化进程和推进医疗保健系统数据库存储大量的获得性数据方面，社会和政府表现的犹疑不定。此外，许多医疗服务提供者质

疑这个假设——更多的信息必然促进医疗保健。他们也可能不愿意接受远程医疗的举措，因为担心也许是有道理的，这将减少照顾者身体的直接参与，减少老人的人类互动频率[25]。

也许，远程医疗监护系统真正的潜在效用是电子医疗记录（EMR）的需要，这也被称为电子健康记录（EHR），文件可以实现在多个位置共享。实践经验表明，有效的远程医疗需要一个复杂的网络通信和信息，来保障初级保健提供者和医疗机构之间的交流并建立联系。例如在新加坡，他们有效的远程老年系统要求，为每一个患者提供的诊疗活动需要协商，在远程站点的医疗服务提供者必须将患者的医疗记录电子化对接老年医院系统[26]。但在挪威，建立远程医疗服务应该在全国范围内实施区域后，基于成本/效益分析，深入调查并结合经验得出结论，老年人不应该列入优先对象[27]。然而，目前许多的商业模式仍针对这部分消费群体，重点实施的是发展通信和信息系统的战略，具体以促进老年人与社会的连通性、自主性为承诺，帮助老年人憧憬"成功健康老龄化"的前景。例如心脏健康腕表，它具备评估体脂含量以及体重的刻度，并能够连接手机应用程序，可计算和跟踪饮食的热量输入和支出，利用庞大的商业生产和销售电子产品，以激励在老年人健康行为，在时间的信息展示方面给用户决策[28]。

还有其他的举措，是老年技术间接但是重要的表现形式，包括计算机模拟和交互式虚拟现实医学教育的发展，比如基于互联网创建的虚拟护理学院[29]。这需要发展和应用众多复杂的信息及通信技术，包括信息管理知识，在教学和临床会议研究多站点协作，远程访问的多媒体教学材料，和虚拟教室和诊所模拟患者[30]。过度医疗学院成员发现，远程医疗是一种公认有效的教学方式，学生可以在独立生活设施中进行长者的病史及体格检查，从而学习技能。在加拿大艾伯塔大学，每周的老年医学大查房视频会议，众多城乡区域医疗中心也显示，通过为给医生和专职医疗人员的提供医学继续教育，进而有效促进老年医学发展[31]。虽然目前还不清楚，公共协作如何利用未开发的大量计算机周期，实际上有助于临床老年相关的远程医疗环境，使用互联网网格计算方法来支持医疗应用也备受青睐。

生物技术和老龄化

基因组学,蛋白质组学和其他组学技术

寿命在一定程度上有高度的物种特异性,强有力的证据表明,老龄化在某种程度上反映了以基因为基础的进化过程。当前的一个理论认为,达尔文式的自然选择过程更倾向于促进物种物理遗传性状的繁殖,而不是最大限度地提高生物体的繁殖后生存。因此,基因进化可能偶然地调节哺乳动物的老化,允许在渐进的生殖功能恶化后,产生人类衰老表型的生理功能[32]。人类基因工程和分子生物学的崛起已经开始显露出细胞功能的复杂性,详细程度远大于几十年前被认为是可能是人类生物学的遗传基础[33]。技术的进步,持续提供更快,更便宜的DNA测序,在很大程度上推动生物和医学研究[34]。事实上,基因组学和蛋白质组学领域的临床研究和技术发明,可能成为21世纪生物科学和医学的主导[35]。

基因组学的系统研究是复杂的遗传信息,包含在一个生物体的基因组,是整个遗传个体基因在染色体结构的补充。如果有人类衰老表型的遗传基础,利用基因组学和分子生物学来探索完全测序的基因组将有利于研究人员非常详细地研究老龄化的演变。比较基因组学理论认为:比较人类基因组与其他生物,以了解哪些地区的各种基因组解释哺乳动物和非哺乳动物物种的老化率之间的显著差异[38,39],这个理论用于确定是否老化反映了一个相对简单的遗传机制[36]或一个复杂的、多因素、多基因的过程[37]。这个理论已被广泛推广[40],但生产应用程序需要使用系统生物学,逆向工程算法,和其他复杂的计算机方法,它仍然远远没有被充分探索或接受[41]。由于大量的实验基因组学数据所产生的最新高通量遗传技术,更广泛的应用系统生物学,可能需要将信息从不同的数据源合并到一个有用的预测老化模型上。然而,最终的目标是确定特定的基因位点,使人类的年龄与其他哺乳动物不同,从而产生深远的生物医学意义,以及操纵人类的寿命[42]。

蛋白质组学的研究对象是所有基因组中编码蛋白质的基因表达(蛋白质组)及其在细胞和亚细胞的细胞器中生理和病理行为。这门学科所利用的转录组技术,不仅包括生物系统中的蛋白质的检测和测量,而且通过各种信使RNA(mRNA)系统的DNA基因组的转录进行测量[43]。了解蛋白质表达的整个复杂过程,对于任何与衰老相关的蛋白质组学研究都是必不可少的,高通量蛋白质组学利用微阵列技术可以研究上千种蛋白质及其相互作用。蛋白质微阵列技术已被用于酵母蛋白活动和相互作用的蛋白质组分析,下一步很明显的趋势是将蛋白质芯片技术从简单生物体的蛋白质组转移到人类,以探索人类衰老和年龄相关疾病的分子机制。对老化的蛋白质生物标志物进行搜索,寿命的预测,以及与年龄有关的疾病的早期表现,有些无重点,缺乏一个统一的假设[44]。虽然最终的目标将是确定一个容易获得的血清分布始终与长寿和"健康老龄化"相关联,临床蛋白质组学还没有在所需的可靠性水平,建立出通用的"生物标志物老化"[45]。此外,个别分子可能不足以标记出过程复杂和潜在的与老化和年龄有关的疾病,然而比较大型面板的蛋白质分子的定义子集,可以建立蛋白质模式和变化,在生理和病理衰老中可能识别出有价值的参数。蛋白质分析方法的进步,大大提高了检测灵敏度,即使非常低浓度的蛋白质也可能被准确定量。从而进行老年人个体化和预测性的医疗干预。

然而,人类口腔分泌物的蛋白质组学分析表明,在男性8蛋白质的表达和女性中的7蛋白质的表达是偶差异的,这似乎反映了正常的老化[46]。在大于100岁的日本受试者的蛋白质组分析表明,18蛋白质与年轻人比较,在血浆中的水平显著不同,而18蛋白质大多数与氧化功能相关。血浆中存在的水平显著不同于年轻的成年人[47]。然而,该技术也有一些固有的局限性工具,可用于研究和改变老化的进程。这些措施包括在分离与年龄有关的疾病的老化影响的难度,巨大的内在生物差异和个体多样性反映了终身暴露于数以百计的环境危害,分析和统计问题同时测定许多不同的基因转录,甚至不确定在mRNA浓度变化的功能意义[48]。然而,蛋白质组学策略继续提高我们对线粒体蛋白的作用和复杂性的知识,可以提供一种方法来测试抗氧化剂或饮食限制的疗效,评估声称,他们可以提供老年人抗衰老的效果[49]。

更好地了解转录后蛋白质,如糖基化、氧化、聚

合合成也与老化和年龄有关的疾病相关联。最近的一项研究利用蛋白质组学而不是单纯的基因组揭示人体皮肤老化，发现了30种蛋白质与正常老化的影响有关，包括一些先前未确认的，转录后调节多肽[50]。蛋白质改性为活性羰基化合物的甲基乙二醛，例如显著增加肾线粒体的超氧化物自由基的形成而产生氧化损伤[51]。生物系统中的蛋白质聚集现象比以前认为的更普遍。最近的证据支持了这一假设，蛋白质和蛋白质聚集的广义性是衰老本身固有的一部分[52]。氧化蛋白的积累现在被认为是老年哺乳动物组织的共同特征[53]。

结合动物模型中的转录组学和蛋白质组学，促进微量元素的靶蛋白的识别。结合营养基因组学与人类长寿研究将可能有助于确定微量元素的代谢途径的机制和生理老化的改变途径[54]。老化也可能与受体系统对外界刺激的反应减少有关，例如与年龄相关的信号转导分子的磷酸化率降低。多蛋白复合体的细胞受体通常要求的膜结合和细胞内蛋白之间的相互作用构成信号复合物。即使微妙的破坏这些相互作用会对细胞和组织功能产生明显影响，可以解释神经递质反应性丧失，这是一个衰老神经系统的一般特征。

表观遗传学

表观遗传学在衰老和衰老相关疾病的作用最近成为生物技术发展的一个重要区域。指的是研究分子和细胞的表型特征，不仅反映了底层基因组的DNA序列，而且基因的表达受化学蚀变和染色质重塑[55]。表观遗传机制，如DNA甲基化，动态调节遗传信息的表达，因此在人体细胞和组织功能产生深远的影响。实际上，表观遗传过程是推动基因组与环境之间持续相互作用的分子引擎。DNA表达的可塑性和变异性解释了人类衰老极端表型差异，尽管人类基因组本身的变异性极小。在所有生物学水平上，衰老可以看作是终身遗传和表观遗传相互作用的过程，然而在衰老的主要研究中，这一领域的临床和基础生物学研究却被严重忽视[56]。当研究在大范围内时，表观遗传学成为表观基因组学[57]。表观基因组学分析采用基因组规模的分析和微阵列技术识别细胞遗传，非基于序列的遗传变化以及遗传变异。这可能包括

对DNA甲基化水平在许多DNA样品以确定目标位点的DNA甲基化或甲基化的一贯特点[58]。

技术与年龄有关的疾病

表观遗传学技术被用来研究年龄相关疾病与个体遗传背景和环境的关系[59]。假设特定的年龄相关的表观遗传变化的功能表现在老化表型，然后可以确定它们是否主要是由于遗传，环境或随机事件，如果有证据表明，他们可以从一代传递到下一代[60]。最近的研究表明，表观遗传学与年龄相关的病理学中起着重要的作用，尤其是在自身免疫性疾病和炎症性疾病[61]、恶性肿瘤[62]、神经退行性疾病和卒中[63]。蛋白质组学已被成功地用于识别血清蛋白标志物，它可以用来区分侵袭性和无痛性的前列腺癌，也可以识别这些患者复发的风险[64]。这些发现补充了成像技术，使其获得重要进展，被用来改善这种年龄相关的肿瘤疾病的早期检测[65]。最近基于质谱的蛋白质组学，也提高了我们对于许多主要的肌肉疾病发生的分子病理生理变化的理解[66]。与此相反，蛋白质组学在骨关节炎的诊断方面还没有可靠临床意义[67]。氧化应激下的视网膜蛋白质组学鉴定在分子水平上为视网膜变性的信号机制提供了新的见解[68]。蛋白质组学的技术也表明，外围的载脂蛋白e浓度（APOE）的蛋白质和载脂蛋白e基因型都与阿尔茨海默病的早期病理变化有关。蛋白质组学结合体内脑淀粉样蛋白成像，因此有可能预测这种破坏性神经退行性疾病的风险[69]。氧化应激和退化或修改相关的蛋白质和核酸，不仅与人类的衰老有关，而且还与许多与年龄有关的慢性疾病的发病机制有关联，尤其是心血管疾病和自身免疫性疾病。最重要的是，蛋白质组学可能是建立蛋白质氧化与神经退行性疾病相关性的有力方法，包括阿尔茨海默病和帕金森病。众所周知，淀粉样蛋白寡聚肽的聚集是阿尔茨海默病发病的重要致病因素。阿尔茨海默病患者体内的肽和蛋白质的预聚合，已被证明比年龄匹配的对照组更能抵抗磁铁矿纳米粒子的抗团聚效应[70]。蛋白质组学和纳米技术可以提供有效和针对性强的药物治疗神经退行性疾病[71]。事实上，对于抗痴呆治疗药物的发展，最近的加拿大指南强调，应用纳米技术的策略，直接针对这些疾病的潜在发病

机制,特别是通过蛋白质反聚合的发展[72]。

基因治疗已经与纳米技术结合,并用于治疗老年性黄斑变性,这是那种老年人视物困难和视力衰弱的现象。分子聚离子胶束含有10 nm大小的DNA的核心,它累加作用于脉络膜新生血管病变,随后产生一种光敏作用,从而实现病灶消融的光动力疗法。效果是非常明确的,将伴随激光辐射的合成物用于球结膜下注射,产生激光照射部位的光敏性转基因表达[73]。其他将影响中老年人的生活的技术,还包括遗传药理学,个人遗传图谱预测反应性的分析,特定药物或大剂量不良反应的分析,以及药物基因组学,它在药物代谢和反应领域,研究年龄相关的遗传变异性[74]。在过去,老年人的药物基因组学的研究很少进行或考虑建立药物安全性和剂量标准,但现在正在进行的研究中,包括对不同基因表达的细胞色素P450酶(许多代谢途径的关键组成部分)的多态性分析[75],还有调查的程度,蛋白突变造成的构象变化导致外周和中枢神经系统组织中较高的淀粉样蛋白积累率[76]。这些方法可能很快会促进个性化或特性化化疗方案和有针对性的营养补充剂,满足个人的具体需要及调整,例如胰岛素抵抗或慢性炎症。

生命延续与再生技术

性健康与生殖辅助技术

从历史上看,性活动被认为是年轻人的特权,但人口老龄化促使老年群体成为各种生物技术和制药能增强性功能的主要市场。事实上,似乎有一种新的文化共识:活跃的性生活是成功老龄化的一个重要方面。性功能本身往往被视为整体健康状况的重要指标,这就是所谓的"男子气概",与年龄有关的性功能下降被假定为损害健康的指标[77]。性功能的再现是隐性的。通常,辅助生殖技术(如克隆技术)的作用也是延缓老龄化的一个原因。辅助生殖技术所带来的影响,类似于延长寿命或生命延续技术的社会和经济影响。[78]大多数人都认为,使用抗老化技术生命延续容易为社会和道德所接受,也许是因为它还实现了与年龄有关的残疾和疾病的改善[79]。使用人类胚胎干细胞和克隆技术被认为是借助生命延续辅助技术简单再现生命的另一种形式,故而更有伦理争议。

人类的繁衍要通过技术辅助来实现,首先主要取决于体能、激情、本能和经济因素,因此可能需要强力的监管治理。在美国,生物技术研究涉及胚胎干细胞和克隆已完全由民间出资,并受到政府的有效监督。此外,作为一个复杂的,但相对不成熟的领域,临床医生和研究人员讨论和建立安全及道德规范,以及成熟的标准,还未有充分的时间积淀。一些值得关注的事实是,辅助生殖技术可能会产生意外的生殖细胞遗传变异,产生有缺陷的"人体",技术本身将不完全复制或延长寿命,而是改变在生殖细胞或体细胞的遗传信息和准确的表达。事实上,辅助生殖技术同样可以创造机会,丰富了人类的特征,有人认为这是固有的问题,因为它改变了独特的个人身份[80]。尽管相关政策对于这个话题并不重视,但是就生命延续的应用及科学家获取资源面临的一些困难而言,在日本关于人类胚胎干细胞的管理仍缺乏相应的生物伦理学讨论。在美国,这似乎反映了社会环境,而不是仅仅集中在宗教相关的禁忌流产或胚胎生命的圣洁。在日本,公共政策的重点是解决年轻夫妇的不孕不育问题,以抵消不断下降的生育率,随着日本社会人口老龄化家庭加重,越来越多的依赖于此项技术[81]。

生命延续和长寿

虽然每一个营养均衡的饮食包括一些抗氧化性能,增加膳食抗氧化剂对抗老化是一个比较简单的概念。许多常见的抗氧化剂如番茄红素、辅酶Q10、维生素C和维生素E具有药理活性,但其通过饮食补充的生物利用度,取决于几个因素。常规剂型的主要缺点是生物制药特性较差,具体而言,不足的溶解度或渗透性,在储存过程中的不稳定性,或在胃肠道内的第一通效应和其他形式的降解。

纳米药理学可以用于开发新的药物传递系统(NDDSs),这能著提高这些抗氧化剂口服的有效性。NDDSs的关键技术包括设计偶联剂、脂质体、微球、纳米粒,以及凝胶为基础的系统[82],尽管任何特定的抗氧化剂的最佳理论技术在很大程度上受制于物理化学和药代动力学特性。

使用纳米技术来消除累积的年龄相关的细胞和亚细胞损伤也可能切断代谢和病理之间的联系,这是我们目前对于生理老化的理解。DNA甲基化是调节基因表达的重要过程，也是与年龄相关的遗传损伤的标志物之一。分子纳米技术可能第一次实现精确和有目的的基因组重排，原子的顺序排列。纳米机器人修复遍及全身的细胞层面氧化代谢受损的DNA还不现实，仅作为一个模糊的概念存在[83]。纳米机器人可以作为细胞内的医疗传感器和治疗设备，还用于因细胞微结构持续暴露产生的氧化应激剂结构劣化的检测和校正。利用纳米氧化铈作为自由基清除剂，使得纳米技术成为有效降低生物系统的氧化损伤的一种行之有效的方法[84]。无论是现有或可预见的生物技术，无限期推迟衰老——设计的衰老，实际上可能成为现实[85,86]。

克隆与组织工程

生物治疗涉及干细胞，DNA重组，与治疗性克隆，它前景广阔但也技术复杂，预计在成功老龄化中发挥重要作用。对于实现生命延续，或者说是老龄化的终极解药，在老年人的身体新生完好的细胞和组织，是一个有吸引力的策略。人类胚胎干细胞比成人干细胞具备更明显的再生机制，但正如在上文"性健康和辅助生殖"部分指出的，基于政治、宗教和伦理方面存在的争议，再生医学研究人员不得不更倾向于研究成年人的骨髓、血液、脑、肝、肌肉和皮肤组织中相对原始的细胞，从中获取组织并避免政治争议[87]。然而，任何通过再生医学实现生命延续的进展，将需要比目前更加深入了解干细胞增殖和细胞分化的分子调控。

目前的理解是，人类完全分化的细胞分裂能力有限，然后进入一个活细胞周期阻滞，我们称之为衰老，这种状态最终取决于稳定染色体末端的端粒遗传受到侵蚀[88,89]。氧化损伤是衰老组织的主要特征，也是缩短端粒的重要因素[90]。细胞衰老和端粒缩短之间的关系已在体外建立和积累证据，用以支持在体内端粒缩短也与细胞衰老有关这一理论[91]。操纵端粒酶的基因表达，即修复受损或缩短端粒的酶，稳定持续精确细胞复制所需的遗传信息，因此可以延长细胞连续分裂周期的能力。

在过去的几年里，端粒酶的研究有了很大的进展，主要是通过抑制这种酶作为治疗恶性肿瘤的活性[92]。事实上，许多人类肿瘤细胞表现出无限的有丝分裂和高端粒酶活性。然而，采取控制或修改的方式促进端粒酶活性，也可能引发组织和器官再生的反老化退化。最后，对于大多数细胞来说，终末分化和衰老是永久分裂后的状态。虽然这些状态似乎达到和维持不同，他们可能有一个共同的增殖限制机制。事实上，许多非增殖细胞可以分裂激活细胞周期蛋白依赖性激酶抑制剂（CKIs）。抑制因子已被证明是足以引发DNA合成和有丝分裂分化的骨骼肌细胞、成纤维细胞和延缓衰老的人胚肾细胞。CKIs的表达方式也成为在控制细胞增殖生物技术途径的重要工具[93]。

伦理问题

生物技术与医学创新，以及老年临床干预科学的发展，深刻影响了人们对于成年后生活质量的预期。这些发展提高了人们对于保持健康可能性的期望，它们改变了医疗决策的机制，因此它们也以几十年前不可预见的方式，大大增加了与家庭责任有关的医疗保健和生活安排的压力。这个被称为"老年生物医学化"的技术，迫使人们重新思考什么是常规医疗，什么是过度医疗[94]。由于治疗方案的范围越来越广，风险和收益的差异更微妙，患方的选择变得更加困难。即使技术可以干预和改变衰老的生理过程，可以应用吗？如果我们能用先进的生物技术延长寿命，我们会选择吗？生命的持续时间或晚年的生活质量是什么？谁决定生活质量，老年人本身还是其照顾者？

几年前广为接受的"成功老龄化"，现在可能被视为医疗、技术，以及其他社会资源的不足。这些变化的社会和文化影响，以及它们的道德影响仍然是一个不断发展和悬而未决的问题，但都在一定程度上与我们对死亡和隔离的原始恐惧有关。即使在技术不成熟和不确定的时候，同样的担忧也会促使人们去思考和探索极端技术的应用。低温，例如以未来复活为目的而冻结死者，可能是一个极端的寿命延长方式，这种代表情感驱动的生物技术应用，在人们对老化和死亡普遍关注下应运而生[95]。

结论

自该主题的第一本教科书正式出版至今仅有10

年[96]。然而,今天的老年技术已经提高了我们服务老年人的能力,促进疾病管理,并显著缩短身心衰老期。对很多人的晚年来说,不再是一段衰弱、依赖和亚健康的时期,而是一段持续的生产力、独立、良好健康的时期。现在许多老年人更多地选择"返聘",而不是"退休",大公司正在集中他们的管理和营销专长形成专门的团队,协助政府机构建立远程医疗政策和预测社会发展趋势[3]。电信、无线技术和个人电脑的发展,以及平衡饮食、运动、压力管理和营养补充的生活方式,显然是产生这种现象的重要因素。然而,干细胞生物疗法、蛋白质组学、治疗性克隆,以及基因疗法也开始在促进成功老龄化显现显著作用。显然,在遗传重建相关的生物技术和纳米技术应用方面,以及老年病学中其他形式的抗衰老疗法,我们只是摸到了门槛[97]。然而,毫无疑问,在未来几十年里生物技术和纳米技术的不断进步,也预示着历史上第一次,人类寿命的延长,或许是身体的不朽[98]。

(杨 娟 译 钱金桥 审校)

参考文献

[1] Standard and Poor's. *Global Aging 2010: an irreversible truth*. <http://www2. standardandpoors. com/spf/pdf/media/global_aging_100710. pdf > (accessed 14 August 2011).

[2] Greene K. Toll of caring for elderly increases. *WSJ*. 14 June 2011.

[3] Singer N. The fountain of old age. *NY Times*. 6 February 2011.

[4] Chang SK. Biotechnology — updates and new developments. *Biomed Environ Sci*. 2001; 14(1–2):32–39.

[5] Malavolta M, Mocchegiani E, Bertoni-Freddari C. New trends in biomedical aging research. *Gerontology*. 2004; 50(6):420–424.

[6] Muravchick S. *Geroanesthesia: principles for management of the elderly patient*. St. Louis, MO: Mosby, 1997.

[7] Lexus USA. *New vehicle highlights and safety features*. <http://www. lexus. com/models/LS/features/safety. html> (accessed 25 June 2011).

[8] Mercedes-Benz USA. *Advanced technologies in new vehicles*. <http://www. mbusa. com/mercedes/innovation/advanced_technologies/overview> (accessed 14 August 2011).

[9] Kaur IP, Agrawal R. Nanotechnology: a new paradigm in cosmeceuticals. *Recent Pat Drug Deliv Formul*. 2007; 1(2): 171–182.

[10] Lindberg DA. Global information infrastructure. *Int J Biomed Comput*. 1994; 34(1–4):13–19.

[11] Ferrante FE. Evolving telemedicine/ehealth technology. *Telemed J E-Health*. 2005; 11(3):370–383.

[12] Lamothe L, Fortin JP, Labbe F, et al. Impacts of telehomecare on patients, providers, and organizations. *Telemed J E-Health*. 2006; 12(3):363–369.

[13] Nagendran S, Moores D, Spooner R, et al. Is telemedicine a subset of medical informatics? *J Telemed Telecare*. 2000; 6(Suppl 2):S50–S51.

[14] United States Department of Health and Human Services, Health Resources and Services Administration, Rural Health. *Telehealth*. <http://www. hrsa. gov/ruralhealth/about/telehealth/> (accessed 14 August 2011).

[15] Jennett PA, Affleck Hall L, Hailey D, et al. The socio-economic impact of telehealth: a systematic review. *J Telemed Telecare*. 2003; 9(6):311–320.

[16] Brignell M, Wootton R, Gray L. The application of telemedicine to geriatric medicine. *Age Ageing*. 2007; 36(4): 369–374.

[17] Woo J. Development of elderly care services in Hong Kong (SAR): challenges and creative solutions. *Clin Med*. 2007; 7(6): 548–550.

[18] D'Angelo LT, Tarita E, Zywietz TK, et al. A system for intelligent home care ECG upload and priorisation. *Conf Proc IEEE Eng Med Biol Soc*. 2010; 2010:2188–2191.

[19] Karunanithi M. Monitoring technology for the elderly patient. *Expert Rev Med Devic*. 2007; 4(2):267–277.

[20] Kang HG, Mahoney DF, Hoenig H, et al. Center for Integration of Medicine and Innovative Technology Working Group on Advanced Approaches to Physiologic Monitoring for the Aged. In situ monitoring of health in older adults: technologies and issues. *J Am Geriatr Soc*. 2010; 58(8): 1579–1586.

[21] Rantz MJ, Skubic M, Miller SJ. Using sensor technology to augment traditional healthcare. *Conf Proc IEEE Eng Med Biol Soc*. 2009; 2009:6159–6162.

[22] Frisardi V, Imbimbo BP. Gerontechnology for demented patients: smart homes for smart aging. *J Alzheimers Dis*. 2011; 23(1):143–146.

[23] Daly JM, Jogerst G, Park JY, et al. A nursing home telehealth system: keeping residents connected. *J Gerontol Nurs*. 2005; 31(8):46–51.

[24] Courtney KL. Privacy and senior willingness to adopt smart home information technology in residential care facilities. *Method Inform Med*. 2008; 47(1):76–81.

[25] Thompson HJ, Thielke SM. How do health care providers perceive technologies for monitoring older adults? *Conf Proc IEEE Eng Med Biol Soc*. 2009; 2009:4315–4318.

[26] Pallawala PM, Lun KC. EMR-based TeleGeriatric system. *Stud Health Technol Inform*. 2001; 84(Pt 1):849–853.

[27] Norum J, Pedersen S, Stormer J, et al. Prioritisation of telemedicine services for large scale implementation in Norway. *J Telemed Telecare*. 2007; 13(4):185–192.

[28] Intille SS. A new research challenge: persuasive technology to motivate healthy aging. *IEEE Trans Inf Technol Biomed*. 2004; 8(3):235–237.

［29］ Yensen JA, Woolery LK. A demonstration of the virtual nursing college. *Stud Health Technol Inform.* 1995; 8(Pt2): 1716–1716.

［30］ Loera JA, Kuo YF, Rahr RR. Telehealth distance mentoring of students. *Telemed J E-Health.* 2007; 13(1):45–50.

［31］ Sclater K, Alagiakrishnan K, Sclater A. An investigation of videoconferenced geriatric medicine grand rounds in Alberta. *J Telemed Telecare.* 2004; 10(2):104–107.

［32］ de Magalhaes JP, Church GM. Genomes optimize reproduction: aging as a consequence of the developmental program. *Physiology.* 2005; 20:252–259.

［33］ United States Department of Energy, Office of Science. *Genomics.* <http://genomics. energy. gov/> (accessed 14 August 2011).

［34］ de Magalhaes JP, Finch CE, Janssens G. Next-generation sequencing in aging research: emerging applications, problems, pitfalls and possible solutions. *Ageing Res Rev.* 2010; 9(3):315–323.

［35］ Hood L. Systems biology: integrating technology, biology, and computation. *Mech Ageing Dev.* 2003; 124(1):9–16.

［36］ de Magalhaes JP. Is mammalian aging genetically controlled? *Biogerontology.* 2003; 4(2):119–120.

［37］ Cevenini E, Bellavista E, Tieri P. Systems biology and longevity: an emerging approach to identify innovative anti-aging targets and strategies. *Curr Pharm Design.* 2010; 16(7):802–813.

［38］ Ureta-Vidal A, Ettwiller L, Birney E. Comparative genomics: genome-wide analysis in metazoan eukaryotes. *Nat Rev Genet.* 2003; 4(4):251–262.

［39］ Austad SN. Comparative biology of aging. *J Gerontol A Biol.* 2009; 64(2):199–201.

［40］ Human Ageing Genomic Resources. <http://genomics. senescence. info/science. html>.

［41］ de Magalhaes JP, Toussaint O. How bioinformatics can help reverse engineer human aging. *Ageing Res Rev.* 2004; 3(2): 125–141.

［42］ Austad SN. Methusaleh's zoo: how nature provides us with clues for extending human health span. *J Comp Pathol.* 2010; 142(Suppl 1):S10–S21.

［43］ Silvestri E, Lombardi A, de Lange P. Studies of complex biological systems with applications to molecular medicine: the need to integrate transcriptomic and proteomic approaches. *J Biomed Biotechnol.* 2011; 2011:810242.

［44］ Schiffer E, Mischak H, Zimmerli LU. Proteomics in gerontology: current applications and future aspects — a mini-review. *Gerontology.* 2009; 55(2):123–137.

［45］ Byerley LO, Leamy L, Tam SW, et al. Louisiana Healthy Aging Study. Development of a serum profile for healthy aging. *Age.* 2010; 32(4):497–507.

［46］ Fleissig Y, Reichenberg E, Redlich M, et al. Comparative proteomic analysis of human oral fluids according to gender and age. *Oral Dis.* 2010; 16(8):831–838.

［47］ Miura Y, Sato Y, Arai Y, et al. Proteomic analysis of plasma proteins in Japanese semisuper centenarians. *Exp Gerontol.* 2011; 46(1):81–85.

［48］ Welle S. Gene transcript profiling in aging research. *Exp Gerontol.* 2002; 37(4): 583–590.

［49］ Ruiz-Romero C, Blanco FJ. Mitochondrial proteomics and its application in biomedical research. *Mol Biosyst.* 2009; 5(10): 1130–1142.

［50］ Laimer M, Kocher T, Chiocchetti A, et al. Proteomic profiling reveals a catalogue of new candidate proteins for human skin aging. *Exp Dermatol.* 2010; 19(10):912–918.

［51］ Rosca MG, Mustata TG, Kinter MT, et al. Glycation of mitochondrial proteins from diabetic rat kidney is associated with excess superoxide formation. *Am J Physiol — Renal.* 2005; 289(2):F420–F430.

［52］ David DC, Ollikainen N, Trinidad JC, et al. Widespread protein aggregation as an inherent part of aging in C. elegans. *PLoS Biol.* 2010; 8(8):e1000450.

［53］ Toda T, Nakamura M, Morisawa H, et al. Proteomic approaches to oxidative protein modifications implicated in the mechanism of aging. *Geriatr Gerontol Int.* 2010; 10 (Suppl 1): S25–S31.

［54］ Meplan C. Trace elements and ageing, a genomic perspective using selenium as an example. *J Trace Elem Med Bio.* 2011; 25(Suppl 1):S11–S16.

［55］ Gravina S, Vijg J. Epigenetic factors in aging and longevity. *Pflug Arch.* 2010; 459(2):247–258.

［56］ Stanziano DC, Whitehurst M, Graham P, et al. A review of selected longitudinal studies on aging: past findings and future directions. *J Am Geriatr Soc.* 2010; 58(Suppl 2):S292–S297.

［57］ Fazzari MJ, Greally JM. Introduction to epigenomics and epigenome-wide analysis. *Method Mol Cell Biol.* 2010; 620: 243–265.

［58］ Feinberg AP. Genome-scale approaches to the epigenetics of common human disease. *Virchows Arch.* 2010; 456(1):13–21.

［59］ Rodriguez-Rodero S, Fernandez-Morera JL, Fernandez AF, et al. Epigenetic regulation of aging. *Discovery Med.* 2010; 10(52):225–233.

［60］ Calvanese V, Lara E, Kahn A, et al. The role of epigenetics in aging and age-related diseases. *Ageing Res Rev.* 2009; 8(4):268–276.

［61］ Grolleau-Julius A, Ray D, Yung RL. The role of epigenetics in aging and autoimmunity. *Clin Rev Allergy Immunol.* 2010; 39(1):42–50.

［62］ Fernandez-Morera JL, Calvanese V, Rodriguez-Rodero S, et al. Epigenetic regulation of the immune system in health and disease. *Tissue Antigens.* 2010; 76(6):431–439.

［63］ Qureshi IA, Mehler MF. Emerging role of epigenetics in stroke: part 1: DNA methylation and chromatin modifications. *Arch Neurol.* 2010; 67(11):1316–1322.

［64］ Al-Ruwaili JA, Larkin SE, Zeidan BA, et al. Discovery of serum protein biomarkers for prostate cancer progression by proteomic analysis. *Cancer Genom Proteom.* 2010; 7(2): 93–103.

［65］ Fitzsimons NJ, Sun L, Moul JW. Medical technologies for the diagnosis of prostate cancer. *Exp Rev Med Devic.* 2007; 4(2):227–239.

［66］ Ohlendieck K. Proteomics of skeletal muscle differentiation, neuromuscular disorders and fiber aging. *Expert Rev Proteomics*. 2010; 7(2):283–296.

［67］ Ruiz-Romero C, Blanco FJ. Proteomics role in the search for improved diagnosis, prognosis and treatment of osteoarthritis. *Osteoarthr Cartilage*. 2010; 18(4):500–509.

［68］ Lee H, Arnouk H, Sripathi S, et al. Prohibitin as an oxidative stress biomarker in the eye. *Int J Biol Macromol*. 2010; 47(5): 685–690.

［69］ Thambisetty M, Tripaldi R, Riddoch-Contreras J, et al. Proteome-based plasma markers of brain amyloid- deposition in non-demented older individuals. *J Alzheimers Dis*. 2010; 22(4):1099–1109.

［70］ Gazova Z, Antosova A, Kristofikova Z, et al. Attenuated antiaggregation effects of magnetite nanoparticles in cerebrospinal fluid of people with Alzheimer's disease. *Mol Biosyst*. 2010; 6(11):2200–2205.

［71］ Singh N, Cohen CA, Rzigalinski BA. Treatment of neurodegenerative disorders with radical nanomedicine. *Ann N Y Acad Sci. 2007*; 1122:219–230.

［72］ Feldman HH, Gauthier S, Chertkow H, et al. Progress in clinical neurosciences: Canadian guidelines for the development of antidementia therapies: a conceptual summary. *Can J Neurol Sci*. 2006; 33(1):6–26.

［73］ Tamaki Y. Prospects for nanomedicine in treating age-related macular degeneration. *Nanomedicine (Lond)*.2009; 4(3): 341–352.

［74］ Mahlknecht U, Voelter-Mahlknecht S. Pharmacogenomics: questions and concerns. *Curr Med Res Opin*. 2005; 21(7): 1041–1047.

［75］ Seripa D, Pilotto A, Panza F, et al. Pharmacogenetics of cytochrome P450 (CYP) in the elderly. *Ageing Res Rev*. 2010; 9(4):457–474.

［76］ Lanni C, Racchi M, Uberti D, et al. Pharmacogenetics and pharmagenomics, trends in normal and pathological aging studies: focus on p53. *Curr Pharm Design*. 2008; 4(26): 2665–2671.

［77］ Marshall BL. Science, medicine and virility surveillance: "sexy seniors" in the pharmaceutical imagination. *Sociol Health Ill*. 2010; 32(2):211–224.

［78］ Schatten GP. Safeguarding ART. *Nat Cell Biol*. 2002; 4 (Suppl):s19–s22.

［79］ Post SG. Establishing an appropriate ethical framework: the moral conversation around the goal of prolongevity. *J Gerontol A Biol*. 2004; 59(6):B534–B539.

［80］ DeGrazia D. Enhancement technologies and human identity.

J Med Philos. 2005; 30(3):261–283.

［81］ Sleeboom-Faulkner M. Contested embryonic culture in Japan — public discussion, and human embryonic stem cell research in an aging welfare society. *Med Anthropol*. 2010; 29(1):44–70.

［82］ Ratnam DV, Ankola DD, Bhardwaj V, et al. Role of antioxidants in prophylaxis and therapy: a pharmaceutical perspective. *J Control Release*. 2006; 113(3):189–207.

［83］ Bushko RG. Fight for chromallocyte. *Stud Health Technol Inform*. 2009; 149:322–331.

［84］ Rzigalinski BA. Nanoparticles and cell longevity. *Technol Cancer Res Treat*. 2005; 4(6):651–659.

［85］ Wiley C. Nanotechnology and molecular homeostasis. *J Am Geriatr Soc*. 2005; 53(Suppl 9):S295–S298.

［86］ de Grey AD, Ames BN, Andersen JK, et al. Time to talk SENS: critiquing the immutability of human aging. *Ann N Y Acad Sci*. 2002; 959:452–462.

［87］ Szilvassy SJ. The biology of hematopoietic stem cells. *Arch Med Res*. 2003; 34(6):446–460.

［88］ Kipling D. Telomeres, replicative senescence and human ageing. *Maturitas*. 2001; 38(1):25–37.

［89］ Hamet P, Tremblay J. Genes of aging. *Metabolism*. 2003; 52(10 Suppl 2):5–9.

［90］ Goyns MH. Genes, telomeres and mammalian ageing. *Mech Ageing Devel*. 2002; 123(7):791–799.

［91］ Ahmed A, Tollefsbol T. Telomeres and telomerase: basic science implications for aging. *J Am Geriatr Soc*. 2001; 49(8):1105–1109.

［92］ White LK, Wright WE, Shay JW (2001). Telomerase inhibitors. *Trends Biotechnol*. 2001; 19(3):114–120.

［93］ Pajalunga D, Mazzola A, Salzano AM, et al. Critical requirement for cell cycle inhibitors in sustaining nonproliferative states. *J Cell Biol*. 2007; 76(6):807–818.

［94］ Kaufman SR, Shim JK, Russ AJ. Revisiting the biomedicalization of aging: clinical trends and ethical challenges. *Gerontologist*. 2004; 44(6):731–738.

［95］ Romain T. Extreme life extension: investing in cryonics for the long, long term. *Med Anthropol*. 2010; 29(2):194–215.

［96］ Harrington TL, Harrington MK. *Gerontechnology; Why and How*. Maastricht, The Netherlands: Shaker Publishing, 2000.

［97］ Grossman T. Latest advances in antiaging medicine. *Keio J Med*. 2005; 54(2):85–94.

［98］ Kurzweil R, Grossman T. Fantastic voyage: live long enough to live forever. The science behind radical life extension questions and answers. *Stud Health Technol Inform*. 2009; 149:187–194.

第二部分

系统水平的老化

第五章

系统老化：神经系统老化

概述

当今人们越来越需要了解老年人复杂的神经系统疾病，因此老年神经病学已逐渐发展为一个新型的亚专业，其重要性在于提高老年人生活质量。本章节的重点在于了解老化过程中机体内部的病理变化[1]。

与中枢神经系统的发育相反，我们无法预测神经系统老化的速度和顺序。几乎所有的研究都显示随着年龄增长，神经系统生理功能降低，其变化程度有很大的个体差异性。神经系统不断累积的病理变化与大脑认知能力下降有很强的相关性，神经元数量的减少是神经系统老化最显著的特征[2]。

大脑的可塑性

神经可塑性是指为适应性外部刺激，神经元和神经网络产生结构和功能的改变。此理论于18世纪晚期提出，但是被忽视了几十年，直到20世纪才又被引起重视。神经可塑性的一个重要特点是"突触修剪"，这是一个调控过程，通过减少神经元的总体数量和神经元之间的联系产生神经元结构的显著变化。突触修剪曾用来描述切除神经系统中那些损坏或无效的神经元，同时保存有功效的神经元。在生命中的各个阶段，神经与靶组织之间的营养交换是神经元可塑性的重要特点。

大脑

正常老年人仅仅在有限的范围内出现神经元的缺失，衰老引起的认知功能降低不会造成记忆功能普遍下降，在正常衰老过程中某些类型的记忆功能不受影响，而某些方面的认知功能则减退。例如，

缺乏专注力和执行功能减退与额叶损伤有关，海马的神经元细胞缺失和学习记忆能力下降有关。行为学、电生理学以及形态学证据表明大脑可塑性会终身持续进行。利用磁共振成像技术（MRI），巴茨基斯（Bartzokis）等人发现：在衰老过程中，大脑灰质的体积呈直线下降，而脑脊液的量没有变化[3]。

额叶

开始衰老后额叶的活动度降低，而大脑其他皮质区域的活动度增强。老年人认知功能下降，提示与年龄相关的记忆衰退主要和额叶功能减退有关。正电子发射断层扫描研究证明老年人额叶皮质血液流动的速度降低。通过比较老年人和年轻人的记忆功能显示：当测试人脸识别能力和检索词汇能力时老年人左前额叶活动度减少。

背外侧前额叶皮质主要用于调节注意力、感官信息、记忆等，而且还具有调节认知外部环境的能力。皮质下区域和扁桃体通过纤维投射到眶内侧前额叶皮质，从而参与情绪控制以及调节恐惧等情感调节。背外侧前额叶皮质在生命中前20年逐渐发育完善，成年后功能逐渐降低，而眶内侧前额叶皮质一直维持功能不变。以上或许可以解释为什么年老后记忆方面的功能出现衰退，而情绪调节和社会能力却可以增强。

海马

衰老会造成海马受损，这些结构与功能改变的特点呈区域性和细胞特异性。退行性改变主要表现在门区和CA区的神经元细胞数量减少、突触密度减少以及对葡萄糖的利用率降低。脑源性神经营养因子与海马依赖的学习记忆功能有关，其多态性的基

因中,取代66位密码子编码的一个单一的氨基酸(从缬氨酸到蛋氨酸)可以导致内分泌调节能力下降。值得注意的是,在成年齿状回颗粒细胞密度增加,在衰老过程中保持不变,提示颗粒细胞的损失并未导致年龄相关的齿状回功能下降,而是由新的颗粒细胞生成减少引起。

在动物模型中显示:位于下丘脑-垂体轴的糖皮质激素受体功能障碍与年龄有相关性,糖皮质激素受体功能障碍造成海马老化和ATP生成不足,显示了衰老引起学习与记忆的深度变化以及应激反应调节的变化。

衰老相关的海马硬化与阿尔茨海默病的神经病理学表现不同。与任何年龄段的对照人群相比,阿尔茨海默病患者的锥体细胞区神经元加速消亡,颗粒空泡变性是阿尔茨海默病、皮克病和Fehr综合征(基底神经节和大脑皮质特发性钙化)等疾病的共同病理变化。横断面MRI研究表明,阿尔茨海默病患者有比正常人更明显的内嗅皮质萎缩以及更加严重的海马萎缩。

中脑、小脑和脑干

小脑在正常的老化过程中呈区域性分布,与大脑皮质相比小脑的体积萎缩相对较小。健康年轻人和老年人的磁共振显示:中脑、小脑的表面面积随年龄增长而减少,而脑桥没有变化。萎缩程度最严重的部分位于小脑蚓部,萎缩程度最小的部分位于内侧半球。侧半球似乎并没有随着年龄的增长而萎缩,中脑、脑桥和延髓目前未发现有体积的变化。

衰老过程中浦肯野细胞(PC)的减少主要发生在后小脑蚓部,其原因在于缺乏脑红蛋白(一种神经保护蛋白)以及丧失这种蛋白与靶神经元的相互作用。浦肯野细胞损失密度最大的地方位于上小脑蚓部,有学者认为每10年浦肯野细胞总数下降2.5%,甚至高达40%。病理表现为:细胞质基质流失、树突减少、空泡变性。

外周神经系统的老化

衰老过程影响所有的感官,触觉随着年龄的增长而下降。此外,老年人普遍外周循环较差,也会影响触觉。

从时间特性的角度,触觉受体分为快速适应型(FA)以及慢适应型(SA)。感受器包括:FA Ⅰ(迈斯纳小体和毛受体),FA Ⅱ(环层小体),SA Ⅰ(默克尔细胞-突起复合体和触垫)和SA Ⅱ(鲁菲尼小体)。信息处理需要多种通道:P、NP Ⅰ、NP Ⅱ和NP Ⅲ。P通道对振动感最敏感,这种敏感度随着年龄增长而下降。伴随衰老过程,老年人大量的神经纤维和迈斯纳小体随年龄增长而减少,在细胞水平表现远端轴突和感觉神经元出现萎缩[4]。

20世纪80年代初有学者报道:随着年龄的增长,示指的敏感性降低;嘴唇、指尖和舌尖的敏感度降低最严重;手和脚背侧的敏感度降低程度最轻。老年人触觉受体减少造成输入大脑皮质的神经刺激减少,这或许是老年患者缺乏兴奋的原因。

疼痛

在衰老过程中,痛觉的变化是非常复杂的。老年患者平时可能会应用多种药物、老年人也常常伴有多种复杂的系统并发症,以上因素都可能影响疼痛感知,一般认为老年人的内脏痛觉阈值较高[5]。澳大利亚国立大学的一项研究报道:随着年龄增长,A类纤维和C类纤维对于疼痛感知出现差异[6]。有趣的是,目前认为认知功能障碍不影响疼痛[7-9]。

平衡

由于老年人本体感觉和平衡能力减退使老年人经常会出现头晕和跌倒。前庭通过整合视觉和体感系统来控制人体的平衡。衰老后,当单腿站立时就会表现出平衡失调。

在衰老过程中,包括上皮细胞、前庭神经节、耳石、前庭神经、小脑等前庭系统均可以发生退行性改变。70岁以后,半规管内的毛细胞大约减少了40%,尤其是在球囊斑和壶腹嵴部位最为明显,据报道,壶腹嵴处的毛细胞减少近60%。衰老过程中耳石器内的耳石可能从原来的位置上脱落,移位到后半规管会造成平衡失调。细胞水平表现为纤毛消失、细胞融合、囊泡形成、细胞皱缩。当年龄超过40岁以后,神经细胞数量和密度每10年减少3%。此外与耳蜗相比,前庭中的动脉粥样硬化更为明显。

嗅觉

鼻腔的机械性阻塞、感觉神经损伤、中枢嗅觉系统损伤等因素均可以造成老年人嗅觉障碍。65～80岁的人群中大约半数出现嗅觉功能减退，80岁以上的老人中75%出现嗅觉功能障碍[10,11]。随着年龄增长，气味识别和感知能力也随之下降，且无性别差异[12]。确切机制尚不清楚，可能包括嗅觉上皮细胞发生退行性变化、嗅球中受体数目和活性减退、气味分子运输到嗅裂的过程受到影响。

在中枢层面，海马、杏仁核的中央结构、颞叶和内嗅皮质均发生退行性改变。阿尔茨海默病可影响气味编码系统，导致这类患者出现嗅觉障碍。帕金森病患者的嗅觉相关脑区皮质萎缩，出现特定的嗅觉功能障碍。

对于认知功能障碍的患者，确认气味感觉障碍的进展顺序是很困难的。阿尔茨海默病和其他神经退行性疾病的患者常常出现嗅觉功能障碍。

味觉

老年人味蕾减少（减少近60%）造成味觉减退。此外，味觉器官代谢障碍、上皮血供改变、血流量减少、腺体萎缩等众多自身内部因素使老年人味觉减退。此外，很多外部因素也会影响老年人味觉，包括吸烟、局部病变、细菌和真菌、全身性疾病如糖尿病、头部外伤、肿瘤等。牙科及耳科手术可能损伤面神经或舌咽神经、服用多种药物包括抗高血压、抗肿瘤、降血脂药物和抗风湿药等对老年人味觉都可能产生影响。

听觉

早在19世纪初就发现随着年龄增长，听到高尔顿音笛高频声音的能力下降。衰老对听觉系统的影响是双边和对称的，据悉，40%～50%的75岁以上老人中有约25分贝的听力受损。老年男性易出现听力受损，而老年女性能保持一定程度的灵敏度，耳蜗是受老化影响最大的部位。

老年人感音神经性听力损失的最常见原因是老年性耳聋。按病理基础老年性耳聋定义为：从耳蜗到颞叶听觉皮层出现的感官、神经、传导及组织学变化。

感音性老年耳聋是一个缓慢的过程，包括Corti器基底部变性（毛细胞减少）和高频听力阈值的迅速下降，但语言识别能力仍保持良好。神经变化多样性表现为：螺旋神经节细胞丧失、整个耳蜗萎缩、听力受损、听力曲线变平坦。血管纹性耳聋或代谢性耳聋保留了语音识别能力，和平坦的听力曲线，其原因是血管纹渐进性萎缩。传导性耳聋是由于耳蜗基底膜增厚引起，造成高频听觉进展性丧失。

视觉

在衰老过程中，视觉是最后一个受影响的系统但也最复杂。年龄是视觉障碍、失明和残疾的主要危险因素。老年人最常见的视力障碍是屈光不正、白内障、青光眼、黄斑变性和糖尿病视网膜病变。视觉处理速度、光灵敏度（在黄昏和黑暗中视觉）、动态视觉（阅读电视显示器或数字显示器）、近视力、视觉搜索（定位一个标志）在衰老过程中均受损。最重要的功能改变是瞳孔缩小和调节功能减退。视盘直径也随年龄增长而减小。晶状体变厚变浑浊导致白内障，角膜变薄丧失部分透明度和曲率，前房变浅，易诱发青光眼。进入眼睛的光谱分布减少致使随着年龄的增长，颜色视觉减弱。由于眼睛含水量减少和瞳孔的缩小，造成对比敏感度降低。

衰老过程可造成玻璃体凝胶液化程度增高，玻璃体发生塌陷从而导致后玻璃体脱离、视网膜裂孔、黄斑裂孔，有时还会发生玻璃体钙化。据估计，年老后至少损失30%的视杆细胞（大约1亿2 000万），视锥细胞的数量却保持稳定。衰老过程中感光细胞和神经节细胞氧化应激增加，此外代谢废物的积聚和视网膜缺血造成脉络膜血流缓慢供血不足。老年人的暗适应能力衰退，其原因可能在于视网膜感光细胞中的视紫红质再生障碍。

衰老与自主神经系统

如果丧失了对重要器官功能的精确控制，老年患者会出现显著的临床症状，因此自主神经系统的重要性受到人们的广泛关注。自主神经功能减退可发生于原发性神经退行性疾病，如帕金森病、多系统萎缩，或继发于系统性疾病，如糖尿病，淀粉样变性等。临床表现包括：体位性和餐后低血压；体温调节功能受损；胃肠道功能紊乱，吞咽困难，便秘或腹泻；逼尿肌功能障碍；勃起功能障碍。

交感神经系统

年龄相关的交感神经变化方面的很多认识是基于以往的研究，这些研究包括：循环系统中儿茶酚胺去甲肾上腺素的研究、支配骨骼肌的自主神经的研究等。交感神经活性与年龄有关，男性的交感神经活性高于女性。有证据表明，随着年龄增长血浆去甲肾上腺素水平随之增加。老龄后在神经接头交界处的抑制性突触前 α_2 受体兴奋性降低，去甲肾上腺素的再摄取减少，局部代谢率和清除率也降低。

随着老化进程，动脉系统硬化造成动脉压力感受器的功能受到影响，压力感受的敏感性降低，其结果是高龄患者与高血压患者表现类似：压力感受器反射功能受损。老年人普遍表现为对 β 肾上腺素能刺激的反应降低，健康老年人最大可达到的心率、心搏量、射血分数、心输出量和氧输送均降低。对于老年患者，使用 β 受体激动剂产生的正性肌力作用和变时性反应减弱，而 β 受体阻断剂的药效不变。

随着年龄增长，心脏的舒张充盈功能、变时和正性肌力作用均受影响，老年人应对围术期应激的能力也受影响。一旦机体发生代谢要求增加，例如败血症或术后寒战，此时老年患者能提供的最大心输出量和组织氧供能力可能无法满足机体需要。

副交感神经系统

关于在衰老过程中副交感神经系统的病理改变，我们了解不多。一些研究表明，副交感神经系统不受衰老的影响。有研究证明交感神经元可以调节副交感神经细胞合成神经生长因子。多数研究认为老年以后心率变异度降低，此外健康老年人的压力感受反射和心脏的副交感调节能力均下降。

结论

由于神经系统广泛的退行性改变，老年人神经系统功能紊乱很常见。认知功能衰退是自然老化过程的一部分。老年人的神经系统退行性改变受到外在和内在因素的影响，因此老年人的退行性改变程度以及表现各不相同。尽管老年人的神经系统出现一定的变化，但功能的完整性保持良好。

（潘志英 译 苏殿三 审校）

参考文献

［1］Woodruff-Pak DS. *The neuropsychology of aging*. New York: Wiley-Blackwell, 1997.

［2］Green MS, Kaye JA, Ball MJ. The Oregon brain aging study: neuropathology accompanying healthy aging in the oldest old. *Neurology*. 2000; 54(1):105–113.

［3］Bartzokis G, Beckson M, Lu PH, et al. Age-related changes in frontal and temporal lobe volumes in men: a magnetic resonance imaging study. *Arch Gen Psychiatry*. 2001; 58(5):461–465.

［4］Lasch H, Castell DO, Castell JA. Evidence for diminished visceral pain with aging: studies using graded intraesophageal balloon distension. *Am J Physiol*. 1997; 272(1 Pt 1):G1–G3.

［5］Gibson SJ, Farrell M. A review of age differences in the neurophysiology of nociception and the perceptual experience of pain. *Clin J Pain*. 2004; 20(4):227–239.

［6］Mossey JM. Defining racial and ethnic disparities in pain management. *Clin Orthop Relat Res*. 2011; 469(7):1859–1870.

［7］Chakour MC, Gibson SJ, Bradbeer M, et al. The effect of age on A delta- and C-fibre thermal pain perception. *Pain*. 1996; 64(1):143–152.

［8］Zhou Y, Petpichetchian W, Kitrungrote L. Psychometric properties of pain intensity scales comparing among postoperative adult patients, elderly patients without and with mild cognitive impairment in China. *Int J Nurs Stud*. 2011; 48(4):449–457.

［9］Niruban A, Biswas S, Willicombe SC, et al. An audit on assessment and management of pain at the time of acute hospital admission in older people. *Int J Clin Pract*. 2010; 64(10):1453–1457.

［10］Winkler S, Garg AK, Mekayarajjananonth T, et al. Depressed taste and smell in geriatric patients. *J Am Dent Assoc*. 1999; 130(12):1759–1765.

［11］Robinson AM, Conley DB, Shinners MJ, et al. Apoptosis in the aging olfactory epithelium. *Laryngoscope*. 2002; 112(8 Pt 1):1431–1435.

［12］Kemp AH, Pierson JM, Helme RD. Quantitative electroencephalographic changes induced by odor detection and identification tasks: age related effects. *Arch Gerontol Geriatr*. 2001; 33(1):95–107.

［13］Bacon AW, Bondi MW, Salmon DP, et al. Very early changes in olfactory functioning due to Alzheimer's disease and the role of apolipoprotein E in olfaction. *Ann N Y Acad Sci*. 1998; 855:723–731.

［14］Berendse HW, Booij J, Francot CM, et al. Subclinical dopaminergic dysfunction in asymptomatic Parkinson's disease patients' relatives with a decreased sense of smell.

Ann Neurol. 2001; 50(1):34–41.

[15] Baloyannis SJ. Mitochondria are related to synaptic pathology in Alzheimer's disease. *Int J Alzheimers Dis.* 2011; 2011:305395.

[16] Braak H, Braak E. Evolution of neuronal changes in the course of Alzheimer's disease. *J Neural Transm Suppl.* 1998; 53:127–140.

[17] Braak H, Braak E. Development of Alzheimer-related neurofibrillary changes in the neocortex inversely recapitulates cortical myelogenesis. *Acta Neuropathol.* 1996; 92(2):197–201.

[18] Rapoport SI. Coupled reductions in brain oxidative phosphorylation and synaptic function can be quantified and staged in the course of Alzheimer disease. *Neurotox Res.* 2003; 5(6):385–398.

[19] Nava PB, Mathewson RC. Effect of age on the structure of Meissner corpuscles in murine digital pads. *Microsc Res Tech.* 1996; 34(4):376–389.

[20] Nordin S, Razani LJ, Markison S, et al. Age-associated increases in intensity discrimination for taste. *Exp Aging Res.* 2003; 29(3):371–381.

[21] Jacobson A, Green E, Murphy C. Age-related functional changes in gustatory and reward processing regions: an fMRI study. *Neuroimage.* 2010; 53(2):602–610.

[22] Weinstein BE. *Geriatric audiology.* New York: Thieme Medical Publishers, 2000.

[23] Diz DI, Arnold AC, Nautiyal M, et al. Angiotensin peptides and central autonomic regulation. *Curr Opin Pharmacol.* 2011; 11(2):131–137.

[24] Kaye D, Esler M. Sympathetic neuronal regulation of the heart in aging and heart failure. *Cardiovasc Res.* 2005; 66(2): 256–264.

第六章

心血管系统的老化

概述

心血管疾病（高血压、冠心病和充血性心衰）的患病率随年龄呈指数上升[1]。年龄40～59岁的男性和女性高血压的发病率均为38%，超过80岁分别增长为65%和77%[1]。同样的，年龄40～59岁的男性和女性冠心病的发病率均为7%，超过80岁分别增长为37%和23%[1]。充血性心衰的发病率也呈指数增长[1]。尽管老年人心血管状态差通常归因于伴随的心血管疾病，但是随着年龄增长心血管系统会出现很多独立的生理变化从而降低心血管系统的总体储备。年龄增长不仅有助于疾病的发展，还会使疾病的预后变差。老年患者不仅更容易发生心肌梗死，而且比年轻人更容易出现心梗后的心力衰竭[2-4]。此外，老年患者也更容易死于心肌梗死，出现心脏骤停、乳头肌断裂、获得性室间隔缺损和游离壁破裂[2]。

本章主要是关于衰老对心血管系统的生理和病理性影响。很难明确区分衰老过程和年龄相关性疾病。对于特定的患者，这两个过程的相互作用导致了心血管系统的特殊生理状态。在本章中，首先讨论血管系统的年龄相关性改变，然后是心脏的改变。血管和心脏的总体变化是一样的：僵硬化、增厚、扩张或扩大以及内皮细胞或心肌功能障碍。进一步的讨论将包括这些变化引起的血流动力学后果，这涉及动脉-心室相互作用。然后讨论自主神经调节和神经内分泌系统随年龄增长而发生的变化，以及它们对心血管系统的影响。最后会讨论老年患者围术期的结果和心血管系统管理的一般原则（老年患者呼吸疾患，见第十四章）。

血管的老化

血管老化带来的诸多变化会导致血管僵硬和易于出现动脉粥样硬化。血管僵硬是胶原增加、弹性蛋白减少、蛋白质糖基化、自由基损伤、钙化和慢性机械应力（也称为"疲劳衰竭"）的结果。"疲劳衰竭"的概念是从所观察到的重复循环拉伸/松弛橡胶管的效应外推出来的[5]。小血管受老化影响，血管组织内免疫平衡改变导致结构和功能的变化[6-10]。同时也发现随年龄增长，内皮功能障碍导致血管功能障碍。对于动脉来说，血管僵硬会改变动脉波形，最明显的就是引起收缩期波形增强，导致心肌重构和心脏对应激的反应能力减退。对于静脉来说，血管僵硬会损害心血管系统对血液容量改变的缓冲能力。

动脉粥样硬化反过来导致多种与年龄相关的疾病如卒中、冠状动脉疾病和外周血管疾病。动脉粥样硬化导致动脉闭塞。与那些相当均匀地发生于整个动脉系统的年龄相关性病变相比，动脉粥样硬化的过程具有多变性。血液湍流和剪切应力的严重程度为动脉粥样硬化的形成提供了病灶。动脉粥样硬化的标志是炎症。

血管僵硬化

血管的弹性主要取决于它的两个主要成分即胶原蛋白和弹性蛋白之间的平衡。弹性蛋白的合成基本上25岁就停止了，胶原蛋白的周转随年龄增长而变慢。随着年龄增长，弹性层变薄并且断裂[11]，机械力量逐渐转为作用于胶原蛋白。胶原蛋白的硬度是弹性蛋白的100～1 000倍[12]。弹性蛋白断裂可能是由转化生长因子β-1（TGFβ-1）活性、金属蛋白酶活性和慢性机械应力的改变导致的。这些变化的结果是血管中胶原与弹性蛋白比值增加。

导致血管僵硬化的第二个因素是蛋白质、脂类和核酸的非酶糖基化，导致形成晚期糖基化终产物（AGEs）。这些异质性的产物连接形成复杂的网格，也降低了血管的弹性[13,14]。AGEs使得胶原蛋白相互连接，使其变得僵硬并且不易正常周转[15]。糖基化也会影响主动脉的弹性蛋白，导致其功能产生类似的后果。AGEs的堆积也会引发许多与年龄有关的疾病，包括氧化应激[16,17]、祖细胞功能障碍[18]、非血管细胞凋亡[19,20]和内皮细胞功能障碍。

导致血管僵硬化的第三个因素是进行性的血管钙化。这是一个复杂的过程，在某些疾病状态下，血管平滑肌细胞、外膜细胞和内皮细胞，改变其表型成为间充质细胞、成骨细胞和软骨细胞。所有这些过程都会导致血管内钙沉积增加，导致血管僵硬[21]。

动脉的僵硬程度是不均匀的。对主动脉进行的成像/脉搏波测量[22]和体外研究[23]表明，腹主动脉随年龄增长明显变硬，而升主动脉则加长并扩张[24]。这可能是一种代偿机制，以便于在血管壁变硬的情况下维持其容量。

血管增厚

血管随着年龄增长而增厚主要来自内膜增厚，这是由于胶原蛋白、纤维连接蛋白、蛋白多糖和迁移平滑肌细胞的增加[25]。这些变化是受到TGFβ-1、血管紧张素Ⅱ、抑制性细胞因子水平降低和降解酶的刺激而导致的[26]。血管紧张素转换酶抑制剂通过减少结缔组织重构、平滑肌肥厚和动脉僵硬化，产生有益的作用。

内皮细胞功能障碍

内皮是一种具有生物活性的器官，总重约1.5 kg[27]。负责合成和释放多种分子，以调整动脉结构、血管反应性、溶栓和血管保护作用。动脉内皮功能障碍通常是指，正常内皮细胞表型发生改变，促进动脉粥样硬化并且使血管内皮更容易出现血管收缩、促凝、增殖和炎症状态[28-30]。

由于血管内皮功能障碍引发的血管反应性变化已在老年人的功能研究中得以证明。这是由于一氧化氮（NO）合成减少，NO可以控制和调节许多生理过程。内皮源性NO引起血管舒张，并且具有抗动脉粥样硬化的特性[31]。NO合成减少是由于内皮源性一氧化氮合酶（eNOS）降低和eNOS表达下降[32]。有一些证据表明，年龄增长也会改变细胞内eNOS结合蛋白的表达[33,34]。血管紧张素Ⅱ的增加能够降低NO合成，而NO合成的减少会降低血管在机械应激下扩张的能力。

另一可能会引起血管内皮功能障碍的介质是内皮素-1（ET-1）。ET-1的血管收缩作用是去甲肾上腺素的50倍。尽管ET-1的表达在不同的血管床有所变化，研究发现ET-1水平随年龄而增加，这可能是导致老年人肾脏肾小球硬化的原因[35,36]。在老年人，ET-1介导的血管收缩作用增强[37,38]。与年轻人相比，培养的老年人主动脉细胞ET-1的合成增加[39]。也有证据表明ET-1和氧化应激随年龄增长呈正相关。

随年龄增长，前列腺素收缩蛋白表达增加、环加氧酶和前列腺素H合成酶的活性发生改变[40]。血管内皮生长因子（VEGF）和缺氧诱导因子（HIF）也随年龄增长而减少。内皮功能障碍导致皮肤微血管舒张反应减弱[41,42]，并引起皮肤的微血管功能障碍。后者可能会影响老年人的伤口愈合功能[43]。

炎症和血管老化

动脉粥样硬化和动脉硬化是炎症过程。C反应蛋白水平增加和红细胞沉降率加快提示老年人具有炎症倾向。有人称之为"炎性衰老"，该过程被认为是由于促炎性细胞因子上调[44,45]。但是，老年人同时会有免疫缺陷，容易出现感染和免疫介导的疾病。假设炎症环境影响血管衰老并非没有道理；然而，免疫平衡在老年人血管变化中的确切作用尚不清楚。

小血管的病理学和老化

小血管特别是脑循环的小血管也受老龄化影响[46]。经颅多普勒研究显示了脑循环中的动脉僵硬度随年龄增加的证据。位于大脑皮质和海马的内皮细胞变得细长、线粒体含量降低并且毛细血管的数量减少，而基底膜增厚并且变得纤维化。随年龄增长，会发现血管周围纤维化、血管平滑肌细胞被透明纤维物质代替、小血管普遍萎缩。这些变化导致微循环控制紊乱,使得老年人易患缺血性和神经系统事件。这些小血管的变化也与阿尔茨海默病、帕金森病和其他神经退行性疾病如常染色体显性遗传性脑动脉病变伴皮质下梗死和白质脑病的发展密切相关。

静脉重建

和大动脉一样,静脉也会随着年龄的增加而变得僵硬[47-49]。老年人的静脉表现为内膜下纤维增厚、三层管壁纤维化、弹性组织减少、胶原蛋白交联增加以及平滑肌细胞增生[50,51]。人体内总血容量约70%容纳在低压的静脉系统内。静脉系统进一步分为中央室(内脏)和外周室。静脉系统顺应性的波动对于高血压的发展和低血容量的补偿起到非常重要的作用。已经证实,静脉的顺应性会随年龄增长而降低,这与动脉系统相似。老年人静脉顺应性下降似乎并不是由交感神经或肾上腺素引起的[49]。其他因素如内皮素升高或肌源性因素可能与之有关。但是,静脉容受功能的降低显然会促进高血压患者的疾病进展[52]。静脉顺应性降低也会损害心血管系统,降低老年性血管系统对血流动力学改变如低血容量的缓冲能力。

心脏的老化

心脏由许多类型的细胞和组织组成。虽然心脏上绝大多数是心肌细胞,但是在数量上只占全部细胞群的一半。另一半细胞群包括平滑肌细胞、内皮细胞、脂肪组织和心脏成纤维细胞。心脏会出现生理性和病理性老年化改变。随年龄增长,心脏变得僵硬并潜在扩张,出现心肌和心内膜功能功能障碍,最终发生一定程度的心脏收缩和舒张功能障碍。某些变化是由于细胞和组织老化本身导致的,而某些变化是由血管系统的改变如血管僵硬度增加导致的。然而,有些变化则是心血管疾病带来的病理性影响,这在老年人很普遍。

心室重塑(硬化和增厚)

心肌细胞数量随年龄增长而减少。据估计,80岁时心脏平均会丧失超过30%的心肌细胞。心血管疾病患者的心肌细胞丧失更多。这是因为随年龄增长心肌细胞的坏死和凋亡增多[54]。但是,心肌细胞也会随着年龄的增长而肥大[53]。即使没有高血压,左心室壁也会增厚,会有向心性肥厚,左心室变得更像是球形[55]。室间隔也会增厚,这会导致左心室流出道梗阻,进一步增加后负荷。

随年龄增长心脏纤维化增加。成纤维细胞随着老化而变得更加不正常,对生长因子(TGF-β、血管紧张素-Ⅱ)的反应减弱[56,57]。老年人瘢痕、细胞外基质形成和愈合功能受损,这使得他们在心肌梗死后更容易出现严重并发症。细胞外蛋白的比例也发生了变化,胶原、纤维连接蛋白、α_1和α_5整合素的表达增加。和血管一样,随年龄增长心脏上胶原的交联也会增加。其结果是左心室肥厚,加上纤维化增加会导致心脏僵硬度增加、瓣膜功能潜在受损和舒张功能不全。这些变化的原因是复杂的并且相互关联,是对机械、激素和炎症应激因素做出的反应[58]。

兴奋-收缩耦联机制

心肌的功能反应随年龄增长而变化。L-型钙通道失活和钾离子外流减少会延长细胞内钙离子的释放[59]。肌浆内质网钙ATP酶泵活性降低,会降低内质网对钙离子的再摄取速度[60]。这些现象延长了心肌收缩的持续时间,同样重要的是减慢了心肌的舒张。心室舒张早期充盈因此受到损害,需要在舒张晚期加以"追赶"。舒张晚期充盈取决于心房压力和心房收缩。为了保持充足的心室舒张末期容积,心房压力上升,这会向后增加肺血管的压力,在容量超负荷(舒张性心脏衰竭)的情况下可能导致心源性肺充血甚至肺水肿。心室壁僵硬进一步加重这个问题。老年患者比年轻患者更容易出现舒张性心力衰竭[61]。

与血管系统相比,老年心脏eNOS活性和表达维持不变[62,63]。但是,几个信号传导通路随年龄增长而受损[64,65]。老年人由于基因表达和翻译后机制的改变,麻醉预处理效应减弱[66]。心肌细胞更容易受到氧化应激、AGE负荷以及AGEs调节相关蛋白质的影响[67]。

冠状动脉血管张力

冠状动脉血管张力的调节是由神经控制、内皮依赖性调制和肌源性调节。尽管静息情况下冠脉血流量未显著受影响,有一些动物的数据表明,冠状动脉血流量的储备随年龄增长而明显减少[68]。对于老年人来说,心内膜的适应性储备能力弱于心外膜,因此更容易出现缺血性发作[69,70]。尽管血管平滑肌功能及其神经控制随年龄增长而发生改变[71],心肌对氧的需求是控制冠状动脉血流量的主要因素,即使在老年人也是如此。过氧化氢(这是心脏代谢活性的标志物)和局部血管紧张素 Ⅱ 的合成随年龄增长而增加。Machii 和同事发现随年龄增长心肌细胞代谢活性发生改变,这能够改变冠状动脉的血管张力[72]。但是,老年化对冠脉血流调节和心肌氧摄取的整体效果并不知道。

老年化引起的瓣膜变化

主动脉瓣和二尖瓣瓣叶厚度随年龄增长而增厚。瓣环的扩张是很常见的,80岁健康老年人中90%会有多个瓣膜的某种形式的轻度反流,这种瓣膜反流通常是轻度的、中心性的,瓣叶表现正常[73]。具体来说,主动脉瓣关闭不全的发生率随年龄增长而增加,老年人中16%会有某种形式的中度到重度的主动脉瓣反流[74]。二尖瓣瓣环钙化和反流的发生率也会随年龄增长而增加。高达50%的女性和36%的男性会有明显的二尖瓣瓣环钙化。这会引起冠状动脉事件、心力衰竭、心房颤动、心内膜炎、血栓栓塞和短暂性脑缺血发作。同样,主动脉狭窄的发生率也随年龄增长而增加,80%的老年人有一定程度的主动脉硬化。这是由于瓣膜僵硬度、瘢痕和钙化增加。主动脉瓣明显狭窄会使得冠状动脉新发事件发生率增加,围术期心脏事件的风险增加2～3倍[75]。

心脏传导系统

窦房结起搏细胞的数量随年龄增长而显著减少。据估计,到70岁时窦房结起搏细胞的数量仅剩10%[76]。脂肪组织、淀粉样蛋白和胶原沉积增加,导致窦房结病变。心脏传导系统中的房室结和其他部分也发生类似的变化。临床上,会观察到PR间期、QRS持续时间和QT间期延长。心律失常特别是房颤、病窦综合征、室性心律失常的发生率随年龄增长而显著升高。

心肌梗死后心脏重建

GISSI-2 和 SAVE 试验显示,老年患者急性心肌梗死后出现不良结果的概率高于年轻患者,而且更容易发生左心室扩张。老年患者急性心肌梗死后死亡率显著高于年轻患者。这种结果上的差异并不是由于老年患者的梗死面积更大。可能的解释是,老年患者心肌梗死后的炎症反应减弱[77]。对坏死心肌细胞的吞噬变得延迟,衰老巨噬细胞和中性粒细胞的氧化反应减弱[78]。心肌梗死后心脏重建的特征是心室扩张和心脏收缩功能变差,这与老年心脏的瘢痕形成过程受损有关。

缺血预处理

导致老年人心肌梗死后预后差的另一个因素是保护心脏减轻缺血损伤的内源性机制(缺血预处理)的作用降低。很多物种的老年心脏均被报道缺血预处理的有效性减弱[79-81],尽管目前还没有找到明确的证据[82]。缺血预适应受损可能与年龄增长导致的胰岛素抵抗增加有关[83-85]。对老年人来说,麻醉药物预处理的作用减弱[86]。65岁以下的患者若是心肌梗死前曾有过心绞痛发作史,其预后会比没有过心绞痛发作史的心肌梗死患者要好。换句话说,慢性心绞痛可能起到预处理的效果。总体而言,老年患者心肌梗死(MI)的预后比年轻患者要差,但是这些较差的预后并没有因为有过心绞痛病史而减少,这意味着随着年龄的增长缺血预处理的作用消失了[87]。也有一些证据表明,这些老年患者心肌梗死前的心绞痛次数较少,这种差异可能是导致预后较差的原因。

心脏再生

大多数心肌细胞属于有丝分裂和终末分化,增殖能力有限。我们相信,心肌细胞对应激的反应只是变肥大。但是心肌梗死后的研究已经表明,存在心脏干细胞,可以分化成心肌细胞并能少量再生。尽管该发现的临床意义尚待阐明,心肌细胞再生的潜能是诱人的。

能影响心血管系统的神经内分泌老年性改变

神经内分泌系统的老年性改变对心血管系统有

显著的影响。其改变包括心脏和血管组织内肾上腺素能受体数量的变化、信号转导通路的衰减，以及交感神经和副交感神经活动之间平衡的变化。肾素-血管紧张素-醛固酮系统、血管加压素和利钠肽也受到年龄老化的影响。

肾上腺素能受体

心脏和血管肾上腺素受体对儿茶酚胺的敏感性随年龄增长而下降[88,89]。其可能的机制是，细胞内腺苷酸环化酶合成环磷酸腺苷（cAMP）减少[90]。老年人β肾上腺素能受体对刺激的反应减弱[91,92]。虽然β肾上腺素能受体密度随年龄增长实际上是增加的，但是β肾上腺素能受体与细胞内下游通路的结合是减少的[93,94]。心肌细胞有β_1受体、β_2受体和β_3受体。通常情况下，心室β_1受体和β_2受体的比例是80：20。但是，心衰的情况下β_1受体和β_2受体的比例变为60：40，因此衰竭的心脏上有更多的β_2受体。有证据表明，β_3受体与心衰的病理生理机制有关并且是与环磷酸鸟苷（cGMP）/NO途径偶联在一起的，β_3受体也是增多的，可能会抑制心肌收缩功能[95]。老年人使用具有显著β_2受体效应的异丙肾上腺素时，心率的增加程度小于年轻患者。虽然所有正性肌力药物的这种效应并不是恒定不变和程度相同的，通常认为相同剂量的β肾上腺素受体激动剂对老年人的变时作用和变力作用是降低的。

α肾上腺素能受体受到年龄老化的影响[96-98]。随年龄增长，可以注意到α-IA和α-ID受体的表达下降（这些受体与收缩功能有关），这可能是对心肌肥厚的适应性反应[99]。

压力感受性反射

压力感受性反射，定义为一定的血压变化所引起的心率改变随年龄增长而降低。至少部分是由于对β受体刺激的反应减弱。但是，压力感受性反射包括许多环节，可能是硬化的血管通过减少压力感受器在一定的血压变化下受牵拉程度从而导致反射降低[100]。

交感神经系统的活动

交感神经系统的活动随年龄增长而增加，据估计65岁老年人的交感神经活动几乎是25岁年轻人的2倍[100-102]。这可能是由儿茶酚胺释放增加、神经元摄取减少和交感神经活动增加引起的[103]。这些改变似乎具有区域特异性，可见于骨骼肌、内脏区域和心脏。成年人循环中去甲肾上腺素水平每10年增加1%～10%[104]。同样，老年人在运动过程中去甲肾上腺素水平的增加也更高。心脏和血管上的肾上腺素能受体对儿茶酚胺的敏感性降低，减轻了儿茶酚胺释放增加引发的反应[105]。儿茶酚胺能降低心和血管中肾上腺素受体的敏感性，减少儿茶酚胺释放量的增加。但是，老年人血管的收缩反应如果不是太强的话，至少与年轻人是相同的。

副交感神经系统的活动

评估心血管系统自主神经传出的一种方法是评估心率变异性。心率变异性包括两个组成部分，即高频成分和低频成分，前者受副交感神经控制而后者受交感神经控制。心率变异性的两个组成部分均随年龄增长而降低。交感神经受到抑制可能是机体对β肾上腺素能受体刺激反应欠佳的原因，而静息情况下迷走神经传出减少可能是引起副交感神经传出减少、高频变异性降低的机制。对阿托品的心率反应降低也可以用老年人迷走神经基础张力低来解释。

内分泌的老年性改变

肾素-血管紧张素系统（RAS）的生理功能是控制钠和水的稳态。RAS不仅存在于内分泌系统，而且也分布于不同器官，特别是心脏和脑内。在这些器官中，血管紧张素转换酶将血管紧张素原转换为血管紧张素。血管紧张素Ⅱ的作用主要是通过AT_1和AT_2受体介导的。AT_1受体介导纤维化、氧化应激和心肌肥厚等影响。虽然随年龄增长全身肾素-血管紧张素水平下降，从而降低了总的RAS活性，但是可以观察到心脏局部RAS活性增加。此外，AT_1受体和AT_2受体均上调。RAS系统的这些变化与年龄相关性心脏重塑的变化有关[106-108]。随年龄增长，静息和血清渗透压增加的情况下血管加压素水平均会增加[109,110]。

调节容量的另一组重要激素是利钠肽。心房钠尿肽（ANP）主要是由心房在受到牵拉的情况下分泌的，而脑钠素（BNP）是由心房和心室肌细胞分泌的。利钠肽（NPs）主要是反调节激素。它们对抗多种交感神经激素和肾素–血管紧张素–醛固酮系统的效应[111]。正常情况下心脏BNP的70%是由心室分泌的。在病理状态下，心室分泌的BNP明显增加（高达88%）[112]。

这些系统的激活最常见于充血性心力衰竭，其他情况也可以刺激NPs的释放[113-115]，如年龄增长、肾功能不全和贫血。在老年人，BNPs蛋白肽片段水平的变化能够起到诊断和判断预后的目的[116,117]。

心血管系统老化的生理影响

由于心脏与血管系统紧密相连，重要的是需要知道老年心脏的很多变化与血管系统的变化进展密切相关[118]。血管系统既是储存血液的器官又是其传递系统。它对于间歇性射血（心脏搏出）起着至关重要的缓冲作用。对于年轻人，心脏每次收缩射血时主动脉和近端动脉会扩张10%，而远端肌性动脉仅扩张3%[119]。动脉树随年龄增长而出现硬化，导致动脉波反射增加、收缩压增加、舒张压下降和脉压增宽。有人将血管衰老过程描述为四个阶段。

第一阶段

开始是疲劳，然后近端主动脉弹性层断裂[120,121]，引起主动脉扩张并将压力传递给主动脉壁上较硬的胶原纤维，主动脉收缩压进行性增加导致脉压增宽。在20～80岁，肱动脉收缩压一般会增加20%[122,123]，相应地肱动脉脉压增加2倍而主动脉脉压增加3～4倍。

第二阶段

随着主动脉硬化的进展，出现主动脉阻抗不匹配和早期波折返[124]。在所有年龄段，动脉脉搏波到达动脉分叉处和其他结构时都会从外周循环往回折返。年轻人的折返波在舒张早期返回主动脉根部。而在老年人，硬化的动脉导致波的传播速度更快。从20～80岁，主动脉阻抗和脉搏波速度成倍增加，这与血压的高低无关[125,126]。有些人认为这些数值是被低估了。磁共振成像（MRI）研究表明，脉

冲波速度会增加十倍之多[127]。脉搏波的速度加快就意味着折返波会在刚好心室射血峰值之后，有时甚至之前就返回主动脉根部。这会导致主动脉压力出现第二次升高，而不是在100 ms时出现最初压力峰值后下降，此时会在射血引起的初始峰值后出现幅度约30 mmHg的收缩晚期压力升高。这会增加主动脉压力升高对于峰值射血的影响，导致主动脉脉压增宽，80岁老年人的脉压（60～70 mmHg）是20岁年轻人（20 mmHg）的3倍。TH的反射波的到达时间从舒张期到晚期收缩的移位导致心脏收缩负荷增加，心室–血管耦联和"单纯收缩期高血压"改变（图6-1）。

许多研究显示脉搏波速度加快与全因死亡率以及心血管不良事件显著相关[128]。来自Framingham心脏研究的数据显示，收缩压每10年增加5 mmHg直到60岁，然后每10年增加10 mmHg，舒张压则保持不变。脉压增宽是老年化的标志，各种族都有老年化现象。

第三阶段

左室射血分数随年龄变化不大。然而，由于主动脉对心脏脉冲血流的缓冲能力变差，血液流入外周动脉和微血管时血压升高，特别是在血流量丰富的器官包括大脑和肾脏。大脑内的高脉冲血流与MRI研究中的"白质高信号"有关。这样的脑损伤被描述为"脉搏波脑病"[129-132]。类似的病变也见于肾脏微血管，这是同样的现象。

第四阶段

第四阶段描述了心脏的变化，是与第三阶段同时发生的。心肌感知到射血时需要抵抗更高的动脉压力，特别是在收缩晚期，这就使得心肌细胞在产生肥厚前要动用大量的细胞内途径[133]。从30～70岁，左心室的重量会增加15%，对心脏收缩和舒张功能产生相应的影响。舒张功能不全能通过超声心动图很方便地诊断出来。此外，这些慢性变化使心肌更易发生缺血。由于左室舒张压增加、主动脉舒张压下降以及舒张期时间缩短，导致心肌的氧供减少。由于心肌肥厚、左心室收缩压升高和收缩期持续时间延长，导致心肌的氧需增加（图6-2）。

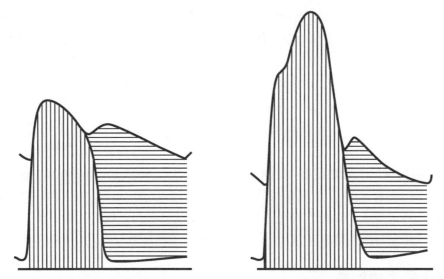

图6-1　左图是年轻人的升主动脉和左心室（LV）压力波形，右图是左心室（LV）肥厚和左心室舒张功能障碍的老年人的压力波形。老年人由于左心室（LV）和主动脉收缩压升高和心室收缩时间延长，心肌氧耗增加（画垂直线的阴影面积）。舒张期缩短、收缩期主动脉压力降低以及由于左心室（LV）功能障碍导致的舒张期左心室（LV）压力升高，都会对心肌氧供产生不利影响。（由 Nichols, W. 根据 Clinical measurement of arterial stiffness obtained from noninvasive pressure waveforms', American Journal of Hypertension, 18, pp.3–10, by permission of American Journal of Hypertension, Ltd. and Oxford University Press 重新绘制）

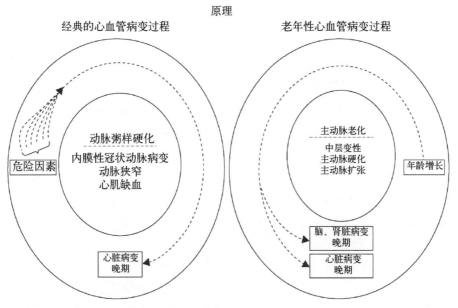

图6-2　心血管病变过程（左图）和老年性病变过程（右图）及其相互影响。

心肌功能的这些变化被认为，可以解释为什么老年人即使没有动脉粥样硬化狭窄也会偶尔出现心肌缺血[134]。这也解释了为什么老年人不能很好地耐受心动过速，并且很容易导致心肌缺血和梗死。最终是年龄相关性心血管变化和动脉粥样硬化性心血管疾病，导致老年人心血管系统的最后失代偿状态（图6-3）。

正常的年龄相关性心血管生理变化表现为心率、心输出量和射血分数的最大值均降低。由于自主神经和压力感受器的活性随年龄增长都受到抑制，可以观察到静息情况下的心率减慢并且心输出量随心率加快而增加的能力降低[135]。与年轻患者相比，老年人心输出量的增加是通过增加舒张末期容积来实现的，而不是通过加快心率和增强心肌收缩力。这就导致需要依赖心房的充盈来维持心输出量。总体而言，心血管系统承受应激的能力显著

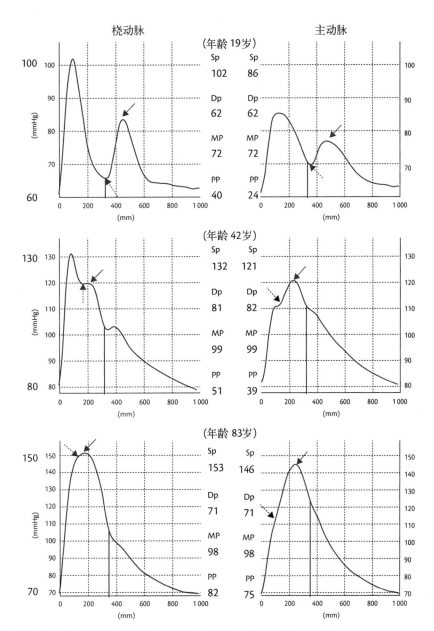

图6-3　3名健康志愿者的无创桡动脉压力波形（左图）和合成的主动脉压力波形（右图），显示了波形折返特征和压力波形态的年龄相关性改变。实线箭头标识的是折返波的峰值，虚线箭头标识的是折返波开始上升的部分。

降低[136]。用机体最大耗氧量来评估的有氧代谢能力，在健康的男性和女性随年龄增长每10年降低30%～40%[137]。这是由于最大心输出量和最大动静脉氧差均减少了。心输出量的减少主要是由于最大心率的降低，大概是每增长1岁最大心率降低1次/min。

超声心动图和超声检查可以评估心肌、瓣膜和大血管的结构变化，甚至还能评估血管的钙化。而且，超声心动图还能评估心脏收缩和舒张功能，这有助于心肌缺血和心力衰竭的早期管理。

心脏和非心脏手术的预后

考虑到心血管变化带来的负担和心血管储备的限制，老年人围术期的预后明显差于年轻人就不足为奇了。近来的研究报道，高龄患者心脏手术后的死亡率是5.8%～11%，与之相比年轻患者为2.7%～4.1%[138-141]。全国数据库的数据显示高龄患者心脏手术的死亡率高出年轻患者2～5倍，非心脏手术的情况也是如此[142-144]。高龄患者剖腹探查手术后死亡率可高达45%。已知血管手术后不良事件的发生率高（5%～20%），重大骨科手术后的风险也很显著[145]。根据一项研究的报道，急诊髋部骨折手术心脏不良事件的发生率为5%～7%，而择期膝关节和髋关节置换手术的风险为1.5%～3%。

考虑到老年患者术后的并发症和住院期间的死亡率，其预后看上去还是可以接受的，但是只有这些因素还不足以反映老年患者手术的总体成功率。应该同时考虑到手术后的生命质量、功能是否能恢复到术前状态以及出院后的去向。在一项研究中，心脏手术后只有52%患者出院回家，28%患者出院被送到急症监护室，12%患者入住养老院，其余患者被送到其他的医疗机构[146]。尽管手术后存活并且能独立生活的患者中大多数的生命质量被描述为与术前相当或更好[147]，但是很明显有相当一部分老年患者在住院期间死亡或遭受重大的并发症，或者在重大手术后可能永远都无法恢复到能胜任日常活动[148]。

老年患者心血管系统的管理

老年人心血管系统的管理应该基于这样一个事实，即老年患者对心血管应激和急性血流动力学改变的耐受能力降低。此外，他们更容易出现缺血、心律失常和心脏衰竭。急性心血管疾病的管理通常包括改善心血管系统的以下功能：维持最佳的血管张力、液体容量和心脏足够的收缩功能、预防心肌缺血以及维持心房–心室同步化的理想心率。

监测

至今没有研究能明确地表明，用先进的监测技术能带来预后的差异。10年前流行的右心导管，在大型随机研究中没有被证明能改善预后[149,150]。术中经食管超声心动图可以考虑用于显著和长期ST段改变的患者或持续严重血流动力学紊乱的患者[151]。

麻醉管理

维持心肌氧需和心肌氧供之间的平衡以及机体氧输送，可能比特殊麻醉技术或麻醉药物的选择更为重要。重要的是避免心率和全身血压持续和过度的改变。通常建议努力维持患者的心率和全身血压的变化范围为正常清醒值的20%以内。然而，术中心电图见到的心肌缺血发作多数情况下没有血流动

力学的变化[152]。此外，心肌缺血和功能障碍并不限于病变血管，并且与冠状动脉病变的严重程度和分布并不相关，提示麻醉医生不可能事先预防非血流动力学改变引起的心肌缺血[153]。提高警惕、早期发现和治疗心肌功能障碍极为重要。

吸入麻醉的使用与心肌预处理有关，吸入麻醉药特别是七氟醚推荐用于冠状动脉疾病患者。氧化亚氮使用时间过长可能会导致患者围术期心肌缺血。目前正在进行的一项大型多中心研究，将更好地定义氧化亚氮的有害影响[154]。要记住的关键因素之一是，所有吸入性麻醉药的最低麻醉药浓度（MAC）在40岁以后每10年降低6%～8%。因此，高龄患者的MAC比年轻人低约30%。静脉麻醉药的血流动力学影响更明显，只需较小的剂量就能达到同样的麻醉水平。这是由老年人的药代动力学和药效学改变引起的。麻醉诱导药的剂量应减少25%，阿片类药物的剂量可能需要减少50%[155,156]。根据患者的年龄调整麻醉剂量，可能有助于避免不必要的深麻醉以及相关性低血压并且有可能减少不良后果。

液体治疗

液体治疗不应作为老年人的常规治疗手段，使用前需要像其他药物那样充分考虑。由于老年患者有进展期动脉粥样硬化、心室僵硬、舒张功能障碍和隐匿性冠心病，不能耐受低血容量或高血容量。低血容量会导致低血压和器官血流灌注不足，而容量过多会导致充血性心力衰竭。1999年英国国家机密调查部门就极端年龄患者的围术期死亡率做了调查，结论是流体管理失误（通常是液体过多）是围术期并发症和死亡率最常见的可以避免的原因之一[157]。他们的报告指出，"老年人的液体管理往往很糟糕，应该像开具处方药物那样进行液体管理。需要进行多学科审查，以建立良好的地方操作规范"。2010年的最新报告强调了同样的问题，从预防急性肾损伤的角度讨论了这一问题。

尽管没有特别提及老年患者，目标导向液体治疗能改善预后。液体治疗的主要目标之一是对于特定的临床情况，通过维持适当的前负荷，以获得足够的心指数/每搏量。围术期最大的挑战之一是准确

地（并且容易地）确定患者的体液状态。反映前负荷的静态指标（中心静脉压、肺动脉楔压等）已经使用了几十年，目前仍然用于指导液体治疗。然而，这些标记并不十分准确[158]。无创的动态指标如脉压变异度（PPV）、收缩压变异度（SPV）和每搏量变异度（SVV）可能是容量状态更好的预测指标[159]。虽然英国的指南建议使用以流量为基础的监测仪以明确液体状态，但是我们应该牢记大多数研究都是小样本的，其结果可能不适用于老年患者。

升压药物治疗

老年患者对常用的肾上腺素药物的反应减弱。对麻黄碱和去氧肾上腺素的反应降低，可能需要更高的药物剂量才能达到预期的效果，特别是在全麻诱导后或者为了克服椎管内阻滞的交感神经效应。和所有的药物一样，正性肌力药物的使用应该根据使用效果加以调整。

抗心律失常治疗

许多老年患者患有室上性、室性心律失常或高度的传导阻滞。他们可能正在服用抗心律失常药物和（或）有植入装置（永久性起搏器或心律转复/除颤器）。房颤患者使用抗毒蕈碱药物时应特别谨慎。这些药物可能会引发快速心室率，这可能需要β受体阻滞剂、钙通道阻滞剂或胺碘酮进行治疗[160]。植入装置应根据推荐的指南和操作常规进行管理。

总结

年龄增长会降低心血管系统的储备。老年人对儿茶酚胺刺激的反应不太敏感，更依赖于容量状态，尽管维持正确的容量状态以避免心输出量减少或肺充血更为困难。心律失常时维持合理的心率是个问题。其他变化使老年人易患疾病，发生围术期并发症和远期死亡率/生活质量变差的风险增加。我们希望临床医生通过牢记年龄相关性心血管变化和心血管疾病所带来的生理影响，能够更有效地管理老年患者和降低不良后果的风险。

（赵延华 译　苏殿三 审校）

参考文献

[1] Roger VL, Go AS, Lloyd-Jones DM, et al. Heart disease and stroke statistics — 2011 update: a report from the American Heart Association. *Circulation*. 2011; 123(4):e18–e209.

[2] Chen W, Frangogiannis NG. The role of inflammatory and fibrogenic pathways in heart failure associated with aging. *Heart Fail Rev*. 2010; 15(5):415–422.

[3] Maggioni AP, Maseri A, Fresco C, et al. Age-related increase in mortality among patients with first myocardial infarctions treated with thrombolysis. The Investigators of the Gruppo Italiano per lo Studio della Sopravvivenza nell'Infarto Miocardico (GISSI-2). *N Engl J Med*. 1993; 329(20): 1442–1448.

[4] St John Sutton M, Pfeffer MA, Moye L, et al. Cardiovascular death and left ventricular remodeling two years after myocardial infarction: baseline predictors and impact of long-term use of captopril: information from the Survival and Ventricular Enlargement (SAVE) trial. *Circulation*. 1997; 96(10):3294–3299.

[5] Zieman SJ, Melenovsky V, Kass DA. Mechanisms, pathophysiology, and therapy of arterial stiffness. *Arterioscler Thromb Vasc Biol*. 2005; 25(5):932–943.

[6] Kovacic JC, Moreno P, Nabel EG, et al. Cellular senescence, vascular disease, and aging: part 2 of a 2-part review: clinical vascular disease in the elderly. *Circulation*. 2011; 123(17): 1900–1910.

[7] Farkas E, Luiten PG. Cerebral microvascular pathology in aging and Alzheimer's disease. *Progress in neurobiology*. 2001; 64(6):575–611.

[8] Iadecola C, Park L, Capone C. Threats to the mind: aging, amyloid, and hypertension. *Stroke*. 2009; 40(3 Suppl):S40–S44.

[9] Thompson CS, Hakim AM. Living beyond our physiological means: small vessel disease of the brain is an expression of a systemic failure in arteriolar function: a unifying hypothesis. *Stroke*. 2009; 40(5):e322–e330.

[10] Kalaria RN. Linking cerebrovascular defense mechanisms in brain ageing and Alzheimer's disease. *Neurobiol Aging*. 2009; 30(9):1512–1514.

[11] Li Z, Froehlich J, Galis ZS, et al. Increased expression of matrix metalloproteinase-2 in the thickened intima of aged rats. *Hypertension*. 1999; 33(1):116–123.

[12] Greenwald SE. Ageing of the conduit arteries. *J Pathol*. 2007; 211(2):157–172.

[13] Goh SY, Cooper ME. Clinical review: the role of advanced glycation end products in progression and complications of diabetes. *J Clin Endocrinol Metabo*. 2008; 93(4):1143–1152.

[14] Rojas A, Morales MA. Advanced glycation and endothelial functions: a link towards vascular complications in diabetes. *Life Sci*. 2004; 76(7):715–730.

[15] Verzijl N, DeGroot J, Thorpe SR, et al. Effect of collagen turnover on the accumulation of advanced glycation end products. *J Biol Chem*. 2000; 275(50):39027–39031.

[16] Konova E, Baydanoff S, Atanasova M, et al. Age-related changes in the glycation of human aortic elastin. *Exp*

Gerontol. 2004; 39(2):249–254.

[17] Yamagishi S, Nakamura K, Matsui T, et al. Agents that block advanced glycation end product (AGE)-RAGE (receptor for AGEs)-oxidative stress system: a novel therapeutic strategy for diabetic vascular complications. *Expert Opin Investig Drugs.* 2008; 17(7):983–996.

[18] Scheubel RJ, Kahrstedt S, Weber H, et al. Depression of progenitor cell function by advanced glycation endproducts (AGEs): potential relevance for impaired angiogenesis in advanced age and diabetes. *Exp Gerontol.* 2006; 41(5): 540–548.

[19] Mercer N, Ahmed H, Etcheverry SB, et al. Regulation of advanced glycation end product (AGE) receptors and apoptosis by AGEs in osteoblast-like cells. *Mol Cell Biochem.* 2007; 306(1-2):87–94.

[20] Xiang M, Yang M, Zhou C, et al. Crocetin prevents AGEs-induced vascular endothelial cell apoptosis. *Pharmacol Res.* 2006; 54(4):268–274.

[21] Kovacic JC, Randolph GJ. Vascular calcification: harder than it looks. *Arterioscler Thromb Vasc Biol.* 2011; 31(6): 1249–1250.

[22] Hickson SS, Butlin M, Graves M, et al. The relationship of age with regional aortic stiffness and diameter. *JACC Cardiovasc Imaging.* 2010; 3(12):1247–1255.

[23] Haskett D, Johnson G, Zhou A, et al. Microstructural and biomechanical alterations of the human aorta as a function of age and location. *Biomech Model Mechanobiol.* 2010; 9(6):725–736.

[24] Rose JL, Lalande A, Bouchot O, et al. Influence of age and sex on aortic distensibility assessed by MRI in healthy subjects. *Magn Reson Imaging.* 2010; 28(2):255–263.

[25] Lakatta EG. Arterial and cardiac aging: major shareholders in cardiovascular disease enterprises: Part III: cellular and molecular clues to heart and arterial aging. *Circulation.* 2003; 107(3):490–497.

[26] Maruyama Y. Aging and arterial-cardiac interactions in the elderly. *Int J Cardiol.* 2012; 155(1):14–19.

[27] Ruschitzka FT, Noll G, Luscher TF. The endothelium in coronary artery disease. *Cardiology.* 1997; 88(Suppl 3):3–19.

[28] Barton M. Obesity and aging: determinants of endothelial cell dysfunction and atherosclerosis. *Pflugers Arch.* 2010; 460(5):825–837.

[29] Barton M. Ageing as a determinant of renal and vascular disease: role of endothelial factors. *Nephrol Dial Transplant.* 2005; 20(3):485–490.

[30] Barton M. Aging and biomedicine 2005: where should we go from here? *Cardiovasc Res.* 2005; 66(2):187–189.

[31] Smith AR, Visioli F, Frei B, et al. Age-related changes in endothelial nitric oxide synthase phosphorylation and nitric oxide dependent vasodilation: evidence for a novel mechanism involving sphingomyelinase and ceramide-activated phosphatase 2A. *Aging Cell.* 2006; 5(5):391–400.

[32] Briones AM, Salaices M, Vila E. Ageing alters the production of nitric oxide and prostanoids after IL-1beta exposure in mesenteric resistance arteries. *Mech Ageing Dev.* 2005;

126(6–7):710–721.

[33] Yoon HJ, Cho SW, Ahn BW, et al. Alterations in the activity and expression of endothelial NO synthase in aged human endothelial cells. *Mech Ageing Dev.* 2010; 131(2):119–123.

[34] Levin ER. Endothelins. *N Engl J Med.* 1995; 333(6):356–363.

[35] Goettsch W, Lattmann T, Amann K, et al. Increased expression of endothelin-1 and inducible nitric oxide synthase isoform II in aging arteries in vivo: implications for atherosclerosis. *Biochem Biophys Res Commun.* 2001; 280(3):908–913.

[36] Lattmann T, Shaw S, Munter K, et al. Anatomically distinct activation of endothelin-3 and the L-arginine/nitric oxide pathway in the kidney with advanced aging. *Biochem Biophys Res Commun.* 2005; 327(1):234–241.

[37] Seals DR, Jablonski KL, Donato AJ. Aging and vascular endothelial function in humans. *Clin Sci (Lond).* 2011; 120(9):357–375.

[38] Thijssen DH, Rongen GA, van Dijk A, et al. Enhanced endothelin-1-mediated leg vascular tone in healthy older subjects. *J Appl Physiol.* 2007; 103(3):852–857.

[39] Tokunaga O, Fan J, Watanabe T, et al. Endothelin. Immunohistologic localization in aorta and biosynthesis by cultured human aortic endothelial cells. *Lab Invest.* 1992; 67(2):210–217.

[40] Woodman CR, Price EM, Laughlin MH. Selected contribution: aging impairs nitric oxide and prostacyclin mediation of endothelium-dependent dilation in soleus feed arteries. *J Appl Physiol.* 2003; 95(5):2164–2170.

[41] Tew GA, Klonizakis M, Saxton JM. Effects of ageing and fitness on skin-microvessel vasodilator function in humans. *Eur J Appl Physiol.* 2010; 109(2):173–181.

[42] Gates PE, Strain WD, Shore AC. Human endothelial function and microvascular ageing. *Exp Physiol.* 2009; 94(3):311–316.

[43] Holowatz LA, Houghton BL, Wong BJ, et al. Nitric oxide and attenuated reflex cutaneous vasodilation in aged skin. *Am J Physiol Heart Circ Physiol.* 2003; 284(5):H1662–H1667.

[44] Franceschi C, Bonafe M, Valensin S, et al. Inflamm-aging. An evolutionary perspective on immunosenescence. *Ann N Y Acad Sci.* 2000; 908:244–254.

[45] Fagiolo U, Cossarizza A, Scala E, et al. Increased cytokine production in mononuclear cells of healthy elderly people. *Eur J Immunol.* 1993; 23(9):2375–2378.

[46] Brown WR, Thore CR. Review: cerebral microvascular pathology in ageing and neurodegeneration. *Neuropathol Appl Neurobiol.* 2011; 37(1):56–74.

[47] Fu Q, Iwase S, Niimi Y, et al. Age-related changes in vasomotor reflex control of calf venous capacitance response to lower body negative pressure in humans. *Jpn J Physiol.* 2002; 52(1):69–76.

[48] Olsen H, Lanne T. Reduced venous compliance in lower limbs of aging humans and its importance for capacitance function. *Am J Physiol.* 1998; 275(3 Pt 2):H878–H886.

[49] Young CN, Stillabower ME, DiSabatino A, et al. Venous smooth muscle tone and responsiveness in older adults. *J Appl Physiol.* 2006; 101(5):1362–1367.

［50］ Greaney JL, Farquhar WB. Why do veins stiffen with advancing age? *J Appl Physiol*. 2011; 110(1):11–12.

［51］ Gelman S. Venous function and central venous pressure: a physiologic story. *Anesthesiology*. 2008; 108(4):735–748.

［52］ Fink GD. Arthur C. Corcoran Memorial Lecture. Sympathetic activity, vascular capacitance, and long-term regulation of arterial pressure. *Hypertension*. 2009; 53(2):307–312.

［53］ Bernhard D, Laufer G. The aging cardiomyocyte: a mini-review. *Gerontology*. 2008; 54(1):24–31.

［54］ Anversa P, Palackal T, Sonnenblick EH, et al. Myocyte cell loss and myocyte cellular hyperplasia in the hypertrophied aging rat heart. *Circ Res*. 1990; 67(4):871–885.

［55］ Karavidas A, Lazaros G, Tsiachris D, et al. Aging and the cardiovascular system. *Hellenic J Cardiol*. 2010; 51(5):421–427.

［56］ Flanders KC. Smad3 as a mediator of the fibrotic response. *Int J Exp Pathol*. 2004; 85(2):47–64.

［57］ Shivakumar K, Dostal DE, Boheler K, et al. Differential response of cardiac fibroblasts from young adult and senescent rats to ANG II. *Am J Physiol Heart Circ Physiol*. 2003; 284(4):H1454–H1459.

［58］ Cieslik KA, Taffet GE, Carlson S, et al. Immune-inflammatory dysregulation modulates the incidence of progressive fibrosis and diastolic stiffness in the aging heart. *J Mol Cell Cardiol*. 2011; 50(1):248–256.

［59］ Josephson IR, Guia A, Stern MD, et al. Alterations in properties of L-type Ca channels in aging rat heart. *J Mol Cell Cardiol*. 2002; 34(3):297–308.

［60］ Lindner M, Bohle T, Beuckelmann DJ. Ca^{2+}-handling in heart failure — a review focusing on Ca^{2+} sparks. *Basic Res Cardiol*. 2002; 97(Suppl 1):I79–I82.

［61］ Miller TR, Grossman SJ, Schectman KB, et al. Left ventricular diastolic filling and its association with age. *Am J Cardiol*. 1986; 58(6):531–535.

［62］ Zieman SJ, Gerstenblith G, Lakatta EG, et al. Upregulation of the nitric oxide-cGMP pathway in aged myocardium: physiological response to l-arginine. *Circ Res*. 2001; 88(1):97–102.

［63］ van der Loo B, Bachschmid M, Labugger R, et al. Expression and activity patterns of nitric oxide synthases and antioxidant enzymes reveal a substantial heterogeneity between cardiac and vascular aging in the rat. *Biogerontology*. 2005; 6(5):325–334.

［64］ Swinnen M, Vanhoutte D, Van Almen GC, et al. Absence of thrombospondin-2 causes age-related dilated cardiomyopathy. *Circulation*. 2009; 120(16):1585–1597.

［65］ Inuzuka Y, Okuda J, Kawashima T, et al. Suppression of phosphoinositide 3-kinase prevents cardiac aging in mice. *Circulation*. 2009; 120(17):1695–1703.

［66］ Liu L, Zhu J, Glass PS, et al. Age-associated changes in cardiac gene expression after preconditioning. *Anesthesiology*. 2009; 111(5):1052–1064.

［67］ Li SY, Du M, Dolence EK, et al. Aging induces cardiac diastolic dysfunction, oxidative stress, accumulation of advanced glycation endproducts and protein modification. *Aging Cell*. 2005; 4(2):57–64.

［68］ Machii H, Saitoh S, Kaneshiro T, et al. Aging impairs myocardium-induced dilation in coronary arterioles: role of hydrogen peroxide and angiotensin. *Mech Ageing Dev*. 2010; 131(11–12):710–717.

［69］ Hachamovitch R, Wicker P, Capasso JM, et al. Alterations of coronary blood flow and reserve with aging in Fischer 344 rats. *Am J Physiol*. 1989; 256(1 Pt 2):H66–H73.

［70］ Nunez E, Hosoya K, Susic D, et al. Enalapril and losartan reduced cardiac mass and improved coronary hemodynamics in SHR. *Hypertension*. 1997; 29(1 Pt 2):519–524.

［71］ Vanhoutte PM. Aging and vascular responsiveness. *J Cardiovasc Pharmacol*. 1988; 12(Suppl 8):S11–S19.

［72］ Lang MG, Noll G, Luscher TF. Effect of aging and hypertension on contractility of resistance arteries: modulation by endothelial factors. *Am J Physiol*. 1995; 269(3 Pt 2): H837–H844.

［73］ Aronow WS. Heart disease and aging. *Med Clin North Am*. 2006; 90(5):849–862.

［74］ Nassimiha D, Aronow WS, Ahn C, et al. Association of coronary risk factors with progression of valvular aortic stenosis in older persons. *Am J Cardiol*. 2001; 87(11):1313–1314.

［75］ Kertai MD, Bountioukos M, Boersma E, et al. Aortic stenosis: an underestimated risk factor for perioperative complications in patients undergoing noncardiac surgery. *Am J Med*. 2004; 116(1):8–13.

［76］ Jones SA. Ageing to arrhythmias: conundrums of connections in the ageing heart. *J Pharm Pharmacol*. 2006; 58(12):1571–1576.

［77］ Swift ME, Burns AL, Gray KL, et al. Age-related alterations in the inflammatory response to dermal injury. *J Invest Dermatol*. 2001; 117(5):1027–1035.

［78］ Ding A, Hwang S, Schwab R. Effect of aging on murine macrophages. Diminished response to IFN-gamma for enhanced oxidative metabolism. *J Immunol*. 1994; 153(5): 2146–2152.

［79］ Jahangir A, Sagar S, Terzic A. Aging and cardioprotection. *J Appl Physiol*. 2007; 103(6):2120–2128.

［80］ Pepe S. Dysfunctional ischemic preconditioning mechanisms in aging. *Cardiovasc Res*. 2001; 49(1):11–14.

［81］ Lakatta EG, Sollott SJ. The "heartbreak" of older age. *Mol Interv*. 2002; 2(7):431–446.

［82］ Abete P, Cacciatore F, Testa G, et al. Ischemic preconditioning in the aging heart: from bench to bedside. *Ageing Res Rev*. 2010; 9(2):153–162.

［83］ Lechleitner M. Obesity and the metabolic syndrome in the elderly — a mini-review. *Gerontology*. 2008; 54(5):253–259.

［84］ Mozaffarian D, Kamineni A, Prineas RJ, et al. Metabolic syndrome and mortality in older adults: the Cardiovascular Health Study. *Arch Intern Med*. 2008; 168(9):969–978.

［85］ Mio Y, Bienengraeber MW, Marinovic J, et al. Age-related attenuation of isoflurane preconditioning in human atrial cardiomyocytes: roles for mitochondrial respiration and sarcolemmal adenosine triphosphate-sensitive potassium channel activity. *Anesthesiology*. 2008; 108(4):612–620.

[86] Riess ML, Camara AK, Rhodes SS, et al. Increasing heart size and age attenuate anesthetic preconditioning in guinea pig isolated hearts. *Anesth Analg*. 2005; 101(6):1572–1576.

[87] Abete P, Ferrara N, Cacciatore F, et al. Angina-induced protection against myocardial infarction in adult and elderly patients: a loss of preconditioning mechanism in the aging heart? *J Am Coll Cardiol*. 1997; 30(4):947–954.

[88] Czuriga D, Papp Z, Czuriga I, et al. Cardiac aging — a review. *Eur Surg*. 2011; 43:69–77.

[89] Hotta H, Uchida S. Aging of the autonomic nervous system and possible improvements in autonomic activity using somatic afferent stimulation. *Geriatr Gerontol Int*. 2010; (10 Suppl 1):S127–S136.

[90] Farrell SR, Howlett SE. The age-related decrease in catecholamine sensitivity is mediated by beta (1)-adrenergic receptors linked to a decrease in adenylate cyclase activity in ventricular myocytes from male Fischer 344 rats. *Mech Ageing Dev*. 2008; 129(12):735–744.

[91] Rooke GA. Cardiovascular aging and anesthetic implications. *J Cardiothorac Vasc Anesth*. 2003; 17(4):512–523.

[92] Lakatta EG. Alterations in the cardiovascular system that occur in advanced age. *Fed Proc*. 1979; 38(2):163–167.

[93] Docherty JR. Cardiovascular responses in ageing: a review. *Pharmacological reviews*. 1990; 42(2):103–125.

[94] Brodde OE, Michel MC. Adrenergic and muscarinic receptors in the human heart. *Pharmacol Rev*. 1999; 51(4):651–690.

[95] Birenbaum A, Tesse A, Loyer X, et al. Involvement of beta 3-adrenoceptor in altered beta-adrenergic response in senescent heart: role of nitric oxide synthase 1-derived nitric oxide. *Anesthesiology*. 2008; 109(6):1045–1053.

[96] McCloskey DT, Turnbull L, Swigart P, et al. Abnormal myocardial contraction in alpha(1A)- and alpha(1B)-adrenoceptor double-knockout mice. *J Mol Cell Cardiol*. 2003; 35(10):1207–1216.

[97] Turnbull L, McCloskey DT, O'Connell TD, et al. Alpha 1-adrenergic receptor responses in alpha 1AB-AR knockout mouse hearts suggest the presence of alpha 1D-AR. *Am J Physiol Heart Circ Physiol*. 2003; 284(4):H1104–H1109.

[98] O'Connell TD, Ishizaka S, Nakamura A, et al. The alpha(1A/C)- and alpha(1B)-adrenergic receptors are required for physiological cardiac hypertrophy in the double-knockout mouse. *J Clin Invest*. 2003; 111(11):1783–1791.

[99] Cao XJ, Li YF. Alteration of messenger RNA and protein levels of cardiac alpha(1)-adrenergic receptor and angiotensin II receptor subtypes during aging in rats. *Can J Cardiol*. 2009; 25(7):415–420.

[100] Wichi RB, De Angelis K, Jones L, et al. A brief review of chronic exercise intervention to prevent autonomic nervous system changes during the aging process. *Clinics (Sao Paulo)*. 2009; 64(3):253–258.

[101] Negrao CE, Moreira ED, Santos MC, et al. Vagal function impairment after exercise training. *J Appl Physiol*. 1992; 72(5):1749–1753.

[102] Dinenno FA, Jones PP, Seals DR, et al. Limb blood flow and vascular conductance are reduced with age in healthy humans: relation to elevations in sympathetic nerve activity and declines in oxygen demand. *Circulation*. 1999; 100(2):164–170.

[103] Esler MD, Turner AG, Kaye DM, et al. Aging effects on human sympathetic neuronal function. *Am J Physiol*. 1995; 268(1 Pt 2):R278–R285.

[104] Stratton JR, Levy WC, Caldwell JH, et al. Effects of aging on cardiovascular responses to parasympathetic withdrawal. *J Am Coll Cardiol*. 2003; 41(11):2077–2083.

[105] Eckberg DL, Drabinsky M, Braunwald E. Defective cardiac parasympathetic control in patients with heart disease. *N Engl J Med*. 1971; 285(16):877–883.

[106] Heymes C, Swynghedauw B, Chevalier B. Activation of angiotensinogen and angiotensin-converting enzyme gene expression in the left ventricle of senescent rats. *Circulation*. 1994; 90(3):1328–1333.

[107] Corman B, Michel JB. Renin-angiotensin system, converting-enzyme inhibition and kidney function in aging female rats. *Am J Physiol*. 1986; 251(3 Pt 2):R450–R455.

[108] Basso N, Cini R, Pietrelli A, et al. Protective effect of long-term angiotensin II inhibition. *Am J Physiol Heart Circ Physiol*. 2007; 293(3):H1351–H1358.

[109] Davis PJ, Davis FB. Water excretion in the elderly. *Endocrinol Metab Clin North Am*. 1987; 16(4):867–875.

[110] Weidmann P, De Myttenaere-Bursztein S, Maxwell MH, et al. Effect on aging on plasma renin and aldosterone in normal man. *Kidney Int*. 1975; 8(5):325–333.

[111] Martinez-Rumayor A, Richards AM, Burnett JC, et al. Biology of the natriuretic peptides. *Am J Cardiol*. 2008; 101(3A):3–8.

[112] Mukoyama M, Nakao K, Saito Y, et al. Human brain natriuretic peptide, a novel cardiac hormone. *Lancet*. 1990; 335(8692):801–802.

[113] Liang F, O'Rear J, Schellenberger U, et al. Evidence for functional heterogeneity of circulating B-type natriuretic peptide. *J Am Coll Cardiol*. 2007; 49(10):1071–1078.

[114] Goetze JP. Biosynthesis of cardiac natriuretic peptides. *Results Probl Cell Differ*. 2009; 50:97–120.

[115] Balion CM, Santaguida P, McKelvie R, et al. Physiological, pathological, pharmacological, biochemical and hematological factors affecting BNP and NT-proBNP. *Clin Biochem*. 2008; 41(4-5):231–239.

[116] Remme WJ, Swedberg K. Comprehensive guidelines for the diagnosis and treatment of chronic heart failure. Task force for the diagnosis and treatment of chronic heart failure of the European Society of Cardiology. *Eur J Heart Fail*. 2002; 4(1):11–22.

[117] Maisel A, Mueller C, Adams K Jr, et al. State of the art: using natriuretic peptide levels in clinical practice. *Eur J Heart Fail*. 2008; 10(9):824–839.

[118] O'Rourke MF, Safar ME, Dzau V. The Cardiovascular Continuum extended: aging effects on the aorta and microvasculature. *Vasc Med*. 2010; 15(6):461–468.

[119] Boutouyrie P, Laurent S, Benetos A, et al. Opposing effects of

ageing on distal and proximal large arteries in hypertensives. *J Hypertens. Suppl.* 1992; 10(6):S87–S91.

[120] Nichols WW, O'Rourke MF. *McDonal's blood flow in arteries: theoretical, experimental and clinical principles.* 5th ed. London: Hodder Arnold, 2005.

[121] O'Rourke MF, Hashimoto J. Mechanical factors in arterial aging: a clinical perspective. *J Am Coll Cardiol.* 2007; 50(1):1–13.

[122] Franklin SS, Gustin Wt, Wong ND, et al. Hemodynamic patterns of age-related changes in blood pressure. The Framingham Heart Study. *Circulation.* 1997; 96(1):308–315.

[123] McEniery CM, Yasmin, McDonnell B, et al. Central pressure: variability and impact of cardiovascular risk factors: the Anglo-Cardiff Collaborative Trial II. *Hypertension.* 2008; 51(6):1476–1482.

[124] Borlaug BA, Melenovsky V, Redfield MM, et al. Impact of arterial load and loading sequence on left ventricular tissue velocities in humans. *J Am Coll Cardiol.* 2007; 50(16):1570–1577.

[125] Avolio AP, Chen SG, Wang RP, et al. Effects of aging on changing arterial compliance and left ventricular load in a northern Chinese urban community. *Circulation.* 1983; 68(1):50–58.

[126] Lakatta EG, Levy D. Arterial and cardiac aging: major shareholders in cardiovascular disease enterprises. Part I: aging arteries: a "set up" for vascular disease. *Circulation.* 2003; 107(1):139–146.

[127] Redheuil A, Yu WC, Wu CO, et al. Reduced ascending aortic strain and distensibility: earliest manifestations of vascular aging in humans. *Hypertension.* 2010; 55(2):319–326.

[128] Vlachopoulos C, Aznaouridis K, Stefanadis C. Prediction of cardiovascular events and all-cause mortality with arterial stiffness: a systematic review and meta-analysis. *J Am Coll Cardiol.* 2010; 55(13):1318–1327.

[129] Bateman GA. Pulse-wave encephalopathy: a comparative study of the hydrodynamics of leukoaraiosis and normal-pressure hydrocephalus. *Neuroradiology.* 2002; 44(9):740–748.

[130] O'Rourke MF, Safar ME. Relationship between aortic stiffening and microvascular disease in brain and kidney: cause and logic of therapy. *Hypertension.* 2005; 46(1): 200–204.

[131] Safar ME, Lacolley P. Disturbance of macro- and microcirculation: relations with pulse pressure and cardiac organ damage. *Am J Physiol Heart Circ Physiol.* 2007; 293(1):H1–H7.

[132] Henry Feugeas MC, De Marco G, Peretti II, et al. Age-related cerebral white matter changes and pulse-wave encephalopathy: observations with three-dimensional MRI. *Magn Reson Imaging.* 2005; 23(9):929–937.

[133] Lakatta EG, Levy D. Arterial and cardiac aging: major shareholders in cardiovascular disease enterprises. Part II: the aging heart in health: links to heart disease. *Circulation.* 2003; 107(2):346–354.

[134] Panting JR, Gatehouse PD, Yang GZ, et al. Abnormal subendocardial perfusion in cardiac syndrome X detected by cardiovascular magnetic resonance imaging. *N Engl J Med.* 2002; 346(25):1948–1953.

[135] Julius S, Amery A, Whitlock LS, et al. Influence of age on the hemodynamic response to exercise. *Circulation.* 1967; 36(2):222–230.

[136] Fleg JL, O'Connor F, Gerstenblith G, et al. Impact of age on the cardiovascular response to dynamic upright exercise in healthy men and women. *J Appl Physiol.* 1995; 78(3):890–900.

[137] Pimentel AE, Gentile CL, Tanaka H, et al. Greater rate of decline in maximal aerobic capacity with age in endurance-trained than in sedentary men. *J Appl Physiol.* 2003; 94(6):2406–2413.

[138] Krane M, Voss B, Hiebinger A, et al. Twenty years of cardiac surgery in patients aged 80 years and older: risks and benefits. *Ann Thorac Surg.* 2011; 91(2):506–513.

[139] Krane M, Bauernschmitt R, Hiebinger A, et al. Cardiac reoperation in patients aged 80 years and older. *Ann Thorac Surg.* 2009; 87(5):1379–1385.

[140] Tsai TP, Nessim S, Kass RM, et al. Morbidity and mortality after coronary artery bypass in octogenarians. *Ann Thorac Surg.* 1991; 51(6):983–986.

[141] Yashar JJ, Yashar AG, Torres D, et al. Favorable results of coronary artery bypass and/or valve replacement in octogenarians. *Cardiovasc Surg.* 1993; 1(1):68–71.

[142] Collart F, Feier H, Kerbaul F, et al. Valvular surgery in octogenarians: operative risks factors, evaluation of Euroscore and long term results. *Eur J Cardiothorac Surg.* 2005; 27(2):276–280.

[143] Kolh P, Kerzmann A, Honore C, et al. Aortic valve surgery in octogenarians: predictive factors for operative and long-term results. *Eur J Cardiothorac Surg.* 2007; 31(4):600–606.

[144] Mantilla CB, Horlocker TT, Schroeder DR, et al. Frequency of myocardial infarction, pulmonary embolism, deep venous thrombosis, and death following primary hip or knee arthroplasty. *Anesthesiology.* 2002; 96(5):1140–1146.

[145] Fleischmann KE, Beckman JA, Buller CE, et al. 2009 ACCF/AHA focused update on perioperative beta blockade: a report of the American college of cardiology foundation/American heart association task force on practice guidelines. *Circulation.* 2009; 120(21):2123–2151.

[146] Bardakci H, Cheema FH, Topkara VK, et al. Discharge to home rates are significantly lower for octogenarians undergoing coronary artery bypass graft surgery. *Ann Thorac Surg.* 2007; 83(2):483–489.

[147] Craver JM, Puskas JD, Weintraub WW, et al. 601 octogenarians undergoing cardiac surgery: outcome and comparison with younger age groups. *Ann Thorac Surg.* 1999; 67(4):1104–1110.

[148] Avery GJ, 2nd, Ley SJ, Hill JD, et al. Cardiac surgery in the octogenarian: evaluation of risk, cost, and outcome. *Ann Thorac Surg.* 2001; 71(2):591–596.

[149] Sandham JD, Hull RD, Brant RF, et al. A randomized, controlled trial of the use of pulmonary-artery catheters in

high-risk surgical patients. *N Engl J Med*. 2003; 348(1):5–14.

[150] Cowie BS. Does the pulmonary artery catheter still have a role in the perioperative period? *Anaesth Intensive Care*. 2011; 39(3):345–355.

[151] Fleisher LA, Beckman JA, Brown KA, et al. 2009 ACCF/ AHA focused update on perioperative beta blockade incorporated into the ACC/AHA 2007 guidelines on perioperative cardiovascular evaluation and care for noncardiac surgery: a report of the American college of cardiology foundation/American heart association task force on practice guidelines. *Circulation*. 2009; 120(21):e169–e276.

[152] Galal W, Hoeks SE, Flu WJ, et al. Relation between preoperative and intraoperative new wall motion abnormalities in vascular surgery patients: a transesophageal echocardiographic study. *Anesthesiology*. 2010; 112(3): 557–566.

[153] Subramaniam B, Subramaniam K. Not all perioperative myocardial infarctions can be prevented with preoperative revascularization. *Anesthesiology*. 2010; 112(3):524–526.

[154] Nickalls RW, Mapleson WW. Age-related iso-MAC charts for isoflurane, sevoflurane and desflurane in man. *Br J Anaesth*. 2003; 91(2):170–174.

[155] Kazama T, Ikeda K, Morita K, et al. Comparison of the effect-site k(eO)s of propofol for blood pressure and EEG bispectral index in elderly and younger patients. *Anesthesiology*. 1999; 90(6):1517–1527.

[156] Schnider TW, Minto CF, Shafer SL, et al. The influence of age on propofol pharmacodynamics. *Anesthesiology*. 1999; 90(6):1502–1516.

[157] Powell-Tuck J, Gosling P, Lobo D, et al. *British Consensus Guidelines on Intravenous Fluid Therapy for Adult Surgical Patients*. 2008. <http://www. ics. ac. uk/ics-homepage/ guidelines-standards/>.

[158] Marik PE, Baram M, Vahid B. Does central venous pressure predict fluid responsiveness? A systematic review of the literature and the tale of seven mares. *Chest*. 2008; 134(1): 172–178.

[159] Marik PE, Cavallazzi R, Vasu T, et al. Dynamic changes in arterial waveform derived variables and fluid responsiveness in mechanically ventilated patients: a systematic review of the literature. *Crit Care Med*. 2009; 37(9):2642–2647.

[160] Barnett SR. Polypharmacy and perioperative medications in the elderly. *Anesthesiol Clin*. 2009; 27(3):377–389.

第七章

呼吸系统衰老

概述

最近有研究指出工业化国家21世纪初出生的人,其预期寿命将超过100岁,更重要的是,他们的生活质量也较高[1]。然而,由于年龄导致的不可逆性生理功能的退化,药物和外科手术治疗会比较集中于老年人[2]。70岁以上的人进行手术越来越常见:一方面是由于目前老年人口占总人口比例大,另一方面是由于外科和麻醉技术的提高使得手术安全性比既往高。我们可以预测,这一趋势将会持续存在,使得老年人的治疗需求增加,目前用于年轻人的诊断和治疗方法也会用于老年人。

从妊娠期第6周到8岁,由于呼吸性细支气管和肺泡管的数量以多个数量级的形式增加,所以肺组织大小和复杂度也呈指数式发育。发育结束后大约有3亿个肺泡,是刚出生时的10倍。肺功能和容量在20岁时达顶峰,男性和女性分别维持10多年和20多年,接着开始衰减,肺容量每10年减少大约10%,即使身体机能活跃的运动员也是如此[3]。如果按照这个损失率来算,预计到120~150岁时,肺功能储备量将无法满足机体需求[4,5]。随着年龄增加,肺本身的弹性下降,胸壁的硬度也增加。这一变化导致了可以进行气体交换的表面积显著减少,因而容易发生低氧血症。

麻醉科医生必须深入理解这种年龄相关的改变,因为许多外科和麻醉因素会加剧肺功能的恶化,包括手术体位、机械相关因素的肌肉损伤,以及麻醉和止疼药物的残余作用[6]。此外,老年患者术后早期容易发生认知功能下降,这使得他们难以配合术后肺部并发症的预防和治疗[7]。这种并发症和心血管疾病一样常见,但是当呼吸系统受到影响时,死亡率增加,最近的数据显示在20%左右[8]。

本章节回顾了年龄为呼吸系统带来的生理变化,强调了和实施麻醉相关的因素。如果想了解这一章节更多的内容可以参考后面的文献[9-14]。

结构变化

呼吸系统结构传统来讲分为胸壁和肺组织。胸壁由2部分组成:骨和软骨结构(胸腔),以及使得它们运动的肌肉。可能由于脊髓和肋间韧带以及固定肋骨的肋软骨钙化导致的弹性下降,骨和软骨结构的顺应性会随着年龄增加而下降,这使得胸廓运动更加困难。此外,到80岁时有30%的男性和60%的女性会发生年龄相关性骨质疏松症导致的脊椎部分或者完全骨折,这使得驼背十分明显,因此,由于前后径增加,胸廓呈桶状[15,16]。这些几何变化加上胸壁顺应性的下降导致了肺压力容积曲线右移以及功能残气量(FRC)轻度增加。

由于胸廓前后径增加,老年人膈肌高度比年轻人减少了23%~25%,这使得膈肌肌力下降。常见于老年人的营养不良不利于呼吸肌产生最大吸气和呼气压(MIP和MEP),以及最大通气量[17-20]。

呼吸肌退行性变化的过程被认为与其他骨骼肌同步,例如MIP和MEP值下降与握力减弱密切相关[21]。肌肉纤维和神经结构的共同变化导致了老年人的肌力不足。此外,肌肉横截面面积减少,肌纤维和运动神经纤维数量下降,神经肌肉接头发生改变,外周运动神经元数量减少[22,23]。

营养不良、吸收障碍和并发其他疾病的现象在老年患者中比较常见,关于营养不良对呼吸肌结构和功能产生的影响的研究提示,营养缺陷和膈肌重量与MIP和MEP有关[24]。神经肌肉失调症,例如帕金森病和脑血管异常以及心力衰竭,都对呼吸肌力有非常显著的影响[28]。膈肌收缩时,肌力和收缩时间的关系-张力/时间指数(TTI)是变化的,例如心力衰竭的老年患者TTI值升高,导致肌肉容易疲劳。这些变化导致了脱机困难或者通气不足[25-27]。

年龄导致的肺实质退行性变化并不能归因于肺泡表面活性物质,因为这些物质似乎不受年龄的影响,Ⅱ型肺泡上皮细胞和克拉拉细胞的数量和功能都没变化。因此肺实质功能的下降原因必须来自肺的弹性变化。20岁时弹性回缩力在40%TLC处达到最大值:7～9 cmH$_2$O,此后以每年减少0.2 cmH$_2$O的速率下降,到50岁时下降50%[29]。这可能与弹性纤维的空间排列和交联或者假弹性硬蛋白的出现有关[30]。由于肺泡管的扩张,导致了所谓的老年性过度通气称为老年性肺气肿。由于非吸烟老年人没有组织破坏,这种老年性肺气肿可以和吸烟导致的病理性肺气肿进行鉴别[31]。相对于20岁的年轻人,老年人的压力容积曲线向右下移位[32]。60岁之后,一些呼吸性细支气管和肺泡的弹性纤维断裂,导致了肺泡的变性和萎缩。这与吸烟导致的肺气肿而形成的不规则分布不同。形态学研究表明,30岁之后肺泡壁间距增大,进行气体交换的肺泡表面积以每单位体积的数量逐步减少。30岁时为75 m^2,75岁时为60 m^2,到90岁的时候,肺泡表面积为30岁时的70%[33]。

在肺的远端,支气管-细支气管树和邻近肺泡的漏斗状区域,细支气管固定在肺泡薄壁的周围起支撑作用,因此细支气管口径取决于肺泡壁的牵引作用,肺泡弹性回缩力的下降会导致相应细支气管的狭窄。当某一区域肺塌陷时,空气停止进入肺泡和邻近的支气管,但是当闭合的主要为细支气管时,空气仍然滞留在肺泡和漏斗状区域。年轻人由于终末细支气管闭合导致的空气潴留仅发生在肺组织相互依赖的区域,通常产生于最大呼气末[34]。老年人这一现象加重,70岁以后肺容量接近残气量(RV)。空气潴留增加很大程度上是由于弹性回缩力的下降,也与老化的细支气管壁对抗气道塌陷的阻力下降有关[35]。考虑到小气道表面物质清除力随着年龄增加而下降,因此这一因素在老年人的呼吸疾病发生中也有作用[36]。

肺功能

闭合气量(CV)是指在气道开始闭合时残气量(RV)位以上的肺容量。闭合容量(CC)是CV和RV两者之和。CV和CC可以通过吸入示踪气体法测定,或者假如RV在已知的情况下,测量单次呼吸后残气量位的氮气浓度进行相对的估算[37-39]。早在1970年,Leblanc和他同事研究发现,在80名年龄在18～82岁的非吸烟人群中,闭合容量随着年龄和体位发生改变,它会随着年龄增加直到等于功能残气量(FRC)(图7-1)。在静息状态下,一部分气道在吸气开始的时候开放的,然而另一部分在吸气快结

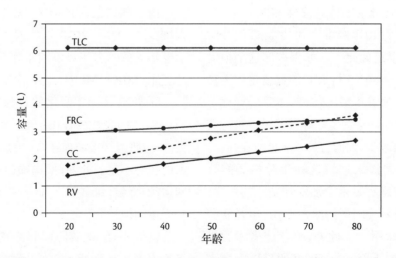

图7-1 不同年龄正常男性的肺容量(身高1.7 m)。传统的肺容量是根据Quanjer及同事的研究结果来进行估计的[40];CC值则是基于比伊斯特(Buist)及同事的研究[41]。CC:闭合容量;FRC:功能残气量;RV:残气量;TLC:肺总量。资料来源:Quanjer PH, Tammeling GJ, Cotes JE, Pederson OF, Peslin R, Yernault JC(1993)Lung volumes and forced ventilator flows, Report Working Party "Sandardization of Lung Function Tests". European Coal and Steel Community. EurResp J, Suppl. Mar(16), 5–40 and Buist AS, Ross BB (1973),Predicted values for closing volumes using a modified single breath test. Am Rev Respir Dis, 107(5),744–752.

束才开放或者一直处于关闭状态。这一现象在卧位更加明显，导致肺内有效气体交换减少，当给年龄超过65岁的患者进行麻醉诱导预充氧时必须考虑到这一点，因为比起适用于年轻人的四次纯氧深吸气法，吸入3分钟或者更长时间的预充氧方法对老年患者更有利[42]。

肺容量

虽然肺总量（TLC）的绝对值在20～70岁轻微下降，但是由于椎间盘变薄的同时身高也下降，因此如果考虑到身高的原因，肺总量几乎不变。然而，肺活量从20～60岁时减少了25%[43]，残气量成比例增加，从年轻时占肺总量的25%到70岁时占肺总量的40%（图7-1）。前面提到肺组织比胸壁的弹性变化稍大，这也是老年人FRC/TLC比值轻度增加的原因。因此，在静息状态下，老年人比年轻人更容易达到呼吸时的最大限度。肺活量减少会增加呼吸肌的负荷，因此60岁的老年人呼吸能量消耗比20岁的年轻人大约多20%[44]。

肺功能测定

健康女性在20岁左右，男性在25～27岁，第一秒用力呼气量（FEV$_1$）达到最大值，然后在40岁之前这个值会随着年龄以每年20 ml的速度减少，65岁以后每年以38 ml的速度减少。可以预测到当女性55岁和男性60岁时FEV$_1$将减少25%[45]。考虑到用力肺活量（FVC）比FEV$_1$下降稍多，FEV$_1$/FVC比值会随着年龄轻度升高。男性呼吸参数的变化比女性显著，吸烟者尤为显著，即使是在吸烟导致的肺部疾病还不明显的情况下。吸烟者90岁时，其FEV$_1$的值为65岁时的一半，这个值已经显著低于同年龄和身高的非吸烟者[46-48]。

60岁以后慢性阻塞性肺部疾病（COPD）的发病率比年轻人高2～3倍，这个数据值得关注[49]。2010年更新的阻塞性肺部疾病全球策略（GOLD）提出了基于使用支气管扩张剂后的肺功能指标：FEV$_1$/FVC<70%且FEV$_1$≤参考值的80%[50]。如果用这个临界值进行诊断，那么70岁以后大约35%的非吸烟人群可以诊断为COPD，80岁以后，COPD比例可达50%[51]。因此，为了使误诊最小化，GOLD的肺功能标准必须结合特定年龄的参考值，也就是说，参考值来源于相同年龄阶段的健康人群。然而，即使健康老年人FEV$_1$属于正常低值，但是当FEV$_1$/FVC<70%时，仍有较高的COPD相关性死亡或者住院风险[52]。

当最大吸气和呼气流速（MIF和MEF）随着年龄下降的时候，它们的变异性也增加，这使得精确量化减少值非常困难[53]。当研究者用呼气负压技术检测肺功能时发现，其他系统健康的老年男性和女性分别有32.5%和38%的呼气流速受限发生率，这项技术对老年人的配合要求不高[54]。年龄相关的MEF下降是由于肺弹性回缩力下降[55]。MEF降低和FRC升高是老年人运动耐量机械性受限的决定因素[56]。在亚极量运动耐量试验中，老年人呼吸必须快于年轻人[57]。另一个很大程度上限制老年人增加通气的原因是相对于年轻人来讲的偏高的呼气末肺容量[58]。随着年龄增加导致的肺弹性回缩力下降的主要结局是不能达到吸气肌最佳长度和呼吸费力，此外呼气流速和吸气压力受限在十分健康的老年人群中也会发生，因此老年人很容易发生呼吸疲劳。

最后，关于气道非特异性反应，高龄与醋甲胆碱剂量效应曲线的斜率密切相关，但是这只适用于既往而非现在有吸烟史或者无吸烟史的老年人[59]。

最大吸气压和最大呼气压

呼吸肌力是在功能残气位或残气位气道阻断时用最大用力吸气产生的最大吸气压和在肺总量位气道阻断时用最大用力呼气产生的最大呼气压而测定的。男性最大吸气压（MIP）超过80 cmH$_2$O或者女性超过70 cmH$_2$O可以排除显著的呼吸肌力下降[60]。但是大量的如Enright和他同事的研究发现75岁以上的老年人MIP低于这个水平，这给最健康的老年人呼吸肌力也下降提供了证据来源。在一些导致呼吸肌超负荷工作的临床情况下如肺炎或者充血性心衰时偏低的MIP就比较有临床意义了[61]。营养缺乏也是一个导致呼吸肌功能不全的因素。

当评估老年患者肺功能状态时，除了要考虑由于肺功能降低导致的呼吸参数下降之外，还要考虑到年龄相关的运动和认知不足带来的障碍，它会干扰老年患者的配合从而使大约1/5的患者结果不准[62-63]。

气体交换

区域性肺通气灌注比例失调随着年纪增加而加重。这也许是由于过量的肺泡通气而灌注不佳（无效腔效应）或者过量的灌注而通气不足（分流效应）。两种不匹配都会将肺泡–动脉氧分压差$[P_{(A-a)}O_2]$增加到一定程度，Sorbini和他的同事提出了一个公式[64,65]：

$$P_{(A-a)}O_2 = 14.5 - 0.057 \times 年龄$$

其中压力单位为千帕，年龄为年，或者

$$P_{(A-a)}O_2 = 109 - 43 \times 年龄$$

其中压力单位为毫米汞柱，年龄为年。当评估老年患者的功能时，应该用稍低的PaO_2参考值。超过65岁时，可接受的参考范围为：$10.5 \sim 11.3$ kPa（$80 \sim 90$ mmHg），因此，对一个82岁的老年人来说PaO_2为9.8 kPa（73.7 mmHg）提示轻度气体交换的变化[66]。由于氧–血红蛋白解离曲线呈S型，当在PaO_2大于9.3 kPa（70 mmHg）的情况下用脉搏血氧饱和度仪监测动脉血氧饱和度的时候，氧饱和度基本变化很小，虽然当样本总体非常大时，该变量可能

出现年龄相关的进行性下降（图7–2）。

$PaCO_2$，相对来说基本不变。肺一氧化碳弥散量（DLCO）也会随着时间而减少，其公式被Guènard和Marthan提出如下[67]：

$$DLCO = 126 - 0.90 \times 年龄$$

其中DLCO代表每分钟每千帕$PaCO_2$的弥散毫升量（$r=0.54$, $p<0.001$）。

肺灌注

肺毛细血管床随着年龄增加而减少，导致平均肺动脉压和肺血管阻力增加了30%[68]。肺血管的硬化减弱了缺氧性肺血管收缩反应，从而导致老年患者通气血流比例发生改变。当需要单肺通气时这些轻微的异常就变得非常有临床意义[69]。

上呼吸道

70岁以上的老年人发生咳嗽和吞咽反射受损的频率比较高，各种原因如下：男性咽部和声门下阻力增加（而非女性）、咽壁肌肉支持消失、吞咽反射延迟、伴随疾病（COPD、脑血管卒中、认知下降和甲状腺功能降低）和支气管上皮纤毛减少[70,71]。此外，

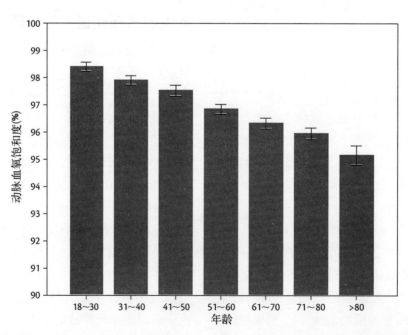

图7–2　不同年龄段患者仰卧位时的平均动脉血氧饱和度（S_PO_2）。图中的误差线代表标准误。这些人群包括肺处于健康和疾病状态的患者。资料来源：Canet J, Gallart L, Gomar C, Paluzié G, Vallès J, Castillo J, Sabaté S, Mazo V, Briones Z, Sanchis J, ARISCAT Investigators（2010）Prediction of postoperative pulmonary complications in a population-based surgical cohort. Anesthesiology, 113（6），1338–1350.

气管支气管树识别异物能力下降，而且咳嗽本身在容量、力量和呼气流量上效率降低[72]。咳嗽和吞咽反射受损的机理尤其是在口腔护理不佳或者牙齿缺失的情况时，老年患者产生口腔、咽部或者胃内容物误吸的风险更大，因此，发生吸入性肺炎的风险也更大。在一个大型的关于患有社区获得性肺炎的住院患者研究中发现，年龄从65～69岁上升至90岁时，误吸的发生率增加了5倍，死亡率增加了2倍[73]。当患者长期卧床和使用镇静或者全身麻醉药的时候，风险更大。

睡眠期间中枢性呼吸抑制和咽部塌陷也许是老年人睡眠呼吸紊乱发生率高的原因，这种紊乱在老年男性尤为明显[74,75]。老年人睡眠时反复性上呼吸道梗阻事件的发生概率为24%～75%[76]。

中枢调节

老年人的分钟通气量和具有相似体格指数以及在相似状态下的年轻人是接近的，但是老年人的潮气量低，呼吸频率快[77]。对低氧血症的反应明显减弱，对高碳酸血症的反应也下降。中枢性呼吸驱动力通常通过测量阻断呼吸前100 ms的压力，它的测量不受呼吸系统顺应性的影响。老年人在高碳酸血症时，该压力值大约是年轻人的一半，在低氧血症时该值不到年轻人的一半。这些结果并不能用呼吸肌力减弱来解释[78]。这些研究表明老年人感知化学和机械感受器的信号能力下降，而且呼吸肌传出通路的活性不足。也有报道指出老年人呼吸过程中对弹性负荷和阻力负荷的感知下降[79,80]。这些总的影响是抑制呼吸调节的原因之一，它很大程度上导致了机体报警系统和自我适应过程的减弱。

结论

老年人呼吸系统有显著的变化。30岁之后肺功能逐渐下降，80岁之后呼吸储备明显减少。因此高龄增加了临床医疗中如外科手术的风险。胸部最重要的生理变化是胸壁顺应性降低、肺的弹性回缩力和呼吸肌肌力量下降。这些共同导致了用于气体交换的表面区域减少了20%以及通气-血流比值改变。结果PaO_2和通气储备也下降。此外，同样重要的还有咳嗽和吞咽反射调节的减弱以及对低氧血症和高

碳酸血症敏感性的降低，后者敏感性降低的幅度比前者稍小。

麻醉科医生必须牢记这些改变，以便处理老年患者围术期时出现的挑战，确保手术预后成功。

（边文玉 译 苏殿三 审校）

参考文献

[1] Christensen K, Doblhammer G, Rau R, et al. Ageing populations: the challenges ahead. *Lancet.* 2009; 374: 1196–1208.

[2] Sabaté S, Canet J, Gomar C, et al. Cross-sectional survey of anaesthetic practices in Catalonia, Spain. *Ann Fr Anesth Reanim.* 2008; 27(5):371–383.

[3] Burrows B, Cline MG, Knudson RJ, et al. A descriptive analysis of the growth and decline of the FVC and FEV_1. *Chest.* 1983; 83(5):717–724.

[4] McClaran SR, Babcock MA, Pegelow DF. Longitudinal effects of aging on lung function at rest and exercise in healthy active fit elderly adults. *J Appl Physiol.* 1995; 78(5):1957–1968.

[5] Pollock ML, Mengelkoch LJ, Graves JE. Twenty-year follow-up of aerobic power and body composition of older track athletes. *J Appl Physiol.* 1997; 82(5):1508–1516.

[6] Canet J, Mazo V. Postoperative pulmonary complications. *Minerva Anestesiol.* 2010; 76(2):138–143.

[7] Manku K, Bacchetti P, Leung JM. Prognostic significance of postoperative in-hospital complications in elderly patients. I. Long-term survival. *Anesth Analg.* 2003; 96(2):583–589.

[8] Canet J, Gallart L, Gomar C, et al. Prediction of postoperative pulmonary complications in a population-based surgical cohort. *Anesthesiology.* 2010; 113(6):1338–1350.

[9] Wahba WM. Influence of aging on lung function — clinical significance of changes from age twenty. *Anesth Analg.* 1983; 62(8):764–776.

[10] Smith TC. Respiratory effects of aging. *Semin Anesth.* 1986; 5(1):14–22.

[11] Janssens JP, Pache JC, Nicod LP. Physiological changes in respiratory function associated with ageing. *Eur Respir J.* 1999; 13(1):197–205.

[12] Zaugg M, Lucchinetti E. Respiratory function in the elderly. *Anesthesiol Clin.* 2000; 18(1):48–58.

[13] Sprung J, Gajic O, Warner DO. Review article: age related alterations in respiratory function — anesthetic considerations. *Can J Anesth.* 2006; 53(12):1244–1257.

[14] Milic-Emili J, Torchio R, D'Angelo E. Closing volume: a reappraisal (1967–2007). *Eur J Appl Physiol.* 2007; 99(6):567–583.

[15] Gunby MC, Morley JE. Epidemiology of bone loss with aging. *Clin Geriatr Med.* 1994; 10(4):557–571.

[16] Edge J, Millard F, Reid L, et al. The radiographic appearance of the chest in persons of advanced age. *Br J Radiol.* 1964;

37(10):769–774.

[17] Polkey MI, Harris ML, Hughes PD, et al. The contractile properties of the elderly human diaphragm. *Am J Respir Crit Care Med*. 1997; 155(5):1560–1564.

[18] Tolep K, Higgins N, Muza S, et al. Comparison of diaphragm strength between healthy adult elderly and young men. *Am J Respir Crit Care Med*. 1995; 152(2):677–682.

[19] Enright PL, Kronmal RA, Manolio TA, et al. Respiratory muscle strength in the elderly: correlates and reference values. *Am J Respir Crit Care Med*. 1994; 149(3 Pt1):430–438.

[20] Arora NS, Rochester DF. Respiratory muscle strength and maximal voluntary ventilation in undernourished patients. *Am Rev Respir Dis*. 1982; 126(1):5–8.

[21] Bassey EJ, Harries UJ. Normal values for handgrip strength in 920 men and women aged over 65 years, and longitudinal changes over 4 years in 620 survivors. *Clin Sci*. 1993; 84(3):331–337.

[22] Tolep K, Kelsen S. Effect of aging on respiratory skeletal muscles. *Clin Chest Med*. 1993; 14(3):363–378.

[23] Brown M, Hasser E. Complexity of age-related change in skeletal muscle. *J Gerontol A Biol Sci Med Sci*. 1996; 51(2):B117–B123.

[24] Wilson DO, Rogers RM, Hoffman RM. Nutrition and chronic lung disease. *Am Rev Respir Dis*. 1985; 132(6):1347–1365.

[25] Brown L. Respiratory dysfunction in Parkinson's disease. *Clin Chest Med*. 1994; 15(4):715–727.

[26] Vingerhoets F, Bogousslavsky J. Respiratory dysfunction in stroke. *Clin Chest Med*. 1994; 15(4):729–737.

[27] Mancini D, Henson D, LaManca J, et al. Respiratory muscle function and dyspnoea in patients with chronic heart failure. *Circulation*. 1992; 86(3):909–918.

[28] Stassijns G, Lysens R, Decramer M. Peripheral and respiratory muscles in chronic heart failure. *Eur Respir J*. 1996; 9(10):2161–2167.

[29] Turner J, Mead J, Wohl M. Elasticity of human lungs in relation to age. *J Appl Physiol*. 1968; 25(6):664–671.

[30] Crapo RO. The aging lung. In Mahler DA (ed) *Pulmonary disease in the elderly patient*, Vol. 63 (pp. 1–21). New York: Marcel Dekker, 1993.

[31] Verbeken E, Cauberghs M, Mertens I, et al. The senile lung. Comparison with normal and emphysematous lungs. 1: Structural aspects. *Chest*. 1992; 101(3):793–799.

[32] Verbeken E, Cauberghs M, Mertens I, et al. The senile lung. Comparison with normal and emphysematous lungs. 2: Functional aspects. *Chest*. 1992; 101(3):800–809.

[33] Gillooly M, Lamb D. Airspace size in lungs of lifelong nonsmokers: effect of age and sex. *Thorax*. 1993; 48(1):39–43.

[34] Milic-Emili J, Henderson JA, Dolovich MB, et al. Regional distribution of inspired gas in the lung. *J Appl Physiol*. 1966; 21(3):749–759.

[35] Holland J, Milic-Emili J, Macklem PT, et al. Regional distribution of pulmonary ventilation and perfusion in elderly subjects. *J Clin Invest*. 1966; 47(1):81–92.

[36] Svartengren M, Falk R, Philipson K. Long-term clearance from small airways decreases with age. *Eur Respir J*. 2005;

26(4):609–615.

[37] Dollfuss RE, Milic-Emili J, Bates DV. Regional ventilation of the lung studied with boluses of 133 Xenon. *Respir Physiol*. 1967; 2(2):234–246.

[38] Anthonisen NR, Danson J, Robertson PC, et al. Airway closure as a function of age. *Respir Physiol*. 1969; 8(1):58–65.

[39] Leblanc P, Ruff F, Milic-Emili J. Effects of age and body position on "airway closure" in man. *J Appl Physiol*. 1970; 28(4):448–451.

[40] Quanjer PH, Tammeling GJ, Cotes JE, et al. Lung volumes and forced ventilatory flows. Report Working Party "Standardization of Lung Function Tests". European Coal and Steel Community. *Eur Resp J Suppl*. 1993; 16:5–40.

[41] Buist AS, Ross BB. Predicted values for closing volumes using a modified single breath test. *Am Rev Respir Dis*. 1973; 107(5):744–752.

[42] Valentine SJ, Marjot R, Monk CR. Preoxygenation in the elderly: a comparison of the four-maximal-breath and three-minute techniques. *Anesth Analg*. 1990; 71(5):516–519.

[43] Schmidt CD, Dickman ML, Gardner RM, et al. Spirometric standards for healthy elderly men and women: 532 subjects, ages 55 through 94 years. *Am Rev Respir Dis*. 1973; 108(4):933–939.

[44] Tzankoff SP, Norris AH. Longitudinal changes in basal metabolism in man. *J Appl Physiol*. 1978; 45(4):709–717.

[45] Milne JS, Williamson J. Respiratory function tests in older people. *Clin Sci*. 1972; 42(3):71–81.

[46] Griffith KA, Sherrill DL, Siegel EM, et al. Predictors of loss of lung function in the elderly: the Cardiovascular Health Study. *Am J Respir Crit Care Med*. 2001; 163(1):61–68.

[47] Anthonisen NR, Connett JE, Murray RP, for the Lung Health Study Research Group. Smoking and lung function of Lung Health Study Participants after 11 Years. *Am J Respir Crit Care Med*. 2002; 166(5):675–679.

[48] Edwards R. ABC of smoking cessation. The problem of tobacco smoking. *BMJ*. 2004; 328(7433):217–219.

[49] Buist AS, McBurnie MA, Vollmer WM, et al. International variation in the prevalence of COPD (the GOLD Study): a population-based prevalence study. *Lancet*. 2007; 370(9589):741–750.

[50] Global Initiative for Chronic Obstructive Lung Disease. *Update 2010*. <http://wwgoldcopd. org> (accessed 31 August 2011).

[51] Hardie JA, Buist AS, Vollmer WM, et al. Risk of over-diagnosis of COPD in asymptomatic elderly never-smokers. *Eur Resp J*. 2002; 20(5):1117–1122.

[52] Manino DM, Buist AS, Vollmer WM. Chronic obstructive disease in the older adult: what defines abnormal lung function? *Thorax*. 2007; 62(3):237–241.

[53] Enright P, Burchette R, Peters J, et al. Peak flow lability: association with asthma and spirometry in an older cohort. *Chest*. 1997; 112(4):895–901.

[54] de Bisschop C, Marty ML, Tessier JF, et al. Expiratory flow limitation and obstruction in the elderly. *Eur Respir J*. 2005; 26(4):594–601.

［55］Babb TG, Rodarte JR. Mechanism of reduced maximal expiratory flow with aging. *J Appl Physiol*. 2000; 89(2): 505–511.

［56］DeLorey DS, Babb TG. Progressive mechanical ventilator constraints with aging. *Am J Respir Crit Care Med*. 1999; 160(1):169–177.

［57］Johnson BD, Reddan WG, Pegelow DF, et al. Flow limitation and regulation of functional residual capacity during exercise in a physical active aging population. *Am Rev Respir Dis*. 1991; 143(5):960–967.

［58］Johnson BD, Reddan WG, Seow KC, et al. Mechanical constraints on exercise hypernea in a fit aging population. *Am Rev Respir Dis*. 1991; 143(5):968–977.

［59］Sparrow D, O'Connor GT, Rosner B, et al. The influence of age and level of pulmonary function in nonspecific airway responsiveness. *Am Rev Respir Dis*. 1991; 143(5):978–982.

［60］Polkey M, Green M, Moxham J (1995). Measurement of respiratory muscle strength. *Thorax*. 1995; 50(11):1131–1135.

［61］Evans S, Watson L, Hawkins M, et al. Respiratory muscle strength in chronic heart failure. *Thorax*. 1995; 50(6):625–628.

［62］De Filippi D, Tana F, Vanzati S, et al. Study of respiratory function in the elderly with different nutritional and cognitive status and functional ability assessed by plethysmographic and spirometric parameters. *Arch Gerontol Geriatr*. 2003; 37(1):33–43.

［63］Allen SC. Spirometry in old age. *Age Ageing*. 2003; 32(1):4–5.

［64］Cardús J, Burgos F, Diaz O, et al. Increase in pulmonary ventilation — perfusion inequality with age in healthy individuals. *Am J Respir Crit Care Med*. 1997; 156(2 Pt 1): 648–653.

［65］Sorbini CA, Grassi V, Solinas E, et al. Arterial oxygen tension in relation to age in healthy subjects. *Respiration*. 1968; 25(1):3–13.

［66］Delclaux B, Orcel B, Housset B, et al. Arterial blood gases in elderly persons with chronic obstructive pulmonary disease (COPD). *Eur Respir J*. 1994; 7(5):856–861.

［67］Guénard H, Marthan R. Pulmonary gas exchange in elderly subjects. *Eur Respir J*. 1996; 9(12):2573–2577.

［68］Davidson WR Jr, Fee EC. Influence of aging on pulmonary hemodynamics in a population free of coronary artery disease. *Am J Cardiol*. 1990; 65(22):1454–1458.

［69］Weening CS, Pietak S, Hickey RF, et al. Relationship of preoperative closing volume to functional residual capacity and alveolar-arterial oxygen difference during anesthesia with controlled ventilation. *Anesthesiology*. 1974; 1(1):3–7.

［70］Marik PE, Kaplan D. Aspiration pneumonia and dysphagia in the elderly. *Chest*. 2003; 124(1):328–336.

［71］White DP, Lombard RM, Cadieux RJ, et al. Pharyngeal resistance in normal humans: influence of gender, age and obesity. *J Appl Physiol*. 1985; 58(2):365–371.

［72］Pontoppidan H, Beecher HK. Progressive loss of protective reflex in the airway with the advance of age. *JAMA*. 1960; 31(174):2209–2213.

［73］Kaplan V, Angus DC, Griffin MF, et al. Hospitalized community-acquired pneumonia in the elderly. *Am J Respir Crit Care*. 2002; 165(6):766–772.

［74］Young T, Shahar E, Nieto FJ, et al. Predictors of sleep disordered breathing in community-dwelling adults: the sleep health study. *Arch Intern Med*. 2002; 192(8):893–900.

［75］Eikermann M, Jordan AS, Chamberlin NL. The influence of aging on pharyngeal collapsibility during sleep. *Chest*. 2007; 131(6):1702–1709.

［76］Ancoli-Israël S, Coy T. Are breathing disturbances in elderly equivalent to sleep apnea syndrome? *Sleep*. 1994; 17(1):77–83.

［77］Krumpe PE, Knudson RJ, Parsons G, et al. The aging respiratory system. *Clin Geriat Med*. 1985; 1(1):143–175.

［78］Peterson DD, Pack AI, Silage DA, et al. Effects of aging on ventilatory and occlusion pressure responses to hypoxia and hypercapnia. *Am Rev Respir Dis*. 1981; 124(4):387–391.

［79］Tack M, Altose MD, Cherniack NS. Effect of aging on respiratory sensations produced by elastic loads. *J Appl Physiol*. 1981; 50(4):844–850.

［80］Tack M, Altose MD, Cherniack NS. Effect of aging on the perception of resistive ventilatory loads. *Am Rev Respir Dis*. 1982; 126(3):463–467.

第八章

衰老与肾脏改变

概述

双侧肾脏和输尿管功能正常是维持机体内环境稳定的基础。肾脏平衡是机体缓冲作用最强的缓冲/稳态系统之一,对其他系统正常发挥功能也起着非常重要的作用。毫无疑问的是,GFR下降与死亡率和发病率均升高密切相关[1]。肾脏功能在20岁时便可能开始退化,从而导致肾储备功能下降,但是,直至晚年才会出现内稳态失衡的表现。肾小球滤过率估计值(eGFR)作为慢性肾衰竭的诊断标准,其参考数据来源于年轻人群,因此至今无法明确慢性肾衰竭在老年患者中的精确发病率。因此,发展为终末期肾衰竭的老年患者比预期更少。

随着年龄的增长,肾脏的内分泌功能也会受到影响,如促红细胞生成素的合成与分泌、肾小球旁细胞分泌肾素以及近端小管上皮细胞合成1,25-二羟维生素D3等。

尽管饮食、感染或高血压等其他因素会产生一定影响,使肾脏功能发生不同程度的变化,但是需要认识到衰老直接影响着老年人的肾脏功能。肾脏在结构上发生改变的原因主要有小血管内皮损伤、足突细胞功能障碍、管腔上皮损伤以及更具肾脏病理特性的系膜细胞损伤,其中小血管内皮损伤的具体机制同神经和心血管系统(见第五章和第六章)。

肾脏随衰老的改变

很多年前就有关于肾脏随年龄增长发生解剖学改变的描述(图8-1),和其他与衰老相关的改变一样,这些描述只是基于有限的群体,无法解释其他的共存疾病。

目前,除外疾病因素,关于年龄增长导致的解剖学和功能性改变的研究逐渐清晰[2]。衰老导致的改变可能包括细胞内改变如转运错误或"保护性"因素增多导致的蛋白质合成减少,进而改善反应性氧化应激产物增多的效应。单纯受衰老影响的一个改变[3]是NF-kB表达增多,尤其是肾小球中的NF-kB,并影响了肾小球中的细胞类型如足细胞、壁细胞、内皮细胞和系膜细胞。尽管发生以上改变的原因并不清楚,但却是少数单纯由增龄引发的改变之一。

随着年龄增长,肾小球逐渐变大,内皮细胞和系膜细胞的数目逐渐增多。与其他细胞类型相比,足细胞不能通过细胞分裂更新,只会发生细胞肥大,导

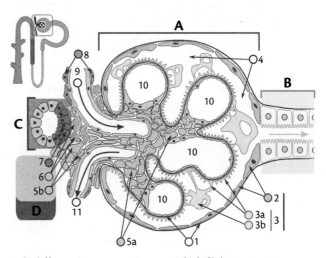

A 肾小体	4 肾小囊腔
B 近端小管	5a 肾小球系膜-球内细胞
C 远曲小管	5b 肾小球系膜-球外细胞
D 肾小球旁器	6 颗粒细胞(近球细胞)
1 基底膜(基膜)	7 致密斑
2 肾小囊-壁层	8 肌细胞(平滑肌)
3 肾小囊-脏层	9 入球小动脉
3a 蒂(由足细胞发出的足突)	10 肾小球毛细血管
3b 足细胞	11 出球小动脉

图8-1 肾小体结构示意图。经允许引自 Michal Komorniczak, MD-医学插图。

致足细胞损耗。由于细胞肥大也有限度,细胞损耗最终导致肾小球硬化。足细胞功能障碍的这一发展过程并非仅与增龄相关,还有其他的相关因素。

有多个动物模型用于研究增龄对肾脏的影响,其中一个是采用Fischer 144大鼠的美国国家研究所的增龄模型。大鼠和人类的区别在于限制千焦可以延长寿命、保护器官功能,这一点在灵长类动物还没有定论。此外,大鼠也不会患上高血压或糖尿病这两种老年人群最常见的疾病。然而,在不限制千焦时,这些动物也不会患上肾小球硬化症[4]。

在Fischer 144大鼠模型中,采用基因表达技术来比较限制千焦组和自由饮食组动物的区别。所有的基因研究结果均提示自由饮食组动物的结局较差。足细胞转录因子[5]、nephrin蛋白[6]和足细胞顶端膜蛋白酪氨酸磷酸酶[7]以及其他因子的表达都是下降的。足细胞和顶端上皮的损害可能与自由饮食相关,因为限制千焦组随年龄增长而发生的细胞损害远远小于自由饮食组。

肾脏的血管内膜增厚伴随着胶原纤维、平滑肌细胞、纤维连接和蛋白聚糖增多,部分是由于血管紧张素II和转化生长因子β_1增多所致。抑制性细胞因子和其他保护性酶的局部水平同时下降也会导致失衡[8]。肾脏的血管内皮对内皮素–1的活性尤其敏感。内皮素–1是一种强效血管收缩剂,与氧化应激相关;此外,年老患者内皮素–1的表达增加[9,10]。肾脏血管内皮损伤导致肾小球硬化症主要影响皮质肾单位和近球小体,而非近髓区。

肾单位的功能

健康老年人的肾脏维持着机体功能的内稳态,但是与其他的机体器官相似,肾脏对应激的反应能力在反应速度和反应程度上都在逐渐减弱。

肾小球滤过率

肾小球硬化症导致肾小球的滤过面积减小、基底膜增厚及滤过容积降低。菊粉等标记物测得的GFR绝对值在临床上很少使用,使用较为普遍的是一些替代标记物测得的eGFR,如肌酐和胱抑素C[11]。但是运用于老年人均有一定的局限性(表8-1)[12]。血浆中的肌酐大部分在肌肉中合成,经肾脏清除。

表8-1 GRF和慢性肾衰竭

正常	>90 ml/(min·1.73 m²)
1期	>90 ml/(min·1.73 m²)加蛋白尿
2期	60～90 ml/(min·1.73 m²)
3期	30～60 ml/(min·1.73 m²)
4期	15～30 ml/(min·1.73 m²)
5期(末期)	<15 ml/(min·1.73 m²)

经国家肾脏基金会及爱尔维思授权引自American Journal of Kidney Diseases, 39, 2, "KDOQI Guideline on stratification and classification of CKD", pp.S46–S75, Copyright 2002.

单一的估计值对于肾功能的评估作用有限,肌酐清除率用于评估肾功能更为精确。但是,只有在高度怀疑肾衰竭时进行该项测定才是合理的。胱抑素–C是一种在有核细胞中合成的小分子蛋白质。像肌酐一样,胱抑素–C可以自由清除而不被重吸收。与肌酐不同的是,尽管胱抑素–C可能受机体成分的影响,但是并不受年龄和肌肉重量的影响。除极少数情况外,多项公式通过测定血清肌酐或胱抑素–C含量可以更精确地评估GFR[13],该公式适用于老年人群比例不是很高的患者。随着年龄增长,肾小球滤过率存在生理性下降,意味着很多健康人群被诊断为2～3级肾衰竭。这种错误的诊断不仅会对医疗保健费用支出产生极大的影响,对患者本身也可能产生一定的不良反应。

老年人的eGFR下降很大程度上取决于单位体表面积的代谢率降低,而非病理性原因。尽管功能正常的肾小球数量下降,但是这部分肾小球的单个滤过率会有所提高。

水平衡

水合作用是指水分摄入和排出之间的平衡。水分通过肾脏或非肾脏途径丢失,非肾脏途径主要包括蒸发和消化液丢失。男性的平均摄水量仅轻微下降,是因为通过降低非肾脏途径的丢失得到了代偿[14],此外,在老年人群,整体的水合作用基本维持正常。

肾脏的水平衡是一个紧密调节的过程,包括肾脏对水负荷做出反应的能力以及通过形成尿液排出水的能力;尿液生成从高度稀释到高度浓缩变化不一,取决于血浆渗透压的变化。尿液生成是个复杂的过程,包括肾小球过滤,近端小管被动重吸收钠离子、氯离子和钾离子,肾髓质中的髓袢降支和升支细段形成渗透压梯度以及受醛固酮和抗利尿激素调节的远端小管和集合管的作用。

水通过肾小管和集合管细胞中特定的水通道,即水通道蛋白(AQPs)进行转运(图8-2)。AQP1表达在髓袢降支和近端小管;AQP2表达在集合管主细胞管腔膜和靠近顶质膜的囊泡内,主要对抗利尿激素做出重吸收反应。在细胞内,水分子通过AQP3和AQP4再吸收水分。

肾髓质高渗梯度形成的主要原因是内髓中钠离子重吸收、尿素分泌和逆流倍增效应。内髓质的最高渗透浓度随年龄的增长逐渐下降,从正常水平的1 200～1 400 mmol下降至接近800 mmol。

多个过程均可影响髓质内渗透梯度随年龄变化的情况。

皮质肾单位的减少使得髓袢较短的近髓肾单位的优势增加,进而减少了肾小管的整体长度。已经发生肾小球硬化症的肾毛细血管,其入球微动脉和出球微动脉之间存在有效分流以及出球毛细血管减

少,使得髓质内的逆流倍增效应产生的渗透浓度梯度减弱。这种变化减弱了髓袢、远端小管和集合管的有效性。同样,外髓中的钠离子和尿素转运体也会随着年龄增长而发生改变[15]。

钠离子、氯离子和钾离子通过外髓的钠/钾协同转运蛋白NKCC2/BSC1重吸收。该转运体的绝对含量会随着年龄的增长而下降。大鼠限制流质后,其协同转运蛋白的含量增加,这一正常反应也会随着增龄而减弱。以上这些效应都会减弱肾脏维持高渗透浓度梯度的能力。

尿素转运蛋白主要表达在内髓部集合管,有助于维持内髓的高渗梯度,并通过增加内髓集合管对尿素的通透性来对抗利尿激素做出反应。Na转运蛋白的含量随着年龄的增长逐渐下降,很可能因此降低髓质的高渗性。

下丘脑中的渗透压感受器受到刺激产生兴奋,促进下丘脑分泌并由垂体释放抗利尿激素。该反应并不会随年龄增长而减弱,甚至会增强。抗利尿激素有两种受体,V_1(有a和b两种形式)主要分布在大脑、血管和肝脏;V_2分布在集合管主细胞。V_2受

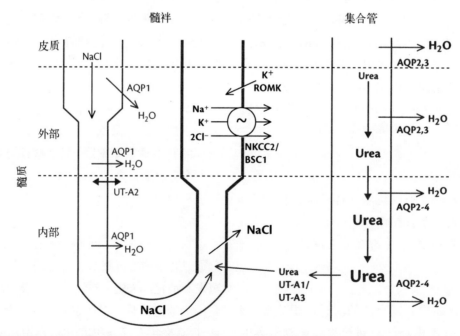

图8-2 尿液浓缩机制中所涉及的转运蛋白。在外层髓质,通过活化髓袢升支粗段的NKCC2/BSC1重吸收NaCl产生高渗性髓间质。在渗透压的作用下通过AQP1水通道吸收水分可使髓袢降支细段管腔内的NaCl浓缩。在内层髓质,NaCl的被动重吸收超过了尿液的分泌。在抗利尿激素的作用下,集合管通过细胞膜顶端的AQP2及细胞膜基底侧的AQP3和AQP4水通道重吸收水分。尿素在集合管腔内的浓缩发生在液体流至尿素通透的内层髓质末端集合管时,在此处通过UT-A1及UT-A3尿素转运体将尿素重吸收进入到内层髓质内。经爱尔维思允许摘自Seminars Nephrology, 29, 6, Jeff M. Sands, "urinary Concentration and Dilution in the Aging Kidney", pp.579-586, Copyright 2009.

体是一种G蛋白，产生第二信使c-AMP，进而激活cAMP/PKA信号通路。

AQP2水通道蛋白的数量受肾集合管中抗利尿激素V_2受体的调节。抗利尿激素激活V_2受体后，AQP2水通道蛋白从集合管腔壁细胞基质向管腔膜迁移，从而增加细胞对水的通透性。V_2受体的反应能力或含量随着年龄下降可能会减弱尿液浓缩的能力，但现在尚无强有力的证据证明此观点。

内分泌功能

肾脏兼有多种重要的内分泌功能，并随着肾脏衰老而发生改变。

即便不存在高血压或其他心血管疾病，随着年龄的增长，肾素-血管紧张素-醛固酮系统（RAAS）及其对血容量和电解质平衡的调控能力也会发生改变。循环中的肾素水平会随着年龄增长而下降，这也反映了球旁器参与的肾小球硬化的程度。同样，醛固酮的含量也会发生类似的改变。以上这些内分泌物质的含量降低减弱了维持钾平衡的能力，导致衰老导致的高钾血症的发生率增加。血管紧张素-Ⅱ增多对整个机体都会产生显著的影响，降低缓激肽的含量，导致强烈的血管收缩（表8-2）。

随着年龄的增长，自主神经系统的交感神经系统和副交感神经系统之间的平衡被打破，导致压力感受器敏感性和心率变异性降低。这种变化部分是

表8-2 刺激血管紧张素AT_1受体的效应

肾素抑制
血管收缩
保水
保钠
活性氧自由基（ROS）形成
交感神经系统活化
◆ 正性肌力
◆ 变时性
◆ 致心律失常性
炎症反应
纤维化
细胞生长和增殖

由于髓质中血管紧张素Ⅱ的活性增加。血管紧张素Ⅱ可以促进肾小管对Na^+的重吸收，并通过作用于肾上腺中的血管紧张素受体刺激醛固酮的分泌。醛固酮刺激远端小管对电解质和水的重吸收。

有证据表明，阻断RAAS系统，降低肾素、醛固酮和血管紧张素Ⅱ的含量可以改善心血管功能；也可通过调节胰岛素的作用而预防新发糖尿病。此外，阻断RAAS系统还可以改善蛋白尿，延缓慢性肾脏病的进展，尤其当伴存糖尿病或高血压性肾小球硬化症时。但是，阻断RAAS系统会导致血钾和肌酐含量增高，因而需要严密监测。值得注意的时，在患有慢性肾病的高龄患者，使用血管紧张素转化酶抑制剂（ACEIs）或血管紧张素受体抑制剂会导致远期的肾功能恶化。年轻的患者使用以上两种药物有保护性作用；但是，一项小型研究发现，在年龄大于70岁的严重肾脏病（4/5级）患者，停止使用RAAS阻断剂可以改善eGFR[16]。

促红细胞生成素

促红细胞生成素（EPO）在肾脏合成，也可在肝脏少量合成。血浆中EPO的水平较低，但是在氧化应激的情况下可以增加1 000倍。EPO在肾皮质中的小管上皮细胞内合成。按照前人的理论，皮质是最易受年龄相关性肾小球硬化和肾脏硬化影响的区域，而且老年人的肾脏皮质对缺氧的反应面积下降。组织缺氧减弱了缺氧诱导转录因子的羟基化反应，改变了反馈调节机制，导致EPO合成增加。

EPO是促进红细胞生成的重要物质。EPO与红系祖细胞和红细胞的前体细胞如骨髓中的有核红细胞上的EPO受体结合。多能干细胞通过形成爆式集落形成单位（BFU-E）和红系集落形成单位（CFU-E）分化成红系祖细胞，随后的成熟过程主要取决于EPO。尽管成熟红细胞的表面没有EPO受体，但是循环中的EPO可以延长成熟红细胞的寿命[17]。尽管EPO是促进红细胞生成的关键物质，铁储备是否充足也是重要的影响因素，而且营养状况欠佳的老年人的铁储备很可能是减少的。

除了维护红细胞的功能，EPO还有其他的作用。EPO对肾脏血管有保护性作用，可以缓解氧化应激和动脉粥样硬化的进展[18]。大脑的T淋巴细胞和B

淋巴细胞以及外周小血管均有EPO受体[19]。EPO可以通过影响血管生成而影响免疫功能、原发性缺氧性脑损伤的复苏以及伤口愈合。

替代疗法,如给予重组EPO或持续性促红细胞生成素受体激活剂(CERA)可以使红细胞数量和红细胞压积恢复并接近于正常。血红蛋白正常化改善了血液对氧化应激的缓冲功能,并减少了左心室肥大的发生率[20]。

替代疗法也存在一定的不良反应,比如高血压和血浆黏度增加继发的血栓形成。有些患者会对替代疗法产生抵抗,极少数患者会产生抗EPO抗体,导致红细胞生成减少和再生障碍性贫血[21,22]。

骨化三醇

骨化三醇(1,25-二羟维生素D)是维生素D的活化形式,由骨化二醇(25-羟维生素D3)在1-α羟化酶的作用下在近曲小管羟化而成。越来越多的证据表明,低水平的骨化三醇也是一种与某些肿瘤相关的生物活性物质[23,24]。甲状旁腺激素调节的羟基化过程是维持钙平衡非常重要的方式。甲状旁腺激素对肾功能的主要作用是调节磷酸盐排泄,而且磷酸根和钙离子之间存在拮抗作用。成纤维细胞生长因子23(FGF-23)在维持磷酸盐的动态平衡中发挥着主要作用,新近研究表明,FGF-23不仅是磷代谢的调节因子,也参与调节肾脏1-α羟化酶的表达量。FGF-23与Klotho基因密切相关[25],而Klotho基因本身已被确定为抗衰老基因。肾皮质中肾单位的退化降低了肾脏合成骨化三醇的能力。

骨化三醇可以提高血钙水平,直接增加胃肠道对摄入钙的吸收以及肾小管对钙离子的重吸收。骨化三醇还可以直接作用于破骨细胞,增加骨钙释放。以上这些作用通过骨化三醇核受体介导,骨化三醇核受体又称维生素D受体(VDRs)。骨化三醇与其受体结合形成的受体/配体复合物发挥转录因子的作用,促进细胞核上钙结合蛋白表达增加。VDRs在很多组织中都有表达,低浓度的骨化三醇在很多常见病中发挥着作用,如骨质疏松症、肌肉骨骼疼痛、前列腺癌、结肠癌和乳腺癌等恶性肿瘤以及糖尿病和心血管疾病[26]。在上述疾病中,有多种疾病的血清骨化三醇浓度均呈U型分布,提示血中骨化三醇

很可能存在一个最佳浓度,太高或太低的浓度都可能是无益甚至可能是有害的。

有很多关于补充骨化三醇含量至正常范围有益的例子。肌肉的收缩功能受骨化三醇的影响,老年人血中骨化三醇含量下降,反映了肌肉收缩功能的下降,而替代补充疗法则可以降低发生率达20%~50%[27,28]。骨质疏松症是随着衰老发生的常见病之一。温带气候日照不足导致机体钙储备降低进而导致胃肠道钙吸收减少和骨化三醇缺乏,因此血钙水平下降进一步导致骨密度降低。以上反应刺激甲状旁腺激素分泌和骨钙释放。单独给予骨化三醇治疗降低了骨损耗的发生率[29],补充钙离子可以进一步改善该现象[30]。

结论

衰老的肾脏在应对急性损伤如高血压或缺氧时越来越脆弱。随着年龄增长,血管、内皮和肾小球老化的综合改变使肾脏受损日益严重,进而导致肾小球滤过率下降、水和电解质紊乱。肾脏的内分泌功能参与了多种机体功能,从预防缺氧到保持肌肉力量以及肾皮质参与维持的骨骼完整性;尤其是RAAS在维持机体体液平衡中发挥着根本性的作用,RAAS功能受损会增加高血压、心力衰竭、新发糖尿病和进一步肾功能衰竭的风险。

这些实际情况要求麻醉医生要了解老年患者的剩余肾功能,以及当前用于诊断慢性肾脏病的检查的局限性,尤其是eGFR的测量。药物处理、液体和电解质治疗以及用于治疗老年患者常见病的肾脏活性药物(如ACEIs和非甾体抗炎药)间复杂的相互作用,都会对肾脏产生一定的影响。

(邵甲云 译　苏殿三 审校)

参考文献

[1] Weiner DE, Tighiouart H, Elsayed EF, et al. Inflammation and cardio-vascular events in individuals with and without chronic kidney disease. *Kidney Int*. 2008; 73:1406–1412.

[2] Wiggins JE. Aging in the glomerulus. *J Gerontol A Biol Sci Med Sci*. 2012; 67(12):1358–1364.

[3] Wiggins JE, Patel SR, Shedden KA, et al. NFkappaB promotes inflam-mation, coagulation, and fibrosis in the aging glomerulus. *J Am Soc Nephrol*. 2010; 21:587–597.

[4] Yu BP, Masoro EJ, McMahan CA. Nutritional influences on aging of Fischer 344 rats: I. Physical, metabolic, and longevity characteristics. *J Gerontol.* 1985; 40:657–670.

[5] Ruf RG, Schultheiss M, Lichtenberger A, et al. Prevalence of WT1 mutations in a large cohort of patients with steroid-resistant and steroid-sensitive nephrotic syndrome. *Kidney Int.* 2004; 66:564–570.

[6] Patrakka J, Tryggvason K. Nephrin — a unique structural and signaling protein of the kidney filter. *Trends Mol Med.* 2007; 13:396–403.

[7] Thomas PE, Wharram BL, Goyal M, et al. GLEPP1, a renal glomerular epithelial cell (podocyte) membrane protein-tyrosine phosphatase. Identification, molecular cloning, and characterization in rabbit. *J Biol Chem.* 1994; 269: 19953–19962.

[8] Maruyama Y. Aging and arterial-cardiac interactions in the elderly. *Int J Cardiol.* 2012; 155(1):14–19.

[9] Gottsch W, Lattmann T, Amann K, et al. Increased expression of endothelin-1 and inducible nitric oxide synthase isoform II in aging arteries in vivo: implications for atherosclerosis. *Biochem Biophys Res Commun.* 2001; 280(3):908–913.

[10] Lattmann T, Shaw S, Munter K, et al. Anatomically distinct activation of endothelin-3 and the L-arginine/nitric oxide pathway in the kidney with advanced aging. *Biochem Biophys Res Commun.* 2005; 327(1):234–241.

[11] Christensson A, Elmstahl S. Estimation of the age-dependent decline of glomerular filtration rate from formulas based on creatinine and cystatin C in the general elderly population. *Nephron Clin Pract.* 2011; 117(1):c40–c50.

[12] Bottomley MJ, Kalachik A, Mevada C, et al. Single estimated glomerular filtration rate and albuminuria measurement substantially overestimates prevalence of chronic kidney disease. *Nephron Clinical Pract.* 2011; 117(4):c348–c352.

[13] Schaeffner ES, Ebert N, Delanaye P, et al. Two novel equations to estimate kidney function in persons aged 70 years or older. *Ann Intern Med.* 2012; 157(7):471–481.

[14] Manz F, Johner SA, Wentz A, et al. Water balance throughout the adult life span in a German population. *Br J Nutr.* 2012; 107(11):1673–1681.

[15] Sands JM. Urinary concentration and dilution in the aging kidney. *Semin Nephrol.* 2009; 29(6):579–586.

[16] Ahmed AK, Kamath NS, El Kossi M, et al. The impact of stopping inhibitors of the renin-angiotensin system in patients with advanced chronic kidney disease. *Nephrol Dial Transplant.* 2010; 25(12):3977–3982.

[17] Korell J, Vos FE, Coulter CV, et al. Modeling red blood cell survival data. *J Pharmacokinet Pharmacodyn.* 2011; 38(6): 787–801.

[18] Fujiwara N, Nakamura T, Sato E, et al. Renovascular protective effects of erythropoietin in patients with chronic kidney disease. *Intern Med.* 2011; 50(18):1929–1934.

[19] Lisowska KA, Debska-Slizien A, Bryl E, et al. Erythropoietin receptor is expressed on human peripheral blood T and B lymphocytes and monocytes and is modulated by recombinant human erythropoietin treatment. *Artif Organs.* 2010; 34(8):654–662.

[20] Hayashi T, Suzuki A, Shoji T, et al. Cardiovascular effect of normalizing the hematocrit level during erythropoietin therapy in predialysis patients with chronic renal failure. *Am J Kidney Dis.* 2000; 35(2):250–256.

[21] Khankin EV, Mutter WP, Tamez H, et al. Soluble er ythropoietin receptor contributes to er ythropoietin resistance in end-stage renal disease. *PLoS One.* 2010; 5(2):e9246.

[22] Shimizu H, Saitoh T, Ota F, et al. Pure red cell aplasia induced only by intravenous administration of recombinant human erythropoietin. *Acta Haematol.* 2011; 126(2):114–118.

[23] Tuohimaa P. Vitamin D and aging. *J Steroid Biochem Mol Biol.* 2009; 114(1–2):78–84.

[24] Tuohimaa P. Vitamin D, aging, and cancer. *Nutr Rev.* 2008; 66(10 Suppl 2):S147–S152.

[25] Nabeshima Y, Imura H. alpha-Klotho: a regulator that integrates calcium homeostasis. *Am J Nephrol.* 2008; 28(3): 455–464.

[26] Holick MF. Vitamin D and sunlight: strategies for cancer prevention and other health benefits. *Clin J Am Soc Nephrol.* 2008; 3(5):1548–1554.

[27] Dawson-Hughes B. Serum 25-hydroxyvitamin D and muscle atrophy in the elderly. *Proc Nutr Soc.* 2012; 71(1):46–49.

[28] Zittermann A, Gummert JF, Borgermann J. Vitamin D deficiency and mortality. *Curr Opin Clin Nutr Metab Care.* 2009; 12(6):634–639.

[29] Peppone LJ, Hebl S, Purnell JQ, et al. The efficacy of calcitriol therapy in the management of bone loss and fractures: a qualitative review. *Osteoporos Int.* 2010; 21(7): 1133–1149.

[30] Bischoff-Ferrari HA, Staehelin HB. Importance of vitamin D and calcium at older age. *Int J Vitam Nutr Res.* 2008; 78(6):286–292.

第九章

衰老与肝功能

概述

衰老的过程伴随着许多器官系统生理功能的显著变化。与许多其他器官相比，肝脏具有强大的储备和再生功能，但这些特性也随着年龄的增加而改变。在人们达到一定年龄时，肝脏的基本功能虽然得以保留，但最近有证据表明，老年人对肝脏疾病的易感性增加，而且环境因素对他们的影响更加显著。本章首先从血管（宏观和微观）和细胞水平对于正常肝脏的功能进行简要回顾，而后介绍衰老对于肝脏内各组分的影响，最后对罹患疾病和环境因子暴露对肝功能的影响进行回顾结论。

肝脏结构及血供

解剖结构

在形态上，肝脏被镰状韧带分成两部分，且右叶比左叶大。但更常见的是按照功能将肝脏分为左右两半，其分界线穿过胆囊窝到腔静脉并穿过尾状叶轴线，紧连着肝门静脉的分界线。每一半肝脏可进一步分为两区，每个区又更进一步被分为2段。由于肝门静脉、肝动脉及肝管的各级分支均结伴同行，故而肝管和肝动脉的分区即可认为是肝门静脉的分区。

图9-1为肝脏外科切除术中常见的肝脏八段分区示意图。左半肝包括Ⅲ段、Ⅱ段（也称为左外侧段）及Ⅳ段（和Ⅲ段一起构成方叶）。右半肝由Ⅴ段到Ⅷ段组成。尾状叶是一个特殊的解剖节段（第Ⅰ段），接受来自左侧及右侧肝脏的血液供应而静脉单独汇入腔静脉。

右肝静脉独立汇入腔静脉，但中间及左肝静脉通常优先汇入腔静脉。此外，常有几个小静脉、偶尔有两个或三个中等大小的次级右肝静脉也汇入腔静脉。

血供

大血管

肝脏的血液来源于两部分——肝动脉和门静脉。两部分血供所占比例存在个体差异，一般大约75%来自门静脉，25%来自肝动脉。但由于肝动脉的携氧量更高，两部分的氧供各占50%。

肝脏血流量的减少可能与整体心输出量减少导

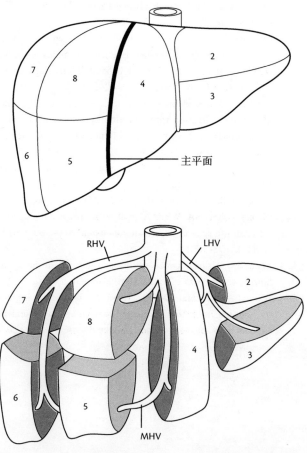

图9-1 外科切除的肝脏分段。经牛津大学出版社授权引自Robert Sutcliffe等，Oxford Specialist Handbook of Liver and Pancreatobiliary Surgery: with Liver Transplantation, 2009，图1-1及图1-2，第3页。

致的全身血流再分配有关。次要器官系统血管床的血管阻力增加，从而保证重要器官的血液供应。要强调的是，无论何种情况下，只要中央静脉压高于门静脉临界关闭压（3～5 mmHg）便会使得肝脏的血流显著减少。因此，在肝脏手术过程中避免中心静脉压的过度上升是一种重要的血液保护策略。

肝脏局部血流的变化受激素、代谢及神经因子等因素调节，手术期间其影响主要来自术前紧张及肝区自主神经的局部镇痛效果。然而，肝血流量某种程度上可通过肝脏"动脉缓冲"效应进行局部自身调节。当门静脉血流减少时，肝动脉血流会增加以维持肝脏血流量。这种自身调节的机制并不明确，可能与肝脏腺苷的冲刷有关[1]。不过这种缓冲调节甚至在肝硬化中也同样存在[2,3]。但是这种血流的补偿调节不是互补的，因为门静脉没有任何机制可以增加肝脏的血流量。因此，当肝脏动脉压下降时，肝脏的血流也会随之减少。挥发性药物会在一定程度上抑制肝动脉的缓冲作用，而在实验条件下，气腹也减弱了这种缓冲效应[4]。在大多数情况下，机体的氧供大于氧需，因而较少的血流减少是无关紧要的。然而，在某些情况下（如败血症、肝脏储备减少包括脂肪肝），机体会产生氧依赖，此时氧气的释放量增加以满足氧气需求量的增加。

微血管

肝脏微循环包括直径小于300 μm的所有血管。肝动脉和门静脉在肝脏内反复分叉，最终形成各自的终末分支——微动脉和微静脉。它们皆为肝窦提供血液，从而使得富含氧气的肝动脉血与富含营养的门静脉血在此混合。这是血液和邻近的肝细胞之间进行吸收、分泌及许多其他活动的主要场所。

窦上皮细胞是一种有众多动态窗孔的高度特化的细胞。其直径受管腔血压、血管活性物质、药物和毒素等因素影响，起到选择性筛选的作用。此外在生理状态下，由于它们普遍缺乏基膜，因此溶质和小颗粒物质可直接进入窦周间隙（Disse间隙）。窗孔使残余的乳糜微粒可在血浆和窦周间隙之间自由穿行，这意味着它们在控制血液胆固醇水平和脂质代谢的机制中发挥着重要作用。

微循环血管的变化受多种激素的影响，这些激素主要来自肝血管内皮细胞，包括含氮氧化物、内皮素（ET）和一氧化碳。现已证明，在血管收缩剂和血管扩张剂之间必定存在一种临界平衡来维持微循环水平的血流稳定。所有的挥发性药物均有可能引起微循环血管收缩，从而降低血流量[5]，其中影响最小的是异氟烷和地氟烷[6]。现已有包括多培沙明、前列环素和ET-1受体拮抗剂等多种药物被用于促进特异性的肝脏血管扩张[7]。然而，尚未有一种药物在临床上证明对肝脏有保护作用。

细胞结构与功能

肝细胞

肝细胞是肝脏的主要细胞，占肝脏细胞总量的70%～80%，具有合成白蛋白、纤维蛋白原、多种凝血因子、脂蛋白、铜蓝蛋白、转铁蛋白、补体和糖蛋白等多种功能。此外，它们在糖代谢和脂代谢、胆汁盐的形成和药物排泄中也有重要作用。

Kupffer细胞

肝脏接收门静脉血带来的多种有害物质、感染性物质和外来物质。Kupffer细胞是一种在窦上皮中发现的巨噬细胞，在人体免疫反应中发挥着重要作用。它们不仅能产生多种有益的血管活性介质，而且能在进入全身循环之前清除这些潜在的有害物质。

星形细胞

星形细胞是一种贮脂细胞，也是包括维生素A在内的类维生素的主要储存部位。它们并不位于内皮层，但事实上它们贯穿于整个窦周间隙。目前认为星形细胞对于肝血窦内的血流有局部调节作用，并且可能与肝纤维化的病因有关。

肝脏再生

肝组织是一种具有再生特性的组织。再生是肝脏对外科或化学损伤所产生的反应，是由已有肝细胞分裂产生的而不是由于细胞肥大引起的代偿性肝生长。再生受到多种复杂信号转导通路的调控，而这些通路需要特定基因的激活。

肝脏的结构及血供：年龄相关性改变

与绝大多数其他器官不同的是，衰老过程并不引起肝脏的主要特定结构、血液供应或基本肝功能的变化[8]。不过,有越来越多的证据表明,衰老使得肝脏在微血管水平上发生了细微的变化,可能会使机体对某些疾病的易感性增加,在某些情况下有临床意义。

血供

肝脏的血供随着年龄的增加而减少。虽然肝脏体积的减少有助于解释这一点,但在每单位肝体积内仍然存在血流减少的情况。在20多岁以后,肝脏的血供每年减少0.3%～1.5%[9]。到60岁时,肝脏的血流一共减少了40%～50%。

肝窦内皮细胞

尽管有证据表明大血管的血流量随年龄的增加而减少,但在动物实验中,肝窦的灌注率一直保持稳定[10]。然而,人们越来越认识到,肝窦内皮细胞和窦周间隙的形态变化与衰老过程直接相关。随着年龄的增加,内皮细胞明显增厚,窗孔的数量随之减少,同时内皮窗孔的直径也在减小。此外,在年龄增长的过程中还观察到细胞外窦周间隙中散在的胶原沉积,过饱和的脂肪细胞及未活化的肝星形细胞的数量增加[11]。此外,在内皮细胞中,血管假性血友病因子和细胞间黏附分子(ICAM)-1表达上调[12],微囊蛋白-1(对于控制窗孔的大小十分重要)的表达降低[13]。肝窦的内皮细胞开始像那些无孔毛细血管床一样常见,这些变化被定义为年龄相关性"假性毛细血管"[14]。

细胞改变

肝脏的顺应性和重量随年龄的增长而降低,60岁以后肝细胞数量也急剧减少。不过除了细胞数量的减少,也有形态上的变化。然而,个体间变异性过大可能会掩盖一些年龄相关性差异之间的联系。

肝细胞

尽管年龄与肝体积的减少、血流量以及肝窦水平的变化有关,但衰老对肝细胞功能的影响尚不清楚。肝细胞在组织学上发生了改变,除了细胞体积的增加[15],某些细胞成分也发生了同样的改变。细胞核变大,常为双核或多核[16]。细胞质中积累了更

多的溶酶体和脂褐素(一种与衰老相关的色素)[17],同时,大量参与代谢过程的重要的酶所附着的光面内质网也随之减少[18]。

Kupffer细胞

一些研究表明,随着年龄的增加,Kupffer细胞的数量也在增加。这一现象与人们的预期相吻合,因为衰老与炎症系统标志物的增加有关。然而,随着年龄的增长,实际吞噬活力减少了约1/3[19,20]。这可能是老年人之所以对感染的易感性增加的一种解释。

星形细胞

年龄也会对星形细胞群产生影响。人们发现,老年人的星形细胞通常充满脂肪,可向肝窦内腔膨胀,有可能阻断或减少肝窦血流[21]。不过这些变化的影响还是未知的。

肝脏再生与年龄

临床上与年龄相关的肝脏生理的最大的变化是肝脏再生率的显著降低[22]。尽管肝脏的再生能力始终保持不变,然而,几十年前人们就注意到,老年肝脏对部分肝切除的再生反应较年轻人有相当大程度的降低[23]。在动物模型中,年轻小鼠有99%的肝细胞在部分切除术后再生,而与之相比,老年小鼠中肝细胞的再生比例只有30%[24]。这些发现激发了人们对于年龄相关性再生能力改变的背后的病因学机制的研究兴趣。

细胞间脂褐质的增加

老年人肝细胞中的脂褐素水平会有所增加。这反映了衰老细胞清除细胞废物的功能障碍,而这种废物的堆积将会损害细胞功能。然而,随着年龄的增加,细胞的体积会有所增加,脂褐质所占的比例仅为总体积的1%,这似乎不可能是造成细胞再生能力降低的主要因素。

端粒长度

端粒是位于真核细胞染色体末端的特定的核蛋白结构,在再生和复制中扮演着特殊角色。人类体细胞的端粒DNA在每次细胞分裂过程中都会缩短,从

而导致有限的细胞增殖。这是一种细胞保护机制，以避免细胞的连续分裂而导致的多位点突变。端粒长度随着年龄的增长而不断缩短，但肝细胞中端粒的缩短率明显高于其他类型的细胞[25]。染色体末端端粒的缩短与衰老和细胞的复制能力下降相关。最近有研究显示，一种酶缺陷小鼠端粒酶的再活化逆转了广为人知的与年龄相关的端粒缩短的过程[26]。

生长因子

在老年动物体内，肝细胞对于生长因子的增殖反应降低。长期以来，人们一直认为衰老过程会损伤生长调节分子或它们的受体位点。现已表明，老年动物和年轻动物的肝细胞对表皮生长因子（EGF）的刺激都没有反应[27]。此外，也有可能是由于随着年龄的增长，EGF结合到肝细胞质膜的能力下降[28]。生长激素（GH）与肝脏的再生能力下降也有关系。内源性肝细胞的生长激素和受体水平随着年龄的增长而降低。有研究表明，与相似年龄大鼠的对照组相比，实验组的老年大鼠行部分肝切除术后给予GH，提高了肝细胞的增殖能力[29]。

假性毛细血管

年龄相关性假性毛细血管对于年龄相关性肝脏疾病的发展是十分重要的。最近有一篇文章认为，该过程也可能会影响再生反应。用5-羟色胺受体激动剂处理老年小鼠后，其肝脏的再生能力得到提高。这种反应与内皮细胞窗孔数量增加有关[30]。这一研究表明，5-羟色胺激动剂使得内皮细胞窗孔直径增加，改善了肝脏血流灌注，并恢复肝脏的再生能力。

肝脏生理：年龄相关性改变

年龄对于正常肝功能的影响

肝脏是一种具有强大储备能力的器官，在生理状态下，衰老过程不会引起临床肝功能的显著改变，也不会直接改变凝血过程和蛋白质的合成。然而，年龄的增加还是会对某些功能产生影响。

糖代谢

在空腹和餐后状态下，肝脏葡萄糖的生成（HGP）对于维持葡萄糖稳态都起到重要作用[31]。肝脏对胰岛素非常敏感，当血浆胰岛素水平完全低于糖尿病患者常用的胰岛素剂量时，肝脏葡萄糖的生成即被完全抑制。在年轻人和老年人中，基础葡萄糖的生产及胰岛素对于肝脏葡萄糖的抑制皆无显著差异[32]。然而，对于低剂量的胰岛素输注，老年人葡萄糖生成能更迅速地被抑制，这也许是由于老年人内源性胰岛素释放的延迟抑制所致。肝胰岛素抵抗似乎并不是老年人糖耐量降低的主要原因。

酶和药物代谢

肝脏在药物的清除中起到了重要作用，有研究表明衰老降低了肝脏的这种清除能力。最初，大多数研究的关注点集中于接受强制氧化药物的清除，这种清除作用通过依赖微粒体细胞色素P450的单加氧酶系统得以实现。许多动物研究已经记录了这些系统中与年龄相关的数量、比活度和诱导率的显著降低[33]。然而，在使用人类肝脏组织进行的体外研究中，没有发现年龄相关的依赖微粒体细胞色素P450的单加氧酶的缺陷[34]。老年人肝脏体积和血流的减少可能解释这些研究结果之间的差异。年龄相关的肝脏体积和血流量下降可能有助于减少药物清除，从而表现出广泛的首过动力学剖面。

胞吞

血液中各种废物大分子的清除都在肝窦内皮细胞（SECs）内进行。鉴于通过肝脏进行代谢的底物范围广泛，因此肝血窦和微循环的年龄相关性变化对衰老和年龄相关疾病具有重要的系统性影响。现已在老年动物模型上得以证实，内吞作用的减少可能会增加机体暴露于潜在有害的废物大分子的风险。内皮窗孔的减少导致脂蛋白从血液到肝细胞的转移障碍。胆汁酸合成和胆汁流量的减少进一步加剧了脂蛋白的转移障碍，从而导致分泌减少和低密度脂蛋白代谢的下降。这些都有助于说明老年患者残余乳糜微粒清除受损、餐后高脂血症、高胆固醇血症和胆固醇结石形成率增加的机制。

对环境因子的敏感性和肝脏疾病

在衰老的过程中，线粒体结构的完整性几乎保持不变。不过，线粒体DNA可能由于持续的内源性自由基的产生和老年人长期的环境暴露，导致DNA氧化损伤积累，从而造成线粒体DNA的损伤。反过来,线粒体DNA的损伤可能会增加机体对疾病或环境因子的易感性,从而引起进一步的氧化损伤。由于肝脏是主要的代谢器官,因此认为衰老肝脏对促进氧化损伤的疾病和环境因素(如饮食、酒精摄入和病毒)极度敏感。

非酒精性脂肪肝

脂肪储存和代谢是肝功能的重要组成部分,但肝细胞脂质代谢异常是一种病理现象,被称为脂肪肝。严重的脂肪肝对微血管循环的影响比对大血管循环的影响更大。肝细胞和星状细胞因脂肪充盈而肿胀变形,导致肝窦腔血流减少。这些因素导致组织氧合障碍以及肝脏对氧化损伤的易感性增加。

非酒精性脂肪肝(NAFLD)是临床上最常见的脂肪肝类型,目前正给西方国家带来了越来越大的负担。它是一种与肥胖、2型糖尿病、高血压和血脂异常密切相关的代谢综合征。究其原因是由于营养过剩和缺乏体力活动,这也是发达世界中一个日益严重的问题。非酒精性脂肪肝是一种渐进性疾病,由单纯性脂肪肝逐步进展为脂肪性肝炎和肝硬化。一些危险因素已被证明可预测这一过程,如肥胖、糖尿病、AST/ALT > 1、年龄 > 45岁等。虽然只有10% ~ 25%的患者最终进展为肝硬化,但是由于该疾病的患病率高、人口老龄化及肥胖的流行,将使其成为未来卫生服务的一个巨大的负担。

酒精性肝病

目前,老年人的日常饮酒量低于其他年龄组(20 ~ 34岁占70%, > 75岁占30%)[35]。不过,潜在有害的酒精使用率的增加使得老年人所占比率也在增加[36]。尽管传统的实践表明,酒精性肝病通常会发生在50 ~ 60岁之间,但最近的研究发现,酒精性肝硬化患者中有20% ~ 30%是老年人[37]。由于人口老龄化而导致的孤独社会心理剥夺有可能增加老年人酒精的摄入和滥用率。

老年患者常常有多种并发症,应对疾病压力的储备也相对较少。患有ALD的老年患者有包括门静脉高压在内的越来越严重的症状和并发症,同时他们的死亡风险也在增加。60岁以下的肝硬化患者的3年生存率为76%,而60岁以上的为46%。那些超过

70岁的肝硬化患者,其生存率显著降低(1年生存率为25%)[38]。

酒精过量有可能导致酒精性脂肪肝,这是一个可逆状态。然而,大约1/3的酒精性脂肪肝会发展为酒精性脂肪性肝炎,10% ~ 20%会进展为终末期肝硬化。酒精性脂肪肝进展的一个重要因素是活性氧的产生,老年人更容易由于氧化应激而促进氧自由基的增加,这可能是老年患者酒精性肝病更加严重的原因。这些可能是由于酒精引起的肠腔损伤导致毒素易位进入门静脉循环而产生,而后引起主要来自Kupffer细胞的各种白细胞介素、生长因子和细胞因子的释放。此外,一些酶系统也与老年人酒精性肝病的严重程度增加有关。在动物实验中,细胞色素P450(CYP)-2E1通路的特异性抑制剂可改善酒精性肝病的情况。肝体积和血流量的减少及随着年龄的增加酒精消除的有效分布容积的减少,最终导致每单位需要消除的酒精浓度增加。使用多种药物的老年人,其通过CYP途径代谢的药物(尤其是那些通过CYP2E1通路消除的药物,如对乙酰氨基酚、甲氨蝶呤、苯妥英钠)可能与酒精代谢途径有竞争作用。慢性酒精的使用提高了这一途径的氧化能力,从而导致血药浓度降低,但潜在有毒的代谢物的浓度也会随之增加。

丙型肝炎和年龄

丙型肝炎病毒(HCV)是一种RNA病毒。据估计,全世界已有1亿7千万人感染了该病毒[39]。它主要通过肠胃外途径传播,70岁以上的患者的抗HCV阳性率比30 ~ 40岁的年轻人低了四倍[40]。长期的慢性感染可导致纤维化和肝硬化的发展。感染HCV的年龄是纤维化进展的主要危险因素。在共计5 000人的两项研究中发现,超过50岁的感染者的纤维化进展率最高,病情也更严重[41,42]。预计至少在未来的20年内,老年人丙型肝炎相关性肝硬化的患病率还将不断增加。不过,用于判断肝硬化进展风险的新型抗逆转录病毒药物和监测方法的引进,可减缓该疾病的患病率的大幅增加。

肝细胞癌

肝细胞癌(HCC)是老年人肝硬化最常见的结

局[43]。可以明确地说,任何潜在病因导致的肝硬化都有恶变的可能。这种转化率在病毒性肝炎中尤其高,特别是丙型肝炎合并乙型肝炎感染和丙型肝炎[44]。但HCV易诱发肝癌的原因尚不完全明确。有假说认为各种病毒蛋白与宿主细胞的相互作用在恶性转化中发挥了直接作用。现已证明,老年患者的恶变风险更高。在HCV感染患者中,对纤维化程度进行分层分析后发现,老年患者HCC的发病率增加了15倍[45]。有一项研究表明,老年患者往往在肝硬化的其他并发症出现前便进展为HCC,且有71%的患者死于HCC[46]。

年龄、肥胖和糖尿病皆是非酒精性脂肪肝(NAFLD)的主要危险因素,同时也是发展为肝细胞癌的危险因素[47-49]。不过同样的,在非酒精性脂肪肝中肝癌发展的确切机制仍不清楚,如HCV感染。胰岛素抵抗与炎症级联反应相关联,引起细胞因子如肿瘤坏死因子-α(TNF-α)、白细胞介素6(IL-6)和NF-kB的释放增加,可能会增加非酒精性脂肪肝的潜在致癌性[50]。NAFLD的发展与微血管变化引起的氧化应激反应有关。这会导致活性氧的释放从而可能增加恶性肿瘤的风险,而酒精摄入可使该风险进一步增加[51]。

老年患者麻醉的临床相关性

很少有证据表明,在健康人群中年龄的增加会对肝脏正常的生理功能产生重大影响。与年龄相关的结构和细胞的细微变化在临床上的直接效应尚未阐明。但即便如此,肝脏血供及肝细胞的减少,以及与此同时肝脏再生率的降低,都与老年人功能性肝储备的减少有关。此外,由于膳食和环境因素导致老年人长期暴露于氧化应激条件,使得老年肝脏更容易受到进一步损伤(例如大型手术)。在一些情况下,老年人的肝脏储备功能降低值得格外注意,如肝切除、机体对严重感染的反应以及有关肝移植的肝脏捐赠等。

肝切除术

肝切除术的特殊手术情况使得预先存在的肝储备功能变得至关重要。人均寿命的增加使得更多的患者可以在原发性肿瘤切除术后继续存活,也可以

在更大年龄时行继发性肝转移瘤切除术。由定义可知,肝脏切除术会减少肝脏体积。不过人类肝脏可被安全切除的体积约为80%。在正常情况下,人类肝脏在3天内启动再生,并且在6个月后达到其原始大小[52],然而也有一些研究显示,肝脏在3个月时就已再生完全。在部分肝切除术后2～3周内,肝脏的快速再生可使其功能完全恢复[53]。然而,其前提是余下的肝脏具有良好的功能储备。但无论是否仅剩有限的肝脏储备,是否在肝脏切除术期间需要缺血再灌注(导致明显的氧化应激),剩余肝脏的功能储备将是良好术后恢复的重要条件。如果预计在术后有发生肝衰竭的风险,则可以在行肝切除术数周前进行预手术以刺激剩余肝脏的再生,例如将可能受影响的节段行门静脉栓塞术,从而增强术后肝功能。在非肝硬化患者中可以预测,未行栓塞术的肝脏体积可增加40%～60%[54]。类似地,栓塞化疗可用于可能无法进行切除的肝细胞癌中,以缩小肿块体积并将剩余部分的肝功能提升到可以进行部分肝切除术的程度。然而,在一些老年患者中,任何原因引起的肝功能的降低,都可能无法提供足够的肝储备以行大部分肝切除术。

肝移植

随着需要进行肝移植的患者数量的增加,肝移植的标准也不断放宽。鉴于英国缺乏合适的捐助者,越来越多在质量标准边缘的器官被用于器官移植。移植物的长期存活与多个因素有关,其中供体年龄和脂肪变性程度是最为重要的。这两个因素之间的相互关系意味着移植了来自老年捐赠者的器官将会有较差的结局。接受具有严重脂肪变性(>60%)的肝脏的患者移植后原发性无功能的比率高达80%,而供体肝脂肪变性<30%的患者其发生率仅有2.5%[55]。其原因可能为微血管系统和肝血窦血流的破坏,从而导致氧化应激耐受性降低,例如非酒精性脂肪性肝病。除原发性无功能之外,供体年龄也预示着移植术后复发性肝HCV相关疾病的严重性[56]。

脓毒症

严重脓毒症的发病率和死亡率随着年龄的增加而急剧上升[57]。虽然该过程由感染而引发,但它本

质上是微血管水平的改变，从而影响氧合和组织灌注。肝脏具有有效调节这一过程的重要机制，但也受到肝脏区域灌注不足的直接影响。库普弗细胞释放大量的炎症介质，从而诱导组织损伤。肝窦在内皮细胞损伤的同时，也可能被纤维蛋白凝块和血细胞堵塞。这会增加肝损伤、凝血障碍、微血管缺血、细胞死亡和肝细胞衰竭等的风险。衰老的肝脏尽管保留有一部分功能，但仍然会有发生缺血性损伤的风险。在微血管水平观察到的内皮增厚，肝窦血流的改变和再生能力减少等变化皆说支持了这一点。这也许可以解释老年人对脓毒症的易感性及死亡率增加的原因。

结论

与其他器官相比，随着年龄的增长肝脏的功能可以维持在相对稳定的状态。从宏观和微观角度上看到的肝脏变化更多用于病理学和生理学的研究。然而，肝脏超微结构的细微变化和细胞再生速率的降低可能使得肝储备减少，从而导致衰老的肝脏更容易受到氧化应激和损伤的影响。这不仅会使老年人产生明显的肝脏疾病，而且还会增加肝脏功能障碍和手术失败的风险。需要进行复杂手术和重点护理的老年人口数量的增加，必然将使现有的肝储备成为未来衡量患者预后的重要因素。尽可能地减少损伤和保留肝功能的治疗将对老年人大有裨益。

（殷苏晴 译　苏殿三 审校）

参考文献

[1] Lautt WW, McQuaker JE. Maintenance of hepatic arterial blood flow during hemorrhage is mediated by adenosine. *Can J Physiol Pharmacol*. 1989; 67:1023–1028.

[2] Gulberg V, Haag K, Rossle M, et al. Hepatic arterial buffer response in patients with advanced cirrhosis. *Hepatology*. 2002; 35:630–634.

[3] Richter S, Mucke I, Menger MD, et al. Impact of intrinsic blood flow regulation in cirrhosis: maintenance of hepatic arterial buffer response. *Am J Physiol Gastrointest Liver Physiol*. 2000; 279:G454–G462.

[4] Richter S, Olinger A, Hildebrandt U, et al. Loss of physiologic hepatic blood flow control （ "hepatic arterial buffer response" ） during CO2-pneumoperitoneum in the rat. *Anesth Analg*. 2001; 93:872–877.

[5] Grundmann U, Zissis A, Bauer C, et al. In vivo effects of halothane, enflurane, and isoflurane on hepatic sinusoidal microcirculation. *Acta Anaes Scand*. 1997; 14(6):760–766.

[6] O'Riordan J, O'Beirne HA, Young Y, et al. Effects of desflurane and isoflurane on splanchnic microcirculation during major surgery. *Br J Anaes*. 1997; 78(1):95–96.

[7] Renton MC, Snowden CP. Dopexamine and its role in the protection of hepatosplanchnic and renal perfusion in high-risk surgical and critically ill patients. *Br J Anaesth*. 2005; 94(4):459–467.

[8] Bulter JM, Begg EJ. Free drug metabolic clearance in the elderly. *Clin Pharmacokinet*.2008; 47:297–321.

[9] Wynne HA, Cope LH, Mutch E, et al. The effect of age upon liver volume and apparent liver blood flow in healthy man. *Hepatology*. 1989; 9:297–301.

[10] Vollmar B, Pradarutti S, Richter S, et al. In vivo quantification of ageing changes in the rat liver from early juvenile to senescent life. *Liver*. 2002; 22:330–341.

[11] Ito Y, Sorensen KK, Bethea NW, et al. Age-related changes in the hepatic circulation of mice. *Exp Gerontol*. 2007; 48: 789–797.

[12] McLean AJ, Cogger VC, Chong GC, et al. Age related pseudocapillarization of the human liver. *J Pathol*. 2003; 200:112–117.

[13] Jamieson H, Hilmer SN, Cogger VC, et al. Caloric restriction reduced age related pseudocapillarization of the hepatic sinusoid. *Exp Gerontol*. 2007; 42:374–378.

[14] Le Couteur DG, Fraser R, Cogger VC, et al. Hepatic pseudocapillarization and atherosclerosis in ageing. *Lancet*. 2002; 359:1612–1615.

[15] Schmucker DL, Mooney JS, Jones AL. Stereological analysis of hepatic fine structure in the Fisher 344 rat. Influence of sublobular location and animal age. *J Cell Biol*. 1978; 78:319–337.

[16] Schmucker DL. Aging and the liver: an update. *J Gerontol*. 1998; 53:B315–B320.

[17] Schmucker DL, Sachs H. Quantifying dense bodies and lipofuscin as a function of ageing: a morphologist' perspective. *Arch Gerontol Geriatr*. 2002; 34:249–261.

[18] Schmucker DL, Woodhouse KW, Wang RK, et al. Effects of age and gender on in vitro properties of human liver microsomal monooxygenases. *Clin Pharmacol Ther*. 1990; 48:436–443.

[19] Videla LA, Tapia G, Fernandez V. Influence of ageing on Kupffer cell respiratory activity in relation to particle phagocytosis and oxidative stress parameters in the mouse liver. *Redox Rep*. 2001; 6:155–159.

[20] Yamano T, DeCicco LA, Rikans LE. Attenuation of cadmium-induced liver injury in senescent male Fisher 344 rats: role of Kupffer cells and inflammatory cytokines. *Toxicol Appl Pharmacol*. 2000; 162:68–75.

[21] Durham SK, Brouwer A, Barelds RJ, et al. Competitive endotoxin-induced hepatic injury in young and aged rats. *J Pathol*. 1990; 162:341–349.

[22] Schmucker DL, Sanchez H. Liver regeneration and aging: a current perspective. *Curr Gerontol Geriatr Res*. 2011:526379.

［23］ Bucher NLR. The influence of age upon the incorporation of thymidine-2C14 into the DNA of regenerating rat liver. *Cancer Res*. 1964; 118:225–232.

［24］ Stocker E, Heine WD. Regeneration of liver parenchyma under normal and pathological conditions. *Beiyr Path*. 1971; 144:400–408.

［25］ Takubo K, Nakamura K, Izumiyama N, et al. Telomere shortening with aging in human livers. *J Gerontol*. 2000; 55:B533–B536.

［26］ Jaskelioff M, Muller FL, Paik JH, et al. Telomerase reactivation reverses tissue degeneration in aged telomerase-deficient mice. *Nature*. 2011; 469:102–107.

［27］ Sawada N. Hepatocytes from old rats retain responsiveness of c-myc expression to EGF in primary culture but do not enter S phase. *Exp Cell Res*. 1989; 181(2):584–588.

［28］ Marti U. Handling of epidermal growth factor and number of epidermal growth factor receptors are changed in aged male rats. *Hepatology*. 1993; 18(6):1432–1436.

［29］ Krupczak-Hollis K, Wang X, Dennewitz MB, et al. Growth hormone stimulates proliferation of old-aged regenerating liver through forkhead box m1b. *Hepatology*. 2003; 38(6): 1552–1562.

［30］ Furrer K, Rickenbacher A, Tian Y, et al. Serotonin reverts age-related capillarization and failure of regeneration in the liver through a VEGF-dependent pathway. *Proc Natl Acad Sci USA*. 2011; 108(7):2945–2950.

［31］ Wahren J, Ekberg K. Splanchnic regulation of glucose production. *Annu Rev Nutr*. 2007; 27:329–345.

［32］ Scheen AJ. Diabetes mellitus in the elderly: insulin resistance and/or impaired insulin secretion? *Diabetes Metab*. 2005: 31:5S27–5S34.

［33］ Schmucker DL, Wang RK. The effect of aging on kinetic profile of rat liver microsomal NADPH cytochrome c reductase. *Exp Gerontol*. 1984; 18:313–321.

［34］ Schmucker DL, Woodhouse KW, Wang RK, et al. Effects of age and gender on in vitro properties of human liver microsomal monooxygenases. *Clin Pharmacol Therapeut*. 1990; 48(4):365–374.

［35］ Schoenborn CA, Cohen BH. *Trends in smoking, alcohol consumption and other health practices among US adults 1977–1983* (pp.173–177). Ulm: Fisher Verlag.

［36］ John W, Culberson MD. Alcohol use in the elderly: beyond the CAGE. *Geriatrics*. 2006; 61:23–27.

［37］ James OFW. Parenchymal liver disease in the elderly. *Gut*. 1997; 41:430–432.

［38］ Potter JR, James OFW. Clinical features and prognosis of alcoholic liver disease in the respect of advancing age. *Gerontology*. 1987; 33:380–387.

［39］ WHO. Hepatitis C: global prevalence. *Wkly Epidemiol*. 1997; 72:341–344.

［40］ Alter MJ. Epidemiology of hepatitis C. *Hepatology*. 1997; 26(suppl 1):62S–65S.

［41］ Poynard T, Bedossa P, Opolon P. Natural history of liver fibrosis progression in patients with chronic hepatitis C. *Lancet*. 1997; 349:825–832.

［42］ Roudot-Thoraval F, Bastie A, Pawlotsky JM, et al. Epidemiological factors affecting the severity of hepatitis C virus-related liver disease: a French study of 6,664 patients. The study group for the prevalence and epidemiology of hepatitis C virus. *Hepatology*. 1997; 26:485–490.

［43］ Ikeda K, Saitoh S, Suzuki Y, et al. Disease progression and hepatocellular carcinogenesis in patients with chronic viral hepatitis: a prospective observation of 2,215 patients. *J Hepatol*.1998; 28:930–938.

［44］ Chiaramonte M, Stroffolini T, Vian A, et al. Rate of incidence of hepatocellular carcinoma in patients with compensated viral cirrhosis. *Cancer*. 1999; 85:2132–2137.

［45］ Asahina Y, Tsuchiya K, Tamak Ni, et al. Effect of aging on risk for hepatocellular carcinoma in chronic hepatitis C virus infection. *Hepatology*. 2010; 52:518–527.

［46］ Benvegnu L, Gios M, Alberti A. Natural history of compensated viral cirrhosis: a prospective study on the incidence and hierarchy of major complications. *Gut*. 2004; 53:744–749.

［47］ Hui JM, Kench JG, Chitturi S, et al. Long term outcomes of cirrhosis in non-alcoholic steatohepatitis compared with hepatitis C. *Hepatology* 2003; 38:420–427.

［48］ Caldwell SH, Crespo DM, Kang HS, et al. Obesity and hepatocellular carcinoma. *Gastroenterology*. 2004; 127:S97–S103.

［49］ Adami HO, Chow WH, Nyren O, et al. Excess risk of primary liver cancer with diabetes mellitus. *J Natl Cancer Inst*. 1996; 88:1472–1477.

［50］ Sakurai T, Maeda S, Chang I, et al. Loss of hepatic NF-kappa B activity enhances chemical hepatocarcinogenesis through sustained c-Jun N-terminal kinase 1 activation. *Proc Natl Acad Sci USA* 2006; 103:10544–10551.

［51］ Bugianesi E. Non alcoholic steatohepatitis and cancer. *Clin Liver Dis* 2007; 11:191–207.

［52］ Gove CD, Hughes RD. Liver regeneration in relationship to acute liver failure. *Gut*.1991; Suppl:S92–S96.

［53］ Nagasue N, Yukaya H, Ogawa Y, et al. Human liver regeneration after major hepatic resection. A study of normal liver and livers with chronic hepatitis and cirrhosis. *Ann Surg*. 1987; 206:30–39.

［54］ Kawasaki S, Makuuchi M, Kakazu T, et al. Resection for multiple metastatic liver tumors after portal embolization. *Surgery*. 1994; 115:674–677.

［55］ Ploeg RJ, D'Alessandro AM, Knechtle SJ, et al. Risk factors for primary dysfunction after liver transplantation — a multivariate analysis. *Transplantation*. 1993; 55:807–813.

［56］ Baccarani U, Adani GL, Toniutto P, et al. Liver transplantation from old donors into HCV and non-HCV recipients. *Transpl Proc*. 2004; 36:527–528.

［57］ Angus DC, Linde-Zwirble WT, Lidicker J, et al. Epidemiology of severe sepsis in the United States: analysis of incidence, outcome and associated costs of care. *Crit Care Med*. 2001; 29:1303–1310.

第十章

老年患者麻醉与认知功能

概述

有多种原因可能导致患者术后发生脑功能抑制,镇静和全身麻醉仅为其中一小部分因素。部分研究发现有少数患者会在围术期发生严重的脑功能退化。痴呆患者的护理团队认为麻醉和脑功能损伤直接相关(例如阿尔茨海默病团队在线社区 http://www.alz.org)[1]。然而对这些案例我们所知甚少。大量研究表明术后发生一定程度的脑功能异常很常见,尤其在老年人群中。全麻患者在复苏室中会进行术后基本脑功能恢复的监测,有时会出现复苏后脑功能恢复延迟或脑功能的退化的现象。当出现行为改变或明显异常时,医务人员、患者家属或患者本人可能会注意到脑功能的退化。但轻微的脑功能改变可能会被忽略,直到患者回到家中或工作中才表现出来。如果麻醉的确会产生脑功能的损伤,那么研究损伤的严重程度和可能的逆转因素至关重要。关键问题是术后脑功能水平是否和术前的确不同。人们会自然地将功能损伤归因于异常情况(如手术或麻醉)的发生,然而这种因果关系未必正确。不幸的是,术前准备中极少数患者会进行脑功能检查,因此,手术前后脑功能是否改变难以确定。

麻醉医生需要掌握简单的脑功能评价方法,诊断和识别最常见的围术期脑功能紊乱疾病,并能为患者和家属提供相关建议。本章旨在为临床医生提供关于围术期老年患者发生认知功能障碍的基本概念、危险因素和病因学知识。

意识

人每天都经历觉醒和睡眠。觉醒是指脑功能状态活跃、有意识、能进行连贯的认知和行为反应。意识包括觉醒、自我定向和环境定向。大多数麻醉药在发挥镇静或全身麻醉作用中都能引起意识状态的改变。在麻醉结束后,观察到的意识紊乱有两种形式,为苏醒期谵妄和异常苏醒。痴呆的诊断主要依靠观察,并不等同于认知功能的改变,下文会进行进一步介绍。

认知

认知是关于信息处理的高级大脑活动。相应感觉信号的传入必须经过相应转导和加工。认知功能对选择、储存和检索信息及产生正确反映非常重要。认知功能依赖神经元、突触、递质组成的神经网络。常见的认知结构域包括记忆、决策等。这些结构域并不完全相互独立,也不映射到任何明确定义的脑区[2]。现有的测试方法也并不能明确区分特定的结构域。例如,在没有明显其他区域损伤的表现时,记忆功能就可以严重受损,但检测这种损害所需要的测试也涉及信息处理和回应功能。所谓的记忆测试需要注意力和协调处理能力,如回忆列表的项目或单词。同样的,注意力的测试也需要患者能够回忆起这些指示。

随着衰老会出现神经元和突触的丢失,但更重要的是出现突触生理学的改变和激活功能的消失[3]。许多研究都发现随着年龄增加,认知功能会下降,如果只是在同一时间比较不同年龄组的情况(横断面研究),会因为忽略两组人群暴露的环境、教育程度、社会和语言因素等而出现问题。在得出年龄是唯一相关因素之前,必须仔细研究这些差异是否和以上相关因素有关。年龄相关的衰退也可以通过纵向研究个体发生的改变来进行,但是必须考虑临床可行性[4]。

如果代偿能力足够,即使高龄也可能保持良好的认知功能。在很多并未被诊断痴呆的患者中,尸检发现了严重的脑部病变,此外认知功能高低和脑部损伤程度也并不一致[5]。认知储备是指"对足能导致临床痴呆的疾病或损伤的承受能力"[6]。此概念中,认知储备意味着人可能通过其他脑部区域的补充来代偿脑部的损伤。高认知储备水平和高教育程度、高社会经济地位及积极向上的生活方式有关[7]。

脑功能随着时间的推移会发生改变,并持续有新突触的生成及突触递质、基因表达和神经元网络结构的重组。这些终生都在发生的改变被称为神经可塑性,它不仅能够适应环境和新的挑战,还可能帮助功能的重建恢复。老年人的大脑的确拥有保持功能的强大能力,但是年龄相关的修复能力下降(如神经再生)也同样存在,甚至成年人脑中也含有能转化成神经元及胶质细胞的神经干细胞,而侧脑室和海马的神经干细胞可能和记忆功能有重要关系。虽然神经再生的确切调节机制尚不明确,但随年龄增加而出现的神经再生减弱可能是年龄相关性学习记忆能力下降的关键因素[8]。在老年鼠模型中发现神经可塑性的改变对应激非常敏感,这可能和术后认知功能障碍(POCD)有关。

评估认知功能

问卷

通过询问而获得认知功能的可靠评估并不容易。许多正常人也会认为自己健忘,而痴呆患者通常没有明显主诉,只有亲人可能注意到与平时不同的功能缺陷[9]。自觉症状可能是认知功能下降的早期症状,但也可能反映期望、自尊、焦虑或抑郁情况[10]。因此量表很难实际应用,并且所得分数和神经心理学测试中的结果相关性不佳。

神经心理学测试

有许多种类神经心理测试,可以通过内科医生或研究院的调整组合成各种成套测验。这些测试都能够提供一些有用信息,但在评价不同认知功能方面具有不同的敏感度,也就是说,检测出缺陷的可能性和成套测验的种类及被测试者的特点有关。如果有合适对照的数据,数据的解释会很便利。

筛选试验

一个简单短小的测试对于筛查很有用,更为复杂的成套研究可用于已经怀疑有认知功能障碍的人。

筛查测试包括简易精神状态检查表MMSE,量表中关于定向、记忆、注意各有十项题目,最高得分为30分[11]。另一个测试是画钟试验,患者会拿到一张已画好圆圈的纸,将数字填到相应位置使其看上去像钟表,并通过画指针来表示特定的时间,例如十一点十分。这样简洁的测试能够辅助判断患者是否有显著认知功能损害,但两个测试都只能用于初筛。

神经心理测试在外科手术患者中的应用

更详细的检查是由专业检查者对患者进行全套测试[12]。这将保证更高的评估准确性和敏感性,记录的定量数据也更适合统计分析以及和前后测试进行比较。为获得患者最可能的结果,检查必须在无干扰的环境中进行,可能需要眼镜和助听器辅助。检查者必须能够判断患者是否有意愿并适合检查。术前即刻进行评价是否能获得基线水平的可靠结果尚有疑问,而术后行为检测的时间也不易确定。如果太早进行检查,结果可能受残留阿片类药物、镇静药物或其他全麻药的影响。睡眠剥夺和疼痛也是影响表现的因素。

在众多测试中选出适当的种类并不容易,并需要在准确度敏感性和临床操作可行性之间做出权衡。大型测试量表非常消耗时间,不方便实施。此外,测试必须适合相应人群。如果测试太容易或太困难那么检测结果可能无差异。检查者必须确保被试者遵循指令,如有计算机辅助测试帮助标准化步骤,可在无检查者情况下进行。

综合征的定义和检测

有些种类的认知功能损害,比如痴呆,在国际健康组织WHO的ICD-10或美国精神协会DSM-V中有明确的诊断标准。但这些诊断标准在临床中应用并不容易。而其他种类的认知功能损伤(如POCD),并无诊断标准,这会在总结研究结果和得出病因学原因方面造成困难。

痴呆

痴呆是由于脑部慢性或进展性的疾病导致多个

高级核团(包括记忆、思维、定向、理解、计算、学习能力、语言和判断)功能紊乱的综合征。其中并不包括意识。认知功能损伤通常伴随痴呆出现,有时甚至发生在痴呆之前,表现为情绪控制、社会行为和动力的减弱。这种综合征在阿尔茨海默病、脑血管疾病和其他原发性或继发性影响脑部疾病中也有出现。临床观察中有认为麻醉和手术能够加重痴呆。但很多对阿尔茨海默病患者随访的回顾性研究中并没发现手术、麻醉和痴呆疾病的关系。关于此问题尚无大型前瞻性研究。实验室证据表明麻醉药物对神经纤维缠结和高磷酸化tau蛋白的生化性质有影响,这让人思考麻醉药物的神经毒性是否和导致POCD及痴呆有关。近来关于此问题的数据逐渐增多,但还在探究阶段。[13]

谵妄(根据ICD-10的定义)

谵妄是一种病因非特异性的综合征,特点是同时有意识、注意、感知、思维、记忆、心理行为、情绪和睡眠节律紊乱的特征。持续时间长短不一,严重程度有波动。

术后认知功能障碍的诊断标准

这种疾病没有明确的定义。它用来描述术后认知功能的减退,通常由患者或其家属发现。一般症状轻微,直到患者出院并回归正常生活时才表现出来。由于通常不会进行术前认知功能的检查,术后认知功能障碍很难确诊。在ICD-10中,将之归类为中度认知疾病可能最为恰当。大部分此领域的研究都是基于对手术和麻醉前后神经心理学检测的结果的比较。通过对患者进行一个或多个测试,可以检测到患者认知功能的缺陷。对如何进行检测、数据分析和解释还有许多争论。

大型和复杂的成套测试可能敏感度更高,但在统计分析中确定需要进行考虑的变量也不容易。而确定何为明显的下降的意义更为重要。在单一测试中出现的统计学差异在临床上可能并不重要,而许多变量一起分析时可能会有所发现[14]。因此常将POCD定义为特定程度的退化,比如说在测试中出现25%的下降[15]。另一个常用的定义是"在至少两个测试中出现一个相对于标准水平的退化"[16,17]。标准水平通过术前测试评估,也是患者术前情况的评估方法。发现手术前后的正常变化情况对获得想要的结果更有价值,这帮助区分手术前后脑功能的正常变化和退化。由于POCD的定义并不明确,根据这些标准所得出的POCD的发生率变化相当大[18,19]。其他定义是根据正常对照患者的神经心理学测试数据得出的,不仅能评价不同阶段的改变,而且也能消除患者重复接受同一测试时的影响。数据相当复杂但能够让研究者通过所谓的Z值,利用单独的数值来表示患者的表现改变。这可以帮助计算得到特定异常表现患者所需要的样本量。标准偏差是测量正常对照两个不同时期的结果,Z值超过1.96意味着有显著性差异。类似的方法也在所谓的可信改变指数中使用[20,21]。

术后认知功能退化的发现

术后痴呆

术后痴呆是一种常见的并发症,尤其是在老年人中。已发现许多致病因素和诱发性因素(表10-1)[22]。痴呆在大手术后的发生率为10%～20%,在住院期间发生率也很高。病情常在一天之内有波动,典型持续时间为12天左右。如果外科医生、麻醉医生、内科医生和专业训练的护理团队密切合作,可以降低高危老年患者痴呆发生率[23,24]。

表10-1 术后痴呆的危险因素和诱发因素

危险因素
年龄增加
之前存在认知功能损伤
急诊手术
股骨颈骨折

诱发因素
药物
戒毒状态
水电解质紊乱
缺氧
疼痛
感觉剥夺
缺乏睡眠
感染
高或低血糖

术后痴呆是一种严重的并发症，表现为不能合作，并伴有、静脉导管、引流管等意外脱出的风险。痴呆患者服药不配合，并可能因摔倒而导致骨折或头部创伤。其他术后并发症更常见，会导致住院时间延长甚至死亡。很难将痴呆的危险因素和其他负面结果的危险因素区分开。

应当在术前就发现高危患者。如果发生痴呆，内科医生需要仔细检查患者，来发现可能逆转的影响因素。

苏醒期谵妄是术后即刻发生的特殊类型。

在苏醒过程中，在对指令做出正确反应之前，患者常已恢复吞咽反射，对气管内导管有反应。有一小组患者在拔除气管导管后，思维仍然混乱，并有不同程度的躁动。这种状态指指苏醒期谵妄或苏醒期躁动。所有年龄组都很常见，但在小孩中更频繁。瑞克近来描述老年人的苏醒不充分状态可能与术后痴呆功能减退有关。痴呆在DSM–IV中有明确的定义，可以通过CAM来进行评估（表10–2）。在老年患者中，痴呆容易在术后1～4天出现，可能在较长时间的意识清晰、行为正常之后发生。

治疗

痴呆治疗应当关注支持治疗，如改善通气情况、供氧、循环支持、液体治疗、止痛、药物和正常睡眠觉醒节律的恢复等。小剂量的氟哌丁醇（0.5～1 mg静脉注射）能保证患者充足的配合。

术后认知功能障碍

对手术和麻醉后认知功能损害的描述超过50

表10–2 意识评价方法CAM

如果1或2同时满足，出现3a或3b的一种，则定义为痴呆。
1. 急性改变或波动性病程
是否有心智状态从基线发生急性改变的证据？
2. 注意损害
3a. 思维紊乱
思维无组织或不连续：比如对话不相关不连续，想法不明确或不合逻辑；话题转换突然，难以预料？
3b. 意识水平的改变
有意识水平受抑制的患者更不容易被认为是意识混乱（低活性形式）而高活性形势更为明显。

年，但也主要根据传闻报道，因为研究和确认POCD特别困难[27]。

现已进行了一些交叉分析和病例对照研究，但不容易得出结论，大多数研究并不能证明认知表现和麻醉的关系。这样的研究由于许多因素而受到限制。大部分老年患者都曾经历过麻醉，但是通常没有关于基线表现的评价，并且老年人回忆是否经历过手术可能也有困难，手术大小，以及麻醉和功能测试之间的时间间隔也不明确[28]。接受麻醉的年龄可能也很重要[29]。

由于最常见到心脏手术患者术后功能退化的报道，相关前瞻性队列研究也常在此类患者中进行。这种手术后功能退化的早期发生率达30%～80%，术后数月有10%～60%[30-33]。体外循环的持续时间，瓣膜手术，心功能差，年龄增加被视为危险因素，并且脑栓塞也被视为脑功能紊乱的潜在重要病因。确认这种假设很困难，而且POCD在不进行体外循环的冠脉搭桥手术中也并不罕见。有许多其他干预措施来试图减少心脏手术后POCD的发生率，但收效甚微，其药理学实验的结果也并不让人满意[34]。

非心脏手术占外科手术的大部分，但是POCD在此领域并未已经研究的很透彻。典型问题是老年人进行手术是否应该优先选择局麻，有证据支持局部麻醉可以更好地保留术后认知功能。值得一提的是，许多随机对照研究并未证明局麻和全麻之间的区别。非心脏手术的POCD的早期研究使用的标准不同，特别是如果使用在心脏手术中研究POCD的方法，检测脑功能退行变化会更困难。

对照组的使用、其他测试和数据分析能够更好地检测到非心脏手术后认知功能退化（图10–1），在全麻大手术后1周大约25%老年患者符合标准，3个月后有10%[35]。其发生率在中年患者和做小手术的患者中比较低[36,37]。

非心脏手术后发生POCD最重要的危险因素似乎是高龄、教育水平低、存在术后并发症。全麻可能没那么重要，也没有随机研究表明局麻后1周以上POCD发生率更低[38-40]。

很少有研究比较全身麻醉方式与POCD的关系，近来有一些研究表明与全凭静脉麻醉相比，吸入麻醉可能降低POCD的发生率[41,42]。

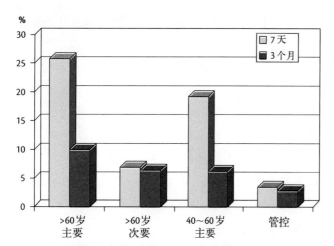

图10-1 术后认知功能障碍的发生率在接受非心脏手术的不同分组的患者中不同。资料来源：*The Lancet*, 351, 9106, Moller JT, Cluitmans P, Rasmussen LS et al., "Long-term postoperative cognitive dysfunction in the elderly: ISPOCD1 study", pp.857-861, 1998, 经爱思唯尔出版社允许使用。

POCD研究的临床意义遭到质疑，因为神经心理学测试的微小退行结果对患者来说是否有意义很难判断。POCD和日常行为活动能力有明显的相关性，但是POCD也和长期致残率、工作能力下降、社会经济依赖性增高有关[43,44]。其他方面的生活质量似乎也受到POCD的影响[45]。

POCD是否和痴呆有关尚不清楚。通过对经历手术和麻醉的患者进行神经心理学测试并进行常年随访，在流行病学研究中尚未发现明显的关系[46]。

在POCD研究中有许多陷阱。总体而言，只有高功能状态的患者会被纳入，其中有些可能会拒绝随访。因此报道的POCD的发生率很可能估计不足。在判断患者术后测试是否符合POCD标准方面一致性很差。例如，有人可能设定术后3个月有POCD的患者在术后急性期也都有POCD。相反，只有少部分在术后所有时期都表现出POCD，这一方面意味着POCD术后有很大概率恢复，另一方面也意味着POCD只能通过长期随访发现，而其中还掺杂很多除了手术和麻醉以外的因素[47]。

另一个有趣的考虑是出现术后行为水平提高的比例，因为变量本身既能导致提高也能导致退化。只有一小部分外科患者在术后表现出了提高，但这些数据很少被提及。

已提出一些可能的病因来解释为什么发生POCD（表10-3）[48,49]。

表10-3 POCD可能的病因学

全麻药物的神经毒性
低氧
低灌注
血栓或栓塞
炎症和应激
心理学和环境因素

使用动物模型和细胞培养的模型已发现全麻和不同形式的细胞损伤例如凋亡、神经元退行性变的关系[50-52]。与对照组相比，暴露于这些药物的动物也展现出行为的缺陷，学习和记忆功能的损伤[53]。吸入麻醉能增加阿尔茨海默病相关的β淀粉样蛋白的水平和聚集，也能够在老鼠脑组织中产生炎症因子[54-57]。有趣的是，我们尚没有肯定的证据表明局麻在认知功能方面有长期的优势。再加上有限的证据支持POCD是一种手术完成很长时间发生后的问题，那么对前面所提到的动物及细胞模型所得出的数据需要谨慎的解释。临床关于体弱的老人有术前认知功能损害的研究只有很少的数据，且缺乏术后随访。因此，有功能缺陷的患者在手术前可能并未被评估。

动脉血氧饱和度低和低脑灌注可能导致脑部缺氧或其他严重的问题。适度的缺氧和低灌注在术前相当常见，但并不是POCD的显著的危险因素。不幸的是，脑灌注水平很难测量。

脑栓塞在各种外科手术中都可发生，比如涉及脑动脉、体外循环，或骨关节手术中由于手术平面高于心脏水平而出现的空气骨髓栓塞。栓子很容易检测但是很难计数，也很难显示栓子数量与认知功能损害之间的关系[58]。POCD在没有栓塞的情况下也会发生，所以栓塞不大可能是最重要的解释。

结论

老年人的大脑对并发症导致的损伤很敏感，比如高血压糖尿病的血管改变及手术影响。尽管近60年来都没有什么改变，但手术对脑功能影响的研究越来越清晰。这是因为在麻醉操作、监护、药物使用以及微创外科技术上有很大的发展。炎症和应激可能是解释POCD病理生理的最相关的危险因素。观察发现大手术中老年人POCD发生率较高，而大手术会导致炎症因子和皮质醇长时间升高，老年人难以代偿[59,60]。已有一些研究支持这些机制，但还需要更多的研究。心理学因素和医院环境也应当考虑在内。

在老年患者急性认知功能紊乱的病理学方面我们已有了更进一步的了解，这为未来的预防和支持治疗提供了新希望。

（王若曦　译　苏殿三　审校）

参考文献

［1］ Alz. Org®. Alzheimer's Association. <http://www. alz. org/> (accessed 17 December 2012).

［2］ Zakzanis KK, Mraz R, Graham SJ. An fMRI study of the Trail Making Test. *Neuropsychologia*. 2005; 43(13): 1878–1886.

［3］ Bishop NA, Lu T, Yankner BA. Neural mechanisms of ageing and cognitive decline. *Nature*. 2010; 464(7288):529–535.

［4］ Salthouse TA. Selective review of cognitive aging. *J Int Neuropsychol Soc*. 2010; 16(5):754–760.

［5］ Neuropathology Group of the Medical Research Council Cognitive Function and Ageing Study (MRC CFAS). Neuropathology Group. Medical Research Council Cognitive Function and Aging Study. Pathological correlates of late-onset dementia in a multicentre, community-based population in England and Wales. *Lancet*. 2001; 357(9251):169–175.

［6］ Whalley LJ, Deary IJ, Appleton CL, et al. Cognitive reserve and the neurobiology of cognitive aging. *Ageing Res Rev*. 2004; 3(4):369–382.

［7］ Stern Y. Cognitive reserve. *Neuropsychologia*. 2009; 47(10): 2015–2028.

［8］ Lazarov O, Mattson MP, Peterson DA, et al. When neurogenesis encounters aging and disease. *Trends Neurosci*. 2010; 33(12):569–579.

［9］ Commissaris CJ, Ponds RW, Jolles J. Subjective forgetfulness in a normal Dutch population: possibilities for health education and other interventions. *Patient Educ Couns*. 1998; 34(1):25–32.

［10］ Newman S, Klinger L, Venn G, et al. Subjective reports of cognition in relation to assessed cognitive performance following coronary artery bypass surgery. *J Psychosom Res*. 1989; 33(2):227–233.

［11］ Folstein MF, Folstein SE, McHugh PR. Mini-Mental State: a practical method for grading the cognitive state of patients for the clinician. *J Psychiatr Res*. 1975; 12(3):189–198.

［12］ Rasmussen LS, Larsen K, Houx P, et al. The assessment of postoperative cognitive function. *Acta Anaesthesiol Scand*. 2001; 45(3):275–289.

［13］ Liu Y, Pan N, Ma Y, et al. Inhaled sevoflurane may promote progression of amnestic mild cognitive impairment: a prospective, randomized parallel-group study. *Am J Med Sci*. 2013; 345(5):355–360.

［14］ Ancelin ML, de Roquefeuil G, Ledésert B, et al. Exposure to anaesthetic agents, cognitive functioning and depressive symptomatology in the elderly. *Br J Psychiatr*. 2001; 178: 360–366.

［15］ Heyer EJ, Adams DC, Solomon RA, et al. Neuropsychometric changes in patients after carotid endarterectomy. *Stroke*. 1998; 29(6):1110–1115.

［16］ Treasure T, Smith PL, Newman S, et al. Impairment of cerebral function following cardiac and other major surgery. *Eur J Cardiothorac Surg*. 1989; 3(3):216–221.

［17］ Pugsley W, Klinger L, Paschalis C, et al. The impact of microemboli during cardiopulmonary bypass on neuropsychological functioning. *Stroke*. 1994; 25(7):1393–1399.

［18］ Keizer AM, Hijman R, Kalkman CJ, et al. The incidence of cognitive decline after (not) undergoing coronary artery bypass grafting: the impact of a controlled definition. *Acta Anaesthesiol Scand*. 2005; 49(9):1232–1235.

［19］ Mahanna EP, Blumenthal JA, White WD, et al. Defining neuropsychological dysfunction after coronary artery bypass grafting. *Ann Thorac Surg*. 1996; 61(5):1342–1347.

［20］ Kneebone AC, Andrew MJ, Baker RA, et al. Neuropsychologic changes after coronary artery bypass grafting: use of reliable change indices. *Ann Thorac Surg*. 1998; 65:1320–1325.

［21］ Evered L, Scott DA, Silbert B, et al. Postoperative cognitive dysfunction is independent of type of surgery and anesthetic. *Anesth Analg*. 2011; 112(5):1179–1185.

［22］ Steiner LA. Postoperative delirium. Part 1: pathophysiology and risk factors. *Eur J Anaesthesiol*. 2011; 28(9):628–636.

［23］ Siddiqi N, Stockdale R, Britton AM, et al. Interventions for preventing delirium in hospitalised patients. *Cochrane Database Syst Rev*. 2007; 18(2):CD005563.

［24］ Bjorkelund KB, Hommel A, Thorngren K-G, et al. Reducing delirium in elderly patients with hip fracture: a multi-factorial intervention study. *Acta Anaesthesiol Scand*. 2010; 54(6):678–688.

［25］ Radtke FM, Franck M, Hagemann L, et al. Risk factors for inadequate emergence after anesthesia: emergence delirium and hypoactive emergence. *Minerva Anestesiol*. 2010; 76(6):394–403.

［26］ Inouye SK, van Dyck CH, Alessi CA, et al. Clarifying confusion: the confusion assessment method. A new method for detection of delirium. *Ann Intern Med*. 1990; 113(12):941–948.

［27］ Bedford PD. Adverse cerebral effects of anaesthesia on old people. *Lancet*. 1955; 269(6884):259–263.

［28］ Dijkstra JB, Van Boxtel MP, Houx PJ, et al. An operation under general anesthesia as a risk factor for age-related cognitive decline: results from a large cross-sectional population study. *J Am Geriatr Soc*. 1998; 46(10):1258–1265.

［29］ Bohnen N, Warner MA, Kokmen E, et al. Early and midlife exposure to anesthesia and age of onset of Alzheimer's disease. *Int J Neurosci*. 1994; 77(3–4):181–185.

[30] Savageau JA, Stanton BA, Jenkins CD, et al. Neuropsychological dysfunction following elective cardiac operation. II. A six-month reassessment. *J Thorac Cardiovasc Surg*. 1982; 84(4): 595–600.

[31] Savageau JA, Stanton BA, Jenkins CD, et al. Neuropsychological dysfunction following elective cardiac operation. I. Early assessment. *J Thorac Cardiovasc Surg*. 1982; 84(4):585–594.

[32] Shaw PJ, Bates D, Cartlidge NEF, et al. Early intellectual dysfunction following coronary bypass surgery. *Q J Med*. 1986; 58(225):59–68.

[33] Shaw PJ, Bates D, Cartlidge NEF, et al. Long-term intellectual dysfunction following coronary artery bypass graft surgery: a six month follow-up study. *Q J Med*. 1987; 62(239):259–268.

[34] Hogue CW Jr, Palin CA, Arrowsmith JE. Cardiopulmonary bypass management and neurologic outcomes: an evidence-based appraisal of current practices. *Anesth Analg*. 2006; 103(1):21–37.

[35] Moller JT, Cluitmans P, Rasmussen LS, et al. Long-term postoperative cognitive dysfunction in the elderly: ISPOCD1 study. *Lancet*. 1998; 351(9917):857–861. Erratum in: *Lancet*. 1998; 351:1742.

[36] Canet J, Raeder J, Rasmussen LS, et al. Cognitive dysfunction after minor surgery in the elderly. *Acta Anaesthesiol Scand*. 2003; 47(10):1204–1210.

[37] Johnson T, Monk T, Rasmussen LS, et al. Postoperative cognitive dysfunc-tion in middle-aged patients. *Anesthesiology*. 2002; 96(6):1351–1357.

[38] Wu CL, Hsu W, Richman JM, et al. Postoperative cognitive function as an outcome of regional anesthesia and analgesia. *Reg Anesth Pain Med*. 2004; 29(3):257–268.

[39] Rasmussen LS. Postoperative cognitive dysfunction: incidence and prevention. *Best Pract Res Clin Anaesthesiol*. 2006; 20(2):315–330.

[40] Bryson GL, Wyand A. Evidence-based clinical update: general anesthesia and the risk of delirium and postoperative cognitive dysfunction. *Can J Anaesth*. 2006; 53(7):669–677.

[41] Royse CF, Andrews DT, Newman SN, et al. The influence of propofol or desflurane on postoperative cognitive dysfunction in patients undergoing coronary artery bypass surgery. *Anaesthesia*. 2011; 66(6):455–464.

[42] Schoen J, Husemann L, Tiemeyer C, et al. Cognitive function after sevoflurane- vs propofol-based anaesthesia for on-pump cardiac surgery: a randomized controlled trial. *Br J Anaesth*. 2011; 106(6):840–850.

[43] Steinmetz J, Christensen KB, Lund T, et al. Long-term consequences of postoperative cognitive dysfunction. *Anesthesiology*. 2009; 110(3):548–555.

[44] Monk TG, Weldon BC, Garvan CW, et al. Predictors of cognitive dysfunction after major noncardiac surgery. *Anesthesiology*. 2008; 108(1):18–30.

[45] Newman MF, Grocott HP, Mathew JP, et al. Report of the substudy assessing the impact of neurocognitive function on quality of life 5 years after cardiac surgery. *Stroke*. 2001; 32(12):2874–2881.

[46] Avidan MS, Searleman AC, Storandt M, et al. Long-term cognitive decline in older subjects was not attributable to noncardiac surgery or major illness. *Anesthesiology*. 2009; 111(5):964–970.

[47] Rasmussen LS, Siersma VD, ISPOCD group. Postoperative cognitive dysfunction: true deterioration versus random variation. *Acta Anaesthesiol Scand*. 2004; 48(9):1137–1143.

[48] Krenk L, Rasmussen LS, Kehlet H. New insights into the pathophysiology of postoperative cognitive dysfunction. *Acta Anaesthesiol Scand*. 2010; 54(8):951–956.

[49] Culley DJ, Xie Z, Crosby G. General anesthetic-induced neurotoxicity: an emerging problem for the young and old? *Curr Opin Anaesthesiol*. 2007; 20(5):408–413.

[50] Jevtovic-Todorovic V, Hartman RE, Izumi Y, et al. Early exposure to common anesthetic agents causes widespread neurodegeneration in the developing rat brain and persistent learning deficits. *J Neurosci*. 2003; 23(3):876–882.

[51] Jevtovic-Todorovic V, Beals J, Benshoff N, et al. Prolonged exposure to inhalational anesthetic nitrous oxide kills neurons in adult rat brain. *Neuroscience*. 2003; 122(3):609–616.

[52] Young C, Jevtovic-Todorovic V, Qin YQ, et al. Potential of ketamine and midazolam, individually or in combination, to induce apoptotic neurodegeneration in the infant mouse brain. *Br J Pharmacol*. 2005; 146(2):189–197.

[53] Wiklund A, Granon S, Faure P, et al. Object memory in young and aged mice after sevoflurane anaesthesia. *Neuroreport*. 2009; 20(16):1419–1423.

[54] Xie Z, Dong Y, Maeda U, et al. The common inhalation anesthetic isoflurane induces apoptosis and increases amyloid beta protein levels. *Anesthesiology*. 2006; 104(5):988–994.

[55] Eckenhoff RG, Johansson JS, Wei H, et al. Inhaled anesthetic enhancement of amyloid-beta oligomerization and cytotoxicity. *Anesthesiology*. 2004; 101(3):703–709.

[56] Wu X, Lu Y, Dong Y, et al. The inhalation anesthetic isoflurane increases levels of proinflammatory TNF-α, IL-6, and IL-1β . *Neurobiol Aging*. 2012; 33(7):1364–1378.

[57] Xie Z, Culley DJ, Dong Y, et al. The common inhalation anesthetic isoflurane induces caspase activation and increases amyloid beta-protein level in vivo. *Ann Neuro*. 2008; 64(6): 618–627.

[58] Liu YH, Wang DX, Li LH, et al. The effects of cardiopulmonary bypass on the number of cerebral microemboli and the incidence of cognitive dysfunction after coronary artery bypass graft surgery. *Anesth Analg*. 2009; 109(4):1013–1022.

[59] Ramlawi B, Rudolph JL, Mieno S, et al. C-reactive protein and inflammatory response associated to neurocognitive decline following cardiac surgery. *Surgery*. 2006; 140(2): 221–226.

[60] McEwen BS, Sapolsky RM. Stress and cognitive function. *Curr Opin Neurobiol*. 1995; 5(2):205–216.

第十一章

老年人疼痛机制

概述

疼痛是医学领域中最常见的症状之一。疼痛可能超越对于机体保护和疾病诊断的作用,对机体造成伤害。导致疼痛持续的原因可能是引起疼痛发生的来源不可逆,或是在引发疼痛的初始原因结束后,某些不可逆的结构变化对机体产生持续的伤害性刺激。无论疼痛的性质和描述如何,疼痛控制已经成为目前关注的热点,特别是与老龄化人群以及老年人群慢性退行性疾病相关的疼痛控制。尽管探索疼痛机制相关的基础科学研究逐年增多,并且已经为疼痛治疗提供了许多新的靶点,然而疼痛的致病因素很难被真正发现。只有确定疼痛发生的原因并了解其潜在的疼痛发生机制,才能实现真正有效的针对性治疗。本章节将重点介绍老年人的疼痛机制,包括疼痛的定义、类型和描述,疼痛如何发生、引起、检测、传导、促进、抑制、调控和最终感知。本章节将从外周、脊髓(脊髓背角)和中枢(脑)水平上讨论"疼痛生理学"以阐明疼痛的机制。老龄化会影响痛觉纤维的特性和形态,影响痛觉纤维的功能,包括伤害性信息处理、离子通道、受体表达、神经递质释放、脊髓水平调节,并最终改变老年人群对于疼痛的感知和表现。

疼痛和老年人

美国国家老龄化研究所(NIA)与美国国立卫生研究院(NIH)疼痛协会在2008年的总结报告中定义老年患者的疼痛是"影响其生理、心理和社会健康的复杂和严重的疾病"。报告指出,尽管目前研究在理解疼痛发生的分子机制和相关神经通路方面有很大的进步,但是对于老龄化如何影响那些在机制水平上用于侦测和传导痛觉刺激以及表达痛觉感受的神经系统却知之甚少[1]。除了疼痛的感知、表达和相关抑制调制的变化,老年人和比他们年轻的人有类似的生物学疼痛机制,然而老年人更容易受到持续性疼痛的有害影响。耶泽斯基(Yezierski)生动详细的描述衰老过程是一种"缓冲"能力的丧失,代偿机制和内稳态机制的无效性导致体内生物学环境允许疼痛的持续性发展[2]。

莱塞(Loeser)描述了一种疼痛的生理-心理社会模型,可以观察疼痛的整个过程,模型将伤害性刺激作为触发因素、疼痛作为结果、对疼痛的忍受作为过程、疼痛诱发的行为作为可观察和测量的内容[3]。仅对伤害性刺激产生的生理反应不能被认为是疼痛,在进行进一步探讨前,最重要的是要了解疼痛究竟是什么。

疼痛概述

疼痛的定义

疼痛的定义有很多,目前被广泛接受的一个定义由国际疼痛协会(IASP)提出:"疼痛是组织损伤或与潜在的组织损伤相关的一种不愉快的躯体感觉和情感经历",这个定义也避免将疼痛和刺激绑定到一起[4]。

疼痛的类型

疼痛可以大致分为生理性疼痛和临床性(病理性)疼痛,同时还有其他几种对于疼痛的描述。

生理性疼痛

生理性疼痛与临床性疼痛有相同的感觉纤维和传导通路,生理性疼痛具有保护功能,是一种对潜在和即将发生的组织损伤的警告,生理性疼痛具有瞬时性并主要发生在局部。人类对生理性疼痛的反应往往不是"回避"就是"忍受"。

临床性疼痛

临床性疼痛具有病理性。它与生理疼痛共有相同的传导通路和感觉纤维,但可能与组织损伤、炎症或直接的神经损伤有关。临床性或病理性疼痛的特征是外周和中枢的敏化,同时伴随着疼痛传递至未损伤的区域。即使在刺激停止后,临床性(病理性)疼痛仍然存在,并且可以表现为急性或慢性疼痛。

急性痛

急性痛由组织损伤引起,其本质是炎性反应。急性痛具有自适应性和修复性,是一个警示标志并有愈合的可能。急性痛可能由意外的组织或骨创伤、外科手术、内脏炎症和局部缺血导致,甚至有时就可能如同肌肉疼痛和扭伤一般常见。在急性疼痛(主要是伤害性感受)中,神经系统通常未受到损伤并且不会被过度扰动。

慢性痛

慢性痛是由持续地外周或中枢性病变、伴有或没有任何明显病变、组织损伤或退行性病变的慢性炎症导致的结果。慢性痛可能与感觉神经系统和自主神经系统都有关联。慢性痛可以是自发性的、被激发的或持续性的,并且可以不依赖于初始伤害刺激自主发生。

伤害性疼痛(炎症和创伤)

伤害性疼痛是指正常组织对于伤害性刺激的反应引起的急性炎性疼痛。伤害性刺激是指损害正常组织的刺激[4]。生理性疼痛是伤害性疼痛的一种。

神经病理性痛

神经病理性痛由神经系统中的原发性损伤或功能障碍引发或引起,并且可以是外周性或者中枢性的。外周神经病理性痛由外周神经系统的原发性损伤或功能障碍引发或引起,而中枢神经病理性痛由中枢神经系统中的损伤或功能障碍引发或引起[4]。神经病理性痛的特征通常是痛觉超敏以及自主神经系统可能参与了疼痛的发展过程。

外周疼痛

痛觉从外周到脊髓的传导由"伤害性感受器"介导。伤害性感受器是一类小直径有髓鞘或无髓鞘的神经纤维。伤害性感受器是对伤害性刺激或对长期伤害性刺激敏感的"神经元"[4]。

伤害性感受是外周和中枢神经系统对有害的机械、电、热或化学刺激的躯体感觉反应。外周伤害性感受器包括A-δ纤维和C纤维,其胞体在背根神经节(DRG)或三叉神经节中。外周伤害性感受器存在于皮肤、肌肉、结缔组织、血管以及胸和腹部脏器中。

外周神经系统中主要存在3种感觉纤维类型:A-β、A-δ和C纤维。每种纤维具有各自的特性,使得其对不同类型的感觉信息做出各自的反应和传导。

A-β纤维是一类大直径、高度有髓鞘的纤维,因此A-β纤维能够最快地将动作电位从外周传导到中枢末端。A-β纤维激活阈值低,通常响应轻触摸,并且负责传递触觉信息。正常条件下,快速传导的A-β纤维(传导速度>30 m/s)主要介导来自特殊机械感受器受体的非伤害性刺激[6]。激活大直径低阈值的A-β纤维后,在脊髓水平关闭了"闸门",从而可以激活脊髓抑制性中间神经元和抑制来自小直径纤维的信息,抑制疼痛的上行传导。

A-δ纤维的直径(2～5 μm)较小,部分有髓鞘,和A-β纤维相比电导性较差,有较高的激活阈值。A-δ纤维对热和机械刺激都有反应。A-δ纤维传导速度为5～30 m/s,它们引起的疼痛被描述为快痛、初痛、锐痛和刺痛。

C纤维是直径最小(<2 μm)的初级传入纤维,无髓鞘且传导速度为0.5～2.5 m/s,是传导速度最慢的纤维。C纤维激活阈值高,可以选择性地检测伤害性或"疼痛"刺激。多数C纤维具有多态反应。部分C纤维在正常条件下只对纯化学刺激敏感,并且对伤害性热刺激(>45℃)敏感,对机械刺激和普通热刺激不敏感。

在皮肤和内脏器官中存在一小类"沉默"或"沉睡"的伤害性感受器,它们是无髓鞘的初级传入神经元。这些神经元对于高强度的刺激可能毫无反应[7]。但是在炎症介质和化学刺激存在的情况下,这些神经元变得活跃,产生自发放电并导致感受野的变化,在敏化中发挥重要作用。

正常情况下,短暂的高强度刺激激活传入C纤维和A-δ纤维,只能导致很少的或几乎没有组织损伤或结构变化,但是可能引起短暂的瞬时疼痛来作为一种生理预警。这种反应也可以被认为是一种生理保护性反应,一旦初始和潜在的损伤愈合,伤害性感受系统就会恢复正常[7]。在临床上,这些瞬时疼痛可能是术后疼痛、内脏炎症、感染和轻度组织损伤引起的。A–δ 和 C 传入纤维被更低强度的刺激激活并导致不同程度的疼痛,并且疼痛更持久。如果不进行治疗,这种疼痛能够导致外周和中枢神经系统更持久的形态和功能变化。慢性手术后疼痛(>2 个月)可以被描述为"起初是急性术后疼痛,未经治疗或治疗效果不佳,从而转变为慢性和持续性疼痛"。

如上所述,A–δ 和 C 纤维将伤害性刺激转换成动作电位,并传导到脊髓的背角。伤害性感受器(初级传入纤维的中枢末梢)以有序的方式终止于脊髓背角胶质层。外周传入纤维的终点和调控将在后文关于疼痛的脊髓背角机制中讨论。

炎症性疼痛

基德(Kidd)和 Urban[6] 描述了外周初级传入神经元在伤害性感受中的 3 种功能,即转导、传导和传输。转导是神经元对于伤害性或损害性刺激的检测,而传导是神经元将感觉信息从外周末梢传递到脊髓背角。传输则是通过神经元的突触传递将感觉信息传输到脊髓背角特定的层内。

在外周炎症性疼痛机制中,我们将首先阐述疼痛刺激的转导或检测,以说明伤害性刺激的传入的启动因素及其随后产生的效应。后文还将阐述传导和传输过程,同时阐述外周伤害性感受器和脊髓背角机制的作用。

组织创伤和随后的炎症引起局部血流量的改变、高血钾、血管通透性增加以及水肿形成伴随周围组织免疫细胞的活化和迁移以及生长和营养因子释放的变化。作为组织损伤的结果,外周会释放与合成部分炎症介质。这些炎症介质可以直接致痛,或者可以间接通过"外周敏化"使得外周传入对于低强度、机械性、非伤害性刺激的反应增加。周围损伤区域随后的参与引起了原发性痛觉过敏[8]。原发性痛觉过敏是指损伤区域周围的未损伤区域对于非伤害性刺激也非常敏感。

内脏痛

内脏传入纤维和表皮传入纤维传递伤害性信息至背根神经节。内脏痛纤维涵盖副交感神经和交感神经纤维,因此与基于 C 纤维介导的刺激作用的自主神经系统活动有关。心率、呼吸速率、出汗和血压升高都与内脏痛有关。虽然没有明确的界限存在,内脏痛可以分为由表皮来源或由外周来源导致的躯体痛。内脏痛具有模糊、强烈和"扩散"的性质。内脏痛具有强烈的扩散、形成和蔓延特性,并可能形成牵涉痛。牵涉痛的产生是内脏和外周(表皮/皮节区)传入纤维在脊髓背角会聚和共定位的结果[5]。对于内脏痛的感受会随着年龄的增长而迟缓,研究表明老年人对内脏痛的报告出现延迟[9],他们最初的伤害性刺激来源主要是内脏胀痛或是炎症。

疼痛机制的关键因素

通常认为疼痛在外周的激活是伤害性刺激感受器对于足以造成伤害的刺激的反应。如果在正常条件下,伤害性疼痛可以被如此理解,但如果是痛觉过敏或者是自发性疼痛,如此理解可能过于简单化了。下表列出了可以导致疼痛敏感的不同的通道传入(表 11-1)及不同的通道传入所诱发的疼痛代表了多种不同的疼痛发生机制(表 11-2)[10]。鉴于章节的范围,本段落只讨论了部分传入通道和它们发挥的作用。

表 11-1 疼痛的传入通道

- 机械、热或者化学刺激
- 低强度的刺激激活外周的敏感的伤害性感受器
- 神经瘤、背根神经节、周围神经或者背根引起的伤害性感受器的异位放电
- 低强度的机械-热刺激激活外周低阈值传入纤维,同时伴随中枢敏化、突触重组或者去抑制
- 神经瘤、背根神经节、周围神经或者背根引起的低阈值传入纤维的异位放电(周围神经损伤伴随中枢敏化、突触重组或者去抑制)
- 中枢神经元(脊髓背角、丘脑或者皮质)的自发性活动,中枢神经元中由神经瘤、背根神经节、周围神经或者背根引起的低阈值传入纤维的异位放电

资料来源: Woolf CJ, Max M B., "Mechanism-based pain diagnosis: issues for analgesic drug development", Anesthesiology, 95, pp.241–249, 版权使用已得到 Wolters Kluwer 和 the American Society of Anesthesiologists 许可。

表11–2　不同的传入通道代表了不同的疼痛机制

> ◆ 外周敏化：高阈值的受体、伤害性感受器外周末端的离子通道转运体的激活；受体、伤害性感受器外周末端的离子通道转运体的阈值敏感性的变化
>
> ◆ 感觉神经元兴奋性增加：初级传入纤维中离子通道的表达、磷酸化或者聚积的变化
>
> ◆ 中枢敏化：中枢神经元（脊髓和脑）上配体门控和电压门控离子通道的动力学、兴奋性以及突触传入的变化
>
> ◆ 表型调控：外周和中枢神经元上受体–递质–离子通道的表达变化
>
> ◆ 突触重组：细胞凋亡或者出芽导致的突触连接的调控
>
> ◆ 去抑制：神经元激活的减少、受体–递质的下调以及细胞凋亡所引起的神经轴上不同水平的局部抑制缺失以及由前脑和脑干生成，在脑干和脊髓中止的下行抑制系统在局部抑制的缺失

资料来源：Woolf CJ, Max M B., "Mechanism-based pain diagnosis: issues for analgesic drug development", Anesthesiology, 95, pp.241–249, 版权使用已得到 Wolters Kluwer 和 the American Society of Anesthesiologists 许可。

在这里需要详细地探讨一下2个主要现象对于引起疼痛的作用，分别是不同损伤类型起到的作用以及损伤的本质。这2个现象发生伊始是由于纯粹的软组织和骨外伤或伴随神经损伤。这里有一个注意事项，大部分意外、手术创伤和其他类型伤害并不会仅仅纯粹地伴随有生理意义上的炎性（伤害性）或神经损伤（神经病理性）疼痛。转导、传导和传输过程中炎性损伤和神经损伤会有显著性的重叠，重叠程度取决于损伤程度的大小（伤害性刺激强度），身体伤害性刺激的反应（衰老效应和阈值），以及受损伤后的及时干预和疼痛管理（治疗）。然而炎症过程（急性或慢性）通常被认为是疼痛发生的起始。

炎症介质

损伤时，受损的细胞释放胞内的物质，包括巨噬细胞、淋巴细胞和肥大细胞。传入神经末梢暴露于致痛的炎症介质，如钾离子和氢离子、5–羟色胺（5–HT）、组胺、缓激肽、嘌呤、细胞因子、P物质、神经激肽A、降钙素基因相关肽（CGRP）、三磷酸腺苷（ATP）以及一氧化氮。炎症通过激活花生四烯酸通路产生白三烯和前列腺素。缓激肽能够导致初级传入神经元的激活和敏化从而引起疼痛、炎症和痛觉过敏。细胞因子可直接作用于伤害性感受器或间接刺激前列腺素的释放。促炎因子、肿瘤坏死因子–α（TNF–α）、白细胞介素（IL）–1、IL–6和IL–8可能导致机械和热痛觉过敏。

前列腺素是在炎症、发热以及疼痛中发挥重要作用的介质。前列腺素主要起到增加敏化的作用，可以通过缓激肽和其他前炎症介质敏化初级传入神经元。前列腺素也能直接激活伤害性感受器，降低激活伤害性感受器的阈值和增强伤害性感受器对于其他刺激的反应。肥大细胞和血小板释放5–HT可在受损伤和持续刺激过程中直接引起感觉传入神经元的兴奋。肥大细胞通过脱颗粒释放组胺，作用于感觉神经元，低浓度的组胺可以致痒，高浓度的组胺可以致痛[11]。

P物质可以引起肥大细胞的脱颗粒，导致组胺释放，同时也可以引起前列腺素（PGE2）的释放，这两者都是致痛介质。

组织损伤过程中周围神经的损伤也会引起一些生化、生理和形态的变化。神经损伤导致神经营养肽—神经生长因子（NGF）的增加，神经生长因子在外周敏化的过程起着举足轻重的作用。神经生长因子通过轴突传输至脊髓背角，在中枢敏化过程中起到重要的作用。

初级（外周）传入伤害性感受器

激活

周围组织或神经损伤导致初级传入伤害性感受器的激活和兴奋性肽、受体表达和离子通道的释放。

受体表达与传导

传导和侦测疼痛刺激的过程中有一系列离子通道型受体发生了变化，包括了热激活的辣椒素受体、酸敏感离子通道受体（ASIC）和嘌呤受体。

辣椒素受体属于瞬时感受器电位（TRP）离子通道，可以允许Ca^{2+}离子的渗透。辣椒素受体相关的TRP通道（TRPV）可以被辣椒素、热、酸和炎症激活，也可以被热刺激（>43℃）激活。辣椒素受体分布在小直径的外周传入神经元和中枢神经系统中。

酸敏感离子通道可以被低pH值激活，并且存在于整个神经系统中。酸敏感离子通道也可以被热、酸、缺血以及炎症所激活。

嘌呤受体是离子型配体门控的离子通道，介导

胞外 ATP 的快速突触传递[12]。ATP 能够激活感觉神经元并引起尖锐的瞬时疼痛。

离子通道的表达与转导

神经纤维上存在电压门控钠离子（Na^+）通道，钠通道对于正常的神经传导非常重要。初级传入神经元的兴奋性是由电压门控的钠离子（Na^+ 内向电流）和钾（K^+ 外向电流）通道来控制的。Na^+ 通道开放迅速，能瞬时使膜电位去极化并产生动作电位。激活这些离子通道是产生伤害性信号的必要因素。异常的异位放电也是由 Na^+ 通道介导的，Na^+ 分为河豚毒素敏感（TTX-S）和河豚毒素不敏感两种类型（TTX-R）。直径较大的纤维表达 TTX 敏感的钠通道，小直径的伤害性神经元同时表达 TTX 敏感和不敏感的钠通道[13]。前列腺素 E2、腺苷和血清素也能提高通道的敏感性[14]。研究指出 Na^+ 通道阻滞剂可能可用于治疗疼痛，但其不良反应限制了其临床应用。选择性阻滞 TTX 不敏感钠通道已被推荐做为治疗神经病理性和慢性疼痛的一种选择。

钾离子（K^+）通道在感觉神经元表达，通过维持超极化（外向电流）起到稳定膜电位的作用。钾离子通道表达下调可能导致感觉神经元的过度兴奋。

电压门控钙离子（Ca^{2+}）通道（VGCCs）参与感觉传导和递质释放。VGCCs 通过增加胞内 Ca^{2+} 引起动作电位的发放，导致长期的兴奋状态。VGCCs 的激活可以导致可能是疼痛介质的 P 物质和 CGRP 的释放。

脊髓背角疼痛机制

初级传入纤维终止于脊髓背角。多数有髓鞘的伤害性感受 A-δ 纤维终止于脊髓背角 I 层和 V 层，而无髓鞘的伤害性感受 C 纤维终止于脊髓背角浅层的胶质层 I 层和 II 层，一小部分 C 纤维可以达到更深的 V 层。大直径的 A-β 纤维终止于更深的层，并主要支配 III 层到 VI 层。Melzack 和 Wall（1965）提出"疼痛的闸门控制学说"来描述外周神经纤维的作用[15]。根据闸门学说，中枢传递细胞（T cells）存在于脊髓中，通过脑干和丘脑将疼痛传递到更高一级的皮质来感知。外周损伤激活 A-δ 和 C 纤维，它们发出冲动信号可以兴奋中枢传递细胞。中枢传递细胞也可以接收 A-β 机械感受纤维的传入，同时刺激中枢传递细胞关闭由伤害性刺激导致的 A-δ 和 C 纤维

打开的闸门，从而抑制伤害性感受上行。勒巴斯（Le Bars）等描述了一种类似的抑制性系统，这个系统是由 A-δ 和 C 纤维激活引起的伤害性刺激所触发，他们称之为扩散性伤害抑制性控制（DNIC）[16]。雷丽（Riley）等认为 DNIC 主要原理是"痛抑制了痛"和并提出了术语"条件性痛觉调制"（CPM）[17]。

综上所述，伤害性信息的调制，如疼痛的易化和下行抑制，主要发生在脊髓背角。

上行信号通路

脊髓丘脑束（STT）被认为是系统处理痛觉信息过程中最重要的通路[18]。I 层和 V 层的神经元是脊髓丘脑束的发源地，脊髓丘脑束的纤维在脊髓水平上大部分交叉于在 I 层和 V 层附近。

脊髓丘脑束主要分为 2 个部分（新脊髓丘脑束和网状脊髓丘脑束）。新脊髓丘脑束也被称为脊髓丘脑侧束，主要传导伤害性刺激的位置、强度和持续时间等信息，主要投射到丘脑核后部。网状脊髓丘脑束主要构成了通路中间组成部分，并且投射到丘脑核中部。网状脊髓丘脑束主要被认为参与疼痛的自主成分和不愉快的情绪成分。

脊髓网状束与疼痛的感知有关，并且介导了疼痛的诱因、情绪成分和自主反应的发生。

脊髓中脑束投射到中脑的网状结构，可以引起没有区别性的疼痛感觉。这个结构可能在激活下行抑制伤害性感受的过程中起到非常重要的作用。

脊髓颈核束位于背外侧索，其纤维上行无交叉传递至外侧颈核，外侧颈核纤维可以传递到对侧丘脑。

脊柱主要和非痛感觉相关，但一些神经纤维对伤害性刺激有反应。A-β 纤维主要存在于这个通路。

小直径的有髓鞘和无髓鞘的纤维在向更高级的中枢传递伤害性信息前在脊髓背角进行伤害性信息的处理。脊髓背角是一系列复杂相互作用的发生地，外周高阈值的感觉纤维，和脊髓背角固有的中间神经元以及大脑发出的下行纤维在脊髓背角相互作用。主要有两类神经元会被这些外周纤维激活，即伤害性特殊感受（NS）和多感受性的广动力范围（WDR）神经元。NS 神经元主要分布于脊髓背角浅层以及 A-δ 和 C 纤维的突触。NS 或高阈值神经元

特异性地被伤害性刺激所激活，并且在外周检测到痛觉刺激的时候能够发放动作电位。多感受性的、趋同性的或者WDR神经元位于脊髓背角的更深层。这些神经元对于伤害性以及非伤害性的传入都有反应，并随着刺激强度的增加而发放更多的动作电位。WDR神经元的活动是由伤害性输入产生的，这种活动在脊髓背角进行信息处理换能，直接或通过脑干传递到丘脑核和皮层上[19]。与此同时，脊髓背角的传出达到脊髓腹角，激活屈肌运动神经元，产生"回避弯曲反射"，从而使得对于生理性疼痛感觉和回避反射同时发生[20]。

WDR神经元接收所有3种感觉纤维的输入，因此可以从轻触摸到伤害性的夹、热和化学物质全方位的响应刺激。WDR神经元发放动作电位的方式取决于刺激的强度，呈现出梯度变化，同时WDR神经元也会表现出"wind-up"现象，这种现象是一种短时程的突触可塑性变化。

中枢敏化和神经可塑性

中枢敏化是指外周神经损伤后脊髓神经元兴奋性的增加。组织或神经损伤导致的急性、连续、持续性的伤害性信息，引起伤害性中枢末梢兴奋性氨基酸（谷氨酸和天门冬氨酸）的释放。谷氨酸引起α-氨基-3-羟基-5-甲基-4-异噁唑丙酸受体（AMPA）的激活，在脊髓背角响应伤害性刺激和类似于生理性过程的触觉刺激。重复的高频C纤维刺激激活N-甲基-D-天冬氨酸（NMDA）受体，而在正常生理条件下NMDA受体是不会被激活的。NMDA受体通常被镁离子（Mg^{2+}）所阻断，从而起到阻止去极化和激活的作用。AMPA受体上的钠内流可以通过膜的去极化去除Mg^{2+}的阻断，从而使通道打开。Mg^{2+}阻断的缺失使得钙离子最终进入细胞，引起立早基因（IEG, c fos和c-jun）的活化[21]，激活蛋白激酶C（PKC）和蛋白酪氨酸激酶（PTK），通过磷酸化NMDA受体产生中期或长期变化。NMDA受体的参与可以引起和维持中枢敏化和继发性痛觉过敏的状态。如果在这一阶段没有得到有效的治疗，长期的形态学和化学变化会伴随结构重组、芽生、感受野的扩大以及神经元的交互作用，最终导致疼痛记忆的发展（可塑性变化）。

疼痛的脊髓背角抑制（调制）

根据梅尔扎克（Melzack）和沃尔（Wall）的闸门控制学说，首要的抑制系统存在于外周传入纤维中。A-δ和C纤维传递伤害性信息至脊髓背角，而外周A-β纤维在脊髓水平（传导细胞）的共刺激或共激活可以阻断伤害性信息。A-β纤维关闭疼痛闸门的可能只是暂时性的，强烈而持久的刺激会导致造成抑制功能的丧失。伤害性信息的释放上行至脊椎上水平，激活下行抑制和调节系统。然而，第二道抵御伤害性信息传递的屏障是抑制性的神经递质GABA（γ-氨基丁酸）和甘氨酸的释放以及阿片类药物和α肾上腺素能受体在脊髓背角的激活。抑制性神经递质、GABA和甘氨酸降低NS和WDR神经元的反应，从而影响了脊髓背角信息的传出。

GABA和甘氨酸在脊髓背角引起伤害性信息传入的抑制。$GABA_A$受体介导突触后抑制，$GABA_B$受体在突触前抑制脊髓背角的兴奋性氨基酸。GABA激动剂作用于氯离子通道，引起膜的超极化并且对于膜电位有"稳定作用"。GABA抑制性功能的丧失和其余一些因素对触诱发痛的发展也有重要作用。

外周的损伤和炎症引起应激和免疫反应，导致阿片样肽，包括β-内啡肽、脑啡肽，强啡肽和内吗啡肽在损伤部位的释放并进入循环。阿片样肽结合背根神经节上的阿片受体，沿着内轴突传送至外周神经末梢。在脊髓背角，阿片受体存在于突触前和突触后。突触前阿片受体的激活可以抑制包括P物质在内的"致痛的"兴奋性神经递质的释放。突触后阿片受体介导钾通道激活引起WDR和NS神经元的超极化。然而阿片受体的敏感性严重影响神经病理性痛，因此阿片受体对于慢性持续性疼痛的作用有限。长期使用外源性阿片类药物可能干扰阿片受体的机制，可能引起次级NMDA受体的激活导致的痛觉过敏。

下行抑制调节系统通过激活脊髓背角突触前α肾上腺素能受体和内源性去甲肾上腺素的释放产生镇痛作用。阿片类药物和α肾上腺素能受体激动剂有协同效应。α受体激动剂可乐定在脊髓给药能起到镇痛效果。此外，腺苷受体也调节脊髓背角伤害性信息的处理。

下行抑制或调制

外周纤维在脊髓背角的组织和上行通路至脊椎上水平结构在之前的章节已经进行了讨论(见"上行信号通路")。二级神经元从脊髓背角上行并终止于脑干、丘脑和皮质。上行伤害性信息传导信号通路主要是脊髓丘脑和脊髓网状信号通路。下行疼痛调节纤维源于延髓头端腹内侧区(RVM)并投射到脊髓背角。它们同时具有兴奋性和抑制性。参与抑制伤害性信息和疼痛调制的主要脑区是下丘脑、中脑导水管周围灰质PAG区(阿片类)、蓝斑(去甲肾上腺素)、中缝大核(5-羟色胺/GABA)和外侧网状旁巨细胞核(5-羟色胺)。它们通过背外侧索传递信息到脊髓。伤害性信息传递到之前提到的脑区和核,导致它们的激活和随之而来的特异性的抑制性神经递质在不同水平的释放,从而在脊髓背角调节疼痛。

皮层在痛觉感知和表达中的作用

伤害性刺激也被定义为对有害刺激的侦测及其随后的传递编码信息到大脑,这种活动的结果使得疼痛得以被感知。皮质对疼痛的感知和调制为非药物的治疗和处理复杂疼痛的手段提供了依据。这些手段包括经皮电神经刺激、电针、行为学矫正和激励策略。更高级皮层控制痛觉信息处理、感知和表达的知觉(体感感觉)和情感(扣带回)部分。伤害性的、痛觉的刺激导致皮质区域的感觉、运动、运动前区、顶叶、额叶、枕叶、岛叶皮质和前扣带回的激活。边缘系统控制运动和行为反应,而额叶皮质具有很强的知觉控制。疼痛知觉、疼痛表现和疼痛行为都依赖于皮质整合。疼痛和伤害性刺激不同,疼痛的体验是由大脑产生的[22]。

老年人疼痛机制中神经解剖、生理和功能的变化

格利思(Gagliese)和法雷尔(Farrell)详细介绍了衰老在神经解剖学、外周炎症介质释放和响应、中央神经递质的释放、抑制和易化调节功能的变化情况。

神经生物学认为衰老对于伤害性感受、抗伤害性感受以及正常生理条件下的疼痛有影响。衰老会影响疼痛信息的处理,在外周和中枢神经系统产生

具有明显不均匀的形态和生化变化。人类和动物的周围神经会特别有选择性地失去有髓鞘的神经纤维,具体体现为自发性的轴突损伤和瓦氏变性。

与年龄相关的疼痛有3种不同的模式来解释在一生中不同的阶段影响疼痛发生的机制。安德森(Anderson)等描述的第一个模式是随着年龄的增加,疼痛也会增加直到第六个10年,这些疼痛最初的起因主要是机械性损伤和职业病。第二个模式是退行性疾病的过程,这个过程可能发生在正常工作年龄或退休后。第三个模式是与年龄因素不相关的因素,包括胸痛、背部疼痛、胃痛和头痛在内的并不一定是机械性损伤的因素[23]。

在生命的后期,神经生理学的改变、痴呆、疼痛上报的缺乏及忍耐力改变了对于疼痛的感知或者伤害性感受器的神经解剖学的变化,可能是导致老年人疼痛报告减少的原因[25,26]。

沙库尔(Chakour)等报道老年人A-δ纤维数目减少,明显的表现就是生命晚期A-δ在痛觉传导过程中的贡献消失[24]。A-δ纤维损失导致伤害性C纤维的募集。同时伴随着持续的外周刺激,导致老年人在疼痛感觉传导的滞后,同时反应时间变长。这种现象在老年人慢性疼痛的发展中起着重要作用。

格利思和法雷尔回顾了文献中动物和人体实验报道的衰老在疼痛中的作用。衰老降低了神经肽、P物质、降钙素基因相关肽(CGRP)和生长抑素在背角的表达,同时伴随有抑制性神经递质、5-羟色胺和去甲肾上腺素的低表达水平,这些指标反映了外周和脊髓下行抑制(调节)机制受到损伤。随着年龄的增长,老年人的阿片受体在皮质、纹状体及下丘脑表达下降,β-内啡肽的循环水平也随之降低。

动物研究也表明NMDA受体的功能和结合随着年龄的下降而减少。老年人中中枢介导的感觉迟钝也表明了内源性抑制过程有效性的降低。这也和年龄因素导致的疼痛耐受性下降有关。最近有研究认为,与年龄有关的疼痛感知变化并没有显著性变化,但随着年龄的增长疼痛耐受性的确在变化和下降。

机体的平衡系统,包括内分泌、免疫和自主神经系统也受年龄因素的影响,并且当受到炎症反应、氧化应激和细胞凋亡的变化和改变影响时,这些系统对于老年人持续性疼痛的发展也有重要作用。衰老

和疼痛的细胞和分子生物学机制提示慢性疼痛的诱导和维持依赖于交感神经和副交感神经型系统与下丘脑–垂体–肾上腺轴协调互动的功能。因此，组织损伤或神经损伤会导致自主神经系统的受损，这些损伤也导致了老年人群中疼痛维持的产生、复杂区域的疼痛症状、持续性疼痛和神经痛。

有研究指出老年人在内源性疼痛抑制（脊髓和脑）系统存在缺陷。老年人的DNIC系统失效表现为在伤害性冷刺激时热疼痛评分的增加，和年轻人相比表现为更显著的对于伤害性刺激的敏感。

认知功能受损的老年人对于疼痛刺激的调制存在障碍，很可能是因为负责认知过程以及负责激活下行痛觉调制系统的皮质中枢受损，造成下行疼痛调制的缺失。

结论

老年人的疼痛仍然是一个复杂的问题，需要一个全面的方法来全面理解疼痛和衰老过程。老年人的疼痛意味着对于"衰老的"疼痛传导，其动态的、相互交错的关系的剖析，伴随逐渐下降的生理功能，也包括损伤应对机制的物理化学过程。虽然老年人在脊髓水平和下行调制疼痛的启动、加重、维持、兴奋和发生与年轻人相比非常类似，但是在功能、生物学和心理反应可能不尽相同。

（顾希垚 译　苏殿三 审校）

参考文献

[1] NIA, NIH. Workshop Executive Summary 2008. <http://painconsortium. nih. gov> (accessed 22 January 2013).

[2] Yezierski RP. Pain and aging research: what's on the horizon? *IASP Newsletter*. 2011; July.

[3] Loeser JD. Pain and suffering. *Clin J Pain*. 2000; 16(2):S2–S6.

[4] International Association for the Study of Pain. *IASP taxonomy*. <http://www.iasp-pain.org/Content/NavigationMenu/GeneralResource Links/PainDefinitions/default. htm>.

[5] Siddall PJ, Cousins MJ. Physiology of pain. In Power I, Kam, P (eds) *Principles of physiology for the anaesthetists*, 2nd edn (pp. 381–398). London: Hodder Arnold, 2008.

[6] Kidd BL, Urban LA. Mechanisms of inflammatory pain. *Br J Anaesth*. 2001; 87(1):3–11.

[7] Dray A. Inflammatory mediators of pain. *Br J Anaesth*. 1995; 75:125–131.

[8] Woolf CJ. Somatic pain-pathogenesis and prevention. *Br J Anaesth*. 1995; 75:169–176.

[9] Gagliese L, Farrell MJ. The neurobiology of aging, nociception, and pain: an integration of animal and human experimental evidence. In Gibson SJ, Weiner DK (eds) *Pain in older persons. Progress in pain research and management*, Vol. 35 (pp.25–44). Seattle, WA: IASP Press, 2005.

[10] Woolf CJ, Max MB. Mechanism-based pain diagnosis. *Anesthesiology*. 2001; 95:241–249.

[11] Simone DA, Alrejo M, LaMotte RM. Psychophysical studies of the itch sensation and itchy skin ("allokenis") produced by intracutaneous injection of histamine. *Somatosens Motor Res*. 1991; 8:271–279.

[12] Burnstock G, Wood JN. Purinergic receptors: their role in nociception and primary afferent neurotransmission. *Curr Opin Neurobiol*. 1996; 6:526–532.

[13] Gold MS, Reichling DB, Shuster MJ, et al. Hyperalgesic agents increase a tetrodotoxin-resistant Na^+ current in nociceptors. *Proc Natl Acad Sci USA* 1996; 93: 1108–1112.

[14] England S, Bevan SJ, Docherty RJ. Prostaglandin E2 modulates the tetrodotoxin-resistant sodium current in neonatal rat dorsal root ganglion neurones via the cyclic AMP-protein kinase A cascade. *J Physiol*. 1996; 495:429–440.

[15] Melzack R, Wall PD. Pain mechanisms: a new theory. *Science*. 1965; 150:971–979.

[16] Le Bars D, Dickenson AH, Besson JM. Diffuse noxious inhibitory controls (DNIC). Effects on dorsal horn convergent neurones in the rat. *Pain*. 1979; 6:283–304.

[17] Riley JL, King CD, Wongb F, et al. Lack of endogenous modulation and reduced decay of prolonged heat pain in older adults. *Pain*. 2010; 150:153–160.

[18] Abram SE. Pain pathways and mechanisms. In Abram SE, Haddox JD (eds) *Pain Clinic Manual*, 2nd edn (pp.13–20). Philadelphia, PA: Lippincott Williams & Wilkins, 2000.

[19] Willis WD, Coggeshall RE. *Sensory mechanisms of the spinal cord*. New York: Plenum Press, 1991.

[20] Willer JC. Comparative study of perceived pain and nociceptive flexion reflex in man. *Pain*. 1979; 3:69–80.

[21] Munglani R, Hunt SP. Molecular biology of pain. *Br J Anaesth*. 1995; 75:186–192.

[22] Melzack R. Gate control theory: on the evolution of pain concepts. *Pain Forum*. 1996; 5:128–138.

[23] Anderson HI, Ejlertsson G, Leden I, et al. Chronic pain in a geographically defined population; studies of differences in age, gender, social class, and pain localization. *Clin J Pain*. 1993; 9(3):174–182.

[24] Chakour MC, Gibson SJ, Bradbeer M, et al. The effect of age on A delta and C- fibre thermal pain perception. *Pain*. 1996; 64(1):143–152.

[25] Gibson SJ, Farrell M. A review of age differences in the neurophysiology of nociception and the perceptual experience of pain. *Clin J Pain*. 2004; 20(4):227–239.

[26] Helme RD, Gibson SJ. Pain in older people. In Crombie IK, Croft PR, Linton SJ, Le Resche L, Von Korff M (eds) *Epidemiology of Pain* (pp.103–112). Seattle, WA: IASP Press, 1999.

第三部分

老年疾病及应用科学

第十二章

老年人神经系统疾病

概述

随着年龄预期的增长，老年人更容易受到慢性疾病的伤害，包括以逐步的认知功能障碍和行为学扰乱为临床特征的大脑功能障碍。这个章节将简要描述老年人重要和常见的精神现状。

痴呆

最常见的综合征就是阿尔茨海默病，表现为短期和长期的记忆、语言、判断力和抽象思维等至少两种认知功能的缺失。对阿尔茨海默病影响最大的因素就是年龄，此外糖尿病、高血压、卒中、颅脑损伤和较低的教育水平也是相关的影响因素。

阿尔茨海默病

阿尔茨海默病（AD）是最常见的痴呆类型并且影响着联合国近50万人口。在英格兰和威尔士也有近40万人口患有阿尔茨海默病。这种疾病一般在70岁左右发病，估计每年每1 000人就有4.9人发病，之后每隔5年翻一倍。85岁及以上老年人患病率为40%。从症状出现到确诊的平均时间为2～3年。

已明确的危险因素是年龄、抽烟、女性（非洲美洲和西班牙血统）、唐氏综合征、有家族史和染色体19的载脂蛋白E基因上的 ε4等位基因（纯合子）存在[1,2]。

脑萎缩易发生在颞叶和顶叶。胆碱能神经元的失活发生在基底核和中缝核的血清素细胞。这些可能与注意力和高级认知进程缺乏相关联。由于水解异常的淀粉样前蛋白和细胞内过度磷酸化的tau蛋白导致细胞外淀粉样蛋白的异常累积是被认为是这种病理变化过程的标志性事件[3,4]。这些都在大多数人（和正常老年人相比）被看作是使用改良染色法的斑块和神经纤维元团块，并且在海马区和大脑皮质也有发现[5,6]。

记忆功能障碍通常是最早出现的症状并可以作为诊断的指标。在早期还可能出现失用和失认功能障碍。轻微的痴呆通常涉及记忆和语言障碍，然而行为学异常比如夜间烦躁和游荡可发生在疾病中期[7]。精神症状比如焦虑、抑郁、妄想、精神错乱和幻觉都可能发生并对家人和护理人员来说很难处理。随着病情进展全部智力会受损，由于肺炎或者其他合并的内科疾病会导致死亡。基本上，诊断是靠临床症状并联合一些神经心理学测试。临床诊断标准是依据《精神障碍的诊断和统计手册》第4版，于1984年成立的关于神经功能、交流障碍、卒中、阿尔茨海默病和相关疾病的国家研究所联盟（NINCDS–ADRDA）在2014年早期做了修订。PET和SPECT（两种计算机断层扫描技术）可以分析糖代谢情况和鉴别不同的痴呆亚型。

额颞叶痴呆

额颞叶痴呆（FTD）是一种综合征，包括皮克病、词义性痴呆和进行性失语症[8]。将近40%的患者有抑郁家族病史，并且低于10%的患者是可遗传的。常染色体显性遗传是通过17号染色体的微管相关蛋白或者颗粒蛋白前体基因突变发生的。

最重要的临床特征是个人性格和社会行为改变、自知力缺乏、早期情感迟钝和言语表达力丧失[9]。视觉空间能力、计算能力和记忆力在早期可保留。进行性失语、不能理解词语意思和无法表达。吸吮、抓握和噘嘴反射在FTD中会较早出现[10]。

血管性痴呆

在卒中后的3个月内会发生血管性痴呆（VaD），患病率从11%～20%。危险因素包括年龄增长、男性、糖尿病、高血压、抽烟、心脏病、低教育水平和家族史[11]。有趣的是载脂蛋白Eε4等位基因的出现会增加VaD风险，病理研究已经报道在AD和VaD之间有重叠。小血管疾病能引起老年白质脑病和腔系的皮质下症状，或者影响额叶[12,13]。在宾斯旺格病中发现大脑半球有广泛的白质缺血性损伤。

路易体型痴呆

路易体型痴呆（DLB）是第二大常见退化性痴呆类型。DLB、帕金森病（PD）、多系统萎缩、自主神经衰竭、快速眼球运动（REM）睡眠行为障碍和苍白球黑质红核色素变性（HSD）都属于共核蛋白病的范畴。这些疾病的标志就是路易小体和路易神经炎形成，它们包含α-核蛋白蛋白质的纤维集聚。这些物质在PD中存在于脑干，但是在DLB中存在于脑干、大脑皮质和淋巴系统。那也许是AD的病理变化。在DLB中胆碱能神经从基底前脑传递到脑干核团是减少的。

临床症状包括皮质和皮下层的认知功能波动（但早期记忆被保留）、周期性视觉幻觉、帕金森病特征、定向能力失败和神经极度不敏感。其他症状包括自主神经功能障碍、快速眼球运动睡眠障碍、妄想、幻觉和抑郁。神经成像提示白质改变和AD相似，但存在于颞叶和海马区。

皮质基底核退化

皮质基底核退化是一种tau蛋白变性，主要影响额叶顶叶和黑质。这也许和FTD或者AD重叠。临床症状是唯一的并且涉及皮质与皮层下，主要包括执行能力障碍、视觉空间干扰、记忆回想困难和进行性失语症。

帕金森病痴呆

认知功能障碍也许是PD的一个非机动表现并且它是神经心理学表现的重要决定因素[14-16]。

帕金森病痴呆的危险因素是高龄、PD持续时间、运动不能和抑郁[17]。帕金森病痴呆（PDD）被认为是共核蛋白病的延伸范畴，临床表现为执行能力、注意力、视觉空间和画面理解能力受损（比如画图和识别电视人物）。将这些患者与阿尔茨海默病患者相比较，不能有效地进行语言切换但是能有效地进行词语分类。白天过度睡眠和快速眼球运动睡眠障碍是一样的[18]。

核上性麻痹、小脑共济失调、威尔逊病和纹状体黑质变性提示是帕金森病、共济失调、舞蹈病和眼肌麻痹的并发症[19-23]。美国关岛的帕金森痴呆复合体的特点是阿尔茨海默病、帕金森病和肌萎缩性脊髓侧索硬化症。

朊病毒病

这是一组罕见的却总是致命的神经退行性疾病，在人和动物体内有超长潜伏期。包括克雅病（CJD）、库鲁病、致命而零星的家族性失眠和格斯特曼病。

CJD是最常见的人类朊病毒疾病（80%），得病也许是散发的、有家族史的、医源性和突变的。其中最常见的种类是散发型。CJD临床表现为进行性痴呆、肌阵挛、锥体及锥体外系变异及小脑功能异常等。虽然两者之间有重叠，神经精神性表现（抑郁、焦虑、冷漠）会发生在CJD早期。

药物性痴呆

精神性药物、抗胆碱能药物、抗惊厥药物和心脏药物与痴呆综合征有关。酗酒会导致认知功能下降和神经精神症状。由于长期酗酒导致的前额叶和额叶损伤发生会使记忆丧失和执行功能障碍。其他影响区域是下丘脑、小脑和白质。重金属如铅、砷、锰和汞是导致老年人痴呆的不常见因素。最近的一项研究表明，在阿尔茨海默病中，铁沉积会导致白质破坏，并且铁、铜和锌的异常累积会导致氧化应激和大分子损伤。

慢性感染

慢性脑膜炎是由于细菌（肺结核、惠普尔病）、寄生虫（疟疾、囊虫病、弓形体病）或真菌（组织胞质菌属、隐球菌、念珠菌、球孢子菌属、曲霉属真菌）等生物而导致痴呆综合征与脑神经损害。梅毒会通过慢性脑膜炎或者脑血管性梅毒导致痴呆。通过实验室检查和脊髓液检验诊断。

其他系统疾病

可能导致痴呆的其他系统疾病包括心脏衰竭、呼吸衰竭、尿毒症、肝性脑病。甲状腺、甲状旁腺和肾上腺功能异常也是常见的原因。维生素 B_{12} 缺乏是一个罕见的因素，颞动脉炎和血管炎也是不常见的原因。原位性和转移性的肿瘤侵犯额叶后可表现为痴呆。创伤性脑损伤导致硬膜下、硬膜外血肿或阻塞性脑积水，可以产生痴呆症状。

治疗目标是对认知和行为症状的管理，旨在提高所有护理人员的功能、教育、训练、支持和咨询。针对痴呆认知功能的治疗是有限的，目前的药物治疗分2大类：乙酰胆碱酯酶抑制剂（多奈哌齐、加兰他敏和卡巴拉汀）和门冬氨酸受体拮抗剂美金刚胺。

危险因素管理，尤其是高血压相关的危险因素管理（欧洲收缩期高血压试验）会降低白质损伤。没有多少证据支持降脂治疗。

非典型和典型的神经肌肉松弛剂、抗抑郁药、安定类和苯二氮䓬类都被用于治疗行为症状。由于DLB的极端敏感性，精神安定剂应避免使用。除了药物治疗外，有行为障碍的患者的非药物治疗可能包括言语治疗、再培训和康复。

脑卒中

卒中的世界卫生组织定义是"除血管原因外无其他原因引起的，突发反映局部或全脑功能障碍的临床症状，并持续超过24小时或死亡。"它可以被分为两大类：由血栓形成或动脉栓塞引起的缺血性卒中及出血性卒中。其发病率会随着年龄增长而增加，无论男女在55岁后，每十年风险就会翻一倍。75岁以上的男性较女性更多发生逆转性的卒中和死亡。在英格兰每年有将近110 000人口遭遇初次或复发性的卒中，并且将近20 000人口有短暂性脑缺血（TIA）发作的情况。TIA是在24小时内由于暂时性脑缺血引起的局灶性神经功能障碍[24,25]。现代成像技术提示，超过1小时的障碍是由不可逆的皮层损害引起的[26,27]。

危险因素包括年龄、男性、抽烟、酗酒、肥胖、高血压、糖尿病、高脂血症、心脏疾病（心肌梗死、房颤和左室肥大）、周围性血管疾病、TIA/卒中前期和家族病史[28]。

高血压对于缺血性和出血性卒中是最直接的危险因素，由于血压控制欠佳带来了大约2/3的全球卒中负担。抗高血压治疗将卒卒中险降低了至少30%。然而对于80岁以上年龄组，血压控制的最佳范围目前还不清楚[29,30]。

心房颤动（AF）是老年人最常患的心律失常疾病，其发生率从55岁至80岁年龄的0.1%增高到80岁年龄以上的10%。这是卒中的一个独立危险因素并且将风险增加了5%。由房颤引起的卒中会导致更多的神经功能损害。2型糖尿病患者使卒中增加了至少2倍风险，如果合并抽烟、高血压和房颤，风险会大大增加。$CHADS_2$ 和 CHA_2DS_2VASc 评分系统在预测非风湿性房颤性脑卒中危险因素上是个有用的工具，除非有绝对禁忌证，抗凝治疗在预防老年人卒中是首选[31-33]。

老年人动脉粥样硬化的一个主要危险因素是颈动脉斑块狭窄超过50%引起的症状。在这些患者中卒卒中险是20%～30%。颈动脉内膜切除术（CEA）对于近期有非致残性颈动脉缺血事件和同侧70%～99%颈动脉狭窄等症状的患者是有益的。颈动脉支架植入术可以被运用于那些不适合CEA、高度狭窄或者CEA后再狭窄风险很高的患者[34,35]。

缺血性脑卒中

缺血性脑卒中占所有卒中的80%，老年人缺血性卒中的原因包括动脉粥样硬化性疾病、腔隙性梗死、次于房颤的心房栓塞、左心室血栓、细菌性心内膜炎、人工瓣膜血栓形成、冠脉旁路移植或冠脉造影、二尖瓣或主动脉瓣换瓣、心脏骤停、血液高黏状态和梅毒。最常用的班福德分级用于临床上卒中病灶定位和帮助病理分级和预后。

卒中"模型"

卒中模型可以呈现出类似卒中的常见情况，比如内环境紊乱的高血钠/低血钠、高血糖/低血糖、癫痫和其他中枢系统神经疾病，包括硬膜下血肿、脑脓肿、原发性脑肿瘤、偏头痛、前期卒中的遗留症状和功能障碍。

颅脑CT和MRI用来鉴别定位血管梗死灶和出血灶[36]。部分有短暂或者持续性神经系统症状的患者可以做头颅CT扫描,磁共振血管造影和螺旋CT扫描用于颅内和颅外血管。B超和多普勒用于量化颈动脉和椎动脉的严重程度。

卒中患者的初始治疗包括稳定的呼吸道和充分的氧疗,全血细胞计数、尿常规、电解质、凝血功能和脑电图等常规诊疗方法。紧急头颅CT来排除出血或者早期缺血性改变的迹象。密切监测血压,在急性缺血性卒中里可以用组织纤溶酶原激活物溶栓可能改善预后[37]。介入溶栓和血凝块监测这些新方法也有较高评价。

出血性卒中

这些包括蛛网膜下腔出血(SAH)和颅内出血(ICH),蛛网膜下腔出血占所有卒中的8%。CT扫描是诊断和鉴别出血来源的首选,在最初24小时内有90%的敏感性。如果有疑问可实施腰穿,用分光光度计检测脑脊液是否变黄。血管造影可以用来发现潜在的动脉瘤并鉴别大小和定位。

ICH的发生率至少是SAH的2倍,年龄和高血压是最重要的危险因素,创伤、潜在的凝血障碍和淀粉样脑血管病变是其他被公认的危险因素。典型的临床表型就是局部神经功能障碍,进展从几分钟到几小时伴随头痛、恶心、呕吐、意识障碍和血压升高[38,39]。在脑叶出血中癫痫是很常见的,但在睡眠状态下很少见。CT和MRI在发现出血上都是很有效的检测手段。在预后上,ICH的30天死亡率是40%,比缺血性卒中的20%高多了[40]。

老年人癫痫

癫痫是第三大常见的神经疾病,往往对老年人和社会都是主要的心理和经济负担[41]。惊厥和癫痫的人口数比以前意识到的还要多。癫痫的患病率随着年龄增加而增加,在75岁以上的人群中更为高发。老年人癫痫的诊断是具有挑战性的并且误诊率可以高达30%[42]。从局灶到全身也许缺乏前兆性、自动性和过渡性。间歇性的精神错乱发作、轻微头痛、头晕和抽搐可能是临床症状。与年轻人相比,癫痫持续状态可能更常见。迟发型发作的原因可能是脑血管疾病(最常见)、神经退行性改变、创伤和颅内肿瘤[43]。卒中后第一年惊厥风险增加20倍,并且在出血变化性上更普遍。

惊厥"模型"

惊厥模型可以发生在晕厥、TIA、一过性全身失忆、心律失常、跌落、低血糖、恐慌袭击、晕倒、嗜睡、偏头痛和睡眠障碍。

最可靠的诊断方法是准确的病史,在问询代谢紊乱、药物不良反应、戒断症状和药物滥用上它是最重要的[44]。MRI是癫痫的检查手段,特别是在难治性癫痫发作和肿瘤中有作用[45]。普通脑电图不能检查癫痫。如果有疑问,推荐使用视频脑电图或住院患者监测[46]。

用镇静药物有效控制老年人惊厥暂时缺乏证据。其他要考虑的因素是神经系统里的年龄相关生理变化、其他并发症、年龄相关肝脏血流减少、肾小球滤过率减少、药物间相互作用、药代动力学、药物依从性、营养状态,这都可以影响药物吸收和提高毒性。治疗原则是用小剂量控制惊厥。拉莫三嗪和加巴喷丁是治疗部分性惊厥发作的药物首选。拉莫三嗪、丙戊酸钠、左乙拉西坦和托吡酯是治疗全身性惊厥的药物(国际联盟抗癫痫指南)[47-50]。如果身体并发症和呼吸功能不良不允许使用苯二氮䓬类和苯妥英钠,那么建议用左乙拉西坦治疗老年人持续癫痫状态。

帕金森疾病和帕金森综合征

帕金森综合征是一个广义术语来描述任何两种或以上运动迟缓、肌强直、静息性震颤和姿势不稳,包括PD和其他神经退行性改变[51-52]。

散发性PD的临床病理改变与左旋多巴敏感的帕金森综合征、黑质腹外侧和腹内侧核团多巴胺能神经元缺失和路易小体形成相关。当60%以及上多巴胺能神经元耗尽后运动临床表现就发生了[53]。PD是典型的非对称性疾病,初始症状包括手指精密操作敏感度降低、震颤和全身迟缓,运动不能和运动迟缓是诊断必要条件,其他症状包括写字过小、面具脸、眨眼率降低、说话低沉单调、流唾液和钢管强制。

静息性震颤在PD和药物源性帕金森综合征都很常见，且有4～5 Hz频率大拇指和示指搓丸样动作。PD最开始是单边的，在晚期会发展到对侧。

帕金森患者发展成猿类姿势像屈膝屈肘屈腕。躯干、掌指关节和不充分的防御姿势反应会导致前进、后退和跌落。在步态起始、转弯和障碍物前可有冻结发作。有15%～20%的患者发展成痴呆。PD的非运动性表现比如多涎、抑郁、冷漠、汗湿衣服、快速动眼睡眠行为障碍、尿频、尿急、勃起功能障碍、焦虑和痛苦可以先于运动症状[54-60]。

药物与帕金森综合征

帕金森症可能被诱发并且和特定的药物有关，如精神安定剂（吩噻嗪类、丁酰苯类、噻吨类）、抗高血压药物（利舍平、α-甲基多巴和维拉帕米）、胃肠道药物止吐剂等（甲氧氯普胺或普鲁氯嗪）或者暴露在一氧化碳或重金属（如氰化物、锰、汞）中。

神经退行性症状和帕金森综合征

某些神经退行性疾病如多系统萎缩、进行性核上麻痹、基底神经节变性、阿尔茨海默病、库贾症和亨廷顿病可能都有帕金森综合征的特点。

一些常用的分期评分表比如修订的Hoehn和Yahr评分和UPDRS（帕金森等级评分方案），PD首先是一个临床诊断。在诊断不明确的时候，多巴胺运转体SPECT扫描可以实施，如果损害病灶是可疑的，大脑MRI有指示作用。

左旋多巴是治疗PD的首选，其他治疗是多巴胺受体激动剂包括麦角衍生品（溴麦角环肽、培高利特和卡麦角林）和非麦角类（普拉克索和罗匹尼罗）[61-63]。儿茶酚-O-甲基转移酶抑制剂如托卡朋和恩他卡朋作为二线药物。单胺类氧化酶抑制剂（MAO-B）司来吉兰和来沙吉兰、抗胆碱能制剂苯托品和三乙芬迪用来治疗震颤，但是老年人因为严重的神经系统症状而难以耐受。

阿扑吗啡用来治疗机械扑动和开关症状，因为其他治疗方法都没有反应性。主要的不良反应是过度镇静和呕吐[64-66]。插入较深大脑刺激器的神经外科立体定向技术是用高频电刺激丘脑腹侧核，这是那些药物治疗失败和晚期并发症患者的选择[67]。苍白球刺激手术（DBS）在治疗老年人运动障碍是有效的，然而这种手术可能有颅内出血、感染和机械故障的风险。

进行性核上性麻痹

进行性核上性麻痹的特征为进行性tau蛋白变性，表现为轻度麻痹、垂直眼肌麻痹。晚期进行性核上性麻痹有近端中轴肌僵直、姿势反射消失、跌落、构音障碍和痴呆性人格改变等症状。

正常颅内压脑积水

正常颅内压脑积水的3种表现是：痴呆、步态失常和尿失禁。CT和MRI提示脑室相对于脑沟不成比例的扩大。更重要的是意识到脑室腹腔分流术可能会使症状得到改善[68]。

老年人脊椎疾病

脊柱疾病在老年人中包括骨关节炎和退行性椎间盘疾病、退行性畸形、外伤、感染、肿瘤和炎症。脊椎病、骨质疏松症和恶性肿瘤更常见。退行性椎间盘疾病、腰椎管狭窄症和腰椎硬化也是老年人常见的疾病。在转移性肿瘤中有近60%是由于乳腺癌、前列腺癌和肺癌使脊髓压缩。延髓外传播比髓内更常见。其他恶性肿瘤的原因包括肾细胞癌、骨髓瘤、结肠癌和非霍奇金淋巴瘤。75%的患者疼痛是最常见的症状，50%的情况下是括约肌受累。脊柱X射线可以提示猫头鹰征消失了，这是骨椎弓根的闭塞。MRI是诊断调查的选择。治疗是专门针对改善症状和肿瘤学紧急症状。

结论

神经功能障碍在老年人中很常见，这导致他们丧失功能独立性而导致制度化、护理负担增加并产生重大社会影响。适当的专业、早期诊断、研究和多学科介入是极其重要的。

（邓青竹译　梅　伟审校）

参考文献

[1] Waldemar G, Dubois B, Emre M, et al. Diagnosis and

management of Alzheimer's disease and other disorders associated with dementia. The role of neurologists in Europe. European Federation of Neurological Societies. *Eur J Neurol.* 2000; 7(2):133–144.

［2］ Waldemar G, Dubois B, Emre M, et al. Recommendations for the diagnosis and management of Alzheimer's disease and other disorders associated with dementia: EFNS guideline. *Eur J Neurol.* 2007; 14(1):e1–e26.

［3］ Bostrom F, Hansson O, Blennow K, et al. Cerebrospinal fluid total tau is associated with shorter survival in dementia with Lewy bodies. *Dement Geriatr Cogn Disord.* 2009; 28(4):314–319.

［4］ Lowenson JD, Roher AE, Clarke S. Protein aging extracellular amyloid formation and intracellular repair. *Trends Cardiovasc Med.* 1994; 4(1):3–8.

［5］ Braak H, Braak E. Evolution of neuronal changes in the course of Alzheimer's disease. *J Neural Transm Suppl.* 1998; 53:127–140.

［6］ Braak H, Braak E. Development of Alzheimer-related neurofibrillary changes in the neocortex inversely recapitulates cortical myelogenesis. *Acta Neuropathol.* 1996; 92(2):197–201.

［7］ Mattsson N, Zetterberg H, Hansson O, et al. CSF biomarkers and incipient Alzheimer disease in patients with mild cognitive impairment. *JAMA.* 2009; 302(4):385–393.

［8］ Seeley WW, Bauer AM, Miller BL, et al. The natural history of temporal variant frontotemporal dementia. *Neurology.* 2005; 64(8):1384–1390.

［9］ Rohrer JD, Warren JD, Omar R, et al. Parietal lobe deficits in frontotemporal lobar degeneration caused by a mutation in the progranulin gene. *Arch Neurol.* 2008; 65(4):506–513.

［10］ Rohrer JD, McNaught E, Foster J, et al. Tracking progression in frontotemporal lobar degeneration: serial MRI in semantic dementia. *Neurology.* 2008; 71(18):1445–1451.

［11］ Sharp SI, Aarsland D, Day S, et al. Hypertension is a potential risk factor for vascular dementia: systematic review. *Int J Geriatr Psychiatry.* 2011; 26(7):661–669.

［12］ O'Sullivan M, Jarosz JM, Martin RJ, et al. MRI hyperintensities of the temporal lobe and external capsule in patients with CADASIL. *Neurology.* 2001; 56(5):628–634.

［13］ Adib-Samii P, Brice G, Martin RJ, et al. Clinical spectrum of CADASIL and the effect of cardiovascular risk factors on phenotype: study in 200 consecutively recruited individuals. *Stroke.* 2010; 41(4):630–634.

［14］ Aarsland D, Bronnick K, Fladby T. Mild cognitive impairment in Parkinson's disease. *Curr Neurol Neurosci Rep.* 2011; 11(4):371–378.

［15］ Chaudhuri KR, Schapira AH. Non-motor symptoms of Parkinson's disease: dopaminergic pathophysiology and treatment. *Lancet Neurol.* 2009; 8(5):464–474.

［16］ Olin JT, Aarsland D, Meng X. Rivastigmine in the treatment of dementia associated with Parkinson's disease: effects on activities of daily living. *Dement Geriatr Cogn Disord.* 2010; 29(6):510–515.

［17］ de Lau LM, Schipper CM, Hofman A, et al. Prognosis of Parkinson disease: risk of dementia and mortality: the Rotterdam Study. *Arch Neurol.* 2005; 62(8):1265–1269.

［18］ Chaudhuri KR, Odin P. The challenge of non-motor symptoms in Parkinson's disease. *Prog Brain Res.* 2010; 184: 325–341.

［19］ Williams DR, de Silva R, Paviour DC, et al. Characteristics of two distinct clinical phenotypes in pathologically proven progressive supranuclear palsy: Richardson's syndrome and PSP-parkinsonism. *Brain.* 2005; 128(Pt 6):1247–1258.

［20］ Williams DR, Holton JL, Strand C, et al. Pathological tau burden and distribution distinguishes progressive supranuclear palsy-parkinsonism from Richardson's syndrome. *Brain.* 2007; 130(Pt 6):1566–1576.

［21］ Silveira-Moriyama L, Gonzalez AM, O'Sullivan SS, et al. Concomitant progressive supranuclear palsy and multiple system atrophy: more than a simple twist of fate? *Neurosci Lett.* 2009; 467(3):208–211.

［22］ Wenning GK, Colosimo C, Geser F, et al. Multiple system atrophy. *Lancet Neurol.* 2004; 3(2):93–103.

［23］ Geser F, Seppi K, Stampfer-Kountchev M, et al. The European Multiple System Atrophy-Study Group (EMSA-SG). *J Neural Transm.* 2005; 112(12):1677–1686.

［24］ Albers GW, Caplan LR, Easton JD, et al. Transient ischemic attack — proposal for a new definition. *N Engl J Med.* 2002; 347(21):1713–1716.

［25］ Burn J, Dennis M, Bamford J, et al. Long-term risk of recurrent stroke after a first-ever stroke. The Oxfordshire Community Stroke Project. *Stroke.* 1994; 25(2):333–337.

［26］ Dennis M, Bamford J, Sandercock P, et al. Computed tomography in patients with transient ischaemic attacks: when is a transient ischaemic attack not a transient ischaemic attack but a stroke? *J Neurol.* 1990; 237(4):257–261.

［27］ Dennis M, Bamford J, Sandercock P, et al. Prognosis of transient ischemic attacks in the Oxfordshire Community Stroke Project. *Stroke.* 1990; 21(6):848–853.

［28］ Sandercock P, Bamford J, Dennis M, et al. Atrial fibrillation and stroke: prevalence in different types of stroke and influence on early and long term prognosis (Oxfordshire community stroke project). *BMJ.* 1992; 305(6867):1460–1465.

［29］ Collins R, Peto R, MacMahon S, et al. Blood pressure, stroke, and coronary heart disease. Part 2, Short-term reductions in blood pressure: overview of randomised drug trials in their epidemiological context. *Lancet.* 1990; 335(8693):827–838.

［30］ MacMahon S, Peto R, Cutler J, et al. Blood pressure, stroke, and coronary heart disease. Part 1, Prolonged differences in blood pressure: prospective observational studies corrected for the regression dilution bias. *Lancet.* 1990; 335(8692):765–774.

［31］ Hopps S, Marcy TR. Warfarin versus aspirin: using CHADS2 to guide therapy for stroke prevention in nonvalvular atrial fibrillation. *Consult Pharm.* 2009; 24(11):841–844.

［32］ Cairns JA. ACP journal club. CHA2DS2-VASc had better discrimination than CHADS2 for predicting risk for thromboembolism in atrial fibrillation. *Ann Intern Med.* 2011; 154(10):JC5–JC13.

［33］ Park JH, Joung B, Son NH, et al. The electroanatomical remodelling of the left atrium is related to CHADS2/

CHA2DS2VASc score and events of stroke in patients with atrial fibrillation. *Europace.* 2011; 13(11): 1541–1549.

[34] International Carotid Stenting Study investigators. Carotid artery stenting compared with endarterectomy in patients with symptomatic carotid stenosis (International Carotid Stenting Study): an interim analysis of a randomized controlled trial. *Lancet.* 2010; 375:985–997.

[35] Mas J-L, Trinquart L, Leys D, et al. for the EVA-3S investigators. Endarterectomy Versus Angioplasty in Patients with Symptomatic Severe Carotid Stenosis (EVA-3S) trial: results up to 4 years from a randomised, multicentre trial. *Lancet Neurol.* 2008; 7:885–892.

[36] Jager HR. Diagnosis of stroke with advanced CT and MR imaging. *Br Med Bull.* 2000; 56(2):318–333.

[37] Albers GW, Clark WM, Madden KP, et al. ATLANTIS trial: results for patients treated within 3 hours of stroke onset. Alteplase Thrombolysis for Acute Noninterventional Therapy in Ischemic Stroke. *Stroke.* 2002; 33(2):493–495.

[38] Qureshi AI, Mendelow AD, Hanley DF. Intracerebral haemorrhage. *Lancet.* 2009; 373(9675):1632–1644.

[39] Prasad K, Mendelow AD, Gregson B. Surgery for primary supratentorial intracerebral haemorrhage. *Cochrane Database Syst Rev.* 2008; 4:CD000200.

[40] Mendelow AD, Unterberg A. Surgical treatment of intracerebral haemorrhage. *Curr Opin Crit Care.* 2007; 13(2):169–174.

[41] Duncan JS. Idiopathic generalized epilepsies with typical absences. *J Neurol.* 1997; 244(7):403–411.

[42] Tatum WOt, Husain AM, Benbadis SR, et al. Normal adult EEG and patterns of uncertain significance. *J Clin Neurophysiol.* 2006; 23(3):194–207.

[43] Menon B, Shorvon SD. Ischaemic stroke in adults and epilepsy. *Epilepsy Res.* 2009; 87(1):1–11.

[44] Shorvon S, Trinka E. Nonconvulsive status epilepticus and the postictal state. *Epilepsy Behav.* 2010; 19(2):172–175.

[45] Duncan JS. Imaging and epilepsy. *Brain.* 1997 Feb; 120 (Pt 2):339–377.

[46] Duncan JS. Interictal focal activity in temporal lobe epilepsy. *J Neurol Neurosurg Psychiatry.* 1998; 65(2):149.

[47] Benbadis SR, Tatum WO 4th. Advances in the treatment of epilepsy. *Am Fam Physician.* 2001; 64(1):91–98.

[48] Johannessen CU, Johannessen SI. Valproate: past, present, and future. *CNS Drug Rev.* 2003; 9(2):199–216.

[49] Benbadis SR, Tatum WO 4th, Gieron M. Idiopathic generalized epilepsy and choice of antiepileptic drugs. *Neurology.* 2003; 61(12):1793–1795.

[50] French JA. Is the epilepsy responsive or resistant? Only time will tell. *Ann Neurol.* 2009; 65(5):489–490.

[51] Deuschl G, Bain P, Brin M. Consensus statement of the Movement Disorder Society on Tremor. Ad Hoc Scientific Committee. *Mov Disord.* 1998; 13(Suppl 3):2–23.

[52] de Lau LM, Breteler MM. Epidemiology of Parkinson's disease. *Lancet Neurol.* 2006; 5(6):525–535.

[53] Chaudhuri KR, Yates L, Martinez-Martin P. The non-motor symptom complex of Parkinson's disease: a comprehensive assessment is essential. *Curr Neurol Neurosci Rep.* 2005;

5(4):275–283.

[54] Chaudhuri KR, Healy DG, Schapira AH. Non-motor symptoms of Parkinson's disease: diagnosis and management. *Lancet Neurol.* 2006; 5(3):235–245.

[55] Chaudhuri KR. The dopaminergic basis of sleep dysfunction and non motor symptoms of Parkinson's disease: evidence from functional imaging. *Exp Neurol.* 2009; 216(2):247–248.

[56] Chaudhuri KR, Martinez-Martin P. Quantitation of non-motor symptoms in Parkinson's disease. *Eur J Neurol.* 2008; 15(Suppl 2):2–7.

[57] Chaudhuri KR, Naidu Y. Early Parkinson's disease and non-motor issues. *J Neurol.* 2008; 255(Suppl 5):33–38.

[58] Berendse HW, Booij J, Francot CM, et al. Subclinical dopaminergic dysfunction in asymptomatic Parkinson's disease patients' relatives with a decreased sense of smell. *Ann Neurol.* 2001; 50(1):34–41.

[59] Mitra T, Chaudhuri KR. Sleep dysfunction and role of dysautonomia in Parkinson's disease. *Parkinsonism Relat Disord.* 2009; 15(Suppl 3): S93–S95.

[60] Pavese N, Metta V, Bose SK, et al. Fatigue in Parkinson's disease is linked to striatal and limbic serotonergic dysfunction. *Brain.* 2010; 133(11):3434–3443.

[61] Naidu Y, Chaudhuri KR. Transdermal rotigotine: a new non-ergot dopamine agonist for the treatment of Parkinson's disease. *Expert Opin Drug Deliv.* 2007; 4(2):111–118.

[62] Horstink M, Tolosa E, Bonuccelli U, et al. Review of the therapeutic management of Parkinson's disease. Report of a joint task force of the European Federation of Neurological Societies (EFNS) and the Movement Disorder Society-European Section (MDS-ES). Part II: late (complicated) Parkinson's disease. *Eur J Neurol.* 2006; 13(11):1186–1202.

[63] Horstink M, Tolosa E, Bonuccelli U, et al. Review of the therapeutic management of Parkinson's disease. Report of a joint task force of the European Federation of Neurological Societies and the Movement Disorder Society-European Section. Part I: early (uncomplicated) Parkinson's disease. *Eur J Neurol.* 2006; 13(11):1170–1185.

[64] Deuschl G, Bain P. Deep brain stimulation for tremor [correction of trauma]: patient selection and evaluation. *Mov Disord.* 2002; 17(Suppl 3): S102–S111.

[65] Limousin-Dowsey P, Pollak P, Van Blercom N, et al. Thalamic, subthalamic nucleus and internal pallidum stimulation in Parkinson's disease. *J Neurol.* 1999; 246(Suppl 2):II42–II45.

[66] Krack P, Batir A, Van Blercom N, et al. Five-year follow-up of bilateral stimulation of the subthalamic nucleus in advanced Parkinson's disease. *N Engl J Med.* 2003; 349(20): 1925–1934.

[67] Benabid AL, Krack PP, Benazzouz A, et al. Deep brain stimulation of the subthalamic nucleus for Parkinson's disease: methodologic aspects and clinical criteria. *Neurology.* 2000; 55(12 Suppl 6):S40–S44.

[68] Toma AK, Papadopoulos MC, Stapleton S, et al. Systematic review of the outcome of shunt surgery in Normal Pressure Hydrocephalus. *Acta Neurochir.* 2013; 155:1977–1980.

第十三章

老年人心血管疾病

概述

西方世界老龄化人口继续呈指数增长，心血管疾病现在是发病和死亡的主要原因[1]。目前在英国，有1 200万人在领取养老金，其中85岁及以上的有125万人[2]。而在美国，80岁及以上的人口超过1 500万人。心血管疾病在老年人群中更为普遍，并且在手术后总体不良结果中，老化相关的心血管事件占据了主导。在预测心脏手术的手术死亡风险时，高龄在评分系统，如EuroSCORE, Logistic EuroSCORE和Parsonnet SCORE中占的权重很大[3]。在没有其他传统危险因素的情况下，血管老化不受其他危险因素影响，是心血管疾病的独立危险因素。西方的麻醉医生接触的老年患者越来越多，因此充分了解老化的生物学机制及其对心血管系统的影响以及同时学习针对老年人的治疗方法是十分必要的[4]。通过更全面地了解心血管老化，麻醉医生可以更有效地安排老年患者的围术期护理（见第六章）。

生理

中心脉管系统能够缓冲和阻尼由心室射血产生的压力振荡，并沿着血管树传递来自心室射血的能量。产生的外围脉冲是由于主动脉的心室射血和扩张产生的压力波。在心室收缩期间，压力波正向传播。当压力波到达分支点或当腔直径突然变化时，波被反射回到中心循环。主动脉中产生的波是正向波和反射波的总和（图13-1）。大多数反射波在早期舒张期返回到中心循环并增加冠状动脉血流量。

健康的动脉树缓冲和导管功能良好，因此中央和外周动脉之间的平均压力的下降值最小，能量消耗量也最低。在心收缩期间，在弹性血管壁中储存

着势能，在舒张期间，势能转化为帮助血管流动的动能，最终在主动脉中消散，使得血液流动几乎是连续的，并且是通过外周小动脉和毛细血管层流。但脑、肾和冠状毛细血管床除外。这些血管床类似于中心血管，均暴露于脉动血液流及其产生的能量。因此与其他受血管收缩保护的器官不同，由于其血管阻力很低，脑和肾的小血管暴露于高脉冲流。同时，脑和肾中的血管波反射程度最低，因此压力脉动甚至可以影响到静脉系统。

随着与心脏的距离增加，收缩压（Systolic blood pressure, SBP）升高，而舒张压（diastolic blood pressure, DBP）和平均血压则略微降低（1～2 mmHg）。因此，从主动脉到外周动脉，脉冲压力（SBP–DBP）的值增加到10～15 mmHg。这一压力变化使左心室（left ventricle, LV）得以通过泵血以对抗较低的收缩血压和较低的后负荷。

神经肿瘤级联的衰老

如前所述，高龄是心血管疾病和功能障碍的主要因素，具体而言则与脉管系统中导致动脉粥样硬化、中央主动脉扩张、胶原积聚和动脉壁增厚等形态学变化相关[5,6]。这些变化使得血管稳定性增加，血压（收缩压和脉压）和中心血压升高[7,8]。近来，对老化过程的机制的研究主要围绕免疫功能中与年龄相关的扰动和老化引起的前炎症反应。

白细胞端粒长度缩短，炎症细胞与脉管系统结合改变以及骨髓祖细胞耗竭或衰竭均可导致老化个体不能应对氧化应激和炎症，从而影响老化过程[9,10]。前炎症细胞因子和黏附分子，环加氧酶-2和脂氧合酶的上调以及一氧化氮生成的改变会引起老化个体的前炎症状态[10,11]。目前得到的数据显示，在衰老

过程中，年龄相关的氧化还原失衡激活许多前炎症信号通路包括核因子κB信号通路，诱导前炎症介质（如肿瘤坏死因子α，白细胞介素-1β，IL6，COX-2，诱导型一氧化氮合酶）持续上调。这些促炎症分子事件既是基础的老化和年龄相关疾病的基本机制，也是和年龄有关的生理功能下降和伴随的慢性疾病或肥胖的基本机制[12]。目前已经确定在心力衰竭和其他心血管疾病中，炎症和不良结果明确相关，这些反应包括许多促炎细胞因子的增多和抗炎介质的减少。涉及血管老化的前炎症介质（表13-1）包括TNFα，可引起心肌细胞坏死，可诱导的一氧化氮合成酶系统和β受体敏感性的紊乱；IL6；C反应蛋白，一种与心血管风险密切相关的急性期蛋白；血小板衍生生长因子，涉及内皮功能障碍，最终将造成动脉粥样硬化[13,14]。

人们逐渐发现肾素-血管紧张素-醛固酮系统在血管老化的神经体液控制中起主要作用。血管紧张素-Ⅱ是RAAS的主要影响激素，并通过两种亚型受体起作用：当被刺激时，AT-Ⅱ受体1激活许多细胞内蛋白激酶，其通过诱导增生，肥大和年龄相关性内侧变性和硬化并作用于活化一氧化氮系统和刺激花生四烯酸释放的AT-Ⅱ受体2来启动血管重建。此外，通过活化磷酸烟酰胺腺嘌呤二核苷酸和解偶联内皮NO合成酶，AT-Ⅱ促进活性氧的生成，导致蛋白质和脂质发生氧化，这一过程主要发生在线粒体中[17]。通过减缓活性氧的产生，RAAS使得肥大和凋亡信号减弱，从而阻断成纤维细胞增殖和胶原合成，延缓脉管系统的衰老[15]。RAAS对人脉管系统的作用的确切分子机制尚未完全阐明，然而已经有许多有效的通路被发现：Klotho基因能在肾血管系统中起到保护作用，使其免受氧化应激和老化变化，可以被RAAS的活化抑制；Sirtuin家族的NAD依赖性蛋白质脱乙酰酶（SIRT1和SIRT3）在DNA修复，抗逆和维持长寿中具有关键作用，并且这些基因的活性随着RAS活化而降低，引起血管的生成和衰老；编码线粒体蛋白p66的基因保护人体免受老化相关氧化损伤的积累，从而改善血管系统，然而，该基因的激活可被RAS阻断；NF-κB是在炎症过程中激活的转录因子，它调控许多炎症细胞因子、趋化因子、免疫受体和细胞表面黏附分子的表达，当它受RAAS影响表达增强时，血管重塑，成纤维细胞增殖[16,18-22]。在动物研究中，阻断RAAS的活化保护了神经，使其免于变性并延长了寿命，因此有人推测RAAS对人也有类似效果。

在老年动物中参与血管重塑的发生和活化的许多药剂具有明显的多效性作用。生物体的前炎症状态决定了衰老的程度，从而决定年龄相关疾病的进展。氧化还原敏感的转录因子如NF-κB、SIRT1和SIRT3、叉头转录因子在前炎症介质在下游的表达、前炎症细胞因子和黏附分子的上调中起重要作用[23]。原发炎症因子之间错综复杂的相互作用，以及由此引起的脉管系统变化对活性氧和老化相关的慢性疾病敏感，这在一定程度上说明衰老过程是必然的。这些遗传性炎症因子和与他们相关的神经体液通路可以被适当地修饰和调整，这提示了我们，未来有希望通过一定的治疗干预手段来有效延缓血管老化。

内皮是血管内凝血平衡的关键调节剂，也是动脉粥样硬化的决定因素。由内皮NO合酶产生的NO是该保护机制的主要调节剂。血管中的NO使血管舒张，防止血小板聚集和黏附，限制低密度脂蛋白胆固醇的氧化，抑制血管平滑肌细胞的增殖，并减少促进动脉粥样硬化的前炎症基因的表达[24]。氧化应激，即活性氧（ROS）的增加的生产和（或）受损失

表13-1 在心力衰竭患者中升高的前炎症因子和抗炎症因子

前炎症效应			
TNF-α	sTNFR	sTNFR2	sFas
CD40L	TRAIL	激活素A	穿透素-3
RANTES	CRP	IL-6	IL-8
MCP-1	MIP-1a	髓过氧化物酶	
心营养素			
抗炎症效应			
IL-10	IL-13	IL-18	
前炎症效应和抗炎症效应			
脂连蛋白	抵抗素		

CRP：C-反应蛋白；IL：白细胞介素；MCP：巨噬细胞化学引诱蛋白；MIP：炎症蛋白中的巨噬细胞；RANTES：调节激活正常T细胞表达和分泌；sTNFR1/sTNFR2：可溶性TNF受体1/2；TNF：肿瘤坏死因子；TRAIL：TNF-α相关凋亡诱导配体。资料来源：Oikonomou, E., et al., "The role of inflammation in heart failure: new therapeutic approaches", Hellenic J Cardiol, 2011; 52（1）: 30-40.

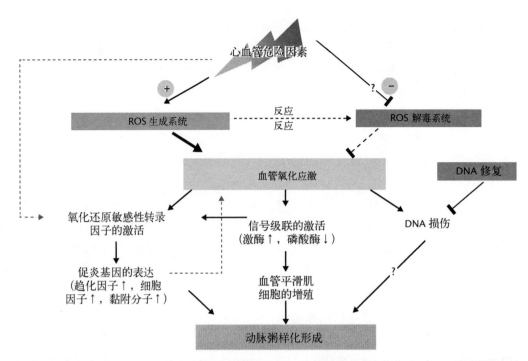

图13-1　动脉粥样硬化形成原因——血管氧化应激。当老化和（或）心血管风险因素占优势时，产生活性氧（ROS）。所产生的氧化应激通过激活氧化还原敏感的转录因子和激活信号级联导致动脉粥样硬化形成。ROS还引起核和线粒体DNA损伤。老化过程导致前炎症基因的表达，这是氧化应激活化中的主要过程（蓝色虚线）。资料来源：Forstermann, U., "Nitric oxide and oxidative stress in vascular disease", Pflügers Archiv European Journal of Physiology, 459, 6, pp.923-939, copyright 2010. Springer Science and Business Media. 出版公司特许使用。

活，会导致NO的生物活性降低。心血管疾病的危险因素，如高龄、高血压、糖尿病、高胆固醇血症和动脉粥样硬化都会损害内皮功能。这些风险因素导致血管壁中ROS的急剧增加，最终导致氧化应激的发生。ROS包括游离氧自由基，氧离子和过氧化物。有几种酶系统可能在血管壁中产生ROS，其中主要有四个酶系统，包括NADPH氧化酶，黄嘌呤氧化酶，功能障碍性eNOS（该过程中氧还原与NO合成没有联系）和线粒体呼吸链的酶。在动脉粥样硬化斑块中，血管紧张素转换酶活性和局部AT-II浓度增加，这是由于血管壁中的炎症细胞可以产生这些介素。我们已经知道，AT-II对NADPH氧化酶活性具有刺激作用，这表明活化的肾素-血管紧张素系统可导致血管氧气产生增加，从而导致血管功能障碍。

内皮功能障碍和氧化应激是许多心血管危险因素的共同特征，因为它们支持前炎症、血栓形成、增殖，以及某种血管收缩机制，这一机制参与动脉粥样硬化的起始，进展和并发症[25]。发生的病理生理变化伴有老化产生的炎症和氧化应激，并且可能涉及许多不同的酶系统的变化，其中最重要的是NADPH

氧化酶和eNOS上调。这些变化导致过氧亚硝酸盐（peroxynitrite, ONOO）的产生增加，通过一系列反应对eNOS和（或）其辅因子BH4造成氧化损伤，导致酶的"解偶联"。因此，解偶联的eNOS导致ROS的产生增加的可能性最大（图13-1），是造成血管氧化应激和内皮功能障碍有的重要因素[26]。NO产生和ROS活性的变化也与RAS激活和促炎症细胞因子释放有关。这一相互作用为我们带来一个庞大的而又相互交织的关系网，显示了老化的高度复杂性及其对血管系统的精细神经体液平衡的影响。

血管老化的病理生理学

老化中发生的变化可认为是遗传和环境因素的共同结果。血管老化的标志是血管硬化。血管硬化和动脉粥样硬化通常彼此混淆，但它们是两个不同的概念。在血管老化的过程中，血管硬化主要发生在中膜和外膜中，甚至在没有动脉粥样硬化的情况下亦可发生。动脉粥样硬化主要导致内膜增厚[27]。血管中膜的变化也被称为年龄相关性内侧变性和硬化[28]。血管硬化的速率随血管的老化而变化，而与个体老化不直接相关。因此血管老化是最好的预测心血管事件和死亡率的指标。血管老化的标志物可以作为心脏、脑血管和肾脏问题的预测指标。血管变化在整个血管树中并不均匀，通常是呈斑块状的。血管老化发生在中心和导管血管中，而不是外周血管。老化相关性扩张发生在升主动脉和降主动脉，升主动脉扩张更明显。高血压、糖尿病、动脉粥样硬化和肾损伤等疾病，以及吸烟会进一步加剧老化相关的变化。然而，心血管危险因素的相对重要性却随着年龄的增加而减少。

血管壁的顺应性和稳定性与胶原和弹性蛋白的相对比例有关。和外周动脉和小动脉相比，近端主动脉包含的弹性蛋白相对更多，因而也更有弹性。老化伴随的炎症过程扰乱了胶原和弹性蛋白的缓慢更替和生产之间的平衡，导致弹性蛋白断裂。并且由于弹性蛋白更新缓慢，过量的胶原积聚（图13-2）。弹性蛋白的低更替造成其发生糖基化和糖氧化反应。这一组织蛋白质代谢的变化导致异常胶原蛋白过度产生，正常弹性蛋白减少。在这个过程中，内皮细胞异常，渗透性变强。血管平滑肌细胞、巨噬细胞和单核细胞、基质金属蛋白酶、转化生长因子-β、细胞内细胞黏附分子和细胞因子渗透硬化血管的内

膜，进一步促进内膜增厚。MMP通过酶促作用降解细胞外基质，产生少量有效胶原和弹性蛋白分子片段[29]。宏观上，这些变化导致20～90岁的人群中，内膜-中膜厚度变为原来的2～3倍，以及血管平滑肌层肥大。

胶原决定血管壁的拉伸强度。它们与酶交联以免于水解酶溶解。非酶糖化通过晚期糖基化终产物导致胶原交联，有助于固定动脉壁。AGE刺激炎症反应并使促炎细胞因子增多，自由基氧物质形成和血管黏附分子增多。随着年龄的增长，AGE在主动脉的中膜中积累。上述过程均通过MMP加剧血管硬化。

转谷氨酰胺酶还可催化形成结构蛋白之间的不可逆交联。该酶的活性增加会提高血管硬度。破坏弹性蛋白间的非酶交联也会加剧血管壁钙化和磷酸化程度。钙化发生在斑块的内膜层和内侧弹性纤维网络（内侧弹性纤维性钙化）中[30]。在老年人的主动脉的中膜中，微钙化的发生较为频繁。最终，在弹性蛋白生产和分子修复机制中，与老化和炎症相关的改变能使脉管系统弹性降低。已有报道证实，在ACE或AT_1R、内皮素受体、原纤维蛋白-1和金属蛋白酶的位点均有促进血管硬化的基因，这一基因具

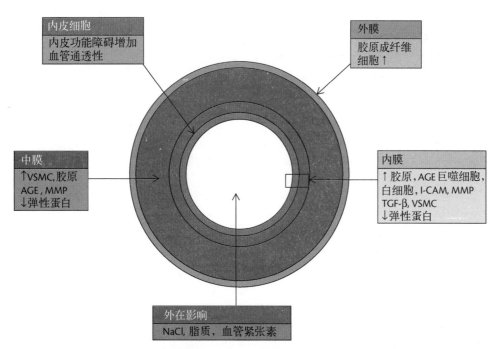

图13-2　动脉硬化的多种原因和位置。AGE：晚期糖基化终产物；ICAM：细胞间黏附分子；MMP：基质金属蛋白酶；TGF：转化生长因子；VSMC：血管平滑肌细胞。资料来源：Zieman, S. M., et al., "Mechanisms, pathophysiology, and therapy of arterial stiffness", Arteriosclerosis, Thrombosis, and Vascular Biology, 25, 5, pp.932-943, American Heart Association, 特许使用。

有遗传多态性。

老化对心血管系统的影响

由于心血管系统老化,心血管储备显著减少,因此老年患者容易出现心力衰竭。心力衰竭的发生率随年龄的增长呈指数增长,因而心力衰竭是老年患者住院的最常见指征,由此带来的高额费用成为患者沉重的负担[31-34]。

血管平衡性的提升导致反射波形比在正常血管系统中缓冲要更早返回(图13-3)。这是由于压力波在较硬的介质中传播较快。脉搏波速度是可以测量的,并且我们得到速度和血管硬化程度呈正相关(图13-4)。从20～80岁,脉搏波速度可提高一倍,主动脉扩张能力变为原来的1/4。所得到的压力波形反映出收缩晚期出现的反射波形,其在LV上增加负载,导致射血效率降低。动脉硬化和早期返回的反射波增加了LV后负荷。冠状动脉血流也受到了不良影响,这既是舒张期血液流失增加的结果(因为反射波更早发生),也因为在收缩期期间对血流的依赖增加,导致当冠状动脉局部缺血时,心脏对收缩压的下降极度敏感。血管硬化导致SBP升高(包括中心血管和外周血管),DBP降低,因而导致脉压(SBP–DBP)增加和动脉波反射加强。孤立的收缩期高血压是老年患者最常见的高血压形式。老年患者的心肌事件、心力衰竭、卒中和死亡的显著风险的标志物有孤立的收缩期高血压,上升的脉压和上升的主动脉PWV[35,36]。

前面已经说过,脑和肾暴露于高脉动压力,通过血管收缩,脑和肾不能得到和其他器官相当的保护

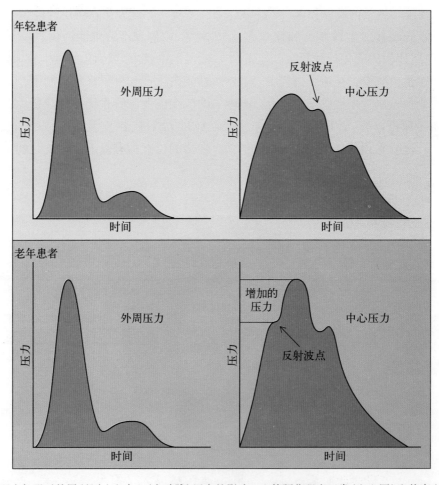

图13-3 血管硬化程度加强对外周(径向)和中心(主动脉)压力的影响。血管硬化程度正常(左上图)和偏高(左下图)的个体之间外周径向压力相似。但正常的年轻个体中央主动脉压力低于径向压力(上图)。相比之下,对血管硬化程度较高老年人,由于收缩期期间波反射和中心波增加,中心主动脉压力升高至接近或等于外周压力(下图)。资料来源:Barodka, V. M., et al., "Review article: implications of vascular aging", Anaesthesia and Analgesia, 112, 5, pp.1048–1060, copyright 2011, International Anesthesia Research Society and Wolters Kluwer. 特许使用。

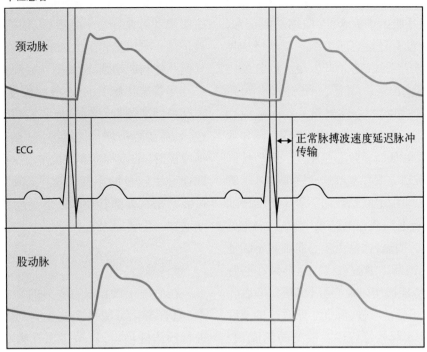

年轻患者

颈动脉

ECG

正常脉搏波速度延迟脉冲传输

股动脉

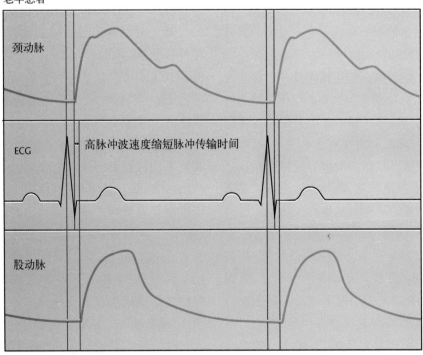

老年患者

颈动脉

ECG

高脉冲波速度缩短脉冲传输时间

股动脉

图13-4　脉搏波速度测量示例，一名受试者血管硬化程度增高显著(上图)，另一受试者血管硬度高于正常值(下图)。脉搏波速度计算为距离(股动脉－颈动脉)除以时间(从心电图得出)。资料来源：Barodka, V. M., et al., "Review article: implications of vascular aging", Anaesthesia and Analgesia, 112, 5, pp.1048–1060, copyright 2011, the International Anesthesia Research Society and Wolters Kluwer.特许使用。

程度。在血管硬化期间，由于过多脉动能量的耗散，在脑和肾中会发生微循环损伤。微循环损伤的主要表现形式为微梗死和微出血，临床表现为大脑认知功能障碍和痴呆(小腔隙性梗死和白质缺陷)。

老化直接影响心脏，这是由于血管老化。早在1937年，托马斯·刘易斯(Tomas Lewis)就认识到一种综合征,我们今天认为是一种舒张功能障碍综合征。它的特点包括呼吸困难综合征,收缩功能正常,在老年患者尸检中没有异常心肌组织。负载增加导致 LV 射入硬化的脉管系统,必须产生更大的收缩压来维持相同的每搏输出量。随着心率的降低,每搏输出量增加,以保持相同的心输出量。在非顺应性脉管系统中,如在老化血管中发生这些变化,会导致中央主动脉压力增加,从而导致心肌肥大。间质性纤维化,胶原沉积和重塑导致心室壁的硬度增加。尽管心肌细胞肥大,但心肌细胞的总数却随着年龄的增加而增加,这是细胞衰老和凋亡的结果[37]。肌细胞肥大在老化时变得更为明显,这是由于心肌细胞不断地死亡但却一直不能被新生细胞取代。这导致在心脏舒张期,心脏舒张造成损伤以及心脏收缩期,心脏收缩造成损伤。钙离子流动减慢,降低心肌收缩的速度和 dP/dT,但不减少实际收缩强度。改变的钙流(心肌肌细胞肥大导致肌浆网摄取缓慢)使得心脏在收缩期持续收缩,以及心脏在舒张早期的舒张延迟,舒张功能变差[38]。持续的收缩延长了心室泵出的血液进入硬化的脉管系统的时间以维持心输出量和心室功能。其主要影响是 LV 舒张顺应性降低和舒张充盈时间减少,以及在舒张晚期充盈期左心房压力增加以维持相同的 LV 充盈量。升高的 LA 压力逆向传递至肺静脉和毛细血管,导致间质性液体水肿、呼吸困难和其他心力衰竭症状。舒张功能障碍的患者在休息时可能无症状,因此谨慎起见,医生需要询问患者运动时是否有呼吸困难的情况。这种舒张功能障碍解释了为什么具有正常心脏收缩功能的老年患者有着如此之高的心力衰竭发病率。目前的估计是,超过一半的老年心力衰竭患者具有舒张性心力衰竭(即 LV 射血分数超过 45%,收缩功能不能说明是否有心力衰竭)。对于收缩性心力衰竭而言,舒张性心力衰竭触发神经体液活化,因此它是真正的心力衰竭综合征[39]。老化的心脏愈发依赖心房收缩使晚期舒张期血液充盈,达到足够的 LVEDV,因此心房颤动和心律不齐对心输出量的负面效应可能极其显著。LA 大小随年龄的增加而增加,反映心房活动能造成晚期舒张期充盈。压力过载造成了 LA 增大,并可能导致心房颤动,这是老年患者中最常见的心律失常。心房颤动也是老年人卒中的最常见原因。类似地,LV 预负荷对于维持足够的搏出量和心输出量十分重要。然而,这些患者对血容量十分敏感,他们容易发生肺水肿,或是低心输出量和围术期前肾功能衰竭,或是由于抗真菌药物利尿增强。

尽管老化相关的 LV 收缩硬度(通过增加的收缩末期弹性来测量)增加,但收缩功能仍可维持。类似地,动脉弹性的增加能够维持 Ea/Ees 比,但是当它们都增加时,心室-动脉相互作用变得十分有限。因此即使心室容量的小变化也可导致动脉压的大变化。可能这是在姿势转换和液体消耗过程中低血压发生率增加的主要原因。

老化的量度

在血压正常且没有明显的心血管疾病的受试者中,血管老化可能不能被检测到。可以对这些个体进行预防性治疗,以减少血管和心脏的重塑和功能障碍,并预防心血管事件的发生[40]。评估血管硬化程度有助于估计麻醉期间的风险[41]。

对于血管老化的病理变化,中央血管和腔管超过外周血管,因此外周血压测量可以是无症状个体血管老化的不良指标。大多数动脉硬化发生在主动脉,因此主动脉疾病的指数能更准确地预测和心血管事件发生率和死亡率。颈动脉-股动脉脉搏波速度、颈动脉增大指数和中心脉搏压力对心血管事件和终末期肾衰竭的死亡率和发病率具有重要的预测价值。然而,其他指标能更准确地反映血管硬化,因而能更好地预测血管老化。升主动脉收缩和舒张和通过磁共振成像(MRI)确定主动脉弓脉搏波速度是血管老化的可靠(同时具备敏感性和特异性)标记物。其中,对年龄小于 50 岁的年轻个体,利用 AA 扩张性能最准确地反映亚临床大动脉硬化,而对老年个体,最准确的指标则是主动脉弓 PWV。

脉搏压力是动脉血压的替代指标,已被证明对心血管事件具有预测价值。升高的脉压提示了大动脉的全身化和更晚期的动脉疾病[42]。

来自欧洲大动脉非侵入性调查网络的专家认为,颈动脉-股动脉 PWV 是判断动脉硬化的金标准。颈动脉-股动脉 PWV 可以通过外围压平眼压计非侵入性测量(速度随时间和距离的变化而变化,如果距离和时间已知,则可以计算速度)而得。我们可以测量颈动脉和胸骨上切迹与股动脉和胸骨上切迹之间的距离，并且从心电图的R波到每个动脉的脉搏波的开始或峰值来测量时间间隔，从而计算得到速度。肥胖或乳房偏大可能使得测得的距离偏大。另外，心率会显著影响cfPWV。在年轻人群中，cfPWV约为6 m/s，到65岁会增加至约10 m/s，并且随着年龄增加而继续增加。几种已投入市场的非侵入性仪器可用于确定PWV。大于12 m/s的cfPWV则视为异常。

在通过丙泊酚/瑞芬太尼诱导麻醉期间，通过cfPWV测量的主动脉硬化程度与收缩动脉压降低的幅度相关联。cfPWV测量可能比更常用的指标，如年龄，美国麻醉医生协会身体状态分类和药物数量，更有效地预测风险。cfPWV测量也可为有心血管事件病史的患者提供额外的风险评估信息。在评估未确定或低风险的患者的麻醉期间的血液动力学不稳定性和心血管事件的风险时，cfPWV测量可能尤其有用。

利用右颈总动脉波形计算的颈动脉增大指数是一种波形反射的标志，并已用于实际分析。颈动脉血压由颈动脉波形计算得，用平均和舒张臂压进行校准。颈动脉增强指数是增加的压力（收缩压与收缩期后峰拐点的高度之差）与脉搏压力的比值，用百分比表示。

主动脉扩张性和主动脉应变（与主动脉弓PWV一样）可以通过MRI确定，分别使用最大和最小主动脉管腔面积和面积的相对变化来确定。这些参数在生命早期（＜30岁）开始明显降低。和一些外周指数相比，它们和老化更为相关。主动脉弓PWV利用流量曲线的通过时间和相位对比采集升主动脉和降主动脉位置之间的距离来计算。

主动脉弓PWV的正常范围仍待确定，但一些研究显示，老年个体的正常范围为9～10 m/s。

舒张功能障碍的诊断

舒张功能障碍是通过心脏导管插入术和多普勒评估来诊断的。多普勒评估通过脉冲波多普勒超声心动图来判断透路舒张期充盈模式。在心脏导管插入术期间，若患者的LV收缩功能和血容量正常，可观察到LV舒张压偏高，即高于16 mmHg。

对于正常舒张期腹腔充盈模式，出现两个充盈峰。舒张早期充盈，二尖瓣开放后LV压力下降到低于LA压力，舒张晚期充盈心房收缩。峰值流速可以通过多普勒超声心动图（图13-5）测量，E峰对应心脏早期舒张充盈，而A峰对应心房收缩。在正常健康的年轻人中，E/A比率大于1，这主要是由于在舒张期早期快速充盈，和心房收缩期间的充盈也有一定关系。

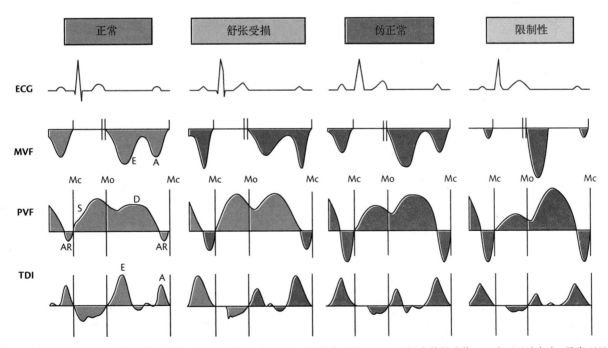

图13-5 脉冲波多普勒超声心动图示例。MVF：双侧血流；PVF：肺静脉血流；TDI：组织多普勒成像。正常型呈浅灰色，异常型呈深灰色。来源于R. Fenek et al., Core Topics in Transesophageal Echocardiography, 2010, © Cambridge University Press.

"延迟舒张"会造成舒张期充盈量和速率降低，收缩期间的充盈量增加，导致E/A比小于1。这一现象可以在正常健康的没有明显的心血管疾病的老年人中出现，在LV肥大，心房高血压和冠状动脉疾病的患者中亦可出现，可判断为轻度舒张功能障碍。

预防或延缓血管老化的疗法

高龄已被证明是心血管系统疾病发生发展的主要危险因素。在宏观水平，内膜增厚和血管钙化程度增加使得动脉树普遍硬化。发生这种情况的机制包括：机械剪切应力对血管内结构的影响；响应化学或机械应力的外周动脉的内皮依赖性扩张减少；由于内皮老化，NO分子生成量减少造成NO分子的生物利用度降低；前炎症细胞因子及其通路上调[43]。这些机制都导致机体产生氧化应激，甚至无力解决正常水平的氧化应激，并导致衰老的小动脉进行充分的内皮依赖性扩张的能力降低。血管老化的各种机制和衰老过程相关的信号通路都是血管抗衰老治疗的潜在目标，其主要手段为减少氧化损伤或增强细胞清除能力。下面将介绍几种治疗方法，有药物治疗、非药物治疗和生活方式治疗，也有基于对抗在血管系统内发生的衰老的新兴疗法。

血管紧张素转换酶抑制剂和血管紧张素受体阻断剂

50多年以来，RAAS被认为在血压的治疗中具有功能性作用。ACE产生AT-II，AT-II通过两种受体亚型–AT$_1$R和AT$_2$R起作用（表13-2）。15AT-II与

表13-2 AT$_1$R和AT$_2$R可能与衰老有关的功能

AT$_1$R	AT$_2$R
血管收缩	血管扩张
细胞生长	抗生长
细胞扩散	细胞异样
抗髓钠排泄	排钠
制氧	制一氧化氮
刺激成纤维细胞增殖和胶原合成	抑制成纤维细胞增殖
细胞凋亡	抗凋亡

资料来源：Clinics in Geriatric Medicine, 27, 1, Abadir, P.M., The frail rennin-angiotensin system, pp.53–65, copyright 2011. 经爱思唯尔允许。

AT$_1$R的结合激活细胞内蛋白激酶的级联效应，诱导平滑肌细胞的肥大、增生和改变，激发血管重塑。当AT$_2$R被AT-II刺激时则发挥相反的作用，包括抗炎、抗增殖和抗细胞凋亡。随着老化的进行，AT$_1$R上调，AT$_2$R表达减少。有证据表明AT$_1$R与AT$_2$R的这一相对比值改变会导致血压升高和炎症[44]。

最近人们着力于利用分子信息，判断与RAAS的阻断相关的抗动脉粥样硬化、抗炎症、抗增殖和抗氧化性能[45]。AT-II也通过激活NADPH氧化酶和解偶联eNOS，促进活性氧生成，因此蛋白质和脂质的氧化增强并导致血管老化。RAAS的阻断能够保护机体免于神经变性和前炎症过程，从而延缓老化过程，而这两个过程本会产生活性氧并通过引起线粒体功能障碍来损伤组织。一些研究显示，这一方法对服用血管紧张素受体阻断剂和ACE抑制剂治疗高血压、糖尿病型肾病、脑血管疾病和心力衰竭的患者有很大的益处[46-48]。此外，ACE抑制剂和AT-II受体阻断剂已被确认能够减小动脉硬度、波反射和中心脉冲压力，且这些作用不受血压降低效应的影响[49-51]。

β-阻断剂

β-受体阻滞剂与利尿剂、ACE抑制剂、钙通道阻断剂和血管紧张素受体阻断剂均可降低血压[52]。然而，β-阻断剂的治疗和其他疗法相比，不能明显减少心血管事件，特别是卒中。我们目前假设β受体阻滞剂治疗导致血压降低。但是利用该药物诱导心率减慢时，患者的波反射仍然受到干扰，中央主动脉收缩压增加[53,54]。对阿替洛尔进行的研究表明，β-受体阻滞剂的治疗可能对动脉的微血管和大血管结构几乎没有影响，并且不增强内皮功能和内皮治疗氧化应激的能力。较新的β受体阻滞剂，如由内皮NO释放介导，具有额外血管舒张活性的奈韦洛尔和卡维地洛，可以产生更有利的代谢途径，对动脉血栓有积极作用，且具有抗氧化和内皮保护性质。然而，这种理论效应尚未在人类临床试验中证实。

他汀类药物

使用3-羟基-3-甲基戊二酰辅酶A还原酶抑制剂作为治疗心血管疾病和动脉硬化的疗法已经引起了人们的广泛关注[55]。使用他汀类药物治疗可以

显著减少心血管事件和死亡率,并且由于老年人心血管事件的高发生率,相对风险要降低得更多[56,57]。临床试验如JUPITER, AURORA, EUROASPIRE和GALAXY提供了进一步的证据表明在早期治疗中使用他汀类药物(以及可能的特定药物罗苏伐他汀)不仅在降脂方面取得了很好的效果,而且能减轻作为老化特征的低度全身性炎症,并老年人的血管逆向变化[58-60]。他汀类药物也有抗炎,抗增殖和免疫调节的作用,能使中老年人的动脉硬化程度减轻。有人认为他汀类药物的治疗能使老化相关的动脉硬化逆转15年[61]。

体育活动

众所周知,运动对心血管很有益处,许多研究认为长时间坚持进行中度乃至剧烈运动能够减轻动脉硬化。随着年龄的增加,经常进行耐力训练的人和不经常运动的同龄人相比,弹性大动脉硬化程度较低,内皮依赖性扩张能力较强[62,63]。内皮和大中动脉弹性对心血管疾病影响的确切机制至今未能阐明,但是有可靠的证据证明其原因。

经常运动的老年人群一氧化氮的生物利用度增加,eNOS的表达和活性也增加,使得内皮扩张更加大。这些人氧化损伤较轻,这与抗氧化酶超氧化物歧化酶的活性增加有关。另外,经常运动的老年人NADPH氧化酶活性降低,组织型纤溶酶原激活剂释放增加,使得内在纤维蛋白溶解能力增强,并且内皮祖细胞数目多、功能强[64-66]。尽管已经取得了许多进展,但是目前的研究仍在继续,以阐明经常进行有氧运动的个体延缓心血管系统随着年龄增长发生的功能变化的确切机制。研究降低心血管事件、卒中、虚弱、功能衰退和认知损害发生率的因素[67,68]。

生活习惯的改善

生活方式的改变,如戒烟,限制热量摄入和缓解生活压力能够延缓血管树的衰老。限制热量摄入能显著降低恒河猴和大鼠因老化导致的死亡率;低热量饮食的人体内促炎症细胞因子TNFα和CRP水平较低。吸烟加速血管损伤的病理生理过程至少与卷烟诱导的氧化应激增加相关。香烟烟雾增加超氧化物和其他活性氧的含量,使血管内的NO失活,从而破坏内皮功能[69]。吸烟明显加速血管老化。

高膳食盐摄入量也能使血管僵硬度随着年龄的增长而增加。血管平滑肌细胞硬度增大,并且在VSMC肥大的中间层中明显增大。受内皮上的钠的影响,NO生成量减少,ROS的刺激导致动脉硬化。有实验说明,在老年受试者中降低膳食钠的摄入,动脉顺应性得到改善[70]。

酒精的中度消耗与明显偏低的PWV相关。酒精的保护作用似乎与细胞胆固醇流出增加和反向胆固醇转运有关。

新兴疗法

血管老化具有致病机制,包括神经体外解调(neurohumoral deregulation,伴有交感和副交感平衡的紊乱),肾素-血管紧张素系统被破坏和过度的炎症。有许多细胞因子参与血管老化和心力衰竭的发病,如TNFα, TRAIL, CRP, IL6, IL8, sFas。所涉及的信号转导途径和参与的分子是研究的热点,因为它们可作为保护脉管系统对抗老化过程的潜在靶标。

抑制前炎症细胞因子和炎症基因或上调抗炎症细胞因子和抗炎症基因可导致氧化应激减少,减轻衰老对脉管系统的影响(图13-6)。

目前有许多途径仍在研究,如p66Shc蛋白(参与线粒体ROS产生和凋亡激活的氧化还原酶)的遗传缺失避免了衰老依赖性内皮功能障碍,从而延长了寿命。上述治疗方案以及一些其他的方案目前仅在动物模型中应用。然而,它们很有可能发现导致老化动脉的内皮老化和稳定的过程的本质,从而推动对人类的疗法的进展。

结论

虽然西方人口老龄化问题严重,但由于老年人的健康状况的改善,健康问题并没有预期的那么严重。除了脉管系统和心肌的硬化之外,在老年人身上也观察到β-肾上腺素反应迟钝和心率自动控制功能受损,这会增加老年人的围术期风险。与衰老相关的心血管系统的变化可能在围术期或心血管收缩期影响心血管的性能。即使在没有明显的临床疾病的情况下,受自主神经系统控制的器官功能随着年龄的增长而下降(如气体交换受损和肾脏能力下降,

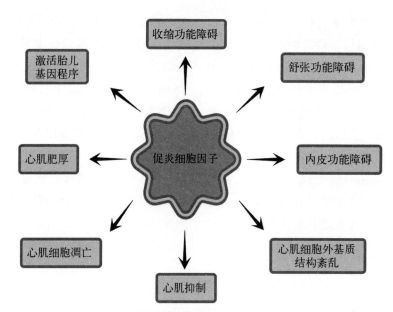

图13-6 促炎细胞因子作用于心脏和心外组织，从而参与心力衰竭的发病机制和进展。资料来源：Oikonomou E, et al., The role of inflammation in heart failure: new therapeutic approaches, Hellenic J Cardiol, 2011; 52(1): 30-40.

保存和排出水和钠），这进一步增加了心血管风险。血管老化的参数是手术后不良结果的最佳预测因素，而患者实际年龄参考价值相对较低，因为血管老化的程度和实际年龄可能差异很大。通常我们使用血管老化的其他参数来代替实际年龄，例如舒张功能障碍和脉搏波分析，这可能更有用，尤其是在无症状个体。对年龄小于50岁的患者用升主动脉扩张性检查，对老年患者用主动脉弓PWV可以作为亚临床大动脉硬化的可靠的检测指标。这些测试在复杂的手术或麻醉程序下使用，在风险分层和改善患者的身体状况很有帮助。

血管老化与前炎症介质的上调，广义的前炎症状态和对应激的神经体液反应的改变有关。阻断RAAS，避免吸烟和维持身体活动可以延缓血管系统的老化。

致谢

乔纳森·范宁（Jonathon Fanning）博士重新画了本章的所有图。

（肖 燕 译 梅 伟 审校）

参考文献

[1] Barodka VM, Joshi BL, Berkowitz DE, et al. Review article: implications of vascular aging. *Anesth Analg.* 2011; 112(5): 1048–1060.

[2] National Confidential Enquiry into Patient Outcome and Death. *An age old problem. A review of the care received by elderly patients undergoing surgery.* London: NCEPOD, 2010.

[3] Silvay G, Castillo JG, Chikwe J, et al. Cardiac anesthesia and surgery in geriatric patients. *Semin Cardiothorac Vasc Anesth.* 2008; 12(1):18–28.

[4] Tonner PH, Kampen J, Scholz J. Pathophysiological changes in the elderly. *Best Pract Res Clin Anaesthesiol.* 2003; 17(2):163–177.

[5] Benetos A, Buatois S, Salvi P, et al. Blood pressure and pulse wave velocity values in the institutionalized elderly aged 80 and over: baseline of the PARTAGE study. *J Hypertens.* 2010; 28(1):41–50.

[6] Safar ME. Arterial aging — hemodynamic changes and therapeutic options. *Nat Rev Cardiol.* 2010; 7(8):442–449.

[7] Chowienczyk P. Pulse wave analysis: what do the numbers mean? *Hypertension.* 2011; 57(6):1051–1052.

[8] Choi CU, Kim EJ, Kim SH, et al. Differing effects of aging on central and peripheral blood pressures and pulse wave velocity: a direct intraarterial study. *J Hypertens.* 2010; 28(6):1252–1260.

[9] Kovacic JC, Moreno P, Nabel EG, et al. Cellular senescence, vascular disease, and aging: part 2 of a 2-part review clinical vascular disease in the elderly. *Circulation.* 2011; 123(17): 1900–1910.

[10] Chung HY, Lee EK, Choi YJ, et al. Molecular inflammation as an underlying mechanism of the aging process and age-related diseases. *J Dent Res.* 2011; 90(7):830–840.

[11] Oikonomou E, Tousoulis D, Siasos G, et al. The role of inflammation in heart failure: new therapeutic approaches. *Hellenic J Cardiol.* 2011; 52(1):30–40.

［12］ Chung HY, Cesari M, Anton S, et al. Molecular inflammation: underpinnings of aging and age-related diseases. *Ageing Res Rev.* 2009; 8(1):18–30.

［13］ Mizuno Y, Jacob RF, Mason RP. Inflammation and the development of atherosclerosis. *J Atheroscler Thromb.* 2011; 18(5):351–358.

［14］ Chen W, Frangogiannis NG. The role of inflammatory and fibrogenic pathways in heart failure associated with aging. *Heart Fail Rev.* 2010; 15(5):415–422.

［15］ Abadir PM. The frail renin-angiotensin system. *Clin Geriatr Med.* 2011; 27(1):53–65.

［16］ Camici GG, Shi Y, Cosentino F, et al. Anti-aging medicine: molecular basis for endothelial cell-targeted strategies — a mini-review. *Gerontology.* 2011; 57(2):101–108.

［17］ de Cavanagh EM, Inserra F, Ferder L. Angiotensin II blockade: a strategy to slow ageing by protecting mitochondria? *Cardiovasc Res.* 2011; 89(1):31–40.

［18］ Yoon HE, Ghee JY, Piao S, et al. Angiotensin II blockade upregulates the expression of Klotho, the anti-ageing gene, in an experimental model of chronic cyclosporine nephropathy. *Nephrol Dial Transplant.* 2011; 26(3):800–813.

［19］ Ota H, Ghee JY, Piao S, et al. SIRT1/eNOS axis as a potential target against vascular senescence, dysfunction and atherosclerosis. *J Atheroscler Thromb.* 2010; 17(5):431–435.

［20］ Lakshminarasimhan M, Steegborn C. Emerging mitochondrial signaling mechanisms in physiology, aging processes, and as drug targets. *Exp Gerontol.* 2011; 46(2–3):174–177.

［21］ Csiszar A, Wang M, Lakatta EG, et al. Inflammation and endothelial dysfunction during aging: role of NF-kappaB. *J Appl Physiol.* 2008; 105(4):1333–1341.

［22］ Li M, Fukagawa NK. Age-related changes in redox signaling and VSMC function. *Antioxid Redox Signal.* 2010; 12(5): 641–655.

［23］ Kovacic JC, Moreno P, Hachinski V, et al. Cellular senescence, vascular disease, and aging: part 1 of a 2-part review. *Circulation.* 2011; 123(15):1650–1660.

［24］ Forstermann U. Nitric oxide and oxidative stress in vascular disease. *Pflugers Arch.* 2010; 459(6):923–939.

［25］ Herrera MD, Mingorance C, Rodríguez-Rodríguez R, et al. Endothelial dysfunction and aging: an update. *Ageing Res Rev.* 2010; 9(2):142–152.

［26］ Seals DR, Jablonski KL, Donato AJ. Aging and vascular endothelial function in humans. *Clin Sci (Lond).* 2011; 120(9):357–375.

［27］ Barodka VM, Joshi BL, Berkowitz DE, et al. Implications of vascular aging. *Anesth Analg.* 2011; 112(5):1048–1060.

［28］ Sawabe M. Vascular aging: from molecular mechanism to clinical significance. *Geriatr Gerontol Int.* 2010; 10(Suppl 1):S213–S220.

［29］ Zieman SM, Melenovsky V, Kass DA. Mechanisms, pathophysiology, and therapy of arterial stiffness. *Arterioscler Thromb Vasc Biol.* 2005; 25:932–943.

［30］ Atkinson J. Age-related medial elastocalcinosis in arteries: mechanisms, animal models, and physiological consequences. *J Appl Physiol.* 2008; 105(5):1643–1651.

［31］ Jugdutt BI. Heart failure in the elderly: advances and challenges. *Expert Rev Cardiovasc Ther.* 2010; 8(5):695–715.

［32］ Robinson T, Smith A, Channer KS. Reversible heart failure: the role of inflammatory activation. *Postgrad Med J.* 2011; 87(1024):110–115.

［33］ Yazdanyar A, Newman AB. The burden of cardiovascular disease in the elderly: morbidity, mortality, and costs. *Clin Geriatr Med.* 2009; 25(4):563–577, vii.

［34］ Wake R, Iida H, Shimodozono S, et al. The recent concept of heart function in elderly patients. *Clin Med Geriatr.* 2009; 3:9–11.

［35］ Alecu C, Labat C, Kearney-Schwartz A, et al. Reference values of aortic pulse wave velocity in the elderly. *J Hypertens.* 2008; 26:2207–2212.

［36］ Paini A, Boutouyrie P, Calvet D, et al. Discrepancies between carotid and aortic stiffness. *Hypertension.* 2006; 47:371–376.

［37］ Wong LS, van der Harst P, de Boer RA, et al. Aging, telomeres and heart failure. *Heart Fail Rev.* 2010; 15(5): 479–486.

［38］ Rooke GA. Cardiovascular aging and anesthetic implications. *J Cardiothorac Vasc Anesth.* 2003; 17(4):512–523.

［39］ Sanders D, Dudley M, Groban L. Diastolic dysfunction, cardiovascular aging, and the anesthesiologist. *Anesthesiol Clin.* 2009; 27(3):497–517.

［40］ Redheuil A, Yu WC, Wu CO, et al. Reduced ascending aortic strain and distensibility: earliest manifestations of vascular aging in humans. *Hypertension.* 2010; 55(2):319–326.

［41］ Alecu C, Cuignet-Royer E, Mertes PM, et al. Pre-existing arterial stiffness can predict hypotension during induction of anaesthesia in the elderly. *Br J Anaesth.* 2010; 105(5): 583–588.

［42］ Dolan E, Thijs L, Li Y, et al. Ambulatory arterial stiffness index as a predictor of cardiovascular mortality in the Dublin outcome study. *Hypertension.* 2006; 47:365–370.

［43］ Duprez DA. Is vascular stiffness a target for therapy? *Cardiovasc Drugs Ther.* 2010. 24(4):305–310.

［44］ Benigni A, Cassis P, Remuzzi G. Angiotensin II revisited: new roles in inflammation, immunology and aging. *EMBO Mol Med.* 2010; 2(7):247–257.

［45］ Montecucco F, Mach F. Statins, ACE inhibitors and ARBs in cardiovascular disease. *Best Pract Res Clin Endocrinol Metab.* 2009; 23(3):389–400.

［46］ Gradman AH. Role of angiotensin II type 1 receptor antagonists in the treatment of hypertension in patients aged ≥ 65 years. *Drugs Aging.* 2009; 26(9):751–767.

［47］ Shah R, Wang Y, Foody JM. Effect of statins, angiotensin-converting enzyme inhibitors, and beta blockers on survival in patients ≥ 65 years of age with heart failure and preserved left ventricular systolic function. *Am J Cardiol.* 2008; 101(2):217–222.

［48］ Protogerou AD, Papaioannou TG, Lekakis JP, et al. The effect of antihypertensive drugs on central blood pressure beyond peripheral blood pressure. Part I: (Patho)-physiology, rationale and perspective on pulse pressure amplification. *Curr Pharm Des.* 2009; 15(3):267–271.

［49］ Nichols WW, Epstein BJ. Actions of selected cardiovascular hormones on arterial stiffness and wave reflections. *Curr Pharm Des*. 2009; 15(3):304–320.

［50］ Safar ME, Smulyan H. Atherosclerosis, arterial stiffness and antihypertensive drug therapy. *Adv Cardiol*. 2007; 44:331–351.

［51］ Logan AG. Hypertension in aging patients. *Expert Rev Cardiovasc Ther*. 2011; 9(1):113–120.

［52］ Aronow WS. Current role of beta-blockers in the treatment of hypertension. *Expert Opin Pharmacother*. 2010; 11(16): 2599–2607.

［53］ Agabiti-Rosei E, Porteri E, Rizzoni D. Arterial stiffness, hypertension, and rational use of nebivolol. *Vasc Health Risk Manag*. 2009; 5(1):353–360.

［54］ Arif SA, Mergenhagen KA, Del Carpio RO, et al. Treatment of systolic heart failure in the elderly: an evidence-based review. *Ann Pharmacother*. 2010; 44(10):1604–1614.

［55］ Orr JS, Dengo AL, Rivero JM, et al. Arterial destiffening with atorvastatin in overweight and obese middle-aged and older adults. *Hypertension*. 2009; 54(4):763–768.

［56］ Long SB, Blaha MJ, Blumenthal RS, et al. Clinical utility of rosuvastatin and other statins for cardiovascular risk reduction among the elderly. *Clin Interv Aging*. 2011; 6:27–35.

［57］ Berthold HK, Gouni-Berthold I. Lipid-lowering drug therapy in elderly patients. *Curr Pharm Des*. 2011; 17(9):877–893.

［58］ Barrios V, Escobar C. Rosuvastatin along the cardiovascular continuum: from JUPITER to AURORA. *Expert Rev Cardiovasc Ther*. 2009; 7(11):1317–1327.

［59］ Candore G, Caruso C, Jirillo E, et al. Low grade inflammation as a common pathogenetic denominator in age-related diseases: novel drug targets for anti-ageing strategies and successful ageing achievement. *Curr Pharm Des*. 2010; 16(6):584–596.

［60］ Kones R. Rosuvastatin, inflammation, C-reactive protein, JUPITER, and primary prevention of cardiovascular disease — a perspective. *Drug Des Devel Ther*. 2010; 4:383–413.

［61］ Hsia J, MacFadyen JG, Monyak J, et al. Cardiovascular event reduction and adverse events among subjects attaining low-density lipoprotein cholesterol <50 mg/dl with rosuvastatin The JUPITER Trial (Justification for the Use of Statins in Prevention: an Intervention Trial Evaluating Rosuvastatin). *J Am Coll Cardiol*. 2011; 57(16): 1666–1675.

［62］ Wilson M, O'Hanlon R, Basavarajaiah S, et al. Cardiovascular function and the veteran athlete. *Eur J Appl Physiol*. 2010; 110(3):459–478.

［63］ Gando Y, Yamamoto K, Murakami H, et al. Longer time spent in light physical activity is associated with reduced arterial stiffness in older adults. *Hypertension*. 2010; 56(3): 540–546.

［64］ Seals DR, Walker AE, Pierce GL, et al. Habitual exercise and vascular ageing. *J Physiol*. 2009; 587(Pt 23):5541–5549.

［65］ Seals DR, Desouza CA, Donato AJ, et al. Habitual exercise and arterial aging. *J Appl Physiol*. 2008; 105(4):1323–1332.

［66］ Donato AJ, Eskurza I, Silver AE, et al. Direct evidence of endothelial oxidative stress with aging in humans: relation to impaired endothelium-dependent dilation and upregulation of nuclear factor-kappaB. *Circ Res*. 2007; 100(11):1659–1666.

［67］ Heckman GA, McKelvie RS. Cardiovascular aging and exercise in healthy older adults. *Clin J Sport Med*. 2008; 18(6):479–485.

［68］ Sattelmair JR, Pertman JH, Forman DE. Effects of physical activity on cardiovascular and noncardiovascular outcomes in older adults. *Clin Geriatr Med*. 2009; 25(4):677–702, viii–ix.

［69］ Schmidt AC, Flick B, Jahn E, et al. Effects of the vasodilating beta-blocker nebivolol on smoking-induced endothelial dysfunction in young healthy volunteers. *Vasc Health Risk Manag*. 2008; 4(4): 909–915.

［70］ Lakatta EG, Levy D. Arterial and cardiac aging: Major shareholders in cardiovascular disease enterprises. *Circulation*. 2003; 107:139–146.

第十四章

老年患者的呼吸系统疾病

概述

合并呼吸系统疾病是老年手术患者的一个主要特点。在英国患者预后及死亡秘密调查组织（NCEPOD）2010年年度报告中，一篇名为"老龄人群难题"的文章回顾老年手术患者围术期病史后指出：呼吸系统疾病是老年手术患者入院时第三大常见（28%）的并发症。有相当大比重的术后患病和致死是由呼吸系统并发症造成的[1]。额外风险来自以下两个方面的相互作用：呼吸系统功能随年龄增长退化（如肺机械性能改变导致潮气量下降，残气量增加及气体交换参数改变）与该年龄段常见的呼吸系统疾病引起的储备降低和呼吸功能不全。本章将关注老年手术患者常见的可加重术后患病的呼吸系统疾病，这些疾病可通过术前优化进行有效干预，因此不包括肺部恶性肿瘤和间质性肺疾病。

慢性阻塞性肺疾病

慢性阻塞性肺疾病（COPD）是一种可防可治的疾病，它进展缓慢，特点为不完全可逆的气流受限。该病与有害气体吸入引起的炎症反应有关。COPD主要影响肺，但也有显著的全身性反应[2]。对大多数患者而言，吸烟是造成这种肺部炎症的病因。其他因素，比如室内空气污染物（香烟烟雾、尘螨及生物质燃料燃烧产生的气体和烟雾）长期暴露对COPD的发病也有部分作用。COPD是一种重要的世界性医疗负担，它影响着5%的美国成年人口。它是第三大死因，患病率排名第12位[3]。不同于其他患病率趋于下降的慢性病，全世界诊断COPD的比率将增加[4]。

COPD的诊断

当患者出现呼吸困难、慢性咳嗽伴随或者不伴咳痰、喘息、活动耐量低下的症状且气流计检测出气流受限时，COPD诊断的就可以确立了。阻塞性通气功能障碍定义为在吸入气管舒张剂后肺功能仪测得第一秒用力呼气容积/用力肺活量（FEV_1/FVC）低于70%。基于此定义，COPD的患病率是随年龄增长而增加的。一项大规模人群研究显示，75～80岁患者人群COPD患病率为41.7%，而在50～54岁患者中这一比例为16.8%。该比率相差一倍的原因可能是COPD患者生存期的延长以及由于年龄增长本身导致的新病例增多[5]。

此外，呼吸系统随年龄增长FEV_1/FVC值会自然地下降，这有可能会引起老年患者COPD的过度诊断。一项基于大规模人群的横断面研究提示，无症状非吸烟老年人群的气流受限比例——80岁以上高龄人群有50%可达到COPD诊断标准[6]。因此，笔者建议老年患者COPD诊断标准的切割点应有所不同（表14-1）。

非吸烟健康老年人和COPD患者有着一些相同的肺部组织学表现，如支气管壁增厚，肺泡腔扩大破裂形成大疱，气体交换面积减小伴有外周小气道的支撑组织减少（老年性肺气肿）。这些病理变化将导致肺组织回弹力下降，残气量和功能残气量的增加。肺组织弹性的降低和皮肤随年龄增长弹性下降皱纹增多情况类似。肺随年龄增长退化和COPD的主要区别在于——COPD存在活动性肺泡壁重塑[7]。

对于不能充分地完成肺功能检测的患者，高分辨率CT（HRCT）可以为诊断COPD提供有用的信息。比如，结合HRCT测定肺气肿范围和肺功能检测

表14-1 不同年龄组诊断COPD用FEV_1/FVC比值切割点

年 龄	FEV_1/FVC比值
<70岁	<70%
70～80岁	<65%
>80岁	<60%

资料来源: Hardier JA, Bust AS, Vollmer WM, et al. Risk of over-diagnosis of COPD in asymptomatic elderly never-smokers. European Respiratory Journal 2002; 20: 1117–1122.

（肺弥散量）可为COPD的评估和诊断提供极佳的生理学信息[8]。相关的病名慢性支气管炎只是指一种临床诊断，它被定义为咳嗽咳痰每年发病持续3个月或更长时间，连续2年或2年以上。慢性支气管炎作为临床医学和流行病学概念是很有用的，但不是所有患有慢性支气管炎的患者都伴有或将来发展为慢性气流受限[9]。

COPD的病理学和发病机制

COPD的病理改变可分为以下四种肺结构的异常：

◆ 中央气道——黏液腺功能亢进导致黏液的过度分泌和纤毛功能障碍（引起慢性咳嗽）。

◆ 外周气道——慢性炎症和纤维化，表现为巨噬细胞、中性粒细胞及CD8淋巴细胞浸润（引起气流受限）。

◆ 肺组织——肺泡壁重塑导致终末端小气道不可逆扩张（肺气肿）。根据特点可将肺气肿分为以下三类：全小叶型肺气肿（扩张气肿囊腔均匀遍布整个肺小叶）、小叶中央型肺气肿（扩张气肿囊腔主要位于呼吸性细支气管）、间隔旁型肺气肿（扩张气肿囊腔紧邻胸膜或者血管）。肺泡重塑加重肺泡过度充气，降低肺泡回弹力，引起动态压缩相关的呼气性气流受限，导致气体交换障碍。

◆ 肺脉管系统——动脉壁增厚重塑（尤其存在低氧时）将导致肺血管阻力增加、肺循环高压以及气体交换功能受损。

有最充分的证据证明，吸烟与COPD之间存在直接的因果关系。众多流行病学研究证明香烟烟雾是引起COPD病情进展迄今发现最重要的危险因素[10]。吸烟史超过40年是COPD患者出现气流持续受限唯一的最佳预测因子，而且相对于非吸烟者，吸烟者

FEV_1的年下降率更大[11]。戒烟可以减缓FEV_1的下降[12]。

在世界范围内，室内空气污染可能是导致COPD的另一个重要因素，尤其是在通风条件件差的情况下通过焚烧生物质燃料取暖或做饭。这将导致室内空气颗粒物（PM）处于高水平[13]。重度职业暴露（灰尘、气体、烟雾）也表现出对COPD病情进展有作用，而且职业暴露和香烟的效果是可以叠加的[14]。

如上述，香烟烟雾和其他可吸入有毒颗粒可引起炎症反应，肺内蛋白酶-抗蛋白酶失衡以及氧化应激也同样参与了COPD的发病过程[15]。这将导致多样的自然病史，不是所有个体都经历相同的过程。这也许能很好地解释为什么并不是所有的吸烟者都发展成有明显临床症状的COPD患者[16]。遗传因素在COPD发病过程中肯定起作用——著名的遗传因子$α_1$抗胰蛋白酶的缺失影响到1%～3%的COPD患者。其他遗传因素比如编码转化生长因子$β_1$（$TGFβ_1$）、微粒体环氧化物水解酶以及肿瘤坏死因子$α$（$TNFα$）的基因对COPD的作用是不确定的[17-19]。

15%～20%的吸烟者会发展成有明显临床症状的COPD患者——自弗莱彻（Fletcher）和同事们在1976年的经典研究发表后，这一观点被频繁的引用[20]。但COPD的诊断标准早已改变，这一比例有可能被低估了。该比例可能高达50%[21]。再者，人群研究发现FEV_1分布与吸烟量呈函数关系，结论是只要有足够的吸烟量，几乎所有的吸烟者都会表现出显著的功能减退但只有少数会被严重影响[22]。

COPD的全身性反应

虽然COPD初期只影响肺，它也可以导致显著的全身性反应。心血管系统和肌肉骨骼系统经常被波及，代谢综合征的诊断量也有增加（定义为至少存在以下3种情况：腹部肥胖、甘油三酯过高、高密度脂蛋白过低、高血压、高血糖）[23]。COPD被认为是一种炎症性疾病，其血液循环中的细胞因子和其他炎性介质可能是COPD肺外表现的原因。系统评价研究已经确认COPD与C反应蛋白、纤维蛋白原、血液循环中白细胞以及促炎性细胞因子$TNFα$的水平增高有关[24]。有研究推荐将慢性系全身性炎症症状纳入COPD的诊断，以此强调这种疾病的全身性特征[25]。

吸烟作为COPD的主要病因也许可以将COPD和全身性炎症联系起来——因为吸烟可以同时引起肺和全身性炎症，导致全身性应激反应，改变血管收缩功能和上皮功能，促进促凝因子的产生[17-19]。

COPD患者心血管疾病患病率很高。一项基于大规模人群的研究指出，与相同年龄的对照组吸烟者（无COPD）相比，COPD患者的高血压、缺血性心脏病、心律失常、充血性心力衰竭患病率增加了1倍[26]。更有两项关于中重度COPD治疗药物的大型研究发现，实验人群全因死亡约有1/3归因于心血管疾病[27-28]。

骨骼肌耗损和功能障碍被认为是COPD的重要特点，也是致残的重要原因[29]。活动耐力低下导致机体活动减少以及生存质量下降。肌肉组织耗损的原因是线粒体异常，收缩蛋白减少，剩余肌肉组织肌功能障碍。除了促炎细胞因子对外周肌肉组织的弱化作用，其他因素也被阐明，其中包括肌肉失锻炼、氧化应激、蛋白代谢失衡、应用全身性糖皮质激素、低氧血症、高碳酸血症、电解质紊乱以及心力衰竭。

骨钙化减弱以及骨质疏松在COPD患者中非常常见，估计比例占到35%～60%[30]。骨密度降低与全身性炎症有关，当然还有其他的协同因素，比如吸烟、糖皮质激素应用、低身体质量指数（BMI指数）。以上过程的严重后果就是病理性椎体骨折率增加，而骨折又会进一步导致制动、疼痛、排痰减少[31]。

COPD患者的营养不良已被人们所重视。体重与肺功能（FEV_1）损失程度直接相关，体重下降则死亡率增加（与肺功能无关）[32]。低体重是预后不良的独立指标。营养不良影响到10%～15%的轻中度COPD患者，50%的进展期和慢性呼衰患者[33]。据猜测体重减轻的原因是高代谢，而增加饮食摄入不能代偿其损耗。增高的基础代谢率部分是由全身性炎症造成的，其他原因还包括COPD治疗药物（β_2受体激动剂和茶碱）、儿茶酚胺和呼吸耗氧增加。

轻中度COPD患者（尤其男性）与其高肥胖率的相关性尚不明确。近期研究表明脂肪量可以促进COPD患者的全身性炎症，可能会加重全身性不良反应。但研究还发现相对于低BMI的COPD患者，高BMI的患者死亡率更低（肥胖悖论）。这一结果和前面的研究是矛盾的。

COPD患者代谢综合征患病率比对照高出2倍。COPD患者的胰岛素抵抗发生率比对照高，该研究作者还发现胰岛素抵抗与血液循环中的白介素6和$TNF\alpha$的水平相关，提示影响血糖代谢稳态可能是COPD的另一个全身性反应[36]。

心理因素

心理因素对COPD患者的健康状态起决定性作用。心理因素包括认知功能、情绪、自我满意（完成日常活动的信心）和社会关爱。认知损害会干扰自我管理，这在COPD患者中是常被忽视的问题[37]。甚至还有一种特殊的认知功能障碍：重症COPD患者（伴有低氧血症、高碳酸血症）出现语言记忆、专注力、演绎思维的损害，氧疗后也只能部分可逆[38]。

COPD患者抑郁的发病率较高，这与年龄和残疾程度无关，而与症状负担加重，机体功能和社会功能低下，医疗保健耗费增加，住院时间延长，生存率降低有关[39]。一项研究罹患致残性COPD老年患者的研究指出，他们几乎有一半的人表现出抑郁症状（相同年龄的无COPD的对照组仅有11%）[41]。

社会环境也很重要。独居的COPD患者住院时间延长的风险更高，COPD急性加重的住院患者若缺乏家庭关爱和照顾更易得抑郁[40]。

老年COPD患者的评估和管理

依据英国国家卫生医疗质量标准署2010年临床指南，COPD病情按其气流受限程度（表14-2）分为

表14-2　气流受限程度分级

吸入支气管扩张剂后FEV_1/FVC	$FEV_1\%$预计值	气流受限分级
＜0.7	≥80%	Ⅰ级：轻度（＋症状）
＜0.7	50%～79%	Ⅱ级：中度
＜0.7	30%～49%	Ⅲ级：重度
＜0.7	＜30%	Ⅳ级：极重度（或者FEV_1＜50%伴有呼吸衰竭）

资料来源：英国国家卫生与临床优化研究所2010年慢性阻塞性肺疾病指南，Management of chronic obstructive pulmonary disease in adults in primary and secondary care. Clinical guideline 101. Published by the National Clinical Guidelines Centre at The Royal College of Physicians, 11 St Andrews Place, Regent's Park, London, NW11 4LE. Copyright © NCGC.引用已被授权。

轻度、中度、重度、极重度4个等级[42]。

这对指导疾病管理很有用，但在预测患者住院和死亡方面不如BODE指数（表14–3）[43]。BODE指数是一种多维分级系统，其评分项目包括BMI、气流受限、呼吸困难和活动能力。评分0～10分，评分越高死亡风险越大。

BODE评分系统不能评估我们前面提到的COPD全身性反应以及社会心理因素对老年患者健康状态的影响。因此，综合老年评估（CGA）作为一种多维评估系统被推荐用于老年COPD患者[44]。这种方法除了会低估患者的残疾程度外被用来评估老年COPD患者是合适的[45]。他们生活质量和功能状态比同龄人差。他们更容易变得虚弱，一旦住院很少能重回生活自理[46]。CGA是一种有效手段——为了最小化老年患者残疾和独立性缺失。

COPD的管理包括严重性评估，降低危险因素，稳定期管理和并发症管理，预防急性加重。老年患者和年轻患者相比，COPD的管理（药物治疗虽相同）更需要关注全局，如日常活动的自理能力比FEV_1的增长更应被看重。

戒烟被证明是降低吸烟相关肺功能下降唯一有效的方法，而且不论年龄都应要求患者做到。所有老年COPD患者应接种流感和肺炎疫苗以预防COPD急性加重。

短效支气管扩张剂（包括β受体激动剂和毒蕈碱受体激动剂）被用来治疗气急和活动受限。如果气急持续发作，应根据FEV_1情况加用长效支气管扩张剂或联合应用长效可吸入糖皮质激素。三联疗法可考虑应用于气急持续发作的患者。对于老年人，我们需要额外注意这些治疗药物的不良反应，以可吸入糖皮质激素为例，它能引起患白内障的风险增加，组织脆弱，重症肺炎难以控制[47]。

还有，对老年人来说正确的吸入器使用技巧是非常重要的，但即便使用技巧正确，每次吸入也只有15%～30%的药物到达作用部位[48]。有证据证明，认知损害和动手能力下降会影响吸入器的正确使用，降低支气管扩张剂和糖皮质激素的药效。简易智力测试得分（AMTS）低于7分（总分10分）以及简易精神状态检查表（MMSE）得分低于24分（总分30分）都可以预测吸入器的使用不充分[49]。这些整体认知测验应被用于老年患者以评估干粉吸入器或者其他方法（比如雾化吸入）的适用性。吸入器疗法中，尤其是可吸入糖皮质激素不可以随意停药，因为有观察性研究发现中重度COPD稳定期患者骤停可吸入糖皮质激素会导致COPD急性加重风险增加8倍[50]。除了针对肺的治疗，未来可能更要关注慢性全身性炎症的治疗。有限证据证明，他汀类药物用以治疗全身性炎症反应可以降低COPD患病率和死亡率[51]。

肺康复训练要根据个体情况来设计和实施，以使患者的身体和社会表现最优化，实现生活自理。尤其老年患者会从目标肌肉训练中获益。体能训练被证明可以促进COPD患者的活动能力[52]。除了体能训练，肺康复训练还包括教育、心理社会学/行为学干预、营养治疗以及效果评估。

预防COPD急性加重对于老年患者尤为重要，随年龄增长，他们急性发作的频率更高，转归更差（年轻患者相比）。康纳斯（Connors）和同事发现患者每年长10岁，COPD急性加重的死亡率增加30%[53]。高龄患者COPD急性加重通常和支气管感染相关：70岁以上患者有78%可获得微生物感染的证据[54]。优化稳定期COPD的治疗有助于减少急性加重，比如每天持续高水平的体力活动。

老年COPD患者术前优化措施包括：

◆ 戒烟的宣教和药物疗法：即便是短时间（12～72小时）的戒烟对于患者二氧化碳排出，心血管参数的正常化，气管支气管内纤毛功能增加都是有益的[55]。

◆ 术前理疗应用激励呼吸法和呼吸肌训练。应用

表14–3　BODE指数

变　　量	气流受限分级			
	0	1	2	3
FEV_1（% 预计值）	≥65	50～64	36～49	≤35
6分钟行走距离（m）	≥350	250～349	150～249	≤149
MMRC呼吸困难评分	0～1	2	3	4
BMI	>21	≤21		

资料来源：New England Journal of Medicine, Celli BR, Cote CG, Marin JM et al., "The Body-Mass Index, airflow obstruction, dyspnea, and exercise capacity index in chronic obstructive pulmonary disease", 350, 10, pp.1005–1012, Copyright © 2004 Massachusetts Medical Society. 经马萨诸塞州医学协会授权。

阈压力负荷吸气肌训练仪对老年患者行2周短期训练可降低术后肺不张发生率[56]。

- ◆ 药物疗法最优化——吸入器替代雾化吸入。
- ◆ 全身反应评估和管理，比如共存的心血管疾病。
- ◆ 注意复合药物之间的相互作用。
- ◆ 老年人群护理介入加强病情管理。

以上措施很重要——因为COPD的患者术后肺部并发症风险增加了1.7～3.7倍，手术部位距膈肌越远，并发症发生率越低[57]。

哮喘

哮喘是一种气道慢性炎症性疾病，伴有气流受限和支气管高反应性（多种细胞和细胞组分参与）。气流受限程度可变，可自行缓解或用药后缓解，但患病多年后可能出现气流受限不可逆。反复发作的喘息、胸闷、气急和夜间凌晨周期性咳嗽提示哮喘，老年患者可能症状不明显。与年轻患者相比，老年哮喘患者在接受组胺支气管激发试验时较少出现严重的呼吸困难，这也许是由于同时存在其他并发症（如帕金森病）。这将导致某些老年哮喘患者不能被诊出[58,59]。

流行病学和诊断

哮喘是一种慢性疾病，一般不可治愈，其患病率在老年和年轻人群应该是相同的。但是，老年哮喘没有被充分认识，以至于哮喘被当做是一种儿童期和青春期疾病。除了老年患者对哮喘症状的感知度低，造成老年哮喘诊断率低的原因还包括：自然老化引起的呼吸困难，活动自我限制，社会隔离，错误观念（成年人哮喘非常少见）及并发症干扰（如充血性心力衰竭）[60]。据估计65岁以上老人哮喘患病率约为3.8%～7.1%，这个数据可能被低估，因为诊断标准模棱两可，气流受限可逆性部分缺失造成的诊断复杂化使其难以同COPD区分开来[61]。然而，区别这两种疾病非常重要，尽管它们都被描述为存在气道阻塞，它们却有着截然不同的发病机制和治疗目标。一项大规模人群研究指出，全年龄组性别标化后的老年哮喘发病率为95/100 000（发病率从65～74岁人群的103/100 000下降至85岁以上人群的58/100 000）[62]。老年哮喘危险因素包括过敏特

应性（对常见过敏原产生异常反应基因倾向），气道高反应性（双峰式分布：幼年和老年），吸烟，环境污染，胃食管反流[63]。

虽然哮喘主要是一种临床诊断，但它也需要客观测量数据的支持。肺活量检测和肺功能检测都可以发现应用支气管扩张剂后气流阻塞大大改善（FEV$_1$增加12%或者200 ml）。对于大多数老年患者而言，FEV$_1$检测易被接受且具有可重复性（如SARA研究，患者平均年龄73岁）[64]。为了进一步区分老年患者的哮喘和COPD，一氧化碳扩散容积（DLCO）被用于诊断模棱两可的病例。哮喘和COPD在DLCO值上有着显著差异。COPD患者由于肺泡毛细血管表面积丢失（与肺泡重建相关），其DLCO值趋于偏低。特殊检查比如组胺激发试验也可以帮助诊断哮喘[65]。哮喘严重程度要根据其临床表现和肺功能分级来判定（表14-4）[66]。

老年哮喘的自然病史

哮喘气道炎症是一种多细胞参与的过程，包括嗜酸性粒细胞，Th2淋巴细胞和肥大细胞。除了对白介素5介导的嗜酸性粒细胞脱颗粒反应程度降低，老年哮喘患者（55～80岁）与年轻哮喘患者（20～40岁）相比，有着相同程度的嗜酸性粒细胞黏附和对刺激物的趋化反应[67]。病程延长就会出现基底膜增厚，胶原沉积，平滑肌肥大/增生和黏液腺增生导致气管壁增厚，气道管腔狭窄。这个过程称为气道重塑，它可以解释长期患病的慢性哮喘（包括老年哮喘）的不完全可逆性。哮喘持续时间延长的一个重要标志就是肺功能的加速下降。一项来自哥本哈根的关于成人哮喘通气功能的长达15年的随访研究指出，哮喘患者肺功能下降速度为38 ml/年，快于健康对照组的22 ml/年（身高和性别标化）[68]。再有，哮喘的长期患病和患者年龄增长都与气道对支气管扩张剂的快速反应能力下降有关[69]。

老年哮喘存在着两种不同的类型：早发型哮喘和迟发型哮喘。它们的临床表现和对治疗的反应不尽相同。两种哮喘的不同点见表14-5。患有早发型哮喘的老年患者易出现更大的肺功能损害和更差的支气管扩张剂疗效。支气管扩张剂疗效差与气道重塑和气道β$_2$肾上腺素受体减少有关。

表14-4 哮喘控制水平分级

A. 目前临床控制评估（最好四周以上）			
临床特征	控制（满足以下所有条件）	部分控制（出现以下任何1项）	未控制
白天症状	无（或≤2次/周）	>2次/周	出现≥3项哮喘
活动受限	无	有	分控制的表现*†
夜间症状/憋醒	无	有	
需要使用缓解药或急救治疗	无（或≤2次/周）	>2次/周	
肺功能（PEF或FEV_1）‡	正常	<正常预计值或个人最佳值的80%	
B. 未来风险评估（急性发作风险，病情不稳定，肺功能迅速下降，药物不良反应）			
与未来不良事件风险增加的相关因素包括：临床控制不佳；过去一年频繁急性发作；曾因严重哮喘而住院治疗；FEV_1低；烟草暴露；高剂量的药物治疗			

注：*患者出现急性发作后都必须对维持治疗方案进行分析回顾，以确保治疗方案的合理性。
†依照定义，任何1周出现1次哮喘急性发作，表明这周的哮喘没有得到控制。
‡未应用支气管扩张剂条件下，肺功能的结果对于5岁以下儿童的可靠性差。
FEV_1：第一秒用力呼气容积；PEF：呼气峰值流速；来自2008 GINA。

表14-5 早发型哮喘和迟发型哮喘的不同

	早发型哮喘	迟发型哮喘
过敏	频率高	频率低
肺功能	明显受损	FEV_1下降更快
阻塞可逆性	阻塞可逆性低	对支气管扩张剂更有反应
气道高反应性	和肺功能更相关	和气道炎症更相关

引用经欧洲呼吸协会授权。资料来源：Bellia V, et al., "Asthma in the Elderly", European Respiratory Society Monograph 2009; 43（Respiratory Diseases in the Elderly）: 56–76; DOI: 10.1183/1025448x.00043005.

及时发现老年哮喘的重要性不言而喻，该人群的哮喘发作更加频繁和严重，周期性住院次数和急诊科就诊次数更多[70]。再者，由于漏诊，控制不佳，以及其他并发症的存在使得老年哮喘患者死亡人数占每年哮喘死亡人数的一半[71]。一项关于老年哮喘的研究指出，呼气峰值流速低于70%预计值的患者中只有6%的个体使用了呼吸治疗药物[72]。

老年哮喘的管理

与年轻哮喘相同，老年哮喘的治疗目标也包括症状控制，预防急性发作，住院治疗，尽可能保护肺功能至正常水平，促进生活质量，避免药物不良反应，避免不可逆气流受限的发展。老年哮喘患者管理应注意以下方面：支气管扩张剂的反应欠佳，并发症可能增加治疗不良反应，认知损害会影响吸入器使用技巧实施，药物复合应用可能会增加药物相互作用。

非药物管理应被最大化的应用到老年哮喘。我们要考虑到药物的骤停会加重哮喘，如非选择性β阻滞剂，非甾体类抗炎药。所有老年哮喘患者都应接种流感和肺炎疫苗，戒烟，减肥（如有必要）。在应用吸入器之前，要先确认患者没有认知障碍且可以正确的使用这些装置。如果患者不能正确应用吸入器，患者需要应用其他替代装置，如雾化吸入。哮喘推荐药物治疗方案包含控制性药物和缓解性药物。控制性药物需要长期规律地每天应用，它主要通过抗炎作用使哮喘维持在临床控制水平。控制性药物包括可吸入糖皮质激素，白三烯调节剂，长效β_2受体激动剂，缓释茶碱，口服糖皮质激素。缓解性药物指按需使用的药物以迅速解除支气管痉挛（短效β_2受体激动剂）。

吸入型糖皮质激素，是控制持续性哮喘的基石。吸入型糖皮质激素被证明可以降低老年患者再次住院率以及全因死亡率，但这种疗法在人群中依然应用不足[73]。这有可能与吸入型糖皮质激素的已知的不良反应有关。常见的不良反应之一是口咽和食管真菌感染（通常是白色念珠菌），它可以造成的疼痛和吞咽困难。声嘶和咳嗽在老年患者更常见于报道,这可能是吸入技术应用不当引起的糖皮质激素口咽部附着造成的。这些并发症有可能通过以下方法缓解:使用隔离装置和教育患者每次吸入后漱口。另外,糖皮质激素可诱导β肾上腺素受体密度增加,这也许可以部分抵消老年哮喘患者气道β₂肾上腺素受体敏感度降低[74]。

长效吸入型β₂受体激动剂包括福莫特罗和沙美特罗,其在老年患者的应用已被证明是有效的和安全的。长效β₂受体激动剂表现出与激素的协同效应(与中等剂量的吸入型糖皮质激素合用),在加大糖皮质激素剂量前应考虑应用。抗胆碱能类药物(异丙托溴铵和噻托溴铵)可用于对β₂受体激动剂无反应的特殊患者,虽然由于其疗效这样做还存在争议[75,76]。

由于随年龄增长并发症(特别是心血管疾病)增多,我们应密切监测哮喘治疗药物的不良反应。β₂受体激动剂可引起快速性心律失常,低钾血症和高血压。茶碱可导致老年患者出现潜在致命性的室性心律失常,尤其要注意的是老年患者茶碱的药代动力学和年轻人不同[77]。糖皮质激素除了可以引起吸入通道的局部不良反应,全身应用还可加重骨质疏松[78]。

对于哮喘合并COPD的患者,术前优化包括通过减少症状和降低气道高反应性(通过戒烟和避免使用可诱发喘息的药物)。患者术前可能需要应用规律雾化吸入疗法与短期全身激素冲击疗法(40 mg甲泼尼龙口服1周)。

阻塞性睡眠呼吸暂停

阻塞性睡眠呼吸暂停(OSA)定义为出现阻塞性呼吸事件超过5次/h伴有夜间或白天症状(鼾声响亮,夜间窒息,夜尿增多,白天嗜睡,注意力不集中)或者睡眠时出现多于15次/h阻塞性呼吸事件[79]。

OSA的患病率随年龄增长而增加,随选定的诊断阈值不同在30%~80%范围内波动。这个诊断阈值指的是睡眠呼吸暂停/低通气指数(AHI),其定义为睡眠时每小时内呼吸暂停或低通气≥10s的次数,研究中通常选取AHI>5或AHI>15。AHI影响老年男女患者的概率相同[80]。呼吸系统的解剖和生理随年龄改变,这也许是促使患病率增加的一个因素。有证据表明上呼吸道脂质沉积,咽喉部骨化可引起该年龄段患者出现气道狭窄,睡眠时上呼吸道肌肉

活动异常,通气控制失能,虽然这些变化不是经常出现。看起来没有特定的病理生理学机制可以解释发生率的增长[81]。

老年患者的临床表现可以很典型(超重男性伴有打鼾病史,伴随夜间窒息,夜尿增多,白天嗜睡,睡眠时显著的呼吸暂停);也可以不典型——由于受到并发症或一般健康状态的影响。患者出现夜尿增多、轻度认知功能障碍、突然晕厥、驾驶事故、青光眼、非动脉炎性前部缺血性视神经病变时可提示OSA存在,但易被忽略。患者转诊去专业睡眠质量中心后,可获得多导联睡眠描计结果,OSA的诊断也许要基于此结果才能得出。多导联睡眠描计可以区分阻塞性和中枢性事件,记录其他的睡眠紊乱(如周期性腿动),同时评估睡眠的长短与质量。诊断老年OSA的AHI临界值通常限定在睡眠事件时大于5次/小时,尽管一些研究用到过10~20次/h。诊断OSA的年龄标化后阈值还未达成一致。

流行病学研究提示OSA可以使动脉性高血压,卒中,缺血性疾病的风险增加[82]。然而,研究显示中年患者心血管疾病患病风险比老年患者更大[83]。一个可能的解释是心肌随年龄增长对应激反应耐受增强,这也许也可以解释老年患者对OSA的更大的耐受性[84]。除了心血管疾病,白天嗜睡的增多也被广泛报道。白天嗜睡可以促使老年患者出现认知损害,生活质量低下和抑郁。这些症状治疗后可能会改善[85]。

老年患者OSA的治疗与年轻患者相同。持续气道正压(CPAP)通气仍然是治疗OSA的金标准,尽管老年患者解除呼吸暂停和低通气所需要的CPAP更小[86]。关于老年患者应用CPAP的不良反应的研究发现:与年轻患者相比,不良反应没有区别。所以CPAP在老年患者的应用不应该被打折[87]。但是,独居是导致老年患者使用CPAP遵从性差的原因之一。据推荐肥胖患者应控制体重。老年患者OSA的治疗除了改善其神经心理损害还可以使夜尿增多(在这个年龄段经常是一件麻烦事)好转。

老年OSA的表现可以不典型且经常被忽略,因此术前评估时需高度怀疑OSA存在。OSA会导致部分或完全气道阻塞的风险增加(尤给予镇静和阿片类药物后),因此认识OSA非常重要。对OSA患

者实施术后监护可以保障安全,术后可能需要用到 CPAP。转诊到睡眠中心以获取诊断是必要的。

结论

加强对以上常见老年呼吸系统疾病的认识,对实现术前优化、降低手术并发症是必要的。多学科合作可以帮助存在并发症的老年患者获得最佳的预后。

(房祥峰 译 梅 伟 审校)

参考文献

[1] National Confidential Enquiry into Patient Outcome and Death (NCEPOD). *An age old problem: a review of the care received by elderly patients undergoing surgery.* <http://www. ncepod. org. uk/2010eese. htm>.

[2] Celli BR, MacNee W, Agusti A, et al. Standards for the diagnosis and treatment of patients with COPD: a summary of the ATS/ERS position. *Eur Respir J.* 2004; 23:932–946.

[3] National Heart, Lung, and Blood Institute. *Data fact sheet: chronic obstructive pulmonary disease.* Report no. 03-5229. Bethesda, MD: National Heart, Lung, and Blood Institute, 2003.

[4] World Health Organization. *Global surveillance, prevention and control of chronic respiratory disease. A comprehensive approach.* Geneva: WHO Publications, 2007.

[5] Celli BR, Halbert RJ, Isonaka S, et al. Population impact of different definitions of airway obstruction. *Eur Respir J.* 2003; 22:268–273.

[6] Hardie JA, Buist AS, Vollmer WM, et al. Risk of over-diagnosis of COPD in asymptomatic elderly never-smokers. *Eur Respir J.* 2002; 20:1117–1122.

[7] Ito K and Barnes PJ. COPD as a disease of accelerated lung ageing. *Chest.* 2009; 135:173–180.

[8] Cerveri I, Dore R, Corsico A, et al. Assessment of emphysema in COPD: a functional and radiological study. *Chest.* 2004; 125:1714–1718.

[9] Vestbo J, Lange P. Can GOLD stage 0 provide information of prognostic value in chronic obstructive pulmonary disease? *Am J Respir Crit Care Med.* 2002; 166:329–332.

[10] US Department of Health and Human Services. *The health consequences of smoking: A report of the Surgeon General.* Atlanta, GA: US Department of Health and Human Services, Centers for Disease Control and Prevention, National Center for Chronic Disease Prevention and Health Promotion, Office on Smoking and Health, 2004.

[11] Holleman DR, Simel DL. Does the clinical examination predict airflow limitation? *JAMA.* 1995; 273:313–319.

[12] Anthonisen NR, Connett JE, Murray RP. Smoking and lung function of lung health study participants after 11 years. *Am J Respir Crit Care Med.* 2002; 166:675–679.

[13] Smith KR. Inaugural article: national burden of disease in India from indoor air pollution. *Proc Natl Acad Sci USA.* 2000; 97:286–293.

[14] Kaufmann F, Drouet D, Lellouch J, et al. Occupational exposure and 12 year spirometric changes among Paris area workers. *Br J Ind Med.* 1982; 39:221–232.

[15] Repine JE, Bast A, Lankhorst I. Oxidative stress in chronic obstructive pulmonary disease. Oxidative Stress Study Group. *Am J Respir Crit Care Med.* 1997; 156:341–347.

[16] Stoller JK and Aboussouan LS. α1-antitrypsin deficiency. *Lancet.* 2005; 365:2225–2236.

[17] Celedon JC, Lange C, Raby BA, et al. The transforming growth factor — beta1 (TGFB1) gene is associated with chronic obstructive pulmonary disease (COPD). *Hum Mol Genet.* 2004; 13: 1649–1656.

[18] Cheng SL, Yu CJ, Chen CJ, et al. Genetic polymorphism of epoxide hydrolase and glutathione S-transferase in COPD. *Eur Respir J.* 2004; 23:818–824.

[19] Keatings VM, Cave SJ, Henry MJ, et al. A polymorphism in the tumour necrosis factor — alpha gene promoter region may predispose to a poor prognosis in COPD. *Chest.* 2000; 118:971–975.

[20] Fletcher C, Peto R, Tinker C, et al. *The natural history of chronic bronchitis and emphysema.* Oxford: Oxford University Press, 1976.

[21] Lundback B, Lindberg A, Lindstrom L, et al. Not 15 but 50% of smokers develop COPD? Report from the Obstructive Lung Disease in Northern Sweden Studies. *Respir Med.* 2003; 97:115–122.

[22] Burrows B, Knudson RJ, Cline MG, et al. Quantitative relationship s between cigarette smoking and ventilatory function. *Am Rev Respir Dis.* 1977; 115:195–205.

[23] Marquis K, Maltais F, Duguay V, et al. The metabolic syndrome in patients with chronic obstructive pulmonary disease. *J Cardiopulm Rehabil.* 2005; 25:226–232.

[24] Gan WQ, Man SF, Senthilselvan A, et al. Association between chronic obstructive pulmonary disease and systemic inflammation: a systematic review and a meta-analysis. *Thorax.* 2004; 59:574–580.

[25] Fabri LM, Rabe KF. From COPD to chronic systemic inflammatory syndrome? *Lancet.* 2007; 370:797–799.

[26] Curkendall SM, DeLuise C, Jones JK, et al. Cardiovascular disease in patients with chronic obstructive pulmonary disease, Saskatchewan, Canada. *Ann Epidemiol.* 2006; 16:63–70.

[27] Calverley PMA, Anderson JA, Celli B, et al. Salmeterol and fluticasone proprionate and survival in chronic obstructive pulmonary disease. *N Engl J Med.* 2007; 356:775–789.

[28] Tashkin DP, Celli B, Senn S, et al. A 4 year trial of tiotropium in chronic obstructive pulmonary disease. *N Engl J Med.* 2008; 359:1543–1554.

[29] Decramer M, De Benedetto F, Del Ponte A, et al. Systemic effects of COPD. *Respiratory Medicine* 2005; 99:S3–S10.

[30] Biskobing DM. COPD and osteoporosis. *Chest.* 2002; 121:609–620.

[31] McEvoy CE, Endsrud KE, Bender E, et al. Association

between corticosteroid use and vertebral fractures in older men with chronic obstructive pulmonary disease. *Am J Respir Crit Care Med.* 1998; 157:704–709.

[32] Wilson DO, Rogers RM, Wright EC, et al. Body weight in chronic obstructive pulmonary disease. The National Institutes of Health Intermittent Positive-Pressure Breathing Trial. *Am Rev Respir Dis.* 1989; 139:1435–1438.

[33] Ferreira IM, Brooks D, Lacasse Y, et al. Nutritional support for individuals with COPD: a meta-analysis. *Chest.* 2000; 117:672–678.

[34] Poulain M, Doucet M, Drapeau V, et al. Metabolic and inflammatory profile in obese patients with chronic obstructive pulmonary disease. *Chron Respir Dis.* 2008; 5:35–41

[35] Rutten EPA, Wouters EFM. New modalities of nutritional aspects of pulmonary disease in the elderly. *Eur Respir Monogr.* 2009; 43:240–255.

[36] Bolton CE, Evans M, Ionescu AA, et al. Insulin resistance and inflammation — A further systemic complication of COPD. *COPD.* 2007; 4:121–126.

[37] Antonelli-Incalzi R, Corsonello A, Trajano L, et al. Screening of cognitive impairment in chronic obstructive pulmonary disease. *Dement Geriatr Cogn Disord.* 2007; 23:264–270.

[38] Antonelli-Incalzi R, Gemma A, Marra C, et al. Verbal memory impairment in COPD. Its mechanisms and clinical relevance. *Chest.* 1997; 112:1506–1513.

[39] Coultas DB, Edwards DW, Barnett B, et al. Predictors of depressive symptoms in patients with COPD and health impact. *COPD.* 2007; 4:23–28.

[40] Ng T-P, Niti M, Tan W-C, et al. Depressive symptoms and chronic obstructive pulmonary disease. *Arch Intern Med.* 2007; 167:60–67.

[41] Yohannes AM, Roomi J, Waters K, et al. Quality of life in elderly patients with COPD: measurement and predictive factors. *Respir Med.* 1998; 92:1231–1236.

[42] National Institute for Health and Clinical Excellence. *Chronic obstructive pulmonary disease (updated).* CG101. London: NICE, 2010. <http://www. nice. org. uk/guidance/CG101>.

[43] Celli BR, Cote CG, Marin JM, et al. The body-mass index, airflow obstruction, dyspnea, and exercise capacity index in chronic obstructive pulmonary disease. *N Engl J Med.* 2004; 350:1005–1012.

[44] Antonelli-Incalzi R, Pedone C, Pahor M. Multidimensional assessment and treatment of the elderly with COPD. *Eur Respir Monogr.* 2009; 43:35–55.

[45] Yohannes AM, Roomi J, Baldwin RC, et al. Depression in elderly outpatients with disabling chronic obstructive pulmonary disease. *Age Ageing.* 1998; 27:155–160.

[46] Cydulka RK, McFadden ER, Emerman CL, et al. Patterns of hospitalisation in elderly patients with asthma and chronic obstructive pulmonary disease. *Am J Respir Crit Care Med.* 1997; 156:1807–1812.

[47] Ernst P, Wilchesky M, Suissa S. Are current treatment recommendations suited to elderly patients with asthma or COPD? *Eur Respir Monogr.* 2009; 43:267–285.

[48] Newman SP, Moren F, Pavia D, et al. Deposition of pressurised aerosols in the human respiratory tract. *Thorax.* 1981; 63:52–55.

[49] Allen SC. Practical aspects of inhaler therapy in frail elderly patients. *Eur Respir Monogr.* 2009; 43:256–266.

[50] Jarad NA, Wedzicha JA, Burge PS, et al. An observational study of inhaled corticosteroid withdrawal in stable chronic obstructive pulmonary disease. ISOLDE study group. *Respir Med.* 2009; 93:161–166.

[51] Soyseth V, Brekke PH, Smith P, et al. Statin use is associated with reduced mortality in COPD. *Eur Respir J.* 2007; 29:279–283.

[52] O'Donnell DE, McGuire M, Samis L, et al. General exercise training improves ventilatory and peripheral muscle strength and endurance in chronic airflow limitation. *Am J Respir Crit Care Med.* 1998; 157:1489–1497.

[53] Connors AF, Dawson NV, Thomas C. Outcomes following acute exacerbation of severe chronic obstructive pulmonary disease. *Am J Respir Crit Care Med.* 1996; 154:959–967.

[54] Papi A, Bellettato CM, Braccioni F, et al. Infections and airway inflammation in chronic obstructive pulmonary disease severe exacerbations. *Am J Respir Crit Care Med.* 2006; 173:1114–1121.

[55] Gracey DR, Divertie MB, Didier EP. Preoperative pulmonary preparation of patients with chronic obstructive pulmonary disease: a prospective study. *Chest.* 1979; 76:123–129.

[56] Dronkers J, Veldman A, Hoberg E, et al. Prevention of pulmonary complications after upper abdominal surgery by preoperative intensive inspiratory muscle training: a randomised controlled pilot study. *Clin Rehabil.* 2008; 22:134–142.

[57] Arozullah AM, Khuri SF, Henderson WG, et al. Development and validation of a multifactorial risk index for predicting postoperative pneumonia after major non-cardiac surgery. *Ann Intern Med.* 2001; 135:847–857.

[58] Ekici M, Apan A, Ekici A, et al. Perception of bronchoconstriction in elderly asthmatics. *J Asthma.* 2001; 38:691–696.

[59] Ebihara S, Saito H, Kanda A, et al. Impaired efficacy of cough in patients with Parkinson disease. *Chest.* 2003; 124:1009–1015.

[60] Slavin RG. The elderly asthmatic patient. *Allergy Asthma Proc.* 2004; 25:371–373.

[61] Burrows B, Barbee RA, Cline MG, et al. Characteristics of asthma among elderly adults in a sample of the general population. *Chest.* 1991; 100:935–942.

[62] Bauer BA, Reed CE, Yunginger JW, et al. Incidence and outcomes in asthma in the elderly. A population-based study in Rochester, Minnesota. *Chest.* 1997; 111:303–310.

[63] Bellia V, Scichilone N, Battaglia S. Asthma in the elderly. *Eur Respir Monogr.* 2009; 43:56–76.

[64] Bellia V, Battaglia S, Catalano F, et al. Aging and disability affect misdiagnosis of COPD in elderly asthmatics: the SARA study. *Chest.* 2003; 123:1066–1072.

[65] Sciurba FC. Physiologic similarities and differences between COPD and asthma. *Chest.* 2004; 126:117S–124S.

［66］ Global Strategy for Asthma Management and Prevention. *The Global Initiative for Asthma Management (GINA)*. Updated 2012.

［67］ Mathur SK, Schwantes EA, Jarjour NN, et al. Age-related changes in eosinophil function in human subjects. *Chest.* 2008; 133:412–419.

［68］ Lange P, Parner J, Vestbo J, et al. A 15-year follow up study of ventilatory function in adults with asthma. *N Engl J Med.* 1998; 339:1194–1200.

［69］ Bellia V, Cibella F, Cuttitta G, et al. Effect of age upon airway obstruction and reversibility in adult patients with asthma. *Chest.* 1998; 114:1336–1342.

［70］ Braman SS, Hanania NA. Asthma in older adults. *Clin Chest Med.* 2007; 28:685–702.

［71］ Mannino DM, Homa DM, Akinbami LJ, et al. Surveillance for asthma — United States, 1980-1999. *MMWR Surveill Summ.* 2002; 51:1–13.

［72］ Banerjee DK, Lee GS, Malik SK, et al. Underdiagnosis of asthma in the elderly. *Br J Dis Chest.* 1987; 81:23–29.

［73］ Sin DD, Tu JV. Underuse of inhaled steroid therapy in elderly patients with asthma. *Chest.* 2001; 119:720–725.

［74］ Takayanagi I, Kawano K, Koike K. Effect of ageing on the response of guinea pig trachea to isoprenaline. *Jpn J Pharmacol.* 1990; 53:359–366.

［75］ van Schayck CP, Folgering H, Harbers H, et al. Effects of allergy and age on responses to salbutamol and ipratropium bromide in moderate asthma and chronic bronchitis. *Thorax.* 1991; 46:355–359.

［76］ Kradjan WA, Driesner NK, Abuan TH, et al. Effect of age on bronchodilator response. *Chest.* 1992; 101:1545–1551.

［77］ Ohnishi A, Kato M, Kojima J, et al. Differential pharmacokinetics of theophylline in elderly patients. *Drugs Aging.* 2003; 20:71–84.

［78］ Walsh LJ, Wong CA, Oborne J, et al. Adverse effects of oral corticosteroids in relation to dose in patients with lung disease. *Thorax.* 2001; 56:279–284.

［79］ American Academy of Sleep Medicine. *International classification of sleep disorders. Second edition. Diagnostic and coding manual.* Westchester, IL: American Academy of Sleep Medicine, 2005.

［80］ Young T, Peppard PE, Gottlieb DJ. Epidemiology of obstructive sleep apnea: a population health perspective. *Am J Respir Crit Care Med.* 2002; 165:1217–1239.

［81］ Launois SH, Pepin J-L, Levy P. Sleep apnea in the elderly: a specific entity? *Sleep Med Rev.* 2007; 11:87–97.

［82］ Shamsuzzaman AS, Gersh BJ, Somers VK. Obstructive sleep apnea: implications for cardiac and vascular disease. *JAMA.* 2003; 290:1906–1914.

［83］ Marin JM, Carrizo SJ, Vicente E, et al. Long-term cardiovascular outcomes in men with obstructive sleep apnoea-hypopnoea with or without treatment with continuous positive airway pressure: an observational study. *Lance*t. 2005; 365:1046–1053.

［84］ Bianchi G, Di Giulio C, Rapino C, et al. p53 and p66 proteins compete for hypoxia-inducible factor 1 alpha stabilization in young and old rat hearts exposed to intermittent hypoxia. *Gerontology.* 2006; 52:17–23.

［85］ Cohen-Zion M, Stepnowsky C, Marler Shochat T, et al. Changes in cognitive function associated with sleep disordered breathing in older people. *J Am Geriatr Soc.* 2001; 49:1622–1627.

［86］ Kostikas K, Browne HA, Ghiassi R, et al. The determinants of therapeutic levels of continuous positive airway pressure in elderly sleep apnea patients. *Respir Med.* 2006; 100:1 216–1225.

［87］ Russo-Magno P, O'Brien A, Panciera T, et al. Compliance with CPAP therapy in older men with obstructive sleep apnoea. *J Am Geriatr Soc.* 2001; 49:1205–1211.

第十五章

老年手术患者的术前评估和优化

概述

在过去的20年里,随着人口老龄化的加快,接受手术治疗的老年患者的数量有明显的增长[1]。这得益于麻醉和手术技术的提高,人们对生活质量的追求,以及老年人尤其是高龄老人术后发病率和死亡率的降低[2]。尽管如此,老年患者仍然被认为是手术的高危人群,很多人因此只能接受保守治疗。此外,老年人术后不良反应,尤其是医疗并发症的发病率远比年轻人高。随着年龄增长,老年人生理储备明显减少,此外,并存疾病引起一系列的病理生理改变,这些因素导致他们对手术应激的耐受力和反应降低[3]。功能储备和并存疾病(特别是多种并存疾病的累积效应)一直被认为是术后预后不良的独立危险因素也就不足为奇。鉴于一些预后不良的危险因素可以改善,细致的术前评估和优化管理可能是改善老年人预后的关键。

综合以上因素,老年患者术前评估有两个主要目的。其一,对患者进行危险分层,以利于医护人员和患者及其家属或护理人员能充分了解手术的潜在风险;其二,主动预防和控制可调整的因素,将患者调整到最佳的术前状态,从而改善预后。

因此,老年患者的术前评估较年轻患者而言,具有更广泛和重要的意义。其重要性在于:

◆ 提供基础状态的评估,了解已知的并存疾病,发现之前未诊断的疾病,并且评估功能储备。
◆ 优化患者;将患者的医疗、功能、心理和社会经济情况调整到最适合手术的状态。
◆ 评估患者的体能是否支持手术,并讨论下一步的计划。
◆ 预测手术风险并告知患者,使其能充分了解手

术的利弊。
◆ 提供信息以协助制定围术期管理方案(包括恰当的提供2级和3级护理)。
◆ 预测可能的术后并发症,促进多学科协作以更好的认识和标准化处理医疗并发症。
◆ 降低术后并发症的发生概率。
◆ 促进外科手术、麻醉、重症监护和老年医学团队之间的多学科合作。
◆ 筛选最可能需要额外的术后支持/康复的患者,有利于术后早期出院计划。
◆ 通过提高医疗服务质量缩短住院时间。

术前评估对于择期手术,急诊手术和紧急手术同样的重要(表15-1),但应依据可用的时间而定。例如,一个髋部骨折的患者应在24小时内进行风险评估和优化以尽快行急诊手术,而一个行择期髋关节置换术的患者的术前评估则不需要如此紧急。

术前风险可以影响某个特定的器官(如心脏事件的风险)或是和整体死亡率相关。两个影响术前风险的独立因素包括:① 手术相关风险。② 患者患病前的状态。术前评估的深度应以整体的术前风险为指导。例如,一个功能储备良好、无并存疾病的、拟行低风险手术的患者,和一个衰弱的、拟行高风险

表15-1 不同类型手术的定义

手术类型	定 义
择期手术	术前准备的时间不受限制
紧急手术	入院后24小时内需要进行的手术
限期手术	术前准备的时间应尽可能短,使手术能尽快进行
急诊手术	需要在2小时内进行的手术或生命复苏

数据来源于NCEPOD,2004年12月。

手术的老年患者,以及前面提到的行急诊髋部骨折的患者的术前评估都不相同。术前评估应着重于中-高风险患者以确保医疗资源的合理分配。是否进行手术应充分考虑围术期风险,因进一步检查和治疗而推迟手术的潜在风险和取消手术的风险。患者对生活质量的追求同样值得重视。

手术操作相关的风险

临床研究为我们提供了特定的手术亚专科术后并发症和死亡风险的资料。任何类型的急诊手术术后并发症的发生风险和死亡风险都比择期手术高。此外,一些特殊的手术类型更容易发生心脏并发症,死亡率也较其他手术更高(表15-2)[4]。

我们应充分认识到手术本身的风险,尽管它可能无法避免,但可以通过调整手术途径来降低总体的风险。例如,很多专家提倡所有行高风险手术的老年患者术后应常规在2级和3级医院行重症监护。此外,高风险患者可以考虑其他的风险较低的手术方式。

患者相关风险:功能储备,并存疾病,虚弱状态和健康状态

患者

虽然年龄本身并不能很好的预测围术期风险,但衰老意味着生理状态的改变,并存疾病的

发生率和严重程度增加。这都是影响患者相关风险的因素。近年来老年综合征尤其是虚弱对围术期风险的影响日益显现[5]。目前,没有一种常规应用的老年患者的术前评估方法能进行全面的评价,它们都只能体现患者整体状况的一个方面。因此,我们应结合主观和客观的手段尽可能全面的评估。大部分医疗机构常规的术前管理将患者自述的并存疾病和ASA分级相结合,但目前认为,这种方式并不能有效地识别和管理高风险的老年患者。

功能储备

衰老对多个脏器功能储备的影响将在其他章节讨论。需要指出,这些生理改变能影响心肺系统,即使是健康的老年人也会出现功能储备的降低,导致个体应对生理压力的能力减弱。当合并有病理情况时,功能储备进一步降低。在手术等应激状态下,代谢需求提高,通常是消耗状态(如肿瘤和炎症),此时功能储备的意义显得尤为重要。

所以功能储备差一直被认为是术后不良结局的独立危险因素[6]。另一方面,无论患者是否高龄或是合并其他疾病,良好的功能储备仍然预示较好的术后转归。在这种情况下,进一步检查一般不会改变围术期的管理策略,即使存在其他的危险因素,患者仍应进行手术。我们需要重视功能储备差的患者,细致地检查和处理危险因素,仔细地斟酌手术的利弊。

术前功能储备的评估

多年以来,人们设计了多种方法评估功能容量,这些方法都侧重于评估心肺功能储备,其中最常用的方法是代谢当量(metabolic equivalents, MET)的测定。一个代谢当量代表一个40岁的70 kg体重的男性静息状态下的氧耗量,大约为3.5 ml/(kg·min)。MET可以通过运动实验客观的测量,也可以通过患者的日常活动能力来估计(表15-3)。如果一个患者不能爬两层楼,那么他的功能容量小于4个METs,功能储备差。不能达到4个代谢当量水平的患者围术期发生不良心脏事件的可能性增加,死亡率增高,尤其是胸科手术[7]。但是,在其他非心脏手术中,MET并不能比ASA分级和年龄更准确的预测功能储备差的患者术后不良心脏事件的发生率和死亡率[8]。此

表15-2 不同类型手术后30天心肌梗死或心源性死亡的风险

低度风险<1%	中度风险1%～5%	高度风险>5%
乳腺手术	腹部手术	主动脉手术
牙科手术	颈动脉内膜剥脱术	大血管手术
甲状腺手术	外周血管成形术	外周血管手术
眼科手术	血管内膜修补术	
妇科手术	头颈外科手术	
整形手术	肺部手术	
小的骨科手术(如膝关节)	大的骨科手术(如髋关节)	
小的泌尿外科手术	大的泌尿外科手术	
	脊柱手术	
	肝肾移植	

表 15-3　各种活动相应的METs

METs	活　　动
1	静息状态下的代谢率
2	慢走
3	家务劳动
4	爬两层楼梯
8	慢跑/游泳

外,MET可能因其他非心肺因素(包括关节炎、视力损害和痴呆)而降低,很多老年患者活动耐量小于4个METs,这限制了代谢当量在判断心肺功能储备中的应用。

运动心肺功能测试(cardiopulmonary exercise testing, CPET)作为评估功能储备的一种客观方法(见第十九章),应用越来越广泛。患者在12导联心电图的监护下,在功率自行车上运动,并同时测量摄氧量和二氧化碳排出量。获得的数据通过计算机分析可以评估心肺功能。CPET可以测量许多指标,其中无氧阈(anaerobic thresholds, AT)可以将高风险和低风险的腹部大手术区分开来[9]。以CPET为指导的围术期管理策略最早被发现在直肠手术有效,它能降低并发症的发生率和死亡率,近来其在血管外科手术中的意义也得到肯定[10]。但是,和MET相似,老年患者也可能因除外心肺的其他因素(如骨骼肌肉疾病)无法完成CPET测试,错误的限制患者接受手术。

并存疾病

并存疾病定义为"与患者的主诉疾病同时存在,但无直接因果关系的疾病"。随年龄的增长,并存疾病逐渐增多,65岁以上的人群中60%以上至少患有一种并存疾病。年龄增长也会使并存疾病的病情更多样和复杂[11]。并存疾病的复杂程度和术后并发症,术后功能恢复不良,死亡率之间有明确的联系[12-14]。但是,并存疾病并不直接决定预后。并存疾病是否和其他影响术后疗效的危险因素或是并发症相关更为重要。例如,同样是并存疾病,糖尿病相关肥胖和血管病变与控制良好的哮喘相比,更为严重。

术前并存疾病的评估

并存疾病的评估方法很多,患者自己发现和报告的并存疾病较档案资料(编码,保险资料)更为准确和可靠[15]。但是,一些作者认为应该使用一些特殊的方法帮助患者自己发现并存疾病,使病史的采集更加客观(如自填式并存疾病问卷)[16]。

尽管所有专家都认为并存疾病非常重要,但一些专家认为并不需要正式的方法,仅依靠患者的自我报告[17]。而另一些专家则提倡使用并存疾病指数以数字量化评价并发症的数量和严重程度。

最常用的并存疾病评估指数包括Charlson指数(the Charlson Index)、共存疾病指数(the Index of Coexistent Disease, ICED)和功能并存疾病指数(the Functional Co-morbidity Index, FCI)。Charlson指数在管理数据的大样本研究中应用广泛,用于预测功能恢复、死亡率、住院时间和资源利用情况。尽管它是一个可靠和实用的工具,它不是预测功能恢复的敏感指标,目前已经淘汰。相比之下,ICED能评估疾病的严重程度和总体的功能障碍(残疾)[18]。更重要的是,ICED更关注生理功能的恢复,在这方面比Charlson指数更具有优势[19]。这些并存疾病的评价方式都是有用的研究工具,能够比较不同患者组间的差异,进行风险分层,但我们不能简单地依据并存疾病指数对某一个患者进行临床诊断[20]。此外,这些并存疾病评价指数不能评估常见的老年综合征(图15-1),并且不适合在繁忙的临床工作中应用。

虚弱状态

和功能状态侧重于心肺功能储备不同,虚弱状态反映的是多个器官和系统生理储备的下降。因此,小的外部压力即能使虚弱的个体发生功能障碍甚至死亡[21]。多个针对手术患者的研究表明,虚弱是主要发病率、死亡率、住院时间延长和住院费用增加的独立危险因素[22]。在老年患者中评估虚弱状态的意义在于它能够将术前风险分层,还能发现潜在的可更改的因素,从而使我们在术前优化患者(第三十章还将讨论)。

健康状态

不同于共存疾病,健康是一种生理、精神和社会

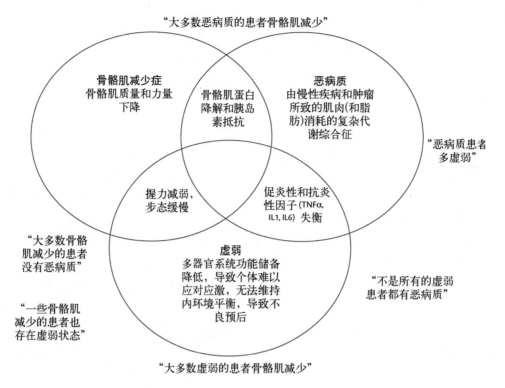

图15-1 老年综合征的症状多有重叠

完满的状态,而不仅是没有疾病和虚弱的状态。术前健康状态可以从总体和某一个方面进行评估。SF-36之类的整体评估工具涵盖了健康的生理和精神成分,而医院焦虑抑郁量表(hospital anxiety and depression scale, HADS)和髋关节伤残和骨关节炎评分(hip disability and osteoarthritis outcome score, HOOS)则是特定疾病和状态的评估工具。活动量表体现了患者真实的活动水平,而且会因为患者进行手术而发生改变。无论是整体评估的量表还是更具体的分级量表都可以在术后监测疗效。术前健康状态的评估通常被忽视,目前仅限于临床研究。

老年手术患者的评估

在接下来的部分我们将重点讨论如何实施老年患者的评估和优化管理。

病史

使用前面所介绍的方法得到患者完整的病史,综合了就诊史和手术史、现症状、运动耐量、完整的用药记录(和药物反应),非常重要。应详细记录既往麻醉史、是否发生术后并发症,以及术后康复情况。还应该评估日常生活自理能力分级和社会经济状况,以便于患者及时出院。老年综合评估法(comprehensive geriatric assessment, CGA)可以用于这些方面的评估。

鉴于老年患者较少寻求医疗咨询,并且既往的就诊记录可能不完整,病史采集常常困难。这可能是因为:

◆ 老年患者较少提及运动耐量降低,易疲劳,或是健忘,他们认为这些症状都是衰老不可避免的现象。

◆ 典型症状被掩盖。比如,一个拟行关节成形术的患者可能因为活动减少而不出现缺血性心脏病的典型症状,使得缺血性心脏病被漏诊。

◆ 老年患者可能因感官障碍(听力下降),语言能力障碍(脑血管意外),和认知障碍降低了病史陈述的准确性。

体格检查

老年患者术前体格检查的深度和重点应该由两个因素决定:手术相关风险和患者相关风险。中-重度风险手术和(或)功能储备差、并存疾病多、健康状态差的患者应进行详尽的体格检查。如果患者没有并存疾病,功能储备良好,低风险手术的体格检查可以着重于手术相关部位和心肺系统。

实验室检查

同样的,实验室检查应以手术相关风险和患者相关风险为导向。所有行中-高风险手术的老年患者都应进行血液检查,行低风险手术的患者则可以选择性进行。这不是因为血液检查能指导预后,而是因为它能诊断和评估生理状态改变的严重程度、并发症和药物疗效。血液检查应该包括血常规、肝肾功能、骨密度,除此之外,根据病史和体格检查结果还应该进行额外的特殊检查。

近年来非心脏手术的术前评估指南提出了心电图并不是必要的检查,但是理论上所有65岁以上,除低风险手术以外的老年患者都应行心电图检查。如果有心电图的指征,应在手术前30天内完成(表15-4)。

进一步的实验室检查应根据实际状况进行,各系统特殊的检查内容将在相应的章节讨论。

系统的老年患者术前评估策略:老年综合评估(CGA)

老年患者的术前评估非常复杂。评估并存疾病、心肺储备、虚弱状态和健康状态对于和患者共同做出慎重的手术决策非常重要。常规的临床评估并不系统。而CGA则能够从躯体健康、社会需要、精神疾病、日常生活能力等多个角度进行客观的评估,它不同于传统评估方法之处在于:

◆ 关注病情复杂的老年患者。
◆ 发现老年人面临的主要的健康威胁(geriatric

giants),或称为老年人的五个I's,即智力损害、行动不便、不稳定性、尿失禁和医源性疾病。尽管这些综合征常被忽视且没有被干预,但对很多老年人造成了威胁,给患者造成了沉重的个人负担,并影响了短期和长期的预后。

◆ 重点评估老年患者的功能状态和生活质量。
◆ 采取多学科方法进行评估。
◆ 制订目标为导向的治疗计划。

CGA对行择期骨科手术的患者和癌症患者均有效[23,24]。但是,CGA仅适用于那些有复杂的危险因素的患者,且必须处置及时并对相关问题进行随访。如果CGA应用恰当,可以帮助我们发现最需要关注的问题,更好的管理患者,明确长期的护理需求,最恰当的利用医疗资源。但是目前还没有随机对照研究证明CGA在普外科患者中的可行性。

术前风险评估

术前评估的下一步是整合手术相关风险和患者相关风险,以利于全面的评估患者个体围术期的发病率和死亡率。这样做的目的在于:

◆ 和患者充分讨论手术的利弊。
◆ 制订术中管理计划,包括监测设备的适当运用(如对有心功能失代偿风险的患者行心输出量监测),麻醉方法的选择(全身麻醉或是区域阻滞)。
◆ 制订术后护理计划,确保患者在恰当的地方进行监护(如行高风险手术的高危患者术后应送往重症监护室)。
◆ 提供了评价和比较医院各部门工作的临床监督工具,评价顾问医生的工作。

描述和衡量死亡风险

临床上有许多风险评估系统用于预估围术期死亡的概率,最常使用的是ASA分级。ASA分级在既往史和体格检查的基础上,主观的将患者分为五个亚类,并不需要借助实验室检查(表15-5)。人口研究表明ASA分级是术中和术后并发症、发病率、死亡率、住院费用和住院时间的独立预测指标,因此是手术人群研究和审计的有力指标。但是ASA分级是住院资料回顾性分析的统计工具,且不受年龄、性别、

表15-4　术前ECG的指征

必须行ECG	可以考虑行ECG	一般不需要行ECG
高风险手术	中等风险手术并且不合并其他危险因素	低风险手术并且不合并其他危险因素
中等风险手术并且合并心脏或周围血管疾病风险	低风险手术合并心脏或周围血管疾病风险	

表15-5 ASA分级

分级	生理状态	举 例	死亡率
1	正常健康人	普通患者	0.05
2	有轻微系统性疾病，机体代偿功能良好	原发性高血压，没有靶器官损害的轻度糖尿病	0.4
3	有严重系统性疾病，日常活动受限，但未丧失工作能力，尚在代偿范围内	心绞痛，中度-重度COPD	4.5
4	有严重系统性疾病，已丧失工作能力，机体代偿功能不全	严重的COPD，心力衰竭	25
5	病情危急，生命难以维持的濒死患者	主动脉夹层破裂，大面积肺栓塞	50

手术类型和并存疾病的影响。因此，ASA分级并不能预测某一个患者或是某一类手术的风险。其他限制ASA分级在临床工作中的重要性的因素包括其高度的主观性、低可靠性和低准确性，尤其是在ASA3级及以上的老年患者[25]。

另一个可用的工具是生理学和手术严重度评分系统（Physiological and Operative Severity Score，POSSUM）。它最初是一个评估发病率和死亡率的审计工具。POSSUM结合了6个手术指标和12个生理指标，每个因素权重分为1分、2分、4分、8分，经过简单的计算得到生理评分和手术评分之和[26]。自1991年POSSUM的概念提出以来，它在骨科、血管外科、头颈外科、胃肠外科手术中得到了广泛的应用。但是POSSUM过高的预测了手术死亡率，在低危组病例中尤为明显，因此提出了改良的POSSUM评分（P-POSSUM）。随后的研究发现POSSUM和P-POSSUM评分都高估了手术死亡率[27,28]。为了更加适合各专科的特点，POSSUM评分系统进一步改良，例如V-POSSUM评分用于择期血管手术。POSSUM评分系统在术前评估的临床应用价值有限，因为其中一些指标在术前无法得到需要估算。此外，在以护士为术前评估主导的医疗中心，即使是POSSUM评分网络化，其实施仍然困难。

除了这些综合风险评估工具，还有一些器官特异的评估工具用于评估重要脏器的风险。例如，Lee等人提出的改良心脏风险指数（revised cardiac risk index）仍然是非心脏手术最常用的心脏风险分层工具[29]。Lee指数由6个独立预测术后心脏并发症和死亡率的因素组成：高风险手术、脑血管疾病、缺血性心脏病、充血性心力衰竭、术前应用胰岛素治疗的糖尿病和以肌酐增高为特征的肾损害。一个患者LEE指数越高，围术期发生心脏并发症的风险也越高。LEE指数还可以明确一个术前或术中干预手段是否能有效地降低心脏事件发生率和死亡率。但是，其仅能评估心功能，具有一定的局限性。

优化老年手术患者

术前评估常常停滞在风险评估阶段，但它同时也是优化患者状态以改善预后的机会。术前优化策略在因生理变化、并存疾病和虚弱状态而存在手术高风险的老年患者尤为重要。尽管已有关于术前并存疾病的管理指南，这些指南在老年患者中的应用仍需谨慎。下列问题需要特别的关注：

- 老年患者存在多种并存疾病：比如一个可逆性缺血性心脏病合并体位性低血压和帕金森病的患者拟行血管手术，β受体阻滞剂可能并没有益处。
- 用药情况和多重用药引起的问题，药物间的相互作用和服药依从性：除非有明确的诊断，一个服用多种药物的患者可能不会再接受其他无症状疾病（如高血压）的治疗。
- 临床实际：例如，一个合并多种疾病的患者并不会因此就诊于多个不同的医院，而是仅选择一个医生。这时，擅长围术期管理的老年病医生是最恰当的选择。

评估和优化器官特异疾病和常见并存疾病将在本书相应的章节讨论。在接下来的部分，我们将重点探讨如何评估和优化老年患者常见的问题，以及临床工作中常被忽视的问题。

痴呆

智力损害和痴呆在老年患者中十分常见，65岁以上的人群痴呆的发病率为10%，80岁及以上的人群其发病率高达20%。尽管如此，这些问题常被忽视。这可能是因为人们普遍认为痴呆是衰老的正常表现,也可能是因为发病隐蔽,还有一部分患者即使在疾病晚期仍保有社会能力。术前对患者认知功能障碍的评估非常重要,因为它能影响:

◆ 术前评估。这些患者提供的病史可能不可靠或不完整,对体格检查不合作,或是不接受实验室检查。

◆ 患者是否有足够的判断能力,做出接受手术的决定。

◆ 术后并发症。有潜在认知功能障碍或痴呆的患者发生术后谵妄和术后认知功能损害的风险增高。

所有的老年患者术前应进行智力损害和痴呆的检查。认知功能评估的过程和工具应依据患者本身和手术的时间表而定。例如,急诊手术可用简易智力测试量表(Abbreviated Mental Test)(表15-6),或是询问患者家属和护理人员是否留意到患者记忆力下降,这些方法提供了简单快速的方法评估认知功能。相比之下,高风险择期手术的评估手段应更具体和准确。简易精神量表(Mini Mental Score Examination, MMSE)是应用最为广泛的工具[30]。但是MMSE无法对血管性痴呆等所致的执行能力受损进行有效的评估。因此,越来越多的专家提倡使用涵盖了执行能力的蒙特利尔认知评估量表(Montreal Cognitive Assessment)[31]。

如果智力损害的诊断明确,则:

◆ 患者应知晓自己的病情。

◆ 患者应寻求家庭医生或是专科医生的帮助,进行进一步的评估和诊治。

◆ 考虑是否有手术的适应证。

  ● 能否接受手术(我们应认识到智力测试本身不能提供体能的评估)。

  ● 发生术后谵妄的相应风险。

◆ 寻求术前降低术后谵妄的发生率、严重程度和持续时间的策略。

◆ 整个围术期管理团队应分享相关的信息:

  ● 麻醉医生应充分考虑术中合理用药(药物的相互作用等),确保密切的术中监测和管理。

  ● 手术医生应确保降低术后谵妄的严重程度和持续时间的策略顺利实施。

  ● 老年病学医生或老年精神病医生应参与其中,因为他们能通过药物或其他方法协助处理术后谵妄。

谵妄

老年患者的术前评估应充分考虑术后谵妄和认知功能障碍的风险(见第十章)。

根据《美国精神障碍诊断和统计手册(第4版)》,术后谵妄(Postoperative delirium, POD)定义为一类病因不明、急性起病、过程反复的意识障碍和认知改变的综合征。普遍认为POD多见于有易感因素和诱因的患者(表15-7)。

POD应和术后认知功能障碍(postoperative cognitive dysfunction, POCD)相区分,自20世纪50

表15-6　简易智力测试量表

1. 年龄
2. 时间(小时上接近)
42西街(让患者重复这个地名以确认患者能够听懂)
3. 年份
4. 医院名称
5. 分辨2个人(如医生和护士)
6. 出生日期
7. 第一次世界大战爆发的时间
8. 国家领导人的名字
9. 从20倒数到1
10. 重复地址的名称

表15-7　术后谵妄的诱因和易感因素

诱　　因	易 感 因 素
年龄	环境改变
痴呆或智力损害	睡眠障碍
抑郁	缺乏感官辅助
谵妄病史	过度疲劳
严重疾病或髋部骨折	便秘
多重用药	尿潴留
营养不良/脱水	脓毒症
生活不能自理	急性起病(如心肌梗死)
感官损害	未处理的疼痛或滥用镇痛药

年代POCD的概念被提出至今,仍没有一个世界公认的定义。大多数研究者认为POCD是一个手术引起的、持续的认知功能改变的综合征,POCD的分型和神经精神状态评估的时间缺乏一致性,而且神经精神评分改变的定义模糊,这使得POCD的研究未见明显突破。考虑到POCD和POD的危险因素有重叠,目前对这两者是否是一种疾病不同的严重程度或是截然不同的两种综合征仍存在争议。

所有的手术操作都可能引起POD,但其发生率和外科手术类型相关。POD在髋关节骨折的患者发生率可高达60%,一些血管手术POD的发生率可达到35%。出现POD的患者短期院内死亡率和12个月随访死亡率增加,术后并发症的发病率增高,住院时间明显延长[32]。

谵妄的发病机制仍不明确,可能是手术或其他刺激引起的易感人群起病。随着年龄增长,老年患者大脑的神经化学改变,神经元退行性变,以及脑血管结构的变化都可能使他们难以应对手术操作等引起的细胞因子风暴。多种细胞因子参与了谵妄的发生。白介素6(IL-6)和白介素8(IL-8)水平增高,而神经保护性因子胰岛素样生长因子-1(IGF-1)和白介素1受体拮抗剂(IL-1Rα)的水平下调[33]。

术前评估应包括识别和降低POD的风险,主动寻找POD的诱因。其目的在于:首先,很多因素可以改变。其次,即使一些因素无法避免,也可以早期识别和干预,降低其发生率、严重程度和(或)持续时间。

POD的预防重于治疗。预防策略可以是多模式的干预手段或是单一的药物干预。多模式干预策略包括一些降低谵妄风险的简单方法。例如让视力下降的患者使用眼镜或是放大镜,以及听力障碍的患者佩戴助听器,采用非药物手段促进睡眠和白天的活动以维持日常的活动,避免脱水,反复让患者确定时间和地点。这些方法虽然简单,但系统的应用仍可以显著的降低高危患者(如髋关节骨折)术后谵妄的发生率,并且性价比高[34,35]。目前术后谵妄的药物干预并不是主流观点,尽管临床研究表明包括氟哌啶醇和褪黑素在内的很多药物取得了令人振奋的疗效[36,37]。

营养不良

老年人容易罹患营养不良,它也是不同类型的手术发生术后并发症和死亡率的强预测指标。尤其是行胃肠道手术的患者,他们经口摄食减少,并且处在肿瘤和手术所致的消耗状态,发生营养不良的风险非常高[38]。虽然血清白蛋白不能完全代表营养状态(也可能是急性期反应),血清白蛋白<35 g/L仍是围术期(术后第1天到第30天)发病率(尤其是伤口感染)和死亡率的有利指标[39]。

因此,营养状态的评估是老年患者术前评估的一部分。多种营养评价方法可用于评估手术患者发生营养不良的风险,大多数方法融入了体质指数(body mass index, BMI)和3个月内体重减少5%的概念。营养不良筛查通用工具(the Malnutrition Universal Screening Tool, MUST)和简易营养状态评估(the Mini-Nutritional Assessment, MNA)是老年人营养状态的标准评估方法,可用于发现营养不良、有营养不良潜在风险,以及肥胖的患者。这些方法还能指导如何进行营养管理,以便于制定护理策略[40]。

经口膳食(必要时添加营养补充剂)是公认的最有效的改善营养状态的干预手段。但是,还没有明确的证据支持经口膳食的时机、时长和种类是否影响效果。如果无法经口摄食,应术前尽早开始肠内营养(enteral nutrition, EN),并贯穿整个围术期。肠内营养比肠外营养更有效,且脓毒症发生率较低,住院时间缩短。Meta分析指出EN包括了PN所缺乏的免疫营养因子,具有维持肠道黏膜屏障功能和正常菌群的优势,并且价格更低廉[41]。

尽管营养评估方法不能发现矿物质和维生素的缺乏,但这些微量元素对预后的影响不容忽视。术前治疗亚临床营养不良性贫血已是降低拟行择期骨科手术的老年患者术后发病率和死亡率的手段之一。目前的建议是,至少在择期手术的28天前开始补充铁,维生素B₁₂和叶酸[42]。维生素D缺乏可导致虚弱状态和骨骼肌减少症,可能影响预后。尽管目前尚无明确证据证实老年患者进行营养评估的益处,我们仍应进行营养状态的分级并补充营养添加剂。加速康复外科理念将改善术前营养状态纳入其中,营养添加剂和营养因子药物对于老年患者手术转归的潜在影响仍值得探索[43]。

术前物理治疗和职业治疗策略

虚弱是老年患者术后预后不良的独立预测因素,因此,越来越多的研究致力于术前采用多学科合作的综合干预手段改善虚弱状态。虚弱状态更容易恶化而非改善,且一种虚弱状态向另一种虚弱状态的转变导致死亡率增高[44]。但是,目前的研究还无法证实老年患者术前虚弱状态的营养,理疗和药物干预是否有效。

择期手术有3个月的不典型等待期,如髋关节置换术,和老年患者术后髋关节外展肌和屈曲肌力下降相关[45]。这些情况下,术前物理治疗,特别是大于6周的长期干预,对择期髋关节手术的患者术后功能恢复有一定的帮助[46]。但是同样的术前物理治疗不能改善膝关节置换术患者的功能恢复。尽管如此,积极主动的、以术后康复为导向的术前评估可以缩短行关节置换术的高危患者的住院时间。越来越多的研究关注心胸外科手术和腹部手术通过术前的功能锻炼提高功能耐量,改善预后。过去很多康复计划侧重于教育和正面强化,但新的观念更强调运动的重要性[47]。

在术前评估阶段就应积极地为手术做准备。应充分认识到术前社会关怀的需要,持续的术后关怀也应考虑(如一级生活自理能力,需要器械,或需要术后康复)。术前尽快建立和患者、家属、护理人员和社会服务部门之间的合作,可以缩短住院时间。尽管没有很多研究表明职业治疗方法有益,但是术前家访能降低术后出院时间延长的发生率。目前,这些干预手段都是骨科手术快速康复计划的一部分。

法律问题

发达国家在精神健全法令和其他类似法律的指导下,规定所有心智健全的患者都有知情权和决定权。对于精神状态存疑的患者也应根据相应的法律执行,如英格兰和威尔士的精神健康法令。如果一个患者被认定没有能力做出决定,那么他在发病前做出的决定仍有效力,或是一个患者指定的代理人可以帮助患者做出决定。如果患者发病前没有做出决定,应由患者所有的相关人员,包括医生和家属,以及护理人员等共同决策以确保患者利益的最大化。如果是急诊手术,由于时间紧迫,为了挽救患者的生命应尽早医治。所有的这些问题都应当有详细的记录(见第三十六章)。

术前评估模式

很多术前评估中心是以护士或低年资医生主导和实施的。尽管他们中大多数人有手术和麻醉知识背景,但他们在老年病学方面经验尚浅。大多数专科采用固定的量表进行术前评估,仅仅关注手术的问题和已知的风险。患者被认定为合适手术或是需要进一步的评估。进一步的评估一般由首诊医生、麻醉医生师和相应的专科医生完成。但是所有的这些医生并没有进行正规的老年医学专科训练,缺乏老年患者术前评估的经验。问卷调查和病例回顾提示专科医生术前咨询和评估并不能改进围术期管理策略和改善手术结局。在一个研究中,40%的心脏病专家除了接受手术和可以进行手术之外没有提出其他的建议[48]。

为了提供高质量、高性价比的医疗服务,我们应当为高风险老年手术患者实施新的医疗服务模式。这些模式应具备全方位的术前评估功能和优化功能,进行风险评估,制定适当的术前策略。这些新模式将研究证据应用到常规的临床工作中,尤其是针对有复杂并存疾病和生活不能自理的患者。

作为应对,一些医疗中心建立了以麻醉医生为主导的术前评估团队,特别是针对麻醉管理复杂或行复杂手术的患者。这样的团队能进行彻底的评估,风险分级,做出慎重的决定。但是患者还需要接受内科医生进一步的访视以优化管理。另一些医疗中心以擅长围术期医学的全科医生或老年病学医生为主导进行术前评估。其中一个模型即老年患者术前主动护理模型(图15-2)能够确保有并存疾病或存在功能依赖性的老年患者围术期由一个多学科协作的老年病学团队管理。团队在术前采用CGA法评估和优化患者以利于手术,预测术后并发症,估计术后康复和护理需求,并将存在的问题和患者家属以及护理人员进行交流。这个团队在整个围术期持续追踪患者的动态,提供所需的医疗服务,协助手术团队早期发现和处理术后并发症,制订术后早期安全出

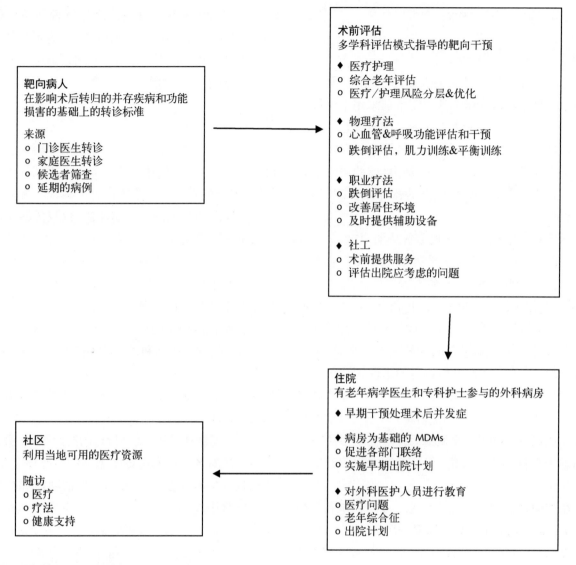

图15-2 伦敦盖（Guy）和托马斯（Thomas）医院采用的老年手术患者主动管理模式

院计划。这是一个主动而非被动的策略，让老年病学专家、手术医生和麻醉医生能够交流他们对有复杂并发症和伦理问题的患者的管理意见，确定是否应接受手术，继续治疗或是出院。

还有很多新兴的为老年手术患者服务的围术期管理模式诞生，他们强调学科交叉，发挥了手术医生、麻醉医生、专科医生和老年病学医生的作用。

小结

寻求改善老年患者手术预后的临床证据已成为越来越多医务工作者关注的焦点。但是，这一特殊人群的临床管理仍存在很多问题。其中的一些问题包括：

◆ 老年综合征：例如术前多模式干预虚弱状态是否能改善手术预后？

◆ 特殊的医疗状况：例如所有的老年手术患者是否应检测铁储备？补充铁剂是否能改善预后？

◆ 将临床证据运用到临床工作中：从并存疾病的研究中得到的经验是否能变成常规的诊疗规范？

◆ 医疗服务的过程和绩效：例如如何最佳的提供医疗服务？应该由谁、在哪里进行？是否应创建新的围术期老年医学学科？

◆ 医疗团队的教育和培训：如何对一个大的多学科团队进行教育和培训？训练的结果对临床工作的帮助应该如何评估？

（熊　娟译　梅　伟审校）

参考文献

[1] Klopfenstein CE, Herrmann FR, Michel JP, et al. The influence of an aging surgical population on the anaesthesia workload: a ten-year survey. *Anesth Analg.* 1998; 86:1165–1170.

[2] Hamel MB, Henderson WG, Khuri SF, et al. Surgical outcomes for patients aged 80 and older: morbidity and mortality from major noncardiac surgery. *J Am Geriatr Soc.* 2005; 53(3):424–429.

[3] Polanczyk CA, Marcantonio E, Goldman L, et al. Impact of age on perioperative complications and length of stay in patients undergoing non cardiac surgery. *Ann Intern Med.* 2001; 134:637–643.

[4] Boersma E, Kertai MD, Schouten O, et al. Perioperative cardiovascular mortality in noncardiac surgery: validation of the Lee cardiac risk index. *Am J Med.* 2005; 118:1134–1141.

[5] Partridge JSL, Harari D, Dhesi JK. Frailty in the older surgical patient. *Age Ageing.* 2012; 41:142–147.

[6] Older P, Hall A. Clinical review: how to identify high-risk surgical patients? *Crit Care.* 2004; 8:369–372.

[7] Biccard BM. Relationship between the inability to climb two flights of stairs and outcome after major non-cardiac surgery: implications for the pre-operative assessment of functional capacity. *Anaesthesia.* 2005; 60:588–593.

[8] Wiklund RA, Stein HD, Rosenbaum SH. Activities of daily living and cardiovascular complications following elective, noncardiac surgery. *Yale J Biol Med.* 2001; 74:75–87.

[9] ATS/ACCP statement on cardiopulmonary exercise testing. *Am J Respir Crit Care Med.* 2003; 167:211–277.

[10] Older P, Smith R, Courtney P, et al. Cardiopulmonary exercise testing as a screening test for perioperative management of major surgery in the elderly. *Chest.* 1999; 116:355–362.

[11] Marengoni A, Angleman S, Melis R, et al. Aging with multimorbidity: a systematic review of the literature. *Ageing Res Rev.* 2011; 10(4):430–439.

[12] Perka C, Arnold U, Buttgereit F. Influencing factors on perioperative morbidity in knee arthroplasty. *Clin Orthop Relat Res.* 2000; 378:183–191.

[13] Roche JJ W, Wenn RT, Sahota O, et al. Effect of co-morbidities and postoperative complications on mortality after hip fracture in elderly people: prospective observational cohort study. *BMJ.* 2005; 331:1374.

[14] Barrett J, Losina E, Baron JA, et al. Survival following total hip replacement. *J Bone Joint Surg Am.* 2005; 87:1965–1971.

[15] Katz JN, Chang LC, Sangha O, et al. Can comorbidity be measured by questionnaire rather than medical record review? *Med Care.* 1996; 34:73–84.

[16] Sangha O, Stucki G, Liang MH, et al. The Self-Administered Comorbidity Questionnaire: a new method to assess comorbidity for clinical and health services research. *Arthritis Rheum.* 2003; 49:156–163.

[17] Groot V, Beckerman H, Lankhorst GJ, et al. How to measure comorbidity. A critical review of available methods. *J Clin Epidemiol.* 2003; 56:221–229.

[18] Harse JD, Holman CD. Charlson's Index was a poor predictor of quality of life outcomes in a study of patients following joint replacement surgery. *J Clin Epidemiol.* 2005; 58:1142–1149.

[19] Groll DL, To T, Bombardier C, et al. The development of a comorbidity index with physical function as the outcome. *J Clin Epidemiol.* 2005; 58:595–602.

[20] Hall SF. A user's guide to selecting a comorbidity index for clinical research. *J Clin Epidemiol.* 2006; 59:849–855.

[21] Fried LP, Ferrucci L, Darer J, et al. Untangling the concepts of disability, frailty, and comorbidity: implications for improved targeting and care. *J Gerontol A Biol Sci Med Sci.* 2004; 59(3):255–263.

[22] Guidelines for pre-operative cardiac risk assessment and perioperative cardiac management in non-cardiac surgery: the Task Force for Preoperative Cardiac Risk Assessment and Perioperative Cardiac Management in Non-cardiac Surgery of the European Society of Cardiology (ESC) and endorsed by the European Society of Anaesthesiology (ESA). *Eur J Anaesthesiol.* 2010; 27:92–137.

[23] Harari D, Hopper A, Dhesi J, et al. Proactive care of older people undergoing surgery ("POPS"): designing, embedding, evaluating and funding a comprehensive geriatric assessment service for older elective surgical patients. *Age Ageing.* 2007; 36:190–196.

[24] Pace Group. Shall we operate? Preoperative assessment in elderly cancer patients can help. *Crit Rev Oncol Hematol.* 2008; 65:156–163.

[25] Haynes SR, Lawler PG. An assessment of the consistency of ASA physical status classification allocation. *Anaesthesia.* 1995; 50(3):195–199.

[26] Copeland GP, Jones D, Walters M. POSSUM: a scoring system for surgical audit. *Br J Surg.* 1991; 78(3):355–360.

[27] Prytherch DR, Whiteley MS, Higgins B, et al. POSSUM and Portsmouth POSSUM for predicting mortality. Physiological and Operative Severity Score for the enumeration of Mortality and morbidity. *Br J Surg.* 1998; 85(9):1217–1220.

[28] Prytherch DR, Ridler BM, Beard JD, et al. The Audit and Research Committee TVSSoGBaI. A model for national outcome audit in vascular surgery. *Eur J Vasc Endovasc Surg.* 2001; 21(6):477–483.

[29] Guidelines for pre-operative cardiac risk assessment and perioperative cardiac management in non-cardiac surgery. *Eur Heart J.* 2009; 30:2769–2812.

[30] Mini Mental State Examination, by Marshal Folstein and Susan Folstein, Copyright 1975, 1998, 2001 by Mini Mental LLC, Inc. Published 2001 by Psychological Assessment Resources, Inc. Further reproduction is prohibited without permission of PAR, Inc. The MMSE can be purchased from PAR, Inc. by calling (813) 2968–3003.

[31] Nasreddine ZS, Phillips NA, Bedirian V, et al. The Montreal Cognitive Assessment, MoCA: a brief screening tool for mild cognitive impairment. *J Am Geriatr Soc.* 2005; 53(4):695–699.

[32] Noimark D. Predicting the onset of delirium in the post-operative patient. *Age Ageing.* 2009; 38:368–373.

[33] Khan BA, Zawahiri M, Campbell NL. Biomarkers for

delirium — a review. *J Am Geriatr Soc.* 2011; 59:s256–s261.

［34］ Marcantonio ER, Flacker JM, Wright RJ, et al. Reducing delirium after hip fracture: a randomized trial. *J Am Geriatr Soc.* 2001; 49:516–522.

［35］ Inouye SK, Bogardus ST Jr, Charpentier PA, et al. A multicomponent intervention to prevent delirium in hospitalized older patients. *N Engl J Med.* 1999; 340: 669–676.

［36］ deJonghe A, Korevaar JC, van Munster BC, et al. Effectiveness of melatonin treatment on circadian rhythm disturbances in dementia. Are there implications for delirium? A systematic review. *Int J Geriatr Psychiatry.* 2010; 25(12): 1201–1208.

［37］ Kalisvaart KJ, de Jonghe JFM, Bogaards MJ, et al. Haloperidol prophylaxis for elderly hip surgery patients at risk for delirium: a randomized, placebo-controlled study. *J Am Geriatr Soc.* 2005; 53:1658–1666.

［38］ Garth AK, Newsome CM, Simmance N, et al. Nutritional status, nutrition practices and post-operative complications in patients with gastrointestinal cancer. *J Hum Nutr Diet.* 2010; 23:393–401.

［39］ Gibbs J, Cull W, Henderson W, et al. Preoperative serum albumin level asa predictor of operative mortality and morbidity:results from the National VA Surgical Risk Study. *Arch Surg.* 1999; 134:36–42.

［40］ Guigoz Y, Lauque S, Vellas BJ. Identifying theelderly at risk for malnutrition. The Mini-Nutritional Assessment. *Clin Geriatr Med.* 2002; 18:737–757.

［41］ Gramlich L, Kichian K, Pinilla J, et al. Does enteral nutrition compared to parenteral nutrition result in better outcomes in critically ill adult patients? A systematic review of the literature. *Nutrition.* 2004; 20: 843–848.

［42］ Goodnough LT, Manaitis A, Earnshaw P. Management of preoperative anaemia in patients undergoing elective surgery. The NATA Consensus Development Working Group. *ISBT Sci Ser.* 2010; 5:120–124.

［43］ Osland EJ, Memon MA. Are we jumping the gun with pharmaconutrition (immunonutrition) in gastrointestinal onoclogical surgery? *World J Gastrointest Oncol.* 2011; 3(9):128–130.

［44］ Gill TM, Gahbauer EA, Allore HG, et al. Transitions between frailty states among community-living older persons. *Arch Intern Med.* 2006; 166(4):418–423.

［45］ Ackerman IN, Bennell KL. Does preoperative physiotherapy improve outcomes from lowerlimb replacement surgery? A systematic review. *Aust J Physiother.* 2004; 50:25–30.

［46］ Rooks DS, Huang J, Bierbaum BE, et al. Effect of preoperative exercise on measures of functional status in men and women undergoing total hip and knee arthroplasty. *Arthritis Rheum.* 2006; 55:700–708.

［47］ Oldmeadow LB, McBurney H, Robertson VJ, et al. Targeted postoperative care improves discharge outcome after hip or knee arthroplasty. *Arch Phys Med Rehabil.* 2004; 85(9):1424–1427.

［48］ Katz RI, Cimino L, Vitkun SA. Preoperative medical consultations: impact on perioperative management and surgical outcome. *Can J Anaesth.* 2005; 52:697–702.

第四部分

特定临床问题

第十六章

老年患者的院前急救

概述

老年患者的院前急救主要宗旨在于保证其能安全的转移至医院进行进一步的诊断性治疗。由于院前急救条件严苛简陋，仅有有限的医疗设备，救护难度加大，因此一旦需要救护就应综合考虑各个方面，因此要求救护人员熟知急救操作流程，相关人员具备较高的业务水平且相互配合默契。

以往的救护车主要针对创伤患者，但随着人口老龄化，老年患者的院外急救也将逐渐增多。事实上救护车在老年患者的分配使用比例上仍处于劣势，在英国，65岁以上的老年人占人口比例的17%，而60岁以上老年患者中却有45%左右经由救护车送往急诊科（EDs）抢救。尽管在接下来的数十年需要更多的人加入到创伤急救的队伍，但开展新的老年患者院前急救也将迫在眉睫。

因此，无人合作帮忙的老年患者院前麻醉（PHA）将会难上加难。本章旨在讲解老年人院前急救将会遇到的各种难题，尤其是如何在院外实施有效安全的麻醉。他们当中好多人都可能不知道自己是否有其他并发症，这将增加我们的救治难度。除此以外，我们还将会面临两难的伦理道德抉择，而且还需意识到并不是所有的治疗都会有效。

常见的临床表现

老年患者的院前麻醉（PHA）主要目标在于开放建立有效的呼吸道和（或）控制通气，以确保患者能安全转运不加重病情（图16-1）。在大多数情况下这样做是为了患者，但是需要院前急救团队具备较高的急救水平。在转运途中由于缺乏医疗的原因，绝大多数的老年患者无法保证充分有效开发气道，或

者存在通气不足的现象，但是如果拥有PHA和急救护理，这一问题将迎刃而解。

心血管意外

溶栓治疗可以迅速地缓解心血管疾病（CVAs）的临床症状，极大地改善了其预后。然而，这并不是意味着没有风险，因为溶栓只能在专科医院施行。因此，这些患者可能需要中途转运相当大的距离，这可能意味着在院外他们需要气道的支持。因此，第一要务是进行初步诊断。临床医生可以利用急诊室卒中识别（recognition of stroke in the emergency room, ROSIER）量表（表16-1）做出迅速诊断。一旦确诊，需快速评估并决定患者是否需要转移治疗及如何安全到相应专科医院（图16-1）。如果需要给予麻醉，需要特别注意维持血流动力学参数，以确保安全。低

表16-1 急诊室卒中评分

症　状	评　分
单侧面神经无力	+1
单侧上肢无力	+1
单侧下肢无力	+1
语言障碍	+1
视野缺损	+1
意识丧失/晕厥	+1
癫痫	+1
总分	

得分
>0= 可疑卒中，分诊至卒中中心。
−2 to 0= 卒中可能待排，注意与其他疾病鉴别。
摘自柳叶刀神经医学4, 11, Azlisham Mohd Nor等. "急诊室卒中评分（ROSIER）:" development and validation of a stroke recognition instrument, 第727–734页, 2005, 爱思唯尔出版公司初版。

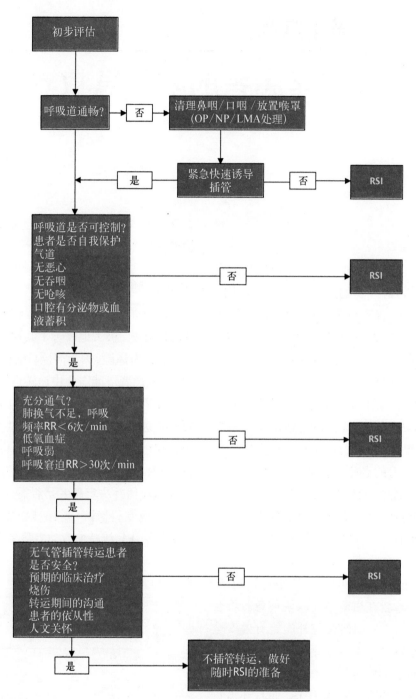

图16-1　急救流程图。资料来源：Andrew Griffiths, Tim Lowes and Jeremy Henning, Pre-Hospital Anaesthesia Handbook, 2010, 经施普林格科学+商业媒体 B. V. 允许。

血压可加速心脏病变区域进一步形成心肌缺血，因此应尽量避免。此外还应监测血糖，以排外低血糖。

胸痛

胸痛患者的诊疗关键在于急性心肌梗死与其他可引起胸痛的疾病之间的鉴别。急性心肌梗死的最佳治疗方法是冠状动脉再灌注。如若使用扩冠药物后胸痛缓解不明显者，最常用的治疗手段是经皮冠状动脉介入术，尽管这一技术在基层医院无法实施，但仍可选用血管溶栓术到达冠状动脉再通的治疗效果。一旦初步诊断为心肌缺血应立即颊下或舌下含服硝酸甘油。如果没有禁忌证，应同时给予300 mg阿司匹林。有证据表明大流量吸氧可有效地改善缺血心肌细胞的死亡，所以当患者缺氧时应立即吸氧。

严重心原性休克患者需要立即予以院前麻醉，但应当谨慎使用，因为它可能会使病情恶化。

低体温

低体温是指身体体温低于35℃，老年患者亦如此。主要与产热减少、热传导异常和受热不均引起，也可由摔伤、缺乏锻炼、意识障碍所引起。其中值得关注的是老年人摔倒后无法起床，自身无法增加产热或者加衣保温。

老年人一旦发生低体温将预示着预后极差，死亡率高达34%。但由于体温迅速升高可引起血管扩张，导致低血压，因此老年的低体温的治疗原则仍存在相当大的争论。

目前心血管疾病患者越来越多，且这些患者由于疾病导致循环高压，肾脏灌注的增加，从而使尿量增加而加重体温的散失。这些并发症可经入院治疗得到相应改善，但在院前转运工程中还是存在潜在的风险。因此应给予预防性的保温处理，保证救护车内一个适宜的温度尽快转移至医院，避免体温进一步降低。

此外，实施PHA需谨慎小心。气管插管时可诱发室颤，而常用的麻醉药物会加重低体温，因此常常只用于深度昏迷和呼吸道不通畅的患者。

肺水肿

在转运途中，多数急性肺水肿通常可以用药物控制，不需要进行无创正压通气。如果效果不佳，则可以予以持续正压通气，但是即使有Bousingac式的气阀，大流量吸氧在院外还是很难做到的。在危机状态时，可予以PHA进行无创正压通气以改善肺通气。

急腹症

很多种原因均可导致急腹症。在送至医院之前最恰当的处理方式就是给予吸氧、镇痛及补液治疗。即使是存在腹膜炎，但是鉴于老年患者可变现出多变的感染症状，在老年患者身上不一定能看见常见的腹膜炎体征。

腹主动脉瘤撕裂会出现腹痛及晕厥，一旦发生手术治疗是唯一的方法。收缩的腹肌增加腹压，当给予肌松剂后可随时发生低血压甚至心脏骤停，这

要求必须在外科医生准备好可以随时剖腹探查、找到主动脉瘤剖裂出血的地方进行止血方可给予麻醉。因此，一旦诊断为腹主动脉瘤破裂，宁可放弃建立静脉通路，也要立即送往医院再给予相关麻醉处置（甚至患者已经昏迷）。

慢性阻塞性肺疾病急性加重期

感染或非感染的炎症反应均可诱发慢性阻塞性肺疾病急性发作。慢阻肺急性发作期可导致 II 型呼吸衰竭，甚至是CO_2麻醉。患者常常需要无创辅助通气，这已经被证明可以改善死亡率，并且可以避免气管插管带来的并发症，现在许多院前救护车都已配备先进的呼吸机，可以设定无创辅助通气模式。

但是在紧急情况下，例如呼吸暂停时，仍应立即施与有创控制通气。由于重症监护的有创通气患者往往提示预后极差，所以这种治疗只能使用于患者既往体健，并且治疗后可改善病情达到预期效果。

急性意识障碍

意识障碍经常会由朋友或者家属发现并紧急拨打急救电话。造成意识障碍的病因有很多种，甚至可能是由于长期记忆功能减退恶化进展形成，而且病情可以随时反复。常见的原因包括感染，电解质的错乱和血糖异常。此外，还有可能是甲状腺疾病、颅内病变和酗酒。患者需要小心转移到医院做全面评估。如果患者非常躁动，可以使用镇静，特别是空运的患者。此时应该尽可能地避免施行PHA，以免影响入院后对病情的进一步评估和诊断。

老年患者的重大创伤

随着车祸、枪击事件和其他类似事件的发生，老年患者发生重大外伤的概率也是越来越大了。虽然受伤的人数占老年人口比例不大，但是对受难者所造成的影响确实巨大的。年轻人摔倒都有可能出现骨折，何况是老年人。以至于在75岁以上的老年患者中，摔伤是导致创伤相关的死亡的主要原因。因此和年龄一样，重大创伤也增加老年人死亡的风险。这可能是和随着机体日益老化，人体的心血管储备功能退化，使得老年人对出血耐受比较差，在应激状态下，老年患者无法增加心输出量，以缓解器官的缺

血缺氧有关。因此随着器官老化越重,危重创伤造成的影响越大。

重大创伤老年人的救治可依据高级创伤生命支持流程进行。可治疗解除的死亡原因,老年患者与其他年龄阶段的患者相同。一旦现场确认是安全的,对病情的评估应该遵循ABCDE的方法,详细如下。

通气

缺牙可以造成面罩通气困难,因此如果假牙稳定则应予以保留。口腔和鼻腔里的组织比较脆弱,在操作过程中会增加出血的风险。此外,食管的调节功能随着年龄的增长而逐渐降低,影响通气。老年人颈部活动受限可导致插管困难。

如果需要进行快速气管插管(RSI)来控制气道,务必谨记随着年龄增加而导致的如低血压等心血管改变。鉴于各种不良的心血管反应增加死亡的风险,因此我们应该权衡其利弊,谨慎使用。

呼吸

随着年龄的增长,呼吸功能逐渐下降,一部分原因是肌肉收缩功能减退以及胸壁顺应性降低,中枢神经系统对缺氧和高碳酸血的反馈调节作用减弱。此外,其他肺部疾病可以降低患者的呼吸储备。相较而言在早期阶段,老年患者更需要氧疗和呼吸支持。

轻微的胸部受伤就可能咳会因为影响咳嗽,而引起坠积性肺炎,导致死亡。因此任何带有胸部损伤的老年人都应着重对待,及早使用呼吸支持。

循环

随着年龄增长,不可避免都会有不同程度的动脉粥样硬化,尽管平时老年患者没有任何的临床症状。同样,大多数老年患者都有不同程度的原发性高血压,而有的根本就没有经过治疗。某些药物,如β受体阻滞剂可引起低血容量。这就意味着一个表面上看上去正常的血压,如果治疗不及时的话可进一步发展成低血容量。此外,在应激状态下,老年患者无法有效增加心输出量,且同时伴有动脉粥样硬化,这可能导致在低血容量时组织灌注减少。

许多患有心血管疾病的老年患者由于长期口服抗凝药物,如华法林,其凝血功能存在异常。即使轻微的创伤可能导致出血过,尤其是脑外伤患者,这些患者必须要住院治疗。

行动障碍

老年人随着年龄的增长大脑逐渐萎缩,发生硬膜下血肿的风险会不断增加。尤其是在使用抗凝药物治疗的老年患者,即使是很微小的轻伤都有可能造成颅内出血。大脑通常有较多的空间,便于血液的聚集,因此多数时候初步检查既可以确诊,只有部分患者在一段时间后才能观察到神经受损的情况。相较于轻伤,老年人服用抗凝血剂可增加硬膜下出血的风险。

随着年龄的增长椎间盘退化,椎体将承受更多的重力,但是老年患者都存在骨质疏松的问题,因此脊髓损伤更常见于老年人。他们随时都可能发生,甚至是一个摔倒就可以引发脊髓损伤。

室外环境

皮肤的改变和身体脂肪的减少,使得老年人的体温中枢对体温的调节功能减弱,一旦他们受伤,容易导致低体温。因此受伤的老年患者因予以保温,且发生低体温时应及时处理。

院前麻醉

适应证

正如之前所述,应尽一切努力避免PHA和插管,尤其是老年人。具体优势尚不清楚,一旦施行必须确保有效,且只有在患者无法安全转运子医院(或病情会加重)时才施行。之前已经说过,鉴于决定性治疗方式和转运方式因素(在相对狭小的空间维持气道通畅)的影响,相对在院患者而言,在转运途中施行PHA和插管的门槛相对较低(表16-2,表16-3)。

同样的,在设备不足或缺乏训练团队的情况下,实施PHA是禁忌证。

因此可以看出,需综合考虑多种因素才能决定是否进行PHA。然而犹豫不决可能会增加死亡率,所以必须迅速做出决定,大家可以根据流程中列举的步骤做相应参考(图16-1)。

表16-2 院前麻醉的适应证

没有插管/通气设施无法安全地送至医院
无法容易通过其他措施来解决的呼吸道问题
呼吸衰竭
格拉斯哥昏迷评分迅速下降
镇静,以促进安全运输要求
人道主义,如深度镇痛
入院后预期治疗,即加快转移到CT检查或手术室

表16-3 院前麻醉的禁忌证

未经训练的团队
院前救治系统无法支持
设备不足
既往药物过敏使
明显的解剖学异常,插管困难
喉炎/会厌炎
哮喘

施行

在PHA进行紧急演习中,RSI永远是必需的。尽管这是一个复杂的过程,涉及了100种不同心理活动,它可以分为六个步骤(表16-4)。

快速诱导阶段(6 Ps)

预给氧

在送往医院之前的混乱环境中,预给氧这个阶段很容易被我们缩短,然而这是一个重要的安全措施,不应该被禁止。无论在任何情况下,至少都需要3分钟的时间给以高流量吸氧。如果患者焦虑不

表16-4 院前麻醉的6 Ps步骤

预给氧	使用高流量氧气 如果呼吸频率低则辅助通气
准备	提前评估 准备设备 调整患者及操作者位置 保护颈椎/气道
麻醉前用药	如有必要
肌松和镇静	使用镇静药和肌松药
送管	每次都使用探条
插管后护理	保证转运中的安全

安使用过小剂量的镇静剂,如咪达唑仑时,更应该吸氧,小心监护。如果呼吸速率较低,则可以考虑使用简易呼吸器进行辅助通气。

准备

这可能是整个过程中最重要的部分。通常在一切准备妥当的复苏室或手术室进行麻醉,然而送往医院之前,救护人员都没有这些条件,所以在这一阶段把控每个细节是至关重要的。为此建议,救护团队经常演练插管,并使用清单确保没有被遗忘。如下,清单中应包含如图16-2的内容。这个阶段可以分为5个内,可与给氧去氮同时可进行。

预评估

这个应该是一个简化版的是传统的住院患者麻醉术前评估,同样按照ABCDE的方法,包括只需内科治疗的患者。我们应该提前预估在诱导过程中可能发生的问题。

气道

这类患者常常预示着气道难以控制以及插管困难。众所周知,在创伤患者中,声门暴露困难的发生率将增,而且牙齿缺失的患者面罩通气密闭性不佳,无法建立有效的控制通气。院前开发控制气道的困的成功率现在仍存在相当大的争议,有些报道称插管失败的比例高达25%,而有些则是百分百的成功率。总的来说,熟练的医务人员在使用镇静药和肌松剂则有更高的成功率。

很明显,在医前环境里,传统方法的气道评估是不适用的,马氏评分和甲颏间离难以估计,因此,每一个患者的院前气道应该被分有"困难气道"。

呼吸

当流程进行到这一步时,我们已经预先给氧去氮。如果出现气胸则应在诱导前先处理气胸,或者,至少等气胸缓解后再进行。如果患者是通风,可以适当的执行没有排水的胸廓造口术。镇静后气管插管控制通气的患者,若只是用一根针减轻胸膜腔内压的时候,是不建议进行转移的,因为在转运途中,针很容易脱落造成闭合性气胸。

循环

由于麻醉药物的影响及自身存在低血容量的原

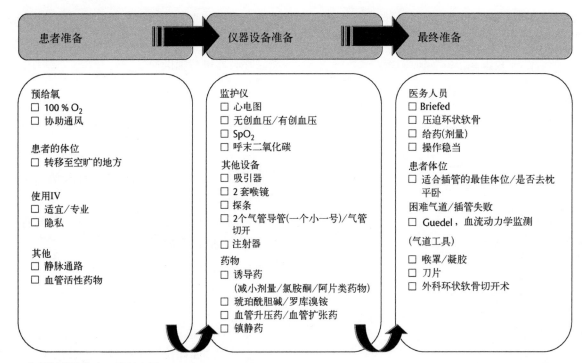

图16-2 气管插管前检查。资料来源：Andrew Griffiths, Tim Lowes and Jeremy Henning, Pre-Hospital Anaesthesia Handbook, 2010，经施普林格科学＋商业媒体B. V.允许。

因，这类患者在诱导的时候，血压会无可避免地出现降低，当然麻醉药物的影响还是占主要作用。因此事先必须要建立一个好的静脉通路以保证安。多数情况下外周静脉很难达到这一作用，而且经外周给药花费时间较多，但仍不建议院前患者留置深静脉导管。因此除了经外周静脉给药外，也可以尝试颈骨髓腔给药，这个简易可行，通过使用专用的EZIOr FAST针就能做的。

此外我们必须要处理低血压，因此建议准备加压输液袋及血管活性药。必须注意老年人不宜输注过多的液体，但同样不能一味地使用升压药来维持血压。

肢体活动

患者将要给予镇静，这将是评估患者意识的最后一次机会。这里特别要注意进行格拉斯哥昏迷评分（特别是运动神经系统），因为这可能提示预后转归，同时也决定患者是否需要去神经外科接受外科治疗。

室外环境

不仅是患者需要从室外转移至室内，而且暴雨和阳光直射会使喉镜检查更加困难。因此建议要么移动患者、要么遮挡防护，或者在操作人员上方用布单进行遮挡。

患者保温处理也是至关重要的。如前所述，创伤患者发生低体温提示预后差，因此要避免继续停留在温度较低的环境中。而相反的，相对较低的体温反而对心脏骤停和头部受伤的患者有益。主管医生应该咨询每位患者在送往医院之前特殊情况。

患者、医务工作人员、药物及器械设备的准备

在这个阶段，有可能需要的所有器械都应准备好，并逐一进行检查。这可以通过器械清单来盘点，或集中装到一个干净的袋子中（如塑料袋）作为一个急救包使用。应该检查喉镜和带套囊的气管导管是否正常工作。具体操作工程可能因地制宜，但最基本最重要的是要有一个熟练的插管技术。

任何可能需要的药物应提前准备好，可随时给药。给药剂量及顺序事先应该有个方案（记住老年患者可能需要适当降低剂量，而且起效时间可能有点慢）。并记录观察药物的作用效果，以指导之后的给药方案。

这个阶段监测生命体征是非常重要且必需的（如果还没有开始监测）。尽管有些地方可能不是很适用，但目前院前监测指标与住院麻醉患者的指标相同。由于低温影响，脉搏血氧饱和度并不准确；

直升机上颠簸也使得无创血压监测结果不可信。此时，呼末二氧化碳监测显得尤为重要，如若没有则PHA应慎用。呼末二氧化碳监测不仅可以辅助定位气管导管的位置，还可以间接提示心输出功能。

紧急快速诱导插管RSI前的清点

要开始RSI之前必须清点并确认所以所需物品完好齐全。无论是多么有经验的团队，也不论插管技术有多娴熟，这一步都是必要的，不能忽视。一名医务人员读清单表上的项目内容（问），另一个名成员检查并口头回应检的关键点（答）。

插管位置

想要寻求最好的喉镜暴露视野，关键在于是患者的体位。常规使患者的头部处于"呼吸着早晨的空气"（头后仰）的位置在院前常常无法实现，因此只需患者平卧，头颈部保持在正中直线，位于操作者腰部即可。

如果不能把患者整体升高，必须调整自己位置，使操作者腰部与患者平齐。如果患者是在救护车上，则操作者可以跪下插管，如果他们是在地板上同样也可以跪下插管，使患者头部位于操作者的双膝关节和腋窝之间。

因为随时会发生紧急情况，需要心肺复苏，因此诱导插管时要解去患者的服饰，充分暴露胸部，驱散周围无关人员保持相对空旷的环境。

保护

颈椎

受伤时，患者颈椎也会受到伤害，一旦颈椎受损严重，风险也会随之增高。当使用肌松剂后，颈部肌肉的固定保护作用就会消失。因此，在麻醉创伤者必须有三方固定（颈托、头部绷带和木板）或有人帮忙人工固定。合身的带下颌部分的颈托会增加经口的插管的困难程度，因此必须在插管之前预先摘除。

呼吸道和环状软骨压迫

这类患者均应视作饱胃患者，而且负压吸引不一定有效（经常发生麻醉前的一个典型的症状或伤害，而非由麻醉引起），必须采取一切措施来改善。

因此，应该使用环状软骨压迫法，但是同时也会使喉镜暴露视野变差，还可能使面罩通气无效。如果发生这种情况，则放弃压迫环状软骨，因为在任何时候，给氧通气都占首要位置。

麻醉前用药

只要所有的设备、药物及相关医务人员都已经准备好了，就可以开始给麻醉前用药了。目的在于预防一些可知的麻醉不良反应，例如在儿童使用于大剂量阿片类药物的不良反应（如芬太尼）来减轻放置喉镜带来的反射性血压升高，通常会给予阿托品防止心动过缓。有的也会在这一时期给予一定剂量的液体负荷来缓解麻醉诱导后造成的低血压。

肌松及镇静

该阶段的主要目的是通过给药保证插管安全；正如前面讨论的，使用肌松药和镇静药可以提高插管成功率。

在药物的选择上，我们不能给出明的指南。原则上，建议操作者使用自己比较经常使用的熟悉药物。

依托咪酯是麻醉诱导的首选药物。它有一个相对广泛的治疗范围，而且和其他镇静药相比，其心血管方面抑制作用比较小，可以较好地维持血流动力学稳定。然而，它会减少肾上腺分泌，有越来越多的证据表明，即使是单次给药也会产生影响。氯胺酮对心血管作用小，因此也受到越来越多的人的青睐（事实上它甚至可能增加血压），是变得越来越流行，而且单次给药剂量也不会加重颅脑损伤（以往所公认的不良反应）。

在大多数报道中，琥珀胆碱是肌松剂的首选药物。它的优势是可以迅速起效，为插管提供足够的肌松效果，而且能确切看见起效点（肌震颤）。此外，琥珀胆碱代谢快，因此也作为困难气道的首选肌松剂。在面临困难气道，无法插管或者通气困难时，可使用琥珀胆碱迅速插管后及时苏醒恢复自主呼吸。必须指出，在送往医院之前，不建议清醒带管，如果患者不进行气管插管则无法送至医院时，那么一开始就不要给药。因为此时琥珀胆碱的血药浓度就已经开始降低了，自主呼吸恢复可出现抵抗。因此现在许多人开始选择使用罗库溴铵,如果单次大剂量使用,也可以达到缩短插管时间的作用,而且将近20分钟内血药浓度基本不会衰减。

插管

显然这是整个PHA的关键步骤。虽然多数时候无法做到,但仍要求操作人员尽可能快速清晰的充分暴露声门。正如前面所说,患者(或插管者)必须尽可处在最好的位置,每次先用用塑胶探条尝试。习惯上,大家多数使用的是MacIntos喉镜;但有时候使用其他形式的喉镜可能会有意想不到作用。McCoy喉镜适用于颈部固定的气管插,而其他设备(如可视喉镜Airtraq®和Glidescope®)亦可提高插管成功率。与药物的选择相同,操作者最好选择自己熟悉的插管方式来插管。

如果操作中,无法把气管导管经口成功插入气管,则要按照"插管失败"的流程继续进行。每个操作者都应该有一个set drill,适用于使用在这种情况(平时必须定期练习)。这些set drill的作用是用来维持氧饱和度,这样就可以不需使用"黄金标准"气管导管了。遇见困难气道时,反复尝试经口喉镜暴露气管插管未必会成功,应该适时地放弃。多数时候,气管插管失败,需要选用更先进的设备技术才能成功,因此如果一开始,操作者就选择好工具可能就是不一样的结果。插管失败流程图具体见图16-3。

插管后处理

许多人认为麻醉诱导和成功插管无疑是整个过程中最难的一步。然而,如果大家不认真关注插管后处理,那么在转运至医院的途中可能会造成无法弥补的重大失误。在颅脑外伤中,仅仅一个简单的血氧浓度降低或低血压就可以加重病情,因此,我们有理由相信其他情况下发生类似的事,也会造成不良后果。因此插管后的监护也是同样重要的。所以这一章我们讲的是院前麻醉,而不是单纯的只讲麻醉诱导或者是插管技术。

插管后处理的第一步是气管导管位置的确认。理想情况是能清楚地看见气管导管通过声门,并明显看见双侧胸廓起伏对称。听诊双肺呼吸音是否存在且对称也是可以的,但喧闹的院前环境会妨碍听

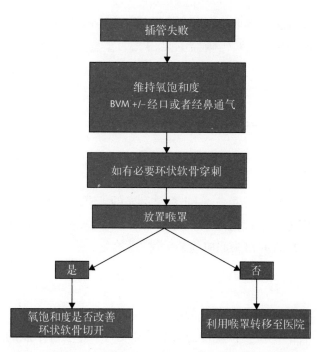

图16-3 插管失败的操作指南。资料来源: Andrew Griffiths, Tim Lowes and Jeremy Henning, Pre-Hospital Anaesthesia Handbook, 2010,经施普林格科学+商业媒体B. V.允许。

诊的可行性。因此,就必须监测呼末二氧化碳来确定导管位置,如在气管内则可以清楚地看见二氧化碳波形。一旦管已确认位置,必须立即给药保证通气效果,防止患者苏醒。这时可以给予长效肌松药和镇静药。常用1 mg/ml咪达唑仑+1 mg/ml吗啡的生理盐水混合液,这可以是单次给药负荷量也可以持续泵注。临床上也常常泵注丙泊酚,但是要注意预防低血压和必要时使用血管活性药物。

接下来要进一步检查气管导管或其他导管是否妥善固定在合适的深度,是否连接监护仪,监护仪是否正常运转。即使在转移过程中,必须麻醉维持和密切监护患者生命体征。既往转运危重患者的经验提示,转运时,患者随时将发生病情恶化,因此急救人员要随时做好准备,具体参考图16-4。

伦理问题

虐待老人

可悲的是,虐待老人是大家常见的一种犯罪,往往被人们所忽视。脆弱的老年人常常面临生理性虐待、性别歧视和经济虐待。尽管大多数不愿意曝光,但据现有的不完全统计,老人遭到虐待的人数仍约高

达14%。这种虐待可能来自家庭成员、邻居、专业护理人员，甚至是陌生人。这种情况下，入院前护理人需着重查看患者的状态，并且能发现被虐待的可能。

无意义

我们还应意识到在这种危重情况下，许多老年患者终将只能走向生命的尽头。如果无论医生给予什么样的处置，他们可能会死亡，那么对他们而言高昂的医药费不是他们所能承受。这时可能不予干预，让患者有尊严的在家死去反而会更好。如果是这种情况，急救人员不能停止监护，常规的医疗措施还是需要的。经常在重大事件上马上做出决定是不可能的，所以必须积极给予有效治疗。在这种情况下，医生无法给患者家属一个乐观的预后。

团队因素

成功施行PHA不仅需要个人熟练的技术，还要求团队默契娴熟的合作，需要医院工作流程规范指导救治以确保安全。在工作中，大家可以随时关注美国急救协会和英国麻醉医生协会制定的急救指南。

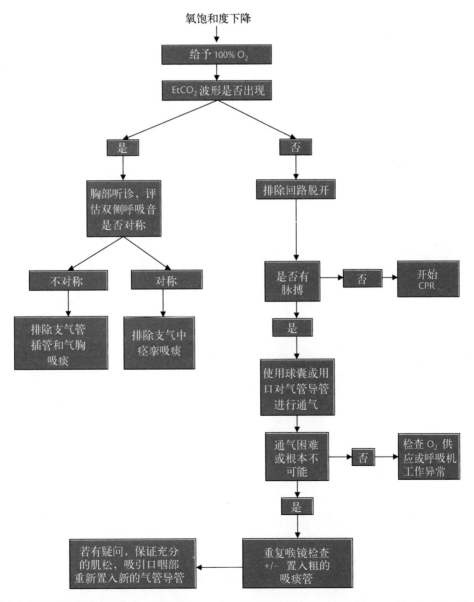

图16-4　转运途中气管导管脱落的处理指南。资料来源：Andrew Griffiths, Tim Lowes and Jeremy Henning, Pre-Hospital Anaesthesia Handbook, 2010, 经施普林格科学＋商业媒体B. V. 允许。

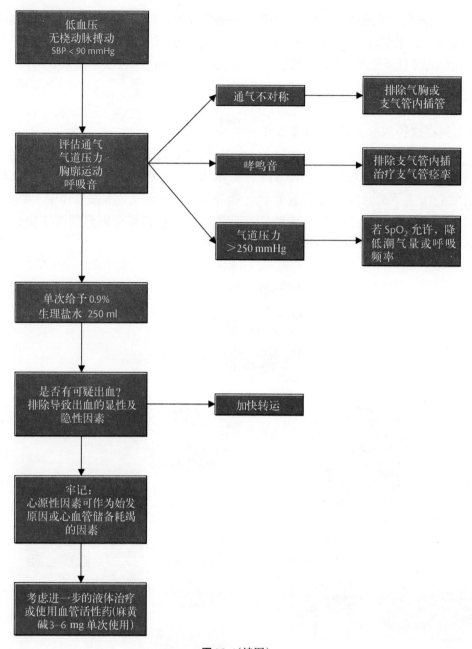

图 16-4（续图）

结论

PHA,尤其是对老年人,在急救中是占有重要作用的。专业的分析病情、娴熟的团队合作以及高超的个人技术,可以为患者赢得一线生机。尽管有些领域还存在争议,但是只要救护人员在急救过程中,一切以患者的生命安全作为最基本的出发点,终究会有所收益。

（周梦娇 译　陈华梅 审校）

第十七章

老年创伤患者的围术期管理

概述

对于65岁及65岁以上的老年人而言,创伤是改变他们生活,甚至导致他们死亡的频发事件。在损伤程度相同的情况下,相对于年轻患者,老年人机体的生理储备更弱,恢复能力更慢且发病率和死亡率更高[1]。此外,随着年龄的增长,老年人的感觉系统也更容易受到创伤,其表现包括本体感受下降、视野模糊、听力下降和反应迟缓。跌倒和发生机动车事故引起的晕厥、心律不齐和体位性低血压会增加老年群体心血管功能逐渐发生变化的风险。通常情况下,导致老年人外伤频发的原因为跌倒、机动车事故及行人与机动车事故[2]。跌倒是多达50%老年创伤发生的原因[3]。目前,对于将什么年龄段的人群定义为"老年人"和"老年患者",在有关于老年患者、创伤及围术期文献中缺乏共识。通常情况下,65岁及65岁以上的老年人被定义为老年患者群体的下限,而80岁及80岁以上的老年人则更多地被用于寻找更极端老龄化的影响因素。因此,为了达到本章节的目的,文中将"老年患者"和"老年人"的年龄界定为65岁及65岁以上。该部分群体人数占美国总人口的12%以上,每年会花费2 500万美金中的1/3用于外科手术治疗,并且消耗总医疗保险费的1/3和美国年度医疗保险预算金额中1 400亿美金的一半[4]。人们通常都认为,生理年龄受到生活方式、运气、存在或不存在慢性病因素的影响,它比实际年龄更能精确预示发病率和死亡率,但随着年龄的增长,慢性病发生的概率也随之增加。本章节关注生理变化对发病率的影响,并阐述老年创伤患者的围术期管理。

目前,有关老年创伤患者的文献中,普遍均是报道在任何事故中,老年群体会遭受更为严重的损伤,并且死亡率会更高,外伤病例经常也属于急诊病例。在相同损伤情况下,与选择性病例相比,老年患者群体急诊病例在发病率和死亡率水平上有明显增加。霍斯金(Hosking)等人在观察795名年龄在90岁及90岁以上的老年患者手术预后结果中发现,在首个48小时内,患者经受急救手术的死亡率为7.8%,而相比之下,年龄相仿的患者择期手术的死亡率则为0.6%[5]。由于与年龄相关的疾病患病率的增加和机体的功能储备能力的下降,导致老年人生理上在经受创伤、外科手术和麻醉,特别是经受未得到良好术前优化的一系列创伤后,其恢复能力受到阻碍。

在老年患者中,老年创伤患者是一个独特的群体。要想给予该群体最佳的照料,最主要的应该是做到让适当提问和鉴别诊断成为你脑海中最重要的事情。举个例子,在外科手术术前评估中,我们应该尝试着确认:在事故发生前到底发生了什么?这仅仅是一次跌倒还是在跌倒前已经发生了某些事情。对于年轻人而言,在冰面上滑倒可能是个合理的假设,但对于老年人而言,排除滑倒之前是否患有心脏病、神经系统疾病、病理骨折或者代谢性疾病是非常重要的。老年人受到虐待虽然是诊断中不太常见的一种因素,但必须是所有临床医生鉴别诊断中应考虑的因素。老年人遭受虐待且被忽略的比例可能高达25%[6]。老年人遭受虐待的法定报告表明,该类事件在美国各个地区均有发生[7]。这有助于更好地在术前诊断隐蔽的病情,确认导致手术中发生不可预见事件或发生在之后的麻醉监护中患者未能恢复到他或她基础身体的原因。由于生理变化程度的不同和倾向于血流动力学的不稳定性的增加,因此在你的外科手术术前评估中需考虑的另一个迫切的问题是:手术中我需要如何安全的监测患者?接下来,在医生对患者的评估中，医生需要制定麻醉和术后复苏的方案用，以使对患者血流动力学干扰最小化，并且帮助患者能尽可能快速的恢复到其基础身体状态。

虽然相比于年轻的成年创伤患者，老年创伤患者因为感染和多器官衰竭问题有着更高的发病率和死亡率，但在积极治疗的情况下，这种差异会随之减小[8]。此外，我们可以通过提高患者自身功能让其尽可能恢复所有身体机能，并确保其功能可以在他们余下的岁月中得到维持的方式，达到最佳的老年创伤患者围术期管理。

普通胸部损伤所致的老年创伤患者通气功能障碍的因素包括肋骨骨折、胸骨骨折和肺挫伤。Lee等人研究发现，机动车事故更容易造成65岁及65岁以上的患者出现胸部损伤[9]。（相比于年轻患者18.2%的发生率，老年患者的发生率为23.4%；$P=0.003$）且这些胸部损伤中最常见的损伤为肋骨骨折（23.58%）、连枷胸（9.55%）和胸骨骨折（6.0%）。此外，这些出现胸部损伤的老年患者的死亡率接近于成年患者的2倍。骨折愈合能力的下降和肺功能储备的降低使得胸部创伤在老年人群中的危险性显得更为突出。

因为人体的器官系统并非是独立存在的，所以每一个器官系统的改变都会影响其他器官系统。例如中枢神经系统发生了变化，降低了其对缺氧和高碳酸血症的敏感性，则呼吸系统会受到影响。年龄在25～70岁的人群中，大约有50%的人会因肺泡通气量减少而引起缺氧和高碳酸血症[10]。此外，心血管系统的改变也会导致舒张功能下降，从而引发肺瘀血和肺功能储备降低。

老年患者功能储备的降低会使得麻醉管理变得更为复杂。佩德森（Pedersen）等人调查了超过7 000例围术期老年患者，结果发现年龄在80岁及80岁以上的老年患者中，有10.2%的患者会出现肺部并发症[11]。而在路易（Lui）等人的研究中也发现了类似的现象，年龄在80岁及80岁以上的老年患者中，有7%的患者会出现肺部并发症[12]。随着年龄的增长，老年创伤患者免疫功能下降，使得他们更容易出现呼吸衰竭、急性肺损伤、使用机械通气后出现呼吸机相关性肺炎的问题[13-15]。而避免由麻醉引起的肺部并发症，将可以改善通气、增加重要器官的氧灌注并

降低老年创伤患者的死亡率。

精确地液体管理对于肾功能低下和心血管系统储备低下的患者是至关重要的。老年患者对于低血容量或体液超量的耐受是相对较少的。在早期，已证明在有创动脉血压监测的情况下，以液体和强心剂进行复苏可降低老年创伤患者的死亡率[16,17]。此外，在关于骨科和老年患者的文献报道中也同样被证实，围术期液体严重缺失与预后息息相关。芬（Venn）等人研究发现，侵入性血流动力学监测在全身麻醉情况下的股骨骨折修复过程中，液体复苏可以更及时[18]。克利夫顿（Clifton）等人在回顾分析老年患者创伤性脑损伤中发现，当体液失衡大于594 ml时会产生不利影响，不依赖于它的颅内压、平均动脉压或者脑灌注压的关系[19]。当液体复苏用于老年创伤患者时应仔细且谨慎。对于疑似的低血容量症患者，可逐渐给予1 L或2 L的晶体输注。如果患者至关重要的生命体征仍未得到改善，则可以考虑有创动脉血压监测、血液制品和胶体。值得注意的是，由于肾功能储备的下降，该类人群在高容量、生理盐水复苏中更易发生高氯血症代谢性酸中毒。

相比于年轻的成年患者，上了年纪的颅脑损伤和创伤性脑损伤患者具有更高的风险。同时，该类颅脑损伤患者待在医院的时间会相对较长，死亡率也会相对较高[21,22]。跌倒、行人与机动车事故是导致老年患者颅脑损伤最普遍的事件。几乎可以预见的是，年龄是更糟糕结局的独立预测指标[22,23]。脑部结构的改变对颅脑损伤造成的影响，包括神经细胞的损失导致的脑质量的减少和硬膜外腔面积的减少，使得硬脑膜更贴近于颅骨。而这些改变使得硬脑膜下血肿的发病率呈3倍增长趋势[24]。因为颅内面积的增加使得在压迫大脑或血管阻塞前供血时间有所延长，所以硬脑膜下血肿症状的表现是极其微妙且慢性的。常见的主要症状包括头疼、丧失平衡和晕厥。

老年创伤患者麻醉注意事项

老年创伤患者术前评估

当医生进行术前评估和原始调查的时候，医生需要问一下自己"什么在创伤之前？"如果创伤是由

于摔倒或者车祸引起的,那么要确定在事故发生之前是否有生理性事件? 如果有这种可能,那么是否改变心脏、神经或者基础代谢? 心肌梗死、短暂性脑缺血发作和摔倒导致硬膜下血肿的缓慢发展和代谢紊乱现象在老年人群体中很常见。

作为老年创伤患者术前评估的一部分,麻醉师需依据情况对初步的评估进行修改。采用典型的ABCD(气道、呼吸、循环、残疾)方式对于组织健康体检进行评估和复苏是非常有用的。所有年龄段创伤患者共同的是直接受伤、组织肿胀或者异物所导致增加的饱胃和气道阻塞风险。正如上述提到的那样,老年患者更容易误吸并且减少由于喉部肌肉和神经退化的气道反应的保护[25]。预先的准备应该包括第一、第二和第三线难度的给氧装置,以及迅速插管合适的工具。一份尸检证明表明环状软骨压迫会恶化颈椎不稳定性,插管的风险必然加剧颈椎外伤恶化的风险[26]。老年患者在固定和可摘牙科硬件上有更高的患病率。可摘部件可能会留在口腔中做面罩通气,但是应该在插管之前移除。

颈椎评估是进行老年创伤患者气道测试中重要的一部分。颈椎是老年创伤患者出现椎骨骨折时最常见的部位。因为老年人基本存在骨质疏松、子宫颈管缩小、肌萎缩的问题,所以中央型脊髓损伤和脊髓损伤在老年人中是十分常见的[27,28]。相较于年轻的患者,老年颈椎创伤患者的情况会更为糟糕[2]。识别柔和区域和减少移动将有助于转移、复位和插管。此外,最重要的则是在颈椎创伤痊愈前应确保颈椎固定。[24]寰枢关节的退化及关节炎的发生制约着颈椎的移动性并且会对可视化插管有所影响。可视喉镜与纤维支气管镜能在有效地将气管导管插进患者体内的同时,减少颈部移动,对脊椎起到防护作用。

呼吸评估包括视诊、触诊和听诊。普通胸部损伤所致的老年创伤患者通气功能障碍的因素包括肋骨骨折、胸骨骨折、连枷胸和肺挫伤。肺挫伤是胸部钝性创伤中最常见的。肺挫伤引起的低氧血症,应使用面罩无创正压通气,直至最终确定的气道建立[29]。并且,正如早前提到的那样,若老年患者出现慢性病和急性误吸,则其危险性会更高。

随着年龄的增长,器官系统的老化和慢性病发病率的增加,创伤会使心血管系统发生改变。作为临床医生,应对诊断和治疗休克持有更高的怀疑度,因为类似心跳过速的典型的代偿机制会被增龄性心血管变化并发症所抑制。正如当老年创伤患者出现正常或临界低血压时,则预示着患者即将失代偿的迹象。

残疾评估包括身体和神经创伤方面的检查。由于老年人骨密度的降低,因此老年创伤患者更容易出现骨创伤。常见的长骨创伤和骨盆创伤会增加老年创伤患者出现脂肪栓塞的风险。脂肪栓塞的症状和体征表现包括精神状态的改变、呼吸急促、心跳过速和出现瘀点[30]。老年患者腹部创伤的死亡率是年轻成年患者的4倍。

评估老年神经损伤患者可能需要同时检查他们的感觉障碍和现在的精神状况,如是否存在卒中或老年痴呆症。此外,不稳定和波动的身体状态可能会二次减少脑血流灌注、突发性休克或颅内病变,所以即便对于曾有痴呆症的患者,也不能随意地将其精神状态的下降视为正常现象。老年创伤患者更容易出现颅内静脉出血。慢性颅内出血可能表现为延迟的精神状态的变化。格拉斯哥昏迷评分量表是急诊科常用的评估工具。在外科术前评估中使用格拉斯哥昏迷量表的同时结合急诊评估结果对于鉴定患者精神状态的变化是十分有用的。一旦患者被怀疑有颅内出血的可能,则需紧急进行头部计算机断层扫描。

在初步评估调查后,应对患者完成体格检查,并在紧急情况的时间限制内获得详细的病史。老年患者人群自身的健康状况和功能储备状况有着极大的个体间变异性。术前评估是通过器官系统评估每个患者的功能储备以更好地了解患者的健康状况的非常宝贵的机会。当老年创伤患者不能正确地回答问题时,患者的朋友及家人可以向医生提供有关患者事故的发生、以往精神状况、既往病史的信息。完善的术前评估有助于区分创伤相关损伤与患者的基础健康状态。

值得补充说明的是,应该关注老年人的功能状态、营养状况及不尝试复苏的情形。功能状态不同于功能储备,它指的是维持正常生活的必要行为,即通常所说的日常生活能力。它包括能够独立地进行社会生活方面和认知功能方面的需求。许多研究表明，在预测患者发病率和死亡率时，功能状态与慢性疾病患病指数同样重要[31]。

营养不良在老年患者人群中是十分常见的，且这可能会导致手术治疗效果不佳。营养状态的研究标记之一是人血白蛋白。吉布斯（Gibbs）等人观察了 50 000 名患者手术 30 天的发病率和死亡率，结果发现在这些患者中，与人血白蛋白浓度高于 46 g/L 的患者相比，人血白蛋白浓度低于 21 g/L 的患者发病率（1% ∶ 29%）和死亡率（10% ∶ 65%）更高[32]。

术前评估是讨论患者是否选择不尝试复苏和确定是否选择不尝试复苏的决策代表人非常重要的时机。家属作为患者的决策代表人，应提前与患者讨论这些，以便当患者不再有判断能力时替患者做出选择。相关研究显示，家属决策代表人很难有机会了解在假设的情况下患者想要什么[33]。内科医生的表现并不太好。克鲁姆霍尔茨（Krumholz）等人研究发现，内科医生在预测他们 25% 患者的选择上是错误的[34]。

实际麻醉注意事项

第三节也可见。

诱导剂的选择

丙泊酚是最常见的诱导剂之一，为烷基酚类的短效静脉麻醉药。年轻成年人的麻醉剂量大约为 60%～70%（1.2～1.7 mg/kg 至 2.0～2.5 mg/kg）。由于老年人对于丙泊酚的清除率较低，以至于其总的维持需求量也较低[35,36]。对于丙泊酚最不利的因素为其对于剂量依赖性心脏抑制和导致低血压的外周血管扩张。由于前面描述的心血管变化，老年人的反应被夸大，并且可以通过缓慢给药，减少负荷剂量和使用滴定的警戒性再给药来最小化其效应。

相比于丙泊酚，依托咪酯更利于心血管系统的稳定。其对于几乎没有心血管功能储备的老年患者而言也更为有利。对于老年人，应减少像丙泊酚这类药物的使用。阿登（Arden）等人研究发现，与 20 岁的患者相比，80 岁的老年患者需要一半数量的依托咪酯以达到与催眠和健忘相关的相同的脑电图终点。更有趣的是，他们还发现，老年患者敏感度的

增加可能来自再分配中的增龄性变化而非大脑灵敏度。依托咪酯的初始分布体积随着年龄的增加显著降低，导致在任何给定剂量的依托咪酯后老年人的初始血液浓度较高[37]。依托咪酯具有其自身的有害不良反应，包括增加术后恶心、呕吐和肾抑制。

氯胺酮，作为另一种诱导剂，相比于丙泊酚，其不太可能减少全身血管阻力和降低血压。氯胺酮的潜在禁忌证包括其对心血管系统的拟交感作用，其可增加心肌氧需求，并且伴随颅内压的增加，术后谵妄的发生率增加。麻醉前用药苯二氮䓬类药物可以缓解氯胺酮对患者精神与心血管的影响。

镇痛

值得注意的是，例如经皮芬太尼贴片这类不易定量的阿片类药物，在老年术后急性疼痛中是相对禁忌的[38]。

经证实，老年患者对阿片类药物的敏感度会更高[39]。因此，精确地静脉给药和对镇痛不足或对不利因素的经常性评估将可在手术后给予患者完善地镇痛管理并可提高患者的舒适度与满意度。从而达到适当缓解术后疼痛、减少术后并发症、缩短住院时间和降低医疗保健费用的目的。

局部麻醉

依据手术的需求，相对于老年人而言，局部麻醉比全身麻醉具有几方面的益处。其益处包括：减少失血、降低应激反应、降低术后血栓栓塞并发症的发生率和改善术后认知功能[39]。然而，邱恩格（Chung）等人发现，当局部麻醉结合静脉注射小剂量镇静剂时，会引起与全身麻醉类似的术后认知功能障碍[40]。

老年人椎管内麻醉增加的最显著的风险是血流动力学不稳定性。

监测

对于老年创伤患者，麻醉医生应有对是否决定使用有创动脉血压监测的底线。当早期侵入性监测用于指导老年创伤患者的复苏时，存在改善生存的证据。有创监测可以检测隐匿的低流量状态，灌注不足，以及当患者通过常规的非侵入性监视器呈现

心血管稳定时可能发生的休克。早期监测和干预对于功能储备有限的患者至关重要,减少由组织灌注不足引起的多系统器官衰竭的发生率。侵入性血流动力学监测可用于包括全身慢性疾病、重大的损伤、高风险的机械损伤、不确定的心血管状态或肾功能障碍的情况。

血气分析是术中监测中另一个重要的组成部分。血气分析对于低血容量老年人在组织灌注的测量、低氧负荷和适当的液体复苏方面是特别有用的。戴维思(Davis)等人在研究中评估55岁及以上外伤患者中碱基缺失的表征发现,与55岁以下的类似创伤患者相比,6 mmol/L 或更少的碱缺乏与死亡率增加相关[41]。

复位

尽管在紧急创伤手术中开始手术的紧迫性,但是必须给患者时间和照顾,以便在压力区域和骨突出部周围仔细地放置足够的垫料。老年患者相比于年轻人具有减少皮肤肿胀和皮下软组织的损失,不能很好地进行填充并且特别容易受压疮的伤害。老年患者皮肤松弛且皮下软组织损失。皮下软组织的减少和皮肤弹性的下降使得老年患者皮肤浅表组织和神经结构更易受到伤害。老年人皮肤脆性的增加,使得其更易遭受因电流分散垫位置放置不当而引起的灼伤。在移动和复位患者时小心翼翼,注重细节将有助于预防医源性损伤。

体温调节

就像在第三十四章中看到的那样,对于老年创伤患者而言,能量消耗的处理是一项特别的挑战。许多人在受伤入院后已经体温过低,并且需要更积极的热管理来阻止进一步的损失,因为他们在明确的管理前被评估和复苏。在检查过程中最小化暴露,并使用强制空气净化器,流体加温器,并将所有治疗室温度增加至26.6℃,以减少可预防的热损失。

手术后的注意事项

老年创伤患者围术期护理的主要目标是能使患者在术后能尽快地恢复到其之前的功能状态。肌肉骨骼损伤是老年人中最常见的创伤性损伤,其会导致患者出现长期卧床和功能状态下降。并且其还可能导致患者独立性的减少、生活质量的下降和抑郁症的产生。在有关老年髋部骨折的文献报道中指出,骨折后早期固定有利于早期活动、改善日常生活能力指数和降低术后死亡率[42-44]。在患者髋部骨折手术后行动的延迟与患者出现谵妄、术后肺炎和住院时间的延长密切相关[45]。物理治疗不但能够帮助患者早日康复,而且还可能减少日后跌倒和骨折的风险[46]。采用多学科的方法对老年髋部骨折患者进行围术期管理与医疗并发症的减少、手术延迟的减少和住院时间的缩短密切相关[47]。

结论

随着老年人群的增长,老年创伤的发病率也随之增加。一个相对较小的创伤就可能成为生活的拐点,会使一个在社会上相当独立的人变成一个需要长期康复并且全方位需要辅助的人。彻底了解老化过程中出现的生理变化和对外伤性损伤的反应将允许您定制一个优化患者恢复的麻醉计划。

本章讨论的共同点包括功能储备的渐进性,年龄相关的减少,老年创伤患者的显著变异性,以及围术期护理所有阶段细致注意细节的需求。衰老影响了器官系统,降低了适应压力的能力和调节紊乱的能力。患者之间的变异性需要彻底的术前评估和个体化计划。最后,围术期护理的所有阶段的细致注意是至关重要的避免医源性损害和优化护理。

(苏彦伊 译 刘 燕 审校)

参考文献

[1] McMahon DJ, Schwab CW, Kauder D. Comorbidity and the elderly trauma patient. *World J Surg.* 1996; 20:1113–1119.

[2] Mandavia D, Newton K. Geriatric trauma. *Emerg Med Clin North Am.* 1998; 16:257–274.

[3] Mosenthal AC, Livingston DH, Elcavage J, et al. Falls: epidemiology and strategies for prevention. *J Trauma.* 1995; 38:753–756.

[4] Muravchick S. *Geroanesthesia: principles for management of the elderly patient.* St. Louis, MO: Mosby, 1997.

[5] Hosking MP, Warner MA, Lobdell CM, et al. Outcomes of surgery in patients 90 years of age and older. *JAMA.* 1989; 261:1909–1915.

[6] Cooper C, Selwood A, Livingston G. The prevalence of elder abuse and neglect: a systematic review. *Age Ageing.* 2008;

37:151–160.

[7] Clarke ME, Pierson W. Management of elder abuse in the emergency department. *Emerg Med Clin North Am.* 1999; 17:631–644.

[8] DeMaria EJ, Kenney PR, Merriam MA, et al. Aggressive trauma care benefits the elderly. *J Trauma.* 1987; 27: 1200–1206.

[9] Lee WY, Cameron PA, Bailey MJ. Road traffic injuries in the elderly. *Emerg Med J.* 2006; 23:42–46.

[10] Wahba WM. Influence of aging on lung function — clinical significance of changes from age twenty. *Anesth Analg.* 1983; 62:764–776.

[11] Pedersen T, Eliasen K, Henriksen E. A prospective study of risk factors and cardiopulmonary complications associated with anaesthesia and surgery: risk indicators of cardiopulmonary morbidity. *Acta Anaesthesiol Scand.* 1990; 34:144–155.

[12] Liu LL, Leung JM. Predicting adverse postoperative outcomes in patients aged 80 years or older. *J Am Geriatr Soc.* 2000; 48:405–412.

[13] Yung RL. Changes in immune function with age. *Rheum Dis Clin North Am.* 2000; 26:455–473.

[14] Lewis MC, Abouelenin K, Paniagua M. Geriatric trauma: special considerations in the anesthetic management of the injured elderly patient. *Anesthesiol Clin.* 2007; 25:75–90.

[15] Chalfin DB. Outcome assessment in elderly patients with critical illness and respiratory failure. *Clin Chest Med.* 1993; 14:583–589.

[16] Scalea TM, Simon HM, Duncan AO, et al. Geriatric blunt multiple trauma: improved survival with early invasive monitoring. *J Trauma.* 1990; 30:129–134.

[17] Soliman IE, Safwat AM. Successful management of an elderly patient with multiple trauma. *J Trauma.* 1985; 25:806–807.

[18] Venn R, Steele A, Richardson P, et al. Randomized controlled trial to investigate influence of the fluid challenge on duration of hospital stay and perioperative morbidity in patients with hip fractures. *Br J Anaesth.* 2002; 88:65–71.

[19] Clifton GL, Miller ER, Choi SC, et al. Fluid thresholds and outcome from severe brain injury. *Crit Care Med.* 2002; 30: 739–745.

[20] Santora TA, Schinco MA, Trooskin SZ. Management of trauma in the elderly patient. *Surg Clin North Am.* 1994; 74:163–186.

[21] Tieves KS, Yang H, Layde PM. The epidemiology of traumatic brain injury in Wisconsin, 2001. *WMJ.* 2005; 104:22–25, 54.

[22] Mosenthal AC, Livingston DH, Lavery RF, et al. The effect of age on functional outcome in mild traumatic brain injury: 6-month report of a prospective multicenter trial. *J Trauma.* 2004; 56:1042–1048.

[23] Mosenthal AC, Lavery RF, Addis M, et al. Isolated traumatic brain injury: age is an independent predictor of mortality and early outcome. *J Trauma.* 2002; 52:907–911.

[24] Pudelek B. Geriatric trauma: special needs for a special

population. *AACN Clin Issues.* 2002; 13:61–72.

[25] Pontoppidan H, Beecher HK. Progressive loss of protective reflexes in the airway with the advance of age. *JAMA.* 1960; 174:2209–2213.

[26] Donaldson WF 3rd, Towers JD, Doctor A, et al. A methodology to evaluate motion of the unstable spine during intubation techniques. *Spine (Phila Pa 1976).* 1993; 18: 2020–2023.

[27] Schwab CW, Kauder DR. Trauma in the geriatric patient. *Arch Surg* 1992; 127:701–706.

[28] Irvine DH, Foster JB, Newell DJ, et al. Prevalence of cervical spondylosis in a general practice. *Lancet.* 1965; 1:1089–1092.

[29] Hurst JM, DeHaven CB, Branson RD. Use of CPAP mask as the sole mode of ventilatory support in trauma patients with mild to moderate respiratory insufficiency. *J Trauma.* 1985; 25:1065–1068.

[30] Keough V, Letizia M. Perioperative care or elderly trauma patients. *AORN J.* 1996; 63:932–937.

[31] Inouye SK, Peduzzi PN, Robison JT, et al. Importance of functional measures in predicting mortality among older hospitalized patients. *JAMA.* 1998; 279:1187–1193.

[32] Gibbs J, Cull W, Henderson W, et al. Preoperative serum albumin level as a predictor of operative mortality and morbidity: results from the National VA Surgical Risk Study. *Arch Surg.* 1999; 134:36–42.

[33] Seckler AB, Meier DE, Mulvihill M, et al. Substituted judgment: how accurate are proxy predictions? *Ann Intern Med.* 1991; 115:92–98.

[34] Krumholz HM, Phillips RS, Hamel MB, et al. Resuscitation preferences among patients with severe congestive heart failure: results from the SUPPORT project. Study to Understand Prognoses and Preferences for Outcomes and Risks of Treatments. *Circulation.* 1998; 98:648–655.

[35] Schnider TW, Minto CF, Shafer SL, et al. The influence of age on propofol pharmacodynamics. *Anesthesiology.* 1999; 90:1502–1516.

[36] Peacock JE, Lewis RP, Reilly CS, et al. Effect of different rates of infusion of propofol for induction of anaesthesia in elderly patients. *Br J Anaesth.* 1990; 65:346–352.

[37] Arden JR, Holley FO, Stanski DR. Increased sensitivity to etomidate in the elderly: initial distribution versus altered brain response. *Anesthesiology.* 1986; 65:19–27.

[38] Beyth RJ, Shorr RI. Principles of drug therapy in older patients: rational drug prescribing. *Clin Geriatr Med.* 2002; 18:577–592.

[39] Rivera R, Antognini JF. Perioperative drug therapy in elderly patients. *Anesthesiology.* 2009; 110:1176–1181.

[40] Chung FF, Chung A, Meier RH, et al. Comparison of perioperative mental function after general anaesthesia and spinal anaesthesia with intravenous sedation. *Can J Anaesth.* 1989; 36:382–387.

[41] Davis JW, Kaups KL. Base deficit in the elderly: a marker of severe injury and death. *J Trauma.* 1998; 45:873–877.

[42] Doruk H, Mas MR, Yildiz C, et al. The effect of the timing of hip fracture surgery on the activity of daily living and mortality in elderly. *Arch Gerontol Geriatr.* 2004;

39:179–185.

[43] Tornetta P 3rd, Mostafavi H, Riina J, et al. Morbidity and mortality in elderly trauma patients. *J Trauma.* 1999; 46:702–706.

[44] Gdalevich M, Cohen D, Yosef D, et al. Morbidity and mortality after hip fracture: the impact of operative delay. *Arch Orthop Trauma Surg.* 2004; 124:334–340.

[45] Kamel HK, Iqbal MA, Mogallapu R, et al. Time to ambulation after hip fracture surgery: relation to hospitalization outcomes. *J Gerontol A Biol Sci Med Sci.* 2003; 58: 1042–1045.

[46] Gregg EW, Pereira MA, Caspersen CJ. Physical activity, falls, and fractures among older adults: a review of the epidemiologic evidence. *J Am Geriatr Soc.* 2000; 48: 883–893.

[47] Khasraghi FA, Christmas C, Lee EJ, et al. Effectiveness of a multidisciplinary team approach to hip fracture management. *J Surg Orthop Adv.* 2005; 14:27–31.

第十八章

老年人和重症监护医学

概述

目前西方世界人口逐渐老年化。他们的预期正在上升,部分是通过改变提升了疾病管理的医疗技术和药理学技术,部分是由于社会角度的改革,这意味着可以通过个人的选择和资源的应用可以克服年龄和疾病。两者只是部分正确,而结果是老年化的人口往往有显著的获得性的并发症,这给重症监护室带来了很多急性疾病。急性表现和并发症都不是老年人所特有的,且疾病的管理都与其他人群相同。有人说,重症监护学正在成为一个专注于老年人管理的专业。尽管老年人在纯粹的数量和总床位天数这两方面在重症监护病房占有越来越多的优势,这仍然是一个相对研究不足的区域。本章旨在探讨管理老年人对重症监护的影响。

定义

重症监护往往有一比一的护理比例、医疗投入和能够为危重患者提供支持和治疗护理的技术能力。目的是恢复健康,但是,正如世界卫生组织(WHO)所述,健康是一个完整的身体,心理和社会福利的状态,而不是只是没有疾病和虚弱(世界卫生组织协会)。尽管达到这一目标是一个巨大的挑战。不可避免地,一定程度上它可能失败,这样将给患者和家庭带来不必要的不是和情感身体的困苦。在某些情况下,延长死亡并不是一个合理的目标。这是一个相关的概念,跨越整个危重疾病的人口,但在老年人常常更是如此,其中预期寿命可能有限并且并发症最普遍,其中平衡可能是最困难的。老年或老年人这个词很容易使用,但很难定义。

对"老年人"没有明确或商定的定义。它通过年龄、社会角色或地位、能力和身体状况来定义。它也被定义为当人口预期寿命小于10年或在某些文化中,当积极贡献不再可能时[1]。最常见的是作为国家养老金年龄,女性为60岁,男性为65岁,尽管现在这是一个更加流动的终点。"老年人"的定义随着时间变化,所以在1875年为超过50岁,目前大约为65岁,"80多岁"似乎正在成为一个"可识别"组。还有很多其他的问题,即使使用养老金年龄的简单决定也被女性的长寿逆转养老金年龄所困惑。除了西方国家,其他国家的社会经济状况严重影响了年龄人口。

在医学中地位更复杂。对所有临床医生来说,很明确,在后来的生活中,年龄和生理年龄之间的相关性越来越差。医学文献没有共同的定义,使用为67～70岁,大于70岁,或者更多的是大于80岁这一范围来描述老年人群[2]。

重症监护室中老年化的人口统计

在一篇经典文章中,美国和英国将老年人和住院治疗进行了比较。在85岁以上的人口中,47%在英国死于医院,而在美国只有31%。在英国如此大的人口死于医院,然而其中却只有1.3%的患者接受了重症监护治疗,而在美国有11%的患者接受了重症监护治疗[3]。如果只考虑手术患者,那么在英国的重症监护病房(ICU)中有85%死亡,而在美国为31.5%。不同的国家死亡率相似,但是死亡时患者所处的位置却不同,在美国更多的患者在ICU中死亡。从不同的角度来看,在英国的所有医院中,只有2.2%在ICU,而在美国是19.3%。这可能部分是由于可用的设施。它正在改变,在2005年,英国有3.3/10万人口ICU床,澳大利亚7.8/10万,德国24/10万和美国20/10万[4]。

准入模式也在发展,在澳大利亚和新西兰,13%准入ICU患者是大于80岁的,并且在2000年至2005年间人数以每年5%增长[5]。

死于ICU的患者中,只有10%~20%的患者是死于复苏不成功,其余的死亡是由于某种形式的治疗限制[6]。

从一个不同的方向来解决问题就是要去思考整个老年群体发生了什么。5年随访期间,美国超过100万患者(平均年龄79岁)的一项纵向研究发现,超过1/2的患者在某些时间进入ICU。在美国,入ICU率已知较高,但是,与预期相反,只有1/3的患者在入ICU后6个月内死亡,超过2/3的老年患者在最初入ICU 6个月后仍然活着[7]。然而3%的老年人是复杂的患者,并且占了23%的ICU入院率和15%的总花费(约30亿美元)。

老化过程

参见第一章。

微妙的生理变化伴随老化,但它们都是极其易变的,并且在任何人口中相对不可预测。更明确和重要的是,随着年龄的增长,大多数个体会累积一系列伴有病理生理学影响的并发症。因此,老化是不可避免的生理变化和累积的病理生理学变化的结合。

流行病学研究最好地说明了年龄以外因素的影响。一个很好的例子是男性的心血管风险。55岁时相对健康的男性,到了80岁时死于心血管疾病的风险约为4.7%,因此显然有内在的风险。然而,如果他们有以下至少2个危险因素——吸烟、糖尿病、血压控制不良或高胆固醇,风险将增加至29.6%。预测死亡风险的这种显著变化只是发病率冰山的一角[8]。显然,这些风险起因于个体的基因型,由其家族史证明,但长期的环境因素如营养或职业暴露也是至关重要的。分离出与年龄有关的那些变化是非常困难的。

功能

参见第十五章。

这应该从身体和智力功能的角度来考虑。身体功能的一个方面是锻炼能力。目前的观察方法是用代谢当量(METs)。一个代谢当量是一个70 kg的男性在静息状态下的需氧耗氧量,接近3.5 ml/(kg·min)。随着活动增加,代谢当量也增加,并且不同类型的活动可以根据他们需要的代谢当量来看。一般来说,中度运动会有4~7个代谢当量。

这种方法已被广泛用于评估手术风险如呼吸和心血管功能的总体预测和储备功能。如果老龄化是可以预测的,并且没有其他因素存在,它应该是老龄化的良好指标。即使是高级年龄,其通常与减少的功能相关联,也可能是相对正常的。然而,MET的概念可以用作功能的全局评估。这只是一个措施。肌肉骨骼能力可能受关节炎、身体形状或神经缺陷的限制,所有这些都会影响MET作为真实功能的准确指示。同样地,就活动力、反应力和动机而言神经和心理功能很重要,在不单单是代谢当量的整体评价中同样重要。年龄是相关的,但很少是功能性的唯一限制因素,其通常与获得性并发症相关。

器官系统

不可能分离年龄相关的变化和多年来积累的病理生理学。然而,年龄带有生理下降与合并的可能性,因此患者作为两者的可变组合存在。由于每个器官系统已经定义了与年龄相关的变化,因此描述这些简单性(因为它们已经在前面的章节中描述)并且然后观察共同并发症和净效应的影响似乎是相关的。

在对患者的评估中,两种成分都需要整合,因此在概率方面,年龄具有潜在的发病率和死亡率。与其他ICU人群一样,确定哪些是可复苏的,哪些是无效的,这就带来了重大问题。

心血管

参见第六章。

有一些公认的心血管系统的变化,主要的老化变化是心肌和血管硬化,心脏和血管顺应性受损。钝化的交感神经反应产生了"副交感心脏"具有增加舒张末期容积的倾向(参见表18-1)。这是与年龄无关的心肌收缩性的减少。总的心脏储备和反应的灵活性降低,但通常更能够满足老年人的正常身体需求,而不能满足更多的需求[9-11]。

表18-1 心血管老化

细胞的变化，减少的激发收缩偶联，钙稳态，心肌细胞功能和增加的心房钠尿肽
心肌细胞减少，结缔组织改变，心室壁增厚
传导组织和窦房结细胞数量的减少
收缩性降低，心室顺应性降低，心室充盈压增加，β肾上腺素能受体反应性钝化，冠脉血流储备降低
动脉更僵硬，弹性降低，中膜和内膜增厚
自主神经张力改变与减少β肾上腺素受体介导的血管舒张，降低一氧化氮活性
心率降低，增加舒张末期容积，每搏量增加，射血分数和心输出量降低
传导受损，心房颤动
前负荷储备降低，总体心脏储备降低和心力衰竭倾向
临床效果
更多心律失常，高血压，活动耐量降低，呼吸困难和心力衰竭

在危重患者中，心脏储备的普遍减少可能会降低患者应对疾病压力的能力，这是最令人担忧的。心律失常例如慢性心房颤动在老年人中是常见的，但是新发心房颤动常常在术后患者中发生[12]。在一项非心脏手术研究中，22%的70岁以上患者在术后发生房颤。当心脏储备降低发生意味着更有可能发生心脏损害，因此他们可能更有可能患有低血压，心力衰竭进而心肌缺血。在术后85岁以上的人群中，最常见的死亡原因是心肌梗死[13,14]。

心脏手术体现了年龄问题。如果基于缺乏并发症和良好的功能状态选择患者，那么八十多岁的人和年轻人之间没有什么区别。那些合并风险因素，如以前的旁路移植、心力衰竭、慢性气道疾病和肾脏疾病往往很糟糕，并且表现为紧急情况。有趣的是，长期存在的问题，例如糖尿病、高血压和血管疾病反而不太重要[15]。

呼吸

参见第七章。

由于气体交换减少和对低氧血症和高碳酸血症的反射受损，胸壁顺应性变差。这些因素使得撤机成为问题但也有减少抗氧化防御系统的证据，和支气管灌洗取样显示免疫球蛋白和CD4/CD8比值的变化意味着慢性抗原刺激[16,17]。此外，与年龄相关的负担增加，非肺部问题（例如夜间胃食管反流，脊柱后凸、椎体塌陷和睡眠呼吸暂停）。在整个人群中更重要的是，与环境暴露相关的肺功能时间相关的恶化，尤其吸烟者更易发生。这些增加的并发症比老年化的影响更为严重。

与衰老的关联是明确的，但是什么原因并且有什么影响并不清楚。需要机械通气的可能性随着年龄的增长而增加，美国的一项研究表明，在75岁以上的人群中这种可能性高达10%[18]。对需要通气的患者的几项研究表明了死亡率和年龄大于70岁之间的关联。Esteban在年龄段中将死亡率进行了量化，对于不到40岁的患者，为21%；40～70岁，30%；而对于大于70岁，则为36%[19]。

没有入住ICU的老年人的3年死亡率很高，并且57%的死亡率在出院后早期出现[20]。这是非常可变的，但对于那些需要长时间大于21天的通气，正发作的慢性疾病与高的一年死亡率之间有明确联系[21]。总之，老年和长时间通气导致ICU和ICU外死亡率较高，而且慢性持续性疾病的死亡率更高。

这个问题有点与已知的慢性阻塞性肺疾病的通气相混淆。在这组急性发作往往做得更好，死亡率较低为28%，低于其他原因的呼吸衰竭。尽管做得比较好，但随后的死亡率和肺部疾病的严重程度之间有很强的相关性。这不仅显著影响了预先存在的问题的程度更影响了他们在出院时对持续护理的需求[22]。在5个月时，高比例人群将需要至少有一个方面的日常生活的协助。27%的人过着低质量的生活，尽管与他们先前的生活状态相似。其余的将以最小的损伤生活。

主要考虑因素是根据严重性得分在急性疾病入院时存在的因素，以及患者的病态前功能状态。在那些严重急性呼吸衰竭的患者中，不仅结果会更糟，而且持续慢性的可能性也会增加，尤其是如果通气时间延长。在这些情况下，患者的生理储备在确定短期和长期成功结果的可能性中将是重要的。

肾脏

参见第八章。

肾功能衰竭的可能性随年龄增长而增加（表

表18-2　老年人的急性肾功能衰竭

肾前性原因
低血容量
低灌注,心脏衰竭,休克,败血症等
药物如非甾体类抗炎镇痛药(NSAIDS)
肾血管性高血压,肝肾综合征
肾性原因
急性肾小球肾炎
间质性肾炎、药物,如非甾体类抗炎药、抗生素青霉素类、别嘌呤醇
急性肾小管坏死
有毒性的造影剂,横纹肌溶解,庆大霉素
肾后性原因
前列腺疾病,结石,恶性肿瘤

18-2)。在这种背景下,急性肾功能衰竭和死亡率有明确的相关性。因此,随着发病率上升,死亡率增加[23]。实际导致死亡的急性肾损伤(AKI)意味着老人和年轻人之间是相似的[24]。据报道,老年人的死亡率在15%～40%不等,但是在那些需要肾脏替代治疗的患者中,为62%[25]。

AKI的风险增加与随年龄增加而获得的前提条件有关。诸如肾小管疾病,充血性心力衰竭,可能损害肾功能的药物的使用增加如非类固醇镇痛药,侵入性干预和手术都随年龄增加[26,27]。急性肾衰竭的原因不明确,但1/3是起源阻塞性的,当然前列腺疾病是普遍的。涉及其中的药物,非甾体类镇痛药、血管紧张素转化酶抑制剂和造影剂都是牵涉其中的,尽管由于历史原因,造影剂在最近的研究中并不是老年创伤患者的危险因素[28]。手术增加了额外的风险,不仅仅是因为容量状态和血压的变化,而且还有腹部高血压的可能性。脓毒症也有牵连,并且脓毒症的风险随着年龄增加而增加,尽管如此,年龄并不是独立的危险因素。在一项研究中,只有3例未知原因的AKI活检显示急性肾小管坏死的证据。这一人群的死亡原因是29%由于多器官衰竭,41%由于传播性感染,16%由于胃肠道出血,5%由于心肌梗死,1.9%由于卒中[29]。

急性肾功能衰竭的预后取决于其根本原因和功能状态,而不是疾病严重程度(表18-2)[30]。药物相关的AKI的预后比大多数其他的原因引起的AKI的预后要好。

老年肾功能衰竭和预后之间的关系是复杂的。年龄本身对急性肾功能衰竭几乎没有影响[31]。然而,长期效应可能是显著的,并且在急性肾功能衰竭发作后,80多岁的老年人平均存活为19个月[32]。希夫(Schiffl)报告说,第一年的死亡率为18%,第二年为4%,然后每年约为2%[33]。这与对700例患者的研究相似,28天时死亡率为41%,1年时为57%,5年时为70%。这些患者的生活质量低于一般人群,但不依赖于年龄[34]。还报道了需要持续透析的可能性。希夫和同事观察了226例存活者(47%存活),没有一例依赖于RRT。约一半的肾功能完全恢复。即使在5年,很少需要透析。

慢性肾功能衰竭

慢性肾功能衰竭患者往往年龄较大,更容易出现急性肾损伤。但是,当他们发生肾衰竭时,往往疾病严重性较低,因此具有较短的持续时间和较低的死亡率[35]。但老年人由于并发症(如糖尿病和心脏衰竭)而更可能具有更差的肌酐清除率,因此他们往往恢复较差[36]。他们可能更需要长期透析,风险可能增加多达7倍。问题再次出现,虽然慢性肾衰竭在老年人中更常见,但年龄本身并不是真正直接相关的。

次要的但重要的效果是,在老年人中,排泄药物的能力通常降低。结果可能是半衰期延长(1.4倍),分布体积改变(+24%)和清除率降低[37]。这可能是老年人发病率过高的原因。

肝脏

参见第九章。

这是相对不受影响并且有巨大的内在储备以便在80岁时减少质量减少到30%都几乎不受影响,除了损失储备。在80岁时,肝脏的血流量倾向减少了多达40也降低代谢功能,特别是去甲基化和胆碱酯酶的生产。它可能对一些药物代谢有影响[38]。这些很少转化为临床相关。

肝硬化是获得性肝病,这是死亡率的有效预测因子,这相对独立于年龄。

中枢神经系统

参见第十二章。

中枢神经系统的恶化可能是巨大的，或微小的，或者处于两者之间，但是经常有年龄相关的认知性能的一些下降，虽然这是有争议的。有许多假定的机制，甚至有一些半特定的变化可以在磁共振成像上识别[40]。其中包括与动脉粥样硬化相关的脑血管疾病和高血压的继发性作用。在性类固醇的下降和神经功能之间存在一些联系，但是也已经证明了包括褪黑激素水平在内的广泛的神经化学改变[41,42]。血脑屏障中的改变和脑适应的能力的改变如轻度缺氧的适应效果[43,44]。另一个感兴趣的领域是在老年人和神经认知功能障碍中更常见的睡眠障碍的影响[45]。

具体特征包括记忆丧失，其在70岁以上至少10%是明显的，并且其中约50%具有阿尔茨海默病的某些变化。这种增加每10年倍增[46]。这些患者特别容易在ICU中发展为谵妄。在大约65岁的患者中，25%的患者的听力有年龄相关的下降，但是在75岁以上的患者中，则增加到超过70%。感觉模式同样如此，如触觉下降。

后天的神经功能恶化较常见。一些认知功能下降是不可避免的，可能不相关但是它是阿尔茨海默病需要引起更多关注。它是多因素的并且和脑血管病理学以及卒中有很强的联系，在这些因素中如果之前有过脑外伤或大或小都应该被重视[47]。在ICU经常被视为不可逆转的，现在有可能很快就发生的干预措施可能会改变ICU的角度。目前谵妄是更大的问题，高达70岁的老年患者(>65岁)在院内经历谵妄。1/3已经发生过谵妄，另外1/3在ICU发生谵妄[48]。谵妄是"一种急性精神错乱状态，发生在面临于一个潜在的有机病因下"。它与痴呆的不同之处在于，注意力不集中的发作水平是快速的，意识水平的变化也是如此。临床上有广泛的表现注意力不集中，定向力障碍和兴奋到冷漠，静止不动，抑郁[49]。昏迷、镇静剂和感染都是危险因素但其他药物、噪声、光以及其他睡眠干扰因素都可能是重要的[50]。静止和卧床休息也与扰乱的睡眠模式和昼夜节律的丧失有关[51]。既往是否存在酒精依赖或药物依赖或既往认知功能障碍是诱发因素[52]。这常见于大手术后的患者尤其在髋关节置换术后常见，约60%的发生率[53,54]。高达80%的机械通气患者是谵妄的[55]。心脏术后的谵妄也很常见，但是一般的患者在出院后有很快改善的趋势而其余的患者会有持续多年的神经认知功能的下降。这在ICU常见并且出ICU后很多老年患者仍然有谵妄并且大多数持续表现为认知功能障碍。这将会导致住院时间延长和死亡率增加。谵妄是6个月死亡率的独立预测因素[56]。在所有年龄组中部分谵妄室友与创伤后应激反应障碍，并且影响心理健康相关的生活质量[57]。年龄是持续性心理问题的危险因素[58]。尽管如此，Stoll等人发现老年人生活满意度高。很明显的是，老年护理后的心理评估处于起步阶段。谵妄的发生是常见的，往往持续。现有的评估工具是ICU谵妄状态评估法（CAM-ICU）和重症监护谵妄筛查量表（ICDSC）。ICDSC评分大于4与增加的死亡率和存活者的持续认知功能障碍相关[59]。最近，用于预测ICU（PRE-DELIRIC）谵妄的10个风险因素评估工具已经为ICU验证[60]。意识到问题应该降低诊断的门槛，然后这些难以实施的分数可能会更广泛地使用。有趣的是，老年患者出院后的家庭报告的行为和其他变化，暗示持久的后遗症。

关于正式的后续跟踪和评估文献正处于起步阶段，但作者在文献中认为的乐观的统计数字掩盖了显著低估的问题，应该在不久的将来成为适当调查的焦点。

胃肠道

老年人常常抱怨肠蠕动的问题。从重症监护角度看，诸如憩室炎的病症是常见的。静息和卧床休息可能影响吸收，这可能包括维生素B_{12}或维生素D两者都应该考虑。营养不良也可能影响其他潜在的缺陷。

皮肤

老化皮肤有特征变化。弹性蛋白纤维减少，真皮和表皮变薄。这机械地导致表皮层之间的内聚力降低。皮肤中的一些变化可能与性类固醇的减少有关[61]。关于老年人在重症监护中愈合的影响和皮肤的文献很少。

内分泌

内分泌功能可能有非特异性改变。甲状腺功能受损常见。2型糖尿病的发病率随年龄增长而增加。肾上腺活动很少受影响但明显发生，常与其他并发症相关。男性睾酮和肾上腺雄激素随着年龄的增长减少，这与肌肉的强度和质量损失相关。女性在绝经后雌激素的减少具有各种影响，但整体的影响似乎肌肉减少症之一。这可以通过激素替代疗法部分逆转，但最好通过运动抵消。身体活动是肌肉功能的基础，并且在老年人中经常发现活动减少导致质量减少和残疾可能性增加[62]。

新陈代谢

在大约70岁的年龄，有一种体重下降的趋势，这是由于身体成分的普遍变化而脂肪增加和肌肉质量减少所致。蛋白质周转少，脂肪氧化少[63]。据估计，每十年基础代谢率下降了2%，而对一个年龄段的千焦的需求减少，然而蛋白质的需求保持不变。尽管减少热量需求，但营养不良和热量摄入不足是常见的。这种"老年性厌食症"是多因素的，包括单独饮食，吃饭时间和心理状态如抑郁的社会影响。生理上也有一些根本性的变化。早期饱食尤其常见于大餐后。胃排空延迟的部分原因是减少了胃底平滑肌松弛性受损。随后的饱腹感会抑制生长素，也会降低食欲。在老年人中也胆囊收缩素水平升高从而诱导饱腹感。脱水和微量营养素缺乏也是常见的。水溶性维生素，如利尿剂、叶酸和维生素A、维生素C和维生素E缺乏，以及由于萎缩性胃炎和降低的内在因子分泌导致的维生素B_{12}缺乏[64]。

衰老与肌肉质量和肌肉成分的改变相关，因此在强度和功能上成为少肌症。主要肌肉群的强度在70岁时降低了约30%，到80岁时继续下降至50%[65]。实际上减少了运动单元数量，奇怪的是，在达到临界点之前不影响强度[66]。

肌肉骨骼活动较少，能量消耗较少，因此产生热量。这与改变的热调节相关，并且尽管老年人通常死于高热或低体温，但对其中任何一种的耐受性没有显著受损。老人可能更容易受极端温度的影响[67,68]。

在ICU中当肌肉减少症的老年患者合并有可以加强负能量平衡的慢性疾病如慢性心力衰竭或慢性阻塞性肺疾病（COPD）时这种生理相关性需要考虑。这些患者营养储备减少。在体重减轻和虚弱之间存在紧密关联，从而影响功能性。这与并发症和死亡率相关。功能的这个方面在恢复期可能是非常显著的现象，并且可以决定定患者恢复独立的能力。

药理学

参见第三章。

老年人的药代动力学和药效学显著变化，那些受肾影响比肝变化占优势的影响更大。肾脏排泄药物的能力受损影响可延长药物的半衰期。分布的体积也可以根据药物和身体组成的变化而增加或减少[69]。对药物的敏感性可能有变化，部分是通过改变的药代动力学描述，或与生理学的相互作用，如β肾上腺素受体激动剂和拮抗剂随年龄增长的敏感性下降。通过类似的机制，抗高血压患者的直立性低血压的发生率增加。然而，中枢神经系统对中枢作用药物变得更敏感[70]。

液体管理必须包括一些基本注意事项。这些包括潜在的存在心血管和肾功能损害，减少心输出量的灵活性和越来越多的依赖于全身血管阻力的改变。这和肌肉和脂肪的其他变化可能会改变液体的再分配。这在人群中不可预测，但应在个体中进行评估。

老年人药理学中最大的一个问题是多种药物的存在。许多老年患者根据他们的慢性健康问题，服用不同的药物。大多数药物具有不良反应和相互作用，并且随着药物数量的增加，它们的并发症的可能性也增加，特别是当患者生病时。典型的例子是老年人的抗高血压药引起体位性低血压。也有文献涉及住院和ICU中两个不同用药的作用机制。药物是问题的根源和意外终止重要药物也有影响[71]。这不是一个小问题，是老年人评估的重要部分，也应该是药物的合理化。

感染

参见第三十五章。

营养不良、静止不动和并发症都容易导致感染，所以艰难梭状芽胞杆菌在老年人中易感染并不奇怪,并且占了所有感染艰难梭状芽胞杆菌的50%。这也可能与他们的正常居住地与制度化的护理并且是一个进一步的倾向。相关的30天死亡率高于年轻患者,并且对于年龄大于75岁的患者或具有慢性呼吸道疾病,高APACHE评分或脓毒性休克的患者死亡率特别高。

医院血流感染的发生率相对较低,但在老年人中的影响非常高,报告的90天死亡率为26%,而年轻人群的死亡率为15%[72,73]。在老年人中,严重感染更常见,并且在医院内外具有更高的死亡率,以至于2年时,老年人的标准化死亡率比年轻人的为2.56 ∶ 1[74,75]。在这些研究中,年龄是静止不动和并发症的功能性的代表。

手术预后

更多的老年患者手术越来越复杂。老年人的手术死亡率和术后并发症更高,再次与缺乏储备和更多的并发症有关。这对于心脏和非心脏手术都是正确的[76-78]。心脏手术后,只有47%的成年人回到家中。冠状动脉旁路的一组死亡率数据老年人为8%,年轻人为3%,冠状动脉和二尖瓣手术的死亡率老年人为19.6%,而年轻人为12.2%。老年人卒中和肾功能衰竭的发生率是其两倍。并发症与存在的并发症相关,如果患者健康,结果与年轻人相似[79,80]。在常见的并发症中,1型糖尿病、高血压和COPD是所有年龄组的已知危险因素[81]。

在80多岁的患者中,不管是与腹部手术患者或者年龄相当的对照组患者相比,医疗和矫形外科患者有更高的死亡率和自我护理问题[82]。这项研究还表明,ICU出院后6个月的死亡率为计划外急诊手术患者为76%,而计划外科手术患者为30%。矫形外科手术患者的6个月死亡率介于这些引用的数字之间。

急诊手术带来较高并发症发生率的主要问题[83]。作为紧急情况的老年人被雄辩地描述为"潜在可治疗患者和即将死亡的患者的异质群组"[84]。这定义了一个影响重症监护非常重要的问题。从徒劳识别可治疗在所有年龄组,但在老人预期寿命有限和严重并发症的差异可能会使患者和他们的家人情绪和身体的困难,有一个好结果往往容易说得过去,但是更难接受如果结果永远不可能是好的。理想地

应该考虑患者的愿望或偏好,但是经常是不可能的。这是少数几种以"以患者的最佳利益行事"的情况之一,其实是最小阻力的线,而不是他们的利益。重要的决定需要在适当的时候采取,通常这是在开始英勇行动之前,无用的手术,一旦开始,难以停止。这是一个尚未被研究但实际上管理不善的实践领域。

参见第三十六章。

ICU预后

由于老年人的构成不清楚,总体情况表明,在出院时约75%的生存率在6个月内进一步下降10%。一项研究表明,对于80多岁,在ICU一半不会存活,但一半的幸存者将存活2年后。对于年龄本身,急性疾病的严重程度或累积的并发症和伴随老化过程的功能状态下降影响ICU结果也不清楚。APACHE评分仅占年龄预测预后的7%。然而,在ICU入院的一些研究中,增加的年龄似乎与30天的医院死亡率独立相关[85,86]。直觉上,前病理功能状态和并发症的存在应显著影响ICU结果。在85岁以上的患者中存在更高的死亡率,但这似乎是由前症状有些预测[87]。在对超过15 000名老年患者的研究中,与非老年ICU入院相比,老年人更可能患有更大的并发症和更高的疾病严重性得分,这导致更高的ICU死亡率,并且这些患者更可能被转出到康复或长期护理。即使据推测,来自护理院的软指标也与住院死亡率较高相关,如果将其送到护理机构,6个月的中期死亡率也会增加。相反,其他研究未能找到预后与既存并发症或功能状态之间的关联[88,89]。从ICU出院但继续死亡的那些人在出院时是可预测的,并且在前3个月内往往死亡率高。

如果年龄本身不是一个指标,那么它作为一般状态的替代物的使用也是不可预测的[90]。然而,有可能得出结论,ICU住院的老年患者的医学适应证或后期紧急手术的结果是差的,并且该结果涉及疾病前状态,急性疾病的严重性和潜在的致命的疾病和其他人群一致[91,92]。一般来说,老年ICU患者往往有较差的长期预后。ICU中经历的疼痛和焦虑的作用可能是重要的,尚未在预后方面进行评估[93]。

关注死亡率避免了ICU后相关的生活质量问题。在ICU出院时,在对大多数患者的正常日常生

活的活动进行评估时具有显著的功能障碍[94]。这将的到改善并且与随后的恢复更相关，但证据很难解释。这是一个概述，然而那些有着重大紧急疾病但是并发症少的患者往往报道有显著的生活质量降低，而那些有着明显的预先存在并发症的患者由于相对期望值低而生活质量影响不大。

在老年人中，一个非常普遍的发现是，功能状态明显很糟，往往更糟，但"幸福感良好"[95-98]。这是一个有争议的领域，一些研究表明没有真正的生活质量受损。对老年人来说，真正的结果可能是最好的指标，如返回家里很少被评估，但往往是一个非常重要的考虑的。孔蒂（Conti）和他的同事们评估这一结果见表18-3。这种方法可能比死亡率数字更相关。

在未来，需要更多地关注身体和心理功能作为预后评估。患者需要不仅活着，而且具有合理的功能状态，并且理想的是能够回家[99-101]。

准入评估

了解疾病前的功能和并发疾病的严重程度是决定是否入ICU的先决条件。这是在急性损伤的背景下，无论如果患者抢救疾病过程是否可逆的一种分析。如果不是，那么重症监护的应用很可能给患者和他们的家庭带来身体和精神上的负担，而这是由于可能的负面结果而无法证明。值得一提的是，医生可能会高估接受入院的患者的心理和功能状态，并低估了那些被拒绝入院的患者[102]。

年龄在这个决定中没有什么作用，除了它与生理衰退和并发症的获得相关。还值得注意的是，许多老年患者将有一种形式或另一种事前说明。

病史

这应该包括与患者交谈或者如果不可能的话与他们的家属交谈并告诉他们对患者之前生理和心理的功能状态的评估（表18-4）[103]。确定是否有并发症，如果有的话告知其严重性。确定患者是住在家里还是住在一个院里，以及他们是多么独立。住在疗养院有时候但不总是代表明显的功能障碍。在养老院中，人群贫血、癌症、心力衰竭、肾衰竭和COPD都与较差的1年预后相关[104]。对于那些先前住院的患者，机械通气的历史也是一个潜在的重要特征。有必要知道在过去几个月或近几年的身体和精神轨迹可能表明显著的功能下降。与活动水平有关的细节，如房子、房间、椅子或床位，是有力的指标。

临床症状

一般习惯是有用的。姿势、肌肉松弛程度及皮肤的状况都有助于指示身体健康或其他。长期来说，健康是自我忽视的有力原因，所以牙齿、小腿和脚的状态是非常重要的指标。外周水肿和感染表明

表18-3 影响老年患者从ICU出院回家的因素

重要因素
超过75岁
瘤样病变
慢性心力衰竭
因神经或神经外科原因入院
创伤
呼吸衰竭
心脏病
神经并发症
心脏并发症
血液并发症
手术并发症
不太重要的因素
择期手术
内脏手术
慢性肾脏疾病
独居

表18-4 病史

住在哪里—在家或者疗养院
独立性—需要什么程度的支持
移动—购物，步行
记忆，混乱的睡眠模式
既往住院特别是有机械通气或者慢性肾功能衰竭的病史
合并呼吸疾病、心脏疾病和神经系统疾病，有无关节炎和其他疾病
药物
患者的喜好

潜在的并发症,而胸壁形状可能表明慢性气道疾病。

运动和敏捷性在急性条件下不容易评估,但是上述因素可以帮助医生获得一些印象。

随年龄的生理变化与实际年龄相关性很差,并且是随年龄积累而获得的并发症影响功能。然而需要对这一描述的急性性质进行评价并且在其他问题的情况下分析其可逆性。患者宣称或以前被告知的偏好是这种评估的一个非常重要的部分。最重要的是,个别因素不应该压倒所有其他的考虑因素。检查应尝试整合年龄的生理变化与并发症,并在急性损伤的背景下评估这些变化。

治疗强度

在过去10年中,80岁以上进入ICU的患者平均SAPS评分增加。这些患者往往会出现更严重的急性疾病,但预先存在功能障碍的较少。与此相一致的是,伴随着生存概率的逐步改变,治疗的强度普遍增加,肾脏替代疗法和血管加压药的使用增加[105]。另有报道一种类似的方法,机械通气较少,气管造口减少,肾脏支持较少,ICU成本较低,但结果相似。两项研究的建议是,应由患者进行选择[106]。ELDICUS研究通过比较被分类以接受重症监护病例的患者,研究了重症监护在减少不同年龄组的死亡率方面的益处。与接受治疗的患者相比,拒绝接受重症监护的患者的死亡率最高,其中老年患者的差异最大[107]。

结论是,仔细选药和高强度治疗是适当的,且可以产生良好的效果,但重要的是患者如何选择。

期望和偏好

入院时的一个重要考虑因素是对结果的预期。这在很大程度上与入院前的生活质量有关,因为这将对重症监护患者的身心能力产生重大影响。由于年龄往往与生理储备的减少有关,所以生活方式是对这些情况的适应。因此,入院之前老年人接受的身体限制可能是实现ICU以后的更容易的目标,而在年轻人中,完全康复到病态前可能更加困难,储备损失更加明显。关于质量的问题必须符合患者身体和心理上的期望。

尽管在医院死亡的可能性越来越大,但仍有86%的患者想在家里死亡。如果病情恶化,只有16%

的人会使用延长寿命的药物。大多数人不想通过通气机获得1周的生命,或是一个多月的生命[108]。在ICU中幸存下来的八位成员中,有一半宣称,如果需要,他们不会再想要ICU治疗。但是,在这组患者中必须谨慎做出假设。支持研究表明,医生对患者偏好[109]的理解不足,并且尽管超过50%的70岁以上的人希望CPR,然而大多数医生仍低估这一点[110]。1999年,辛格(Singer)及其同事将以下内容确定为患者最重要的[111]:

◆ 接受足够的疼痛和症状管理
◆ 避免不适当地延长死亡
◆ 实现控制感
◆ 减轻他人的负担
◆ 加强与亲人的关系

对患者偏好的关键在于确保患者对急性疾病及其后果有明确的了解,包括预后,因此他们不仅可以对生存进行个人成本/效益分析,而且可以对治疗的影响进行个人成本/效益分析。

生命的终结

ICU的死亡通常是通过某种形式的戒断。死于ICU的患者只有10%是死于心肺复苏失败。生命支持的限制是非常常见的,无论是撤回或者隐瞒治疗。在大多数国家,由于某人以特定意图缩短死亡过程而进行某种行为的情况所定义的积极缩短的死亡过程是罕见的。不仅在决策过程中,而且在发出"不要复苏"命令和退出和隐瞒治疗的方式之间,国家间的实践差异很大[112]。

患者偏好非常重要,医生对医治无效的认可也是如此。这个管理领域的关键是对ICU目的提供明确的观点。了解目标是否可以实现,并且让患者及其家属对ICU治疗的过程和实现结果提前知情。终结的决定必须是客观的。虽然年龄本身并不是治疗戒断的重要危险因素,但医生认为结果可能会很差,而且患者不希望进行重症监护治疗时,治疗戒断的可能性显著增加[113]。医生有义务尽早提示这一点,并尊重患者的喜好。

结论

在开发APACHE评分时,克瑙斯(Knaus)表明,预后最大的因素来源于急性生理状况，入院疾病占13.6%，但年龄只占7%左右。在老年人身上，老龄化的生理变化本身并不是禁忌证。现有的并发症更为重要，但需要对所有3个组分的组合的急性状况和可逆性进行评估。在这种方法中，与任何年龄的任何患者相同。较老的患者更有可能有预先的指示，所以已经表达了自己的个人喜好。

简单的观点可能是建议重症监护使急性发作扭转，意图是将患者返回到在该发作之前或之后发生的位置。需要认识到，大多数治疗是支持性的，并提供他们已经失去的生理储备，直到可以恢复。储备少的人需要更多的支持。患者总是需要一定量的物理储备来应对治疗和康复的挑战。使用ICU的决定需要认识到ICU具有负面和积极的方面，并且对于患者和亲戚来说，对于身体和精神上的远期后遗症可能是非常不愉快的经历。理由是由一个好的结果提供的，所以隐含的是，入院时的意见是完全恢复是可能的或者确实是可能的。与其他人群一样，适当使用强化护理可以产生令人印象深刻的成果，但不适当的使用对患者及其家属来说可能是灾难性的。年龄本身不是禁忌证。

（郑华容　译　方　育　审校）

参考文献

[1] Gorman M. *Development and rights of older people*. London: Earthscan Publications Ltd, 1999.

[2] Roebuck J. When does old age begin? The evolution of the English definition. *J Soc History.* 1979; 12(3):416–428.

[3] Wunsch H, Linde-Zwirble WT, Harrison DA, et al. Use of intensive care services during terminal hospitalizations in England and the United States. *Am J Respir Crit Care Med.* 2009; 180(9):875–880.

[4] Wunsch H, Angus DC, Harrison DA, et al. Variation in critical care services across North America and Western Europe. *Crit Care Med.* 2008; 36(10):2787–2793, e1–e9.

[5] Bagshaw SM, Webb SA, Delaney A, et al. Very old patients admitted to intensive care in Australia and New Zealand: a multi-centre cohort analysis. *Crit Care.* 2009; 13(2):R45.

[6] Sprung CL, Cohen SL, Sjokvist P, et al. End-of-life practices in European intensive care units: the Ethicus Study. *JAMA.* 2003; 290(6):790–797.

[7] Iwashyna TJ. Critical care use during the course of serious illness. *Am J Respir Crit Care Med.* 2004; 170(9):981–986.

[8] Berry JD, Dyer A, Cai X, et al. Lifetime risks of cardiovascular disease. *N Engl J Med.* 2012; 366(4):321–329.

[9] O'Rourke MF, Hashimoto J. Mechanical factors in arterial aging: a clinical perspective. *J Am Coll Cardiol.* 2007; 50(1):1–13.

[10] Priebe HJ. The aged cardiovascular risk patient. *Br J Anaesth.* 2000 Nov; 85(5):763–778.

[11] Suttner SW, Piper SN, Boldt J. The heart in the elderly critically ill patient. *Curr Opin Crit Care.* 2002; 8(5):389–394.

[12] Vaporciyan AA, Correa AM, Rice DC, et al. Risk factors associated with atrial fibrillation after noncardiac thoracic surgery: analysis of 2588 patients. *J Thorac Cardiovasc Surg.* 2004; 127(3):779–786.

[13] Djokovic JL, Hedley-Whyte J. Prediction of outcome of surgery and anesthesia in patients over 80. *JAMA.* 1979; 242(21):2301–2306.

[14] Menaker J, Scalea TM. Geriatric care in the surgical intensive care unit. *Crit Care Med.* 2010; 38(9 Suppl):S452–S459.

[15] Alexander KP, Anstrom KJ, Muhlbaier LH, et al. Outcomes of cardiac surgery in patients ≥ 80 years: results from the National Cardiovascular Network. *J Am Coll Cardiol.* 2001; 35(3):731–738.

[16] Kelly FJ, Dunster C, Mudway I. Air pollution and the elderly: oxidant/antioxidant issues worth consideration. *Eur Respir J Suppl.* 2003; 40:70s–75s.

[17] Meyer KC, Ershler W, Rosenthal NS, et al. Immune dysregulation in the aging human lung. *Am J Respir Crit Care Med.* 1996; 153(3):1072–1079.

[18] Behrendt CE. Acute respiratory failure in the United States: incidence and 31-day survival. *Chest.* 2000; 118(4):1100–1105.

[19] Esteban A, Anzueto A, Frutos F, et al. Characteristics and outcomes in adult patients receiving mechanical ventilation: a 28-day international study. *JAMA.* 2002; 287(3):345–355.

[20] Wunsch H, Guerra C, Barnato AE, et al. Three-year outcomes for Medicare beneficiaries who survive intensive care. *JAMA.* 2010; 303(9):849–856.

[21] Cox CE, Carson SS, Lindquist JH, et al. Differences in one-year health outcomes and resource utilization by definition of prolonged mechanical ventilation: a prospective cohort study. *Crit Care.* 2007; 11(1):R9.

[22] Garland A, Dawson NV, Altmann I, et al. Outcomes up to 5 years after severe, acute respiratory failure. *Chest.* 2004; 126(6):1897–1904.

[23] Boumendil A, Somme D, Garrouste-Orgeas M, et al. Should elderly patients be admitted to the intensive care unit? *Intensive Care Med.* 2007; 33(7):1252–1262.

[24] Pascual J, Liano F. Causes and prognosis of acute renal failure in the very old. Madrid Acute Renal Failure Study Group. *J Am Geriatr Soc.* 1998; 46(6):721–725.

[25] Metnitz PG, Krenn CG, Steltzer H, et al. Effect of acute renal failure requiring renal replacement therapy on outcome in critically ill patients. *Crit Care Med.* 2002; 30(9):2051–2058.

[26] Coca SG. Acute kidney injury in elderly persons. *Am J Kidney Dis.* 2010; 56(1):122–131.

[27] Sacanella E, Perez-Castejon JM, Nicolas JM, et al. Mortality in healthy elderly patients after ICU admission. *Intensive Care Med.* 2009; 35(3):550–555.

［28］ McGillicuddy EA, Schuster KM, Kaplan LJ, et al. Contrast-induced nephropathy in elderly trauma patients. *J Trauma.* 2010; 68(2):294–297.

［29］ Akposso K, Hertig A, Couprie R, et al. Acute renal failure in patients over 80 years old: 25-years' experience. *Intensive Care Med.* 2000; 26(4):400–406.

［30］ Iribarren-Diarasarri S, Aizpuru-Barandiaran F, Munoz-Martinez T, et al. Health-related quality of life as a prognostic factor of survival in critically ill patients. *Intensive Care Med.* 2009; 35(5):833–839.

［31］ Feest TG, Round A, Hamad S. Incidence of severe acute renal failure in adults: results of a community based study. *BMJ.* 1993; 306(6876): 481–483.

［32］ Ishani A, Xue JL, Himmelfarb J, et al. Acute kidney injury increases risk of ESRD among elderly. *J Am Soc Nephrol.* 2009; 20(1):223–228.

［33］ Schiffl H, Fischer R. Five-year outcomes of severe acute kidney injury requiring renal replacement therapy. *Nephrol Dial Transplant.* 2008; 23(7):2235–2241.

［34］ Ahlstrom A, Tallgren M, Peltonen S, et al. Survival and quality of life of patients requiring acute renal replacement therapy. *Intensive Care Med.* 2005; 31(9):1222–1228.

［35］ Khosla N, Soroko SB, Chertow GM, et al. Preexisting chronic kidney disease: a potential for improved outcomes from acute kidney injury. *Clin J Am Soc Nephrol.* 2009; 4(12):1914–1919.

［36］ Wald R, Quinn RR, Luo J, et al. Chronic dialysis and death among survivors of acute kidney injury requiring dialysis. *JAMA.* 2009; 302(11):1179–1185.

［37］ Aymanns C, Keller F, Maus S, et al. Review on pharmacokinetics and pharmacodynamics and the aging kidney. *Clin J Am Soc Nephrol.* 2010; 5(2):314–327.

［38］ Woodhouse K, Wynne HA. Age-related changes in hepatic function. Implications for drug therapy. *Drugs Aging.* 1992; 2(3):243–255.

［39］ Zilberberg MD, Shorr AF, Micek ST, et al. Clostridium difficile-associated disease and mortality among the elderly critically ill. *Crit Care Med.* 2009; 37(9):2583–2589.

［40］ Ridley S, Plenderleith L. Survival after intensive care. Comparison with a matched normal population as an indicator of effectiveness. *Anaesthesia.* 1994; 49(11):933–935.

［41］ Olivier P, Bertrand L, Tubery M, et al. Hospitalizations because of adverse drug reactions in elderly patients admitted through the emergency department: a prospective survey. *Drugs Aging.* 2009; 26(6):475–482.

［42］ Jandziol AK, Ridley SA. Validation of outcome prediction in elderly patients. *Anaesthesia.* 2000; 55(2):107–112.

［43］ Malhotra S, Karan RS, Pandhi P, et al. Drug related medical emergencies in the elderly: role of adverse drug reactions and non-compliance. *Postgrad Med J.* 2001; 77(913):703–707.

［44］ Khouli H, Astua A, Dombrowski W, et al. Changes in health-related quality of life and factors predicting long-term outcomes in older adults admitted to intensive care units. *Crit Care Med.* 2011; 39(4):731–737.

［45］ Malhotra RK, Desai AK. Healthy brain aging: what has sleep got to do with it? *Clin Geriatr Med.* 2010; 26(1):45–56.

［46］ Martin JE, Sheaff MT. The pathology of ageing: concepts and mechanisms. *J Pathol.* 2007; 211(2):111–113.

［47］ Cooper B. Thinking preventively about dementia: a review. *Int J Geriatr Psychiatry.* 2002; 17(10):895–906.

［48］ McNicoll L, Pisani MA, Zhang Y, et al. Delirium in the intensive care unit: occurrence and clinical course in older patients. *J Am Geriatr Soc.* 2003; 51(5):591–598.

［49］ Marquis F, Ouimet S, Riker R, et al. Individual delirium symptoms: do they matter? *Crit Care Med.* 2007; 35(11): 2533–2537.

［50］ Page V. Delirium in intensive care patients. *BMJ.* 2012; 344:e346.

［51］ Vernikos J, Schneider VS. Space, gravity and the physiology of aging: parallel or convergent disciplines? A mini-review. *Gerontology.* 2010; 56(2):157–166.

［52］ Van den Boogaard M, Schoonhoven L, Evers AW, et al. Delirium in critically ill patients: impact on long-term health-related quality of life and cognitive functioning. *Crit Care Med.* 2012; 40(1):112–118.

［53］ Berggren D, Gustafson Y, Eriksson B, et al. Postoperative confusion after anesthesia in elderly patients with femoral neck fractures. *Anesth Analg.* 1987; 66(6):497–504.

［54］ Gustafson Y, Berggren D, Brannstrom B, et al. Acute confusional states in elderly patients treated for femoral neck fracture. *J Am Geriatr Soc.* 1988; 36(6):525–530.

［55］ Ely EW, Inouye SK, Bernard GR, et al. Delirium in mechanically ventilated patients: validity and reliability of the confusion assessment method for the intensive care unit (CAM-ICU). JAMA. 2001; 286(21):2703–2710.

［56］ Ely EW, Shintani A, Truman B, et al. Delirium as a predictor of mortality in mechanically ventilated patients in the intensive care unit. *JAMA.* 2004; 291(14):1753–1762.

［57］ Wood KA, Ely EW. What does it mean to be critically ill and elderly? *Curr Opin Crit Care.* 2003; 9(4):316–320.

［58］ Stoll C, Schelling G, Goetz AE, et al. Health-related quality of life and post-traumatic stress disorder in patients after cardiac surgery and intensive care treatment. *J Thorac Cardiovasc Surg.* 2000; 120(3):505–512.

［59］ Ouimet S, Riker R, Bergeron N, et al. Subsyndromal delirium in the ICU: evidence for a disease spectrum. *Intensive Care Med.* 2007; 33(6):1007–1013.

［60］ Boogaard M, Pickkers P, Slooter AJ, et al. Development and validation of PRE-DELIRIC (PREdiction of DELIRium in ICu patients) delirium prediction model for intensive care patients: observational multicentre study. *BMJ.* 2012; 344:e420.

［61］ Makrantonaki E, Schonknecht P, Hossini AM, et al. Skin and brain age together: The role of hormones in the ageing process. *Exp Gerontol.* 2010; 45(10):801–813.

［62］ Doherty TJ. Invited review: aging and sarcopenia. *J Appl Physiol.* 2003; 95(4):1717–1727.

［63］ Wilson MM, Morley JE. Invited review: aging and energy balance. *J Appl Physiol.* 2003; 95(4):1728–1736.

［64］ Elmadfa I, Meyer AL. Body composition, changing

physiological functions and nutrient requirements of the elderly. *Ann Nutr Metab.* 2008; 52(Suppl 1):2–5.

[65] Berger MJ, Doherty TJ. Sarcopenia: prevalence, mechanisms, and functional consequences. *Interdiscip Top Gerontol.* 2010; 37:94–114.

[66] McNeil CJ, Doherty TJ, Stashuk DW, et al. Motor unit number estimates in the tibialis anterior muscle of young, old, and very old men. *Muscle Nerve.* 2005; 31(4):461–467.

[67] Krstic G. Apparent temperature and air pollution vs. elderly population mortality in Metro Vancouver. *PloS One.* 2011; 6(9):e25101.

[68] Robbins AS. Hypothermia and heat stroke: protecting the elderly patient. *Geriatrics.* 1989; 44(1):73–77, 80.

[69] Jerkic M, Vojvodic S, Lopez-Novoa JM. The mechanism of increased renal susceptibility to toxic substances in the elderly. Part I. The role of increased vasoconstriction. *Int Urol Nephrol.* 2001; 32(4):539–547.

[70] Lin YK, Ho TJ, et al. Mortality risk associated with temperature and prolonged temperature extremes in elderly populations in Taiwan. *Environmental Research.* 2011; 111(8):1156–1163.

[71] Bittner EA, Yue Y, Xie Z. Brief review: anesthetic neurotoxicity in the elderly, cognitive dysfunction and Alzheimer's disease. *Can J Anaesth.* 2011; 58(2):216–223.

[72] Blot S, Cankurtaran M, Petrovic M, et al. Epidemiology and outcome of nosocomial bloodstream infection in elderly critically ill patients: a comparison between middle-aged, old, and very old patients. *Crit Care Med.* 2009; 37(5):1634–1641.

[73] Lee CC, Chen SY, Chang IJ, et al. Comparison of clinical manifestations and outcome of community-acquired bloodstream infections among the oldest old, elderly, and adult patients. *Medicine (Baltimore).* 2007; 86(3):138–144.

[74] Roch A, Wiramus S, Pauly V, et al. Long-term outcome in medical patients aged 80 or over following admission to an intensive care unit. *Crit Care.* 2011; 15(1):R36.

[75] Cuthbertson BH, Roughton S, Jenkinson D, et al. Quality of life in the five years after intensive care: a cohort study. *Crit Care.* 2010; 14(1):R6.

[76] Hamel MB, Henderson WG, Khuri SF, et al. Surgical outcomes for patients aged 80 and older: morbidity and mortality from major noncardiac surgery. *J Am Geriatr Soc.* 2005; 53(3):424–429.

[77] Lawrence VA, Hazuda HP, Cornell JE, et al. Functional independence after major abdominal surgery in the elderly. *J Am Coll Surg.* 2004; 199(5):762–772.

[78] Schurr P, Boeken U, Litmathe J, et al. Predictors of postoperative complications in octogenarians undergoing cardiac surgery. *Thorac Cardiovasc Surg.* 2010; 58(4): 200–203.

[79] Rady MY, Johnson DJ. Cardiac surgery for octogenarians: is it an informed decision? *Am Heart J.* 2004; 147(2):347–353.

[80] Liu LL, Leung JM. Predicting adverse postoperative outcomes in patients aged 80 years or older. *J Am Geriatr Soc.* 2000; 48(4):405–412.

[81] Bochicchio GV, Joshi M, Bochicchio K, et al. Incidence and impact of risk factors in critically ill trauma patients. *World J Surg.* 2006; 30(1):114–118.

[82] Pavoni V, Gianesello L, Paparella L, et al. Outcome and quality of life of elderly critically ill patients: An Italian prospective observational study. *Arch Gerontol Geriatr.* 2012; 54(2):e193–198.

[83] Keller SM, Markovitz LJ, Wilder JR, et al. Emergency and elective surgery in patients over age 70. *Am Surg.* 1987; 53(11):636–640.

[84] Fassier T, Duclos A, Comte B, et al. Decision to forgo life-sustaining therapies for elderly critically ill patients is a multidisciplinary challenge. *Intensive Care Med.* 2011; 37(1): 175–176.

[85] Farfel JM, Franca SA, Sitta Mdo C, et al. Age, invasive ventilatory support and outcomes in elderly patients admitted to intensive care units. *Age Ageing.* 2009; 38(5):515–520.

[86] Sligl WI, Eurich DT, Marrie TJ, et al. Age still matters: prognosticating short- and long-term mortality for critically ill patients with pneumonia. *Crit Care Med.* 2010; 38(11): 2126–2132.

[87] Somme D, Maillet JM, Gisselbrecht M, et al. Critically ill old and the oldest-old patients in intensive care: short- and long-term outcomes. *Intensive Care Med.* 2003; 29(12): 2137–2143.

[88] Barnato AE, Albert SM, Angus DC, et al. Disability among elderly survivors of mechanical ventilation. *Am J Respir Crit Care Med.* 2011; 183(8):1037–1042.

[89] Yende S, Angus DC, Ali IS, et al. Influence of comorbid conditions on long-term mortality after pneumonia in older people. *J Am Geriatr Soc.* 2007; 55(4):518–525.

[90] Kleinpell RM, Ferrans CE. Factors influencing intensive care unit survival for critically ill elderly patients. *Heart Lung.* 1998; 27(5):337–343.

[91] Rivera-Fernandez R, Sanchez-Cruz JJ, Abizanda-Campos R, et al. Quality of life before intensive care unit admission and its influence on resource utilization and mortality rate. *Crit Care Med.* 2001; 29(9):1701–1709.

[92] Marik PE. Management of the critically ill geriatric patient. *Crit Care Med.* 2006; 34(9 Suppl):S176–S182.

[93] Jeitziner MM, Hantikainen V, Conca A, et al. Long-term consequences of an intensive care unit stay in older critically ill patients: design of a longitudinal study. *BMC Geriatr.* 2011; 11:52.

[94] Van der Schaaf M, Dettling DS, Beelen A, et al. Poor functional status immediately after discharge from an intensive care unit. *Disabil Rehabil.* 2008; 30(23):1812–1818.

[95] Montuclard L, Garrouste-Orgeas M, Timsit JF, et al. Outcome, functional autonomy, and quality of life of elderly patients with a long-term intensive care unit stay. *Crit Care Med.* 2000; 28(10):3389–3395.

[96] Hennessy D, Juzwishin K, Yergens D, et al. Outcomes of elderly survivors of intensive care: a review of the literature. *Chest.* 2005; 127(5):1764–1774.

[97] Kaarlola A, Tallgren M, Pettila V. Long-term survival, quality of life, and quality-adjusted life-years among critically ill

elderly patients. *Crit Care Med.* 2006; 34(8):2120–2126.

[98] Garrouste-Orgeas M, Timsit JF, Montuclard L, et al. Decision-making process, outcome, and 1-year quality of life of octogenarians referred for intensive care unit admission. *Intensive Care Med.* 2006; 32(7):1045–1051.

[99] Conti M, Friolet R, Eckert P, et al. Home return 6 months after an intensive care unit admission for elderly patients. *Acta Anaesthesiol Scand.* 2011; 55(4):387–393.

[100] Daubin C, Chevalier S, Seguin A, et al. Predictors of mortality and short-term physical and cognitive dependence in critically ill persons 75 years and older: a prospective cohort study. *Health Qual Life* Outcomes. 2011; 9:35.

[101] Maillet JM, Somme D, Hennel E, et al. Frailty after aortic valve replacement (AVR) in octogenarians. *Arch Gerontol Geriatr.* 2009; 48(3):391–396.

[102] Rodriguez-Molinero A, Lopez-Dieguez M, Tabuenca AI, et al. Physicians' impression on the elders' functionality influences decision making for emergency care. *Am J Emerg Med.* 2010; 28(7):757–765.

[103] Hofhuis J, Hautvast JL, Schrijvers AJ, et al. Quality of life on admission to the intensive care: can we query the relatives? *Intensive Care Med.* 2003; 29(6):974–979.

[104] van Dijk PT, Mehr DR, Ooms ME, et al. Comorbidity and 1-year mortality risks in nursing home residents. *J Am Geriatr Soc.* 2005; 53(4):660–665.

[105] Lerolle N, Trinquart L, Bornstain C, et al. Increased intensity of treatment and decreased mortality in elderly patients in an intensive care unit over a decade. *Crit Care Med.* 2010; 38(1):59–64.

[106] Boumendil A, Aegerter P, Guidet B. Treatment intensity and outcome of patients aged 80 and older in intensive care units: a multicenter matched-cohort study. *J Am Geriatr Soc.* 2005; 53(1):88–93.

[107] Sprung CL, Artigas A, Kesecioglu J, et al. The Eldicus prospective, observational study of triage decision making in European intensive care units. Part II: Intensive care benefit for the elderly. *Crit Care Med.* 2012; 40(1):132–138.

[108] Barnato AE, Herndon MB, Anthony DL, et al. Are regional variations in end-of-life care intensity explained by patient preferences?: A Study of the US Medicare Population. *Med Care.* 2007; 45(5):386–393.

[109] A controlled trial to improve care for seriously ill hospitalized patients. The study to understand prognoses and preferences for outcomes and risks of treatments (SUPPORT). The SUPPORT Principal Investigators. *JAMA.* 1995; 274(20): 1591–1598.

[110] Hamel MB, Teno JM, Goldman L, et al. Patient age and decisions to withhold life-sustaining treatments from seriously ill, hospitalized adults. SUPPORT Investigators. Study to Understand Prognoses and Preferences for Outcomes and Risks of Treatment. *Ann Intern Med.* 1999; 130(2):116–125.

[111] Singer PA, Martin DK, Kelner M. Quality end-of-life care: patients' perspectives. *JAMA.* 1999; 281(2):163–168.

[112] Yaguchi A, Truog RD, Curtis JR, et al. International differences in end-of-life attitudes in the intensive care unit: results of a survey. *Arch Intern Med.* 2005; 165(17):1970–1975.

[113] Cook D, Rocker G, Marshall J, et al. Withdrawal of mechanical ventilation in anticipation of death in the intensive care unit. *N Engl J Med.* 2003; 349(12):1123–1132.

第十九章

老年患者血管外科手术

概述

随着人口老龄化日益加剧,接受血管外科手术治疗的老年患者在全球范围内逐步增加。在英国,约95%的血管外科手术患者是老年人,其中1/5的患者年龄超过80岁[1]。血管外科手术被归为高风险手术,其围术期死亡率约为5%[2]。此外,年龄大于74岁已被证明是预测5倍死亡率的一个关键因素[3]。尽管微血管外科手术呈上升趋势,但合并多种疾病的老年患者的围术期处理流程仍需要尽快出台统一标准。

术前评估与优化

参见第十五章。

理想状态下,所有患者都应通过评估门诊(PAC),由擅长血管外科麻醉的专业麻醉医生进行评估。评估应在术后尽早开展,以便为各种并发症提供充足的检查及诊断时间。术前评估为临床医生提供了手术患者危险程度分级,并且为术前改善患者一般状况提供机会。它也能确保患者术后获得适当的治疗。

并存疾病和管理

由于遗传倾向及生活方式等因素(如吸烟)影响,血管外科手术患者一般合并多种疾病。常见并发症包括冠心病(CAD)、糖尿病、肾功能不全、脑血管疾病以及与吸烟有关的肺部疾病。血管疾病患者的基本病理生理学改变是动脉粥样硬化,其是一种广泛累及全身大中型动脉的炎性病变,伴随内皮相关功能障碍。动脉粥样硬化一般涉及冠状动脉、颈动脉、腹主动脉和外周动脉树。动脉粥样硬化是全身性疾病,意味着患有主动脉及颈动脉血管疾病的患者,存在很高的冠心病风险。

缺血性心脏病

血管外科术前评估的重点是心血管系统中心脏不良事件围术期发生率和死亡率。不足10%的血管疾病患者冠状动脉正常,超过50%的患者并存严重的冠脉疾病[4]。

可靠的预评估应包括完整的临床病史,相关检查以及功能评估。最近公布的欧洲指南将临床危险因素分为三大类:高危、中危、低危(表19-1)[5]。高危因素可危及生命,在择期手术前应予以治疗改善。

表19-1 临床危险因素分类

高危因素	• 不稳定型冠状动脉综合征 • 不稳定或剧烈心绞痛 • 近期发生心肌梗死(1个月内) • 显著的心律失常 • 重度心脏瓣膜疾病 • 失代偿性心力衰竭
中危因素	• 缺血性心脏病史 • 代偿或既往心力衰竭史 • 脑血管疾病 • 肾功能不全(肌酐 > 170 μmol/L 或肌酐清除率 < 60 ml/min) • 需要胰岛素治疗的糖尿病
低危因素	• 年龄 > 70 岁 • 心电图异常 • 非窦性心律 • 未控制的高血压

资料来源: Fleisher LA, Beckman JA, Brown KA, et al. "ACC/AHA 2007 guidelines on perioperative cardiovascular evaluation and care for noncardiac surgery: a report of the American College of Cardiology/American Heart Association Task Force on Practice Guidelines (Writing Committee to Revise the 2002 Guidelines on Perioperative Cardiovascular Evaluation for Noncardiac Surgery)". *Circulation*. 2007; 116; 17; e418-e499.2007.由美国心脏病基金会及美国心脏病协会同意复制使用。

中危因素与修订后的心脏危险指数的危险因素相同,对预测围术期心脏不良事件有较高价值[6]。美国心脏病学会(ACC)/美国心脏协会(AHA)建议,拟行血管外科手术患者如存在3个或以上中危因素以及血管功能较差或未知者,完善无创冠心病检查将更利于围术期管理。存在两个或更少临床危险因素的患者控制心率平稳可安全地进行手术(图19–1)。

缺血性心脏病的检测

在诊断冠心病的各种负荷试验中,多巴酚丁胺应激实验(DSE)对预测围术期心脏不良事件具有最高的灵敏度(85%)及特异性(70%)。虽然其阳性预测率低,但DSE阴性针对围术期心脏不良事件的预测值达90%～100%,因此测试阴性患者安全性高[7-9]。备选的无创检测包括心肌灌注扫描,心脏磁共振血管造影(MRA)、计算机断层扫描(CT)。尽管

心电图(ECG)敏感性和特异性较低,但其可对心功能进行补充评估。

冠状动脉造影仍是诊断冠心病(CAD)的金标准,主要针对有临床症状或无创检测明显异常的患者。

系统功能评估

系统功能评估是预评估的一个重要组成部分。传统意义上,功能评估可根据既往史,同时可以代谢当量表示(METs)。1个代谢当量相当在静息状态下耗氧3.5 ml/(kg·min)。一个无法爬两层楼梯的患者,相当于运动当量<4个METs,代表储备功能不良,提示手术预后不佳。然而,主观评价功能状态有不确定性,最好有一个客观检测,以准确量化运动耐量。

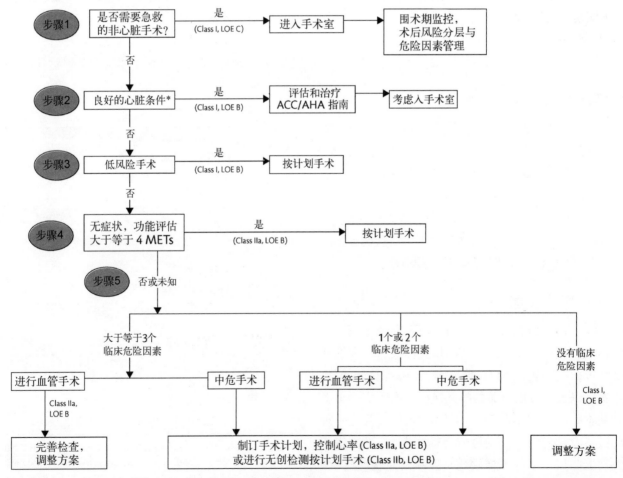

图19–1 ACC/AHA心脏评估算法用于非心脏手术。资料来源:Fleisher LA, Beckman JA, Brown KA, et al. "ACC/AHA 2007 guidelines on perioperative cardiovascular evaluation and care for noncardiac surgery: a report of the American College of Cardiology/American Heart Association Task Force on Practice Guidelines(Writing Committee to Revise the 2002 Guidelines on Perioperative Cardiovascular Evaluation for Noncardiac Surgery)". *Circulation*. 2007; 116; 17: e418–e499. © 2007. 由美国心脏病基金会及美国心脏病协会同意复制。

心肺运动试验

心肺运动试验（CPET）是评估心肺功能的金标准。其是一项安全无创的检查，它可全面评估氧气输送系统以及心脏，呼吸、血液、神经、骨骼肌肉系统功能。心肺运动实验在大手术前预测患者危险分层是非常有意义的，现在越来越多的证据支持其用于预测血管外科手术患者短期和中期预后。在试验期间，患者进行大量运动，如骑脚踏车或在跑步机上跑步，直到最大运动负荷。耗氧量（VO_2）和二氧化碳产量（VCO_2）是整个测试过程持续监测的两个重要参数。无氧阈（AT）指的是机体代谢需求超过最大氧供，开始无氧代谢的临界点。常用指标有VO_2 peak/max（测试期间最大耗氧量即峰值摄氧量），VO_2 AT（无氧阈时的氧耗量），无氧阈时的VE/VCO_2。VE/VCO_2是一个通气效率标志，其数值大于34表明存在一定程度继发于心脏衰竭或肺疾病的通气功能障碍。Snowden等人的研究证实厌氧阈值低于10.1 ml/（kg·min）是增加术后并发症和住院时间的一个独立预测因子。[9]在CPET测试中表现不佳者，即使动脉瘤修复成功，中期生存率也较低。在危险因素中，VE/VCO_2值大于42被证明是一个强有力的预测指标，即使开放性主动脉手术成功后，仍存在较低的早期和晚期生存率[11]。

医疗优化

β受体阻滞剂

围术期使用β受体阻滞剂一直是最近的争论的话题，现观点转为反对大手术患者常规使用β受体阻滞剂。POISE，目前最大的关于围术期β受体阻滞使用的随机对照试验。该试验认为：β受体阻滞剂可提供心脏保护效应从而显著降低心脏不良事件发生率；然而，这也导致了更高的死亡率及卒中发生率。[12]以往的一些研究揭示了围术期β受体阻滞使用的益处。Mangano等人的研究显示围术期β受体阻滞的使用对于生存率的改善可以持续到大手术后的2年[13]。但我们需要指出的是现已查明该研究者在实验中存在作假行为。请忽略该参考文献。

更新的美国心脏病学会基金会（ACCF）/美国心脏协会（AHA）指南，对于非心脏手术患者围术期心脏评估，推荐那些已经服用β受体阻滞剂的患者在围术期继续用药（Ic类）。大血管手术前，对已知缺血性心脏病或存在一个以上临床危险因素心脏高风险患者，使用β受体阻滞剂（调整心率和血压）被认为是合理的（Ⅱb级）；对低心脏风险（≤1临床危险因素）的患者使用β受体阻滞剂的益处不明确，它也可能是有害的。

实施治疗时，理想时间是术前7～30天开始，不出现低血压的情况下心率控制在60～80次/min。

他汀类药物

除了降胆固醇作用外，他汀类药物也具有强大的抗炎功效。同时可以改善内皮功能，并具有稳定斑块的作用。目前的指南建议，存在心脏病风险患者行高危外科手术前，使用他汀类药物治疗是合理的。已经接受他汀类药物治疗的患者应继续用药，以免突然停药造成术后心脏风险增加[15]。

血管紧张素转化酶抑制剂

血管紧张素转换酶抑制剂（ACEI）可改善左心室（LV）收缩功能不全的高风险患者长期生存率[16]。已使用ACEI治疗心力衰竭的患者围术期应继续用药。对于尚未用药的左室（LV）功能不全患者，推荐术前使用ACEI，可能从中获益[17]。

阿司匹林

阿司匹林已被证实可以减少接受颈动脉内膜切除术（CEA）患者卒中的发生率[18]。目前欧洲指南建议在整个围术期患者都应服用小剂量阿司匹林[17]。

前面提到的药物具有预防治疗作用或延缓血管老化在第十三章中已有描述。

多学科团队作用

一个多学科团队（MDT）是血管外科手术患者管理的基本组成部分，其目标是基于最佳循证医学证据制订完善的治疗方案。腹主动脉瘤质量改进计划（AAAQIP）建议，MDT应包括血管外科医生，介入放射科医生，血管专科护士，以及临床血管专业的科学家[19]。血管专科麻醉医生的参与是决策过程中必不可少的组成部分,关于血管内动脉瘤修补(EVAR)和开放修补手术的选择,部分患者在生理条件上可能不适合开放式手术。

腹主动脉瘤与老年患者

由于人口老龄化和认识的提高,同时也由于筛查的普及腹主动脉瘤(AAAS)的患病率逐渐增加。腹主动脉瘤质量改进计划(AAAQIP)的引入,使得腹主动脉瘤(AAA)的发病率和死亡率在英国显著减少[20]。

国民健康服务(NHS)AAA筛查方案于2010年引入,根据现有筛查方案得出的数据研究与分析表明:男性65岁时接受超声检查可降低AAA死亡率[21]。当AAA达5.5 cm或更大时可考虑手术治疗。

有两种手术方式可供选择,开放手术或血管内修复。手术方式的选择取决于患者情况、麻醉方法、手术因素及影像学因素。EVAR具有降低初期发病率和死亡率的优势,但远期发病率的增加包括二次介入手术,可能会抵消这一优势[22]。从EVAR 2的结果看出,血管内动脉瘤修补EVAR更加频繁的用于高危患者,特别是动脉瘤结构适合使用支架者。改进支架技术使得更多的动脉瘤患者适合置入支架,包括肾动脉上AAA。然而,如果评估发现并发症风险显著超过每年增高的破裂风险,保守治疗可能更加合适。至关重要的是,患者参与决策过程,并充分了解疾病发展过程及风险[23]。

术前管理

预评估对高危组患者至关重要,希望可开设一个多学科血管预评价门诊。在英国,腹主动脉瘤质量改进计划的发展目的在于改善和规范现有流程。应该包括评估并发症,尤其是心血管和呼吸系统的情况,其他系统性疾病的进程,对功能的影响。CPET的发展有助于这种评价和分层[24]。专家建议可能需要将心血管或呼吸系统疾病调整到最佳状态。英国小动脉瘤研究显示术前肺及肾功能欠佳与术后死亡风险密切相关[25]。在评估过程结束前做出决定,适合进行手术或延缓手术等待患者体质改善。

择期腔内动脉瘤修补术术中管理

多种麻醉方案可用于血管内动脉瘤修补术

(EVAR),具体取决于患者因素、手术情况,影像学偏好和预计手术时间。一个肾动脉下型AAA手术,可以使用局部浸润麻醉,中枢神经阻滞(腰麻或腰硬联合阻滞)或全身麻醉。局部浸润或中枢神经阻滞复合适量镇静可提高患者满意度,对合并多种疾病患者如呼吸系统或关节炎患者,可能术中不适或者不能配合平躺在狭窄的放射床上数小时。对于肾动脉上型手术,需要使用网状支架植入,全身麻醉更为适合。

推荐使用的监测项目包括基本监测加五导联心电图及ST段分析,有创血压和尿量监测。血流动力学改变主要发生在支架扩张和使用主动脉内气囊辅助支架置入时。这些操作和主动脉夹闭术对左心室的影响相同。

尽管是微创手术,但术中必须监测患者体温并积极采取保温措施。对于一个简单的支架手术,出血量一般小于500 ml。

术后优质护理/2级护理是必需的,以保证血流动力学稳定。

择期开放AAA手术的麻醉管理

麻醉管理的重点是维持循环稳定,减少呼吸系统并发症,保护肾功能。一个较好的方案是全身麻醉复合胸段硬膜外阻滞,术中还可使用瑞芬太尼辅助。监测应包括基本监测项目附加五导联心电图及ST段分析,有创血压监测,中心静脉置管,尿量及体温监测。心输出量监测可能有用,但没有证据表明它可以改善预后或存在技术优势。如果已知患者存在左室(LV)功能障碍,心输出量监测可更好地评估主动脉夹闭和开放前容量状态。

自体血回收技术减少了对外源性输血的要求,可用于开放性腹主动脉手术。体温监测非常重要,应对患者进行保温处理,低体温可增加凝血功能障碍风险,术后耗氧量增加及感染率上升。

如果没有禁忌证,胸段硬膜外阻滞可提供良好的术后镇痛,也便于术中管理。硬膜外穿刺位置应根据横向或纵向切口调整方案。

在主动脉阻断期间使用药物保护肾脏功能证据不足。

精细的液体管理可减少在阻断和开放腹主动脉时的心血管应激反应。在预阻断阶段、麻醉诱导、维护（无论是吸入或静脉麻醉）用药、硬膜外给药，均会导致全身血管阻力（SVR）降低，血压下降。维持血压是保证灌注的重要条件，但在阻断前液体负荷过多会使阻断时心室负担过重，所以推荐方案是在主动脉阻断前适当补液及使用血管活性药物。上阻断钳之前，调整血管活性药物，使得心室轻度充盈，这样可以更好的应对血管阻断导致的SVR突然增加。

在"阻断"时，关注重点是调整血流动力学为开放血管，恢复下肢循环做准备。在此期间可以通过有创动脉压力波形，中心静脉压，和（或）心输出量监测指导液体复苏。血管开放时，循环容量已达最佳状态，以尽量减少急性再灌注损伤。定时抽取动脉和静脉血气分析有助于液体管理。根据失血量计算可得出晶体液和胶体液的输注比例。一个合适的输液方案（80～90 g/L）应该决取决于并发症和失血比例。所有自体血必须全部回输，库血和其他血制品按需输注。如果患者存在大量失血的情况，需监测凝血功能（例如TEG®），有助于指导凝血药物的使用。

阻断钳打开后，血液重新进入肢体，对心脏有负性肌力影响。即使已预充液体，心脏仍需正性肌力药物辅助。根据术前心功能评估，药物从小剂量递增（如麻黄素）或可能需要输注（如多巴酚丁胺或小剂量肾上腺素）。肢体恢复循环，容量重新平衡前，心脏需要时间恢复。

如果术中没有使用硬膜外麻醉，在患者苏醒前，应在切口处做局部阻滞。术前评估与风险评分有助于选择2级或3级术后护理。手术难度和术中失血量也需要考虑。如手术结束时患者肢体温暖，灌注好，血气分析结果和血红蛋白水平基本正常，未使用或使用很小剂量的正性肌力药物维持，尽可能拔管。

术后管理

术后患者入住重症监护室。最常见的并发症是心脏疾病，可从良性心律失常发展为致命性心肌梗死。合并呼吸系统疾病的患者，术后肺不张和肺炎等并发症的风险更高。肾功能衰竭是一种潜在并发症，尤其是术中在肾动脉周围阻断时间较长的情况下。结肠缺血是罕见但严重的并发症，应足够重视，其术后可能表现为血性腹泻。

腹主动脉瘤破裂

腹主动脉瘤破裂仍是一个巨大的挑战，其发病率和死亡率都极高。发病率高由于大量失血导致急性生理性改变，重要器官灌注不足，增加心血管应激反应试图代偿。

传统观念中，开放手术是唯一选择，但根据CT结果具体情况具体分析，有些患者可能适合紧急EVAR手术。这需要相当丰富的专业知识和分析，并不是所有医院适合开展。正在进行的一项试验研究就是关于对比开放手术如何改善患者预后的调查。

对于如何处理腹主动脉瘤破裂开放修复术仍是一个思维上的巨大挑战。团队成员之间早期有效的沟通可将延迟最小化。首先应对患者谨慎地进行初步救治，清醒状态下维持收缩压100或更低。高血压可能会加重破裂部位出血。术前应与患者充分讨论麻醉和手术计划。患者必须在手术台上进行麻醉。这一阶段最基本监测手段即血压、脉搏氧饱和度监测及心电图。动脉血压监测不是必需的，因为它可能会耽搁手术。使用大口径静脉通路便于术中快速输液。导尿管通常在麻醉诱导前放置完毕。患者清醒状态下完成术前准备，当外科医生洗手并准备手术台时，方可进行麻醉诱导。在准备过程中，对患者进行预给氧，然后快速顺序诱导。多种诱导药物可供选择，维持循环稳定，结合麻醉医生使用习惯即可。一旦诱导药物和肌松药进入患者体内，腹部填塞将失效，SVR降低，连同他们体内儿茶酚胺水平下降。逐渐的，导致血压和心输出量快速降低。主动脉阻断后再谨慎地进行液体复苏及使用正性肌力药物，因为血压迅速升高会导致破裂部位出血加重。一旦主动脉完全阻断，即可进行循环复苏。夹闭主动脉后，心脏处于稳定期，这时可进行动脉穿刺和中心静脉置管。

大出血处理及自体血回收的研究进展已用于优化术中抢救方案。快速输液装置可进行液体加温及输送。低体温应积极治疗。输血量应根据最初失血量及后续损失量估算。定时进行血红蛋白和动脉血气分析有利于输液和输血管理。患者最新的凝血功能结果有助于纠正凝血异常，并可指导血液制品使用。

综合患者术前情况、手术复杂程度、失血量和术毕生理状态,患者术后通常需要3级护理。

颈动脉内膜剥脱术

颈动脉内膜剥脱术(CEA)有利于降低重度同侧颈动脉狭窄(50%~99%)患者的脑卒中发病率及死亡率,特别是有症状的患者,将获益最大[26]。颈动脉内膜剥脱术(CEA)对无症状的中度同侧颈动脉狭窄(30%~49%)患者无益,对轻度狭窄患者(0~29%)有害[27]。

CEA术后2年效果较为明显,由于短期内存在一定比例的手术相关卒中发生。由于围术期死亡率超过3%,抵消了无症状患者行CEA的远期效益。因此,CEA手术只能由围术期死亡率低于3%的医院开展。

检查

血管造影被认为是评估颈动脉狭窄程度的金标准。然而,由于其有创性及费用高昂,大多数机构经常使用无创性检查,如颈动脉超声、CT血管造影或MRA。与脑血管造影相比,颈动脉声对于诊断颈动脉重度狭窄灵敏度和特异性大于0.8[28]。

内科治疗

小剂量阿司匹林可显著降低CEA术后卒中发生率。最新的研究表明小剂量氯吡格雷(75 mg)术前夜间服用,显著降低围术期栓塞发生率,同时出血风险增加不明显[29]。

他汀类药物已被证实对改善CEA手术预后有益,如无禁忌证,所有CEA患者都应使用[30,31]。

危险因素

传统意义上,存在以下情况应认为是CEA高危因素:

◆ 年龄>80岁
◆ 因卒中拟行CEA
◆ 对侧颈动脉狭窄(>50%)
◆ 冠状动脉疾病
◆ 胰岛素治疗的糖尿病

随着围术期护理的进展,高危患者围术期并发症发生率已成功降至与低危患者接近[33,34]。然而,

并发多种疾病的患者进行CEA收益不佳,降低其5年生存率,应慎重考虑是否手术。

术中管理

麻醉处理的主要目的是减少任何潜在的脑缺血和心脏损伤。所有患者应经过适当的预评估,血压和心率基础值均需记录。考虑到锁骨下动脉及肱动脉血管疾病的可能,术前应测量双上肢血压。术中最理想的血流动力学参数应该波动范围在基础值的15%以内。

CEA手术的麻醉可选择全身麻醉(GA)或区域麻醉(LA)。在此之前,有薄弱的证据表明,使用区域麻醉,即患者在手术过程中保持清醒,可能整体恢复会更好[35]。然而,最大的随机对照试验GALA,未发现全身麻醉GA与区域麻醉LA对CEA预后影响存在明显差异[36]。因此,麻醉方式的选定应个体化,由患者、外科医生和麻醉医生共同讨论决定。

区域麻醉

区域麻醉可以使用颈深丛阻滞,颈浅丛阻滞,外科医生皮下浸润麻醉,或联合麻醉。目前的研究证据表明颈深丛阻滞比颈浅丛阻滞并发症发生率高,镇痛效果无明显优势[37]。

全身麻醉

全身麻醉GA通过气管插管控制气道。有病例报告CEA手术麻醉使用喉罩,但这是个别情况,一般不推荐[38]。使用吸入麻药复合瑞芬太尼维持麻醉在很多医院是标准做法。使用瑞芬太尼可能需要复合升压药物维持血压,但总体术中血流动力学基本平稳。这也确保了术毕快速,优质的麻醉苏醒,可以即可评估神经系统功能。

外科技术

通过标准颈部切口,细致解剖找到颈内动脉。在全身肝素化情况下,阻断钳分别放置在病变血管的近端和远端,通常位于颈动脉分岔处。在此期间,同侧脑半球的血供来源于Willis环的侧支供应。有很多方法可用于估计侧支供血是否充足。任何脑缺血的迹象都提示应使用分流跨过夹毕动脉段。

病变节段通常位于颈动脉分叉处,通过切口打开动脉及斑块清晰呈现。动脉切开处使用补片缝合已被证明优于一期缝合。通常在切口处留置引流管24 h。

监测

由于术中血流动力学不稳定可持续至术后12～24 h,除基本监测外,最重要的是监测"跳动"的有创动脉血压。应在患者清醒情况下完成有创动脉监测,以便处理麻醉诱导过程中可能突发的血压急剧下降。

神经系统监测

术中神经系统监测的"金标准"是患者清醒,在区域麻醉下接受手术。这样可以连续监测脑缺血,且易于执行,可靠,价格低廉。

然而,如果患者是全身麻醉GA下接受手术,有各种其他方法可用于神经系统监测[39]。

经颅多普勒(TCD)采用超声波估计大脑中动脉的平均血流速度(VMCAi)。阻断后绝对值低于30 cm/s或相对减少超过50%的提示需采取分流措施。TCD也提供了额外的好处,可检测术中和术后脑栓塞。

残端压力可在颈动脉阻断后残端测得。压力超过30 mmHg表明侧支循环充足。近红外光谱仪(NIRS)是一种无创检测方法,用来衡量区域脑氧饱和度,降低并低于一定阈值作为触发器,选择性地放置外科分流。

其他方式包括脑电图、体感诱发电位与颈静脉血氧饱和度。

目前的证据表明,虽然这些方式灵敏度非常高,接近100%,但特异性低范围从43%～86%[40]。

术后护理及并发症

伤口血肿是术后最常见问题,大多数采用人工压迫处理。任何呼吸道损伤或明显出血征象是迅速手术探查处理的指征。

高血压和低血压是术后最初几小时常见的并发症,但通常持续不超过24 h。血压应控制在预定范围(一般收缩压在100～160 mmHg),根据具体情况而定。这可能需要使用药物如拉贝洛尔或去氧肾上腺素输注维持。重要的是排除高血压的常见诱因如疼痛、膀胱胀、缺氧和高碳酸血症。

心脏问题是术后最常见并发症和死亡原因,因此术前彻底检查心脏功能非常重要。围术期卒中是常见死亡原因第二位,多数由于阻断期间脑部低灌注/或栓塞。不常见的原因包括颈动脉血栓形成和脑过度灌注综合征。

从既往经验看,患者术后需在重症监护室恢复。然而,越来越多的机构已被质疑在重症恢复室停留时间过长(6～8 h),并发症在这期间已可充分显现。如果他们在此期间保持稳定,将被转移到普通病房。高级别护理应留给多种并发症的高危患者。

外周动脉疾病

下肢外周动脉疾病(PAD)与发病和死亡率显著相关,因活动能力降低导致生活质量下降[41]。

PAD疾病发展有一些相关风险因素,包括吸烟、糖尿病、高血压、血脂异常、慢性肾功能损害、年龄增长、性别。其中,吸烟和糖尿病是最强的致病危险因素,相对风险指数超过2。

诊断

虽然间歇性跛行是PAD患者的典型症状,但有此表现的患者不多,一旦出现需高度怀疑此病。踝关节与肱动脉收缩压比值被称为踝肱指数(ABI)。正常值1～1.29,比值小于0.9确诊PAD。ABI小于0.4提示严重PAD,1.3或更高提示动脉钙化不可压缩。ABI已被证明是一个独立的预测增加心血管疾病风险指标,也可用于风险分级[42]。

动脉结构狭窄的诊断方法包括彩超、MRA和CTA,血管对比成像。

管理

大多数患者最初采用医学治疗和生活方式改性(戒烟、锻炼治疗)相结合的办法。不幸的是,尽管使用最佳药物治疗,仍有10%～15%的患者发展为严重肢体缺血(CLI)。CLI伴重度跛行、静息痛或坏疽是手术指征。血管成形术包括微创腔内技术,开放手术探查,或联合术式。

择期血管重建术

肢体血运重建术式选择依赖于血栓形成的部位和程度。

血管重建,如血管成形术和支架术适合修复较短的血管,例如髂动脉狭窄病变(≤3 cm)。随着血管腔内修复技术的进展,越来越多更复杂的血管疾病可通过这一途径解决。

对于不适合腔内治疗的狭窄,开放手术仍是唯一的选择,手术方案根据病变部位和患者的一般情况而定。

由于血流障碍导致生活受限(髂总动脉闭塞性疾病)的患者建议行双股动脉转流术。然而与开放性动脉修补术相比,这一手术风险较高,不适合并存严重并发症患者。

腋股动脉转流是相对安全的选择,因为它不涉及胸主动脉或腹主动脉。尽管与主-双股动脉转流相比,其远期通畅率较低,但对于肢体缺血危及有限预期寿命的高危患者,它仍然是一个合理的选择[43]。

腹股沟以下病变根据阻塞部位和程度可使用股腘动脉搭桥,股-股动脉交叉,或股动脉近远端联通。

麻醉

血管重建术可在区域麻醉阻滞下完成,如腰硬联合麻醉(CSE),根据需要可延长麻醉时间。它也提供了有效的术后镇痛,可减少全身性阿片类药物的使用。使用区域麻醉技术存在几个可以想到的好处。然而,Cochrane最近的一项研究未能证明在区域麻醉和全身麻醉下肢动脉重建的死亡率或发病率有明显差异,但区域麻醉组肺炎的发病率呈下趋势[44]。

动脉重建是一个大型的外科手术,需要和开放性腹主动脉瘤修补相同程度的围术期护理。硬膜外麻醉可以提供术后镇痛。

术后护理

鉴于伴随的并发症,所有重大的重建工作都应在重症监护环境下进行。血运重建后,定期监测脉搏以确保移植物通畅是至关重要的,因为移植物堵塞是再次进行紧急探查的指征。

下肢截肢术

下肢截肢是肢体严重缺血已不适合血运重建手术。糖尿病合并顽固性局部败血症是截肢的另一重要手术指征。下肢截肢的30天内死亡率接近20%,属于高危手术[45]。

需下肢截肢患者合并多种疾病。有的患者合并凝血功能障碍、容量或电解质紊乱,术前均应纠正。

麻醉

膝下截肢或膝上截肢手术可选用全身麻醉或区域阻滞。术后疼痛可通过放置坐骨神经区域阻滞导管输注药物,具有阿片类药物保留效应。一般患者的病情决定是否需要高依赖性的术后护理。幻肢痛是截肢术后一个重要问题。不幸的是,没有令人信服的证据显示何种措施(超前镇痛、氯胺酮、加巴喷丁)能够减少这种常见的并发症发生。早期建议参与疼痛小组。

急性肢体缺血

急性肢体缺血是外科急症和正确处理是尽快确保肢体存活。原因有既往健康患者发生栓塞或血栓形成于已患病的血管树。临床上两者可以区分,但血管造影只能确诊疾病和判断阻塞程度。在栓子不大的情况下,可在区域麻醉下行股动脉导管取栓恢复灌注。然而,在血栓范围较大情况下,不能采用导管取栓,应在全身麻醉下。通过切开动脉血栓取出或搭桥进行血管重建。也是一种非生存性肢体截肢手术的指征。

麻醉处理

患者一旦确诊,即刻开始抗凝治疗,这限制了区域阻滞麻醉的使用。尽管冠状动脉和大脑动脉发病率高,临床处理情况紧急,限制了术前评价和优化的执行。

常见围术期存在明显的电解质紊乱,由于细胞持续死亡释放细胞内离子进入循环,特别是钾离子。术后重点关注血运重建成功后的再灌注损伤。报告中多达5%的患者出现骨筋膜室综合征,20%的患者显示存在横纹肌溶解症的生化证据[46]。

结论

由于老龄化而对血管手术的需求增加，这种情况在未来几十年不太可能发生改变。虽然随着社会发展变化，如吸烟人群减少，更好地控制高血压和糖尿病，可能会减少大血管疾病绝对发病率，但需要外科手术治疗以维持及恢复循环的患者数量逐渐上升。更好地了解患者需求、告知手术部位、围术期处理流程，包括充分术前评估，改良手术，血管腔内技术、麻醉技术和重症监护。本章涵盖了目前的临床经验，但仍需不断讨论，为今后研究提供了一个更清晰的对高难度患者的实践管理经验。

（李　晋 译　周银燕 审校）

参考文献

［1］ Task Force for Preoperative Cardiac Risk Assessment and Perioperative Cardiac Management in Non-cardiac Surgery; European Society of Cardiology (ESC), Poldermans D, et al. ESC Guidelines for pre-operative cardiac risk assessment and perioperative cardiac management in non-cardiac surgery. *Eur Heart J.* 2009; 30:2769–2812.

［2］ Nowygrod R, Egorova N, Greco G, et al. Trends, complications, and mortality in peripheral vascular surgery. *J Vasc Surg.* 2006; 43(2):205–216.

［3］ Bayly PJM, Matthews JN, Dobson PM, et al. In-hospital mortality from abdominal aortic surgery in Great Britain and Ireland: Vascular Anaesthesia Society audit. *Br J Surg.* 2001; 88(5):687–692.

［4］ Hertzer NR, Beven EG, Young JR, et al. Coronary artery disease in peripheral vascular patients. A classification of 1000 coronary angiograms and results of surgical management. *Ann Surg.* 1984; 199(2):223–233.

［5］ Fleisher LA, Beckman JA, Brown KA, et al. ACCF/AHA focused update on perioperative beta blockade incorporated into the ACC/AHA 2007 guidelines on perioperative cardiovascular evaluation and care for noncardiac surgery. *Circulation.* 2009; 24; 120(21):e169–276. <http:// circ. ahajournals. org/cgi/reprint/ CIRCULATIONAHA. 109. 192690>.

［6］ Lee TH, Marcantonio ER, Mangione CM, et al. 1999. Derivation and prospective validation of a simple index for prediction of cardiac risk of major noncardiac surgery. *Circulation.* 1999; 100(10):1043–1049.

［7］ Poldermans D, Fioretti PM, Forster T, et al. Dobutamine stress echocardiography for assessment of perioperative cardiac risk in patients undergoing major vascular surgery. *Circulation.* 1993; 87(5):1506–1512.

［8］ Raux M, Godet G, Isnard R, et al. Low negative predictive value of dobutamine stress echocardiography before abdominal aortic surgery. *Br J Anaesth.* 2006; 97(6):770–776.

［9］ Poldermans D, Arnese M, Fioretti PM, et al. Improved cardiac risk stratification in major vascular surgery with dobutamine-atropine stress echo cardiography. *J Am Coll Cardiol.* 1995; 26(3):648–653.

［10］ Snowden CP, Prentis JM, Anderson HL, et al. Submaximal cardiopulmonary exercise testing predicts complications and hospital length of stay in patients undergoing major elective surgery. *Ann Surg.* 2010; 251(3):535–541.

［11］ Carlisle J, Swart M. Mid-term survival after abdominal aortic aneurysm surgery predicted by cardiopulmonary exercise testing. *Br J Surg.* 2007; 94(8):966–969.

［12］ POISE Study Group, Devereaux PJ, Yang H, et al. Effects of extended-release metoprolol succinate in patients undergoing non-cardiac surgery (POISE trial): a randomised controlled trial. *Lancet.* 2008; 371(9627):1839–1847.

［13］ Mangano DT, Layug EL, Wallace A, et al. Effect of atenolol on mortality and cardiovascular morbidity after noncardiac surgery. Multicenter Study of Perioperative Ischemia Research Group. *N Engl J Med.* 1996; 335(23):1713–1720.

［14］ Poldermans D, Boersma E, Bax JJ, et al. The effect of bisoprolol on perioperative mortality and myocardial infarction in high-risk patients undergoing vascular surgery. Dutch Echocardiographic Cardiac Risk Evaluation Applying Stress Echocardiography Study Group. *N Engl J Med.* 1999; 341(24):1789–1794.

［15］ Le Manach Y, Godet G, Coriat P, et al. The impact of postoperative discontinuation or continuation of chronic statin therapy on cardiac outcome after major vascular surgery. *Anesth Analg.* 2007; 104(6):1326–1333.

［16］ Yusuf S, Sleight P, Pogue J, et al. Effects of an angiotensin-converting-enzyme inhibitor, ramipril, on cardiovascular events in high-risk patients. The Heart Outcomes Prevention Evaluation Study Investigators. *N Engl J Med.* 2000; 342(3): 145–153.

［17］ Poldermans D, Bax JJ, Boersma E, et al. Guidelines for pre-operative cardiac risk assessment and perioperative cardiac management in non-cardiac surgery. Guidelines for pre-operative cardiac risk assessment and perioperative cardiac management in non-cardiac surgery. The Task Force for Preoperative Cardiac Risk Assessment and Perioperative Cardiac Management in Non-cardiac Surgery of the European Society of Cardiology (ESC) and endorsed by the European Society of Anaesthesiology (ESA). *Eur Heart J.* 2009; 30: 2769–2812.

［18］ Lindblad B, Persson N, Bergqvist D. Does low-dose acetylsalicylic acid prevent stroke after carotid surgery? A double-blind, placebo-controlled randomized trial. *Stroke.* 1993; 24:1125–1128.

［19］ Earnshaw J, Beard J. *The vascular MDT: an essential element in the treatment of patients with vascular disease.* 2011. <http://www. aaaqip. com/files/vascular-mdt-bulletin-arcse-2011. pdf>.

［20］ http://www. aaaqip. com/files/vascular_society_mortality_ report_final- copy_printers-v2-plymmarch2012. pdf.

［21］ Thompson SG, Ashton HA, Gao L et al. Screening men for abdominal aortic aneurysm: 10 year mortality and cost effectiveness results from the randomised Multicentre Aneurysm Screening Study. *BMJ*. 2009; 338:b2307–b2307.

［22］ The United Kingdom Evar Trial Investigators. Endovascular versus open repair of abdominal aortic aneurysm. *N Engl J Med*. 2010; 362(20):1863–1871.

［23］ Berman L, Dardik A, Bradley EH, et al. Informed consent for abdominal aortic aneurysm repair: assessing variations in surgeon opinion through a national survey. *J Vasc Surg*. 2008; 47(2):287–295. e2.

［24］ Older P, Hall A, Hader R. Cardiopulmonary exercise testing as a screening test for perioperative management of major surgery in the elderly. *Chest*. 1999; 16(2):355–362.

［25］ Brady AR, Fowkes FG, Greenhalgh RM, et al. Risk factors for postoperative death following elective surgical repair of abdominal aortic aneurysm: results from the UK Small Aneurysm Trial. *Br J Surg*. 2000; 87(6):742–749.

［26］ Anon. Beneficial effect of carotid endarterectomy in symptomatic patients with high-grade carotid stenosis. North American Symptomatic Carotid Endarterectomy Trial Collaborators. *N Engl J Med*. 1991; 325(7):445–453.

［27］ Rothwell PM, Eliasziw M, Gutnikov SA, et al. Analysis of pooled data from the randomised controlled trials of endarterectomy for symptomatic carotid stenosis. *Lancet*. 2003; 361(9352):107–116.

［28］ Wardlaw JM, Chappell FM, Best JJ, et al. Non-invasive imaging compared with intra-arterial angiography in the diagnosis of symptomatic carotid stenosis: a meta-analysis. *Lancet*. 2006;367(9521):1503–1512.

［29］ Payne DA, Jones CI, Hayes PD, et al. Beneficial effects of clopidogrel combined with aspirin in reducing cerebral emboli in patients undergoing carotid endarterectomy. *Circulation*. 2004; 109(12):1476–1481.

［30］ Kennedy J, Quan H, Buchan AM, et al. Statins are associated with better outcomes after carotid endarterectomy in symptomatic patients. *Stroke*. 2005; 36(10):2072–2076.

［31］ Chaturvedi S. Statins are associated with better outcomes after carotid endarterectomy in symptomatic patients. *Perspect Vasc Surg Endovasc Ther*. 2006; 18(1):79–80.

［32］ Halm EA, Tuhrim S, Wang JJ, et al. Risk factors for perioperative death and stroke after carotid endarterectomy: results of the New York Carotid Artery Surgery Study. *Stroke*. 2009; 40(1):221–229.

［33］ Reed AB, Gaccione P, Belkin M, et al. Preoperative risk factors for carotid endarterectomy: defining the patient at high risk. *J Vasc Surg*. 2003; 37(6):1191–1199.

［34］ Flanigan DP, Flanigan ME, Dorne AL, et al. Long-term results of 442 consecutive, standardized carotid endarterectomy procedures in standard-risk and high-risk patients. *J Vasc Surg*. 2007; 46(5):876–882.

［35］ Tangkanakul C, Counsell CE, Warlow CP. Local versus general anaesthesia in carotid endarterectomy: a systematic review of the evidence. *Eur J Vasc Endovasc Surg*. 1997; 13(5):491–499.

［36］ Anon. General anaesthesia versus local anaesthesia for carotid surgery (GALA): a multicentre, randomised controlled trial. *Lancet*. 2008; 372(9656):2132–2142.

［37］ Pandit JJ, Satya-Krishna R, Gration P. Superficial or deep cervical plexus block for carotid endarterectomy: a systematic review of complications. *Br J Anaesth*. 2007; 99(2):159–169.

［38］ Costa E, Silva L, Brimacombe JR. The laryngeal mask for carotid endarterectomy. *J Cardiothorac Vasc Anesth*. 1996; 10(7):972–973.

［39］ Bacuzzi A, Cantore G, Del Bosco A, et al. Cerebral monitoring during CEA: review of the literature. *New Technol Surg*. 2009; 1(1). <http://www. newtechnologiesinsurgery. org/Surgery/Surgery. nsf/doc Cat?OpenForm&Section=tele retina&Action=Papers&ActionSec=Articles& Language=E N&Cat=&Start=1&Count=100&uniiddoc=C43C3C1D1F0 7F17FC12575CE0061216E#19>.

［40］ Moritz S, Kasprzak P, Arlt M, et al. Accuracy of cerebral monitoring in detecting cerebral ischaemia during carotid endarterctomy. *Anaesthesiology*. 2007; 107:563–569.

［41］ Hirsch AT, Haskal ZJ, Hertzer NR, et al. ACC/AHA 2005 practice guidelines for the management of patients with peripheral arterial disease (lower extremity, renal, mesenteric, and abdominal aortic). *Circulation*. 2006; 113(11):e463–e465.

［42］ Diehm C, Lange S, Darius H, et al. Association of low ankle brachial index with high mortality in primary care. *Eur Heart J*. 2006; 27(14):1743–1749. <http://eurheartj. oxfordjournals. org/content/early/2006/06/16/eurheartj. ehl092. abstract> (accessed 20 July 2011).

［43］ Passman MA, Taylor LM, Moneta GL, et al. Comparison of axillofemoral and aortofemoral bypass for aortoiliac occlusive disease. *J Vasc Surg*. 1996; 23(2):263–271.

［44］ Barbosa FT, Cavalcante JC, Jucá MJ, et al. Neuraxial anaesthesia for lower-limb revascularization. *Cochrane Database Syst Rev*. 2010; 1:CD007083.

［45］ Ploeg AJ, Lardenoye JW, Vrancken Peeters MP, et al. Contemporary series of morbidity and mortality after lower limb amputation. *Eur J Vasc Endovasc Surg*. 2005; 29(6):633–637.

［46］ Norgen L, Hiatt WR, Dormandy JA, et al. Inter-Society Consensus for the Management of Peripheral Arterial Disease (TASC II). *Eur J Vasc Endovasc Surg*. 2007; 33:S1–S70.

第二十章

老年骨科手术的麻醉

概述

老年人的骨科手术可大致分为急诊和择期手术。在过去的20年，一些欧洲国家收集到的相关信息使老年急诊和择期手术的分析更容易。这些信息表明更多的手术正在老年人与更老的老年人中实施。骨科假体修复术的成功也意味着更多的患者在修复手术中被修复，有时候即使不被修复的也会在初次手术的若干年后被修复。

在这些老年人中，可能会导致骨科手术有两种主要的疾病。这些包括骨关节炎与骨质疏松症。一种相当过于简单化的方法规定骨性关节炎导致择期关节置换术和骨质疏松症导致急诊或脆性骨折所致的紧急手术。

其余的手术将主要处理下肢手术，包括膝关节和髋关节置换术。这些手术现在将予以常规并且更多的时间用于修复手术。上肢手术也会被提到。

老年人急诊骨科手术将集中于脆性骨折所致的骨折。对于上肢手术通常包括前臂骨折。对于下肢手术股骨骨折占主导和脊柱手术恢复椎体高度，这些认知均已普及。

择期手术

下肢体

关节置换登记

从20世纪70年代开始，瑞典成为注册择期骨科手术的第一个国家，髋关节和膝关节置换术的关系保存在单独的数据库[1,2]。瑞典膝关节注册表自1975年发表以来，他们评论说，发病率可能尚未达到顶峰。在瑞典，大多数关节都是用于那些年龄在65～84岁的老年人。

在英国和威尔士，全国联合注册表（NJR）是2003年开始，第八份报告最近被公布[3]。还有许多其他国家对关节置换的记录，包括加拿大、丹麦和澳大利亚。

在过去的10年，NJR的审查可以报道麻醉团体中的患者的人口变化模式，包括执行的手术类型和患者年龄。这是苏格兰一个单独的注册表，在麻醉并发症方面也有有用的部分[4]。NJR不但收集麻醉类型的数据，而且包括人口信息的数据，其中包括身体质量指数美国麻醉医生协会（ASA）分级，指向那些病越来越多，越来越胖的人口老龄化群种。

最初，NJR是自愿登记的，但自2011年和2012年起，在英国威尔士的急诊医院，NJR报告的数据是强制收集的。自2003年以来已收集髋和膝盖手术的信息数据；自2010年以来，踝关节置换数据已经收集。还有计划收集在上肢手术的信息，这在苏格兰已经有案例。

2010年在77 000主要髋关节翻修手术中，有31%的手术是在85岁以上女性身上进行的，且主要髋关节置换率达75%以上。几乎11%的是翻修手术和86%的单次一类手术。从2009年开始，更多的非骨水泥假肢被使用，但并没有应用于老年患者的案例。骨水泥确实构成几个问题，修正率在这些手术和在那些超过75岁的手术较低，骨水泥髋关节置换更受欢迎[5]。随着时间的推移，翻修率增加，7年后，初次手术有20%将被需要修正。最常见的指征是身体部件之一的无菌性松动。

最新的NJR报道显示，有近82 000例膝关节手术在英国威尔士进行。这个人口统计资料与髋关节的数据非常相似，尽管在膝关节成形术中平均身体质量指数达30.6即为肥胖，但实施初级膝关节手术的患者有33%年龄超过75岁，有5%年龄超过85岁。

NJR突出如何安全施行髋关节和膝关节成形

术。髋关节成形术术后30天的死亡率为0.6%，膝关节成形术术后死亡率是0.2%。7年后，17%的髋关节成形术接受者死去。由于之前没有可对比的数据，只能假定这些患者年龄增大或比那些接受初级手术的人发生了更多的并发症。

任意择期骨科手术术前详细的评估和准备是必要的。这样手术的风险会相对较低，生活质量也相对的较好。

髋关节置换术

髋关节置换术现在是一种非常常见的外科手术，它可以帮助许多人过着更加积极和无痛苦的生活。这个手术是相对比较安全的，有许多不同的麻醉和镇痛技术可以用于这些患者。

进行这类手术的重点，是高质量的术前准备与术前优化。区域或全麻技术，常常结合多种周围神经阻滞，是麻醉实践中主要使用的技术。操作主要在侧面位置进行，它将会在60 min或更多时间后变得不舒服。应注意垫下臂，确保依靠臂的肩膀在一个适当的位置。对于大多超过75岁的患者，使用水泥假体。外科的技术不断进步，在择期手术骨水泥问题现在较罕见[5]。

20%首次髋关节置换术在英国和威尔士NHS医院进行，患者分级为ASA的3或4。这些分级的患者可能需要更多的有创监测或术后一定时期2种设备的监测。

在老年亚组患者中公布的数据很少，有研究声称，患者的平均年龄老年人通常都很年轻[6]。这项研究考察择期人工关节置换术后认知功能下降的预测因素。在研究术后谵妄的进展中，没有证据表明手术3个月后任何功能下降。麻醉类型对结果没有影响，尽管有一个无明显的趋势指向术后全麻组术后谵妄发病率更高。本研究的题目包括老年但他们平均年龄小于75。

一组欧洲组专家对术后镇痛，给予了特定的系统综述和一致建议，并对下肢关节置换术发表文章[7]。他们建议全身麻醉相结合辅以周围神经阻滞或脊髓麻醉添加阿片类药物。

失血在首次行髋关节置换术可能是一个问题，并且贫血妨碍功能康复和手术结果的恢复和结果有

矛盾。对各类非心脏手术的一项大系列连续观察中，让血细胞比容下降或上升，对各类非心脏手术均显示出不利效果，从而增加了30 d死亡率和心脏病。这是发生在血球压积低于39%或超过51%[8]。这项研究是美国退伍军人管理局国家外科质量改善计划的一部分。超过300 000例患者被包含在本次回顾病例系列。大多数患者为男性，但第四和第六最常见的手术是整个全膝关节置换术和全髋关节置换术。

术前血红蛋白低的不良反应并没有在其他案例系列被证明。一个更小的研究，只涉及391例患者，未能发现是否贫血是下肢关节置换术心肌梗死或死亡率的一个危险因素[9]。

膝关节置换术

2008年，《膝关节置换术后镇痛指南》发布，专家就术后经历将十分痛苦这一点达成共识[10]。

专注于下肢关节置换"快车道手术"方案的中心尽管成立不足4年但已获得成功[11, 12]。在一些国家这些新奇的技术被称为"增强恢复"，其中是一个误导性的标签，因为它没有反映总的手术经验。外周神经阻滞已经被局部麻醉浸润和注入代替。有一些证据表明，股神经阻滞可能延缓行动力和个人观察力，超过80岁的患者股神经阻滞可引起明显的股四头肌的虚弱，从而延缓行动力。

来自苏格兰的一大系列数据强调了脊髓麻醉与局部浸润麻醉的优势[13]。脊髓麻醉备受斯堪的纳维亚医生青睐，在许多出版物均突出"快车道手术"。术前患者给予加巴喷丁和选择性环氧合酶2（COX-2）抑制剂，来帮助疼痛管理。在老年患者中使用任何非甾体类抗炎症剂应谨慎[14]。COX-2的抑制剂的使用并不是没有问题。苏格兰研究中的患者的平均年龄为70岁。那里似乎没有75岁以上接受这类手术的许多大型系列研究。

加巴喷丁已被证明是有益的膝关节置换术镇痛[15]，但对于髋关节置换术的利用价值有限。对于第一次使用加巴喷丁的老年患者应该谨慎行使[16]。加巴喷丁可能导致舞蹈症、共济失调，这可能会使老年患者易跌倒，可能妨碍外科手术的程序进展[17]。没有出现很大型系列对于单独的超过80岁的首次行关节置换手术患者的研究。加巴喷丁和COX-2抑制

剂应慎用在这个年龄范围的患者。

首次手术现在是常规的,但随着人口年龄与患者积极关节修复,手术属于增加的频率。

髋关节和膝关节成形术

瞥一眼英国威尔士北爱尔兰的NJR报道,从2010年,有5 082例膝关节修复手术,其中76%行第一阶段手术的平均年龄为70岁。在同一份报告中有7 852例髋关节修复术,其中86%为第一阶段手术,平均年龄膝关节修复手术是相同的。这些复杂手术的差异很大,取决于关节联合失败的原因。

早期的修复可能是初次假体的感染,通常发生在第一次手术之后不久。根除感染可能需要一段时间,会导致第二次或第三次手术。与外科同事密切沟通决定使用麻醉的类型。膝关节修复术可以在脊髓麻醉下完成,但任何手术超过2 h则需要全身麻醉。"快车道手术"方案现在已被应用于膝关节置换术。在这项研究中只有29例患者,年龄34～84岁,所有患者接受脊髓麻醉[18]。脊髓麻醉和局部浸润镇痛对80岁以上患者具有显著意义,但其真实适用性尚未被充分挖掘。

常常因为一个组件的修复失败而进行关节置换。膝关节修复术在下肢止血带的使用下具有显著的优势,可以限制手术失血。

髋关节成形术

髋关节置换术手术时间长,有失血较多的可能性,尤其是涉及股骨头。任何防范措施应采取以反应任何的大失血。直接动脉监测应被考虑,可以观察血压的变化,可以采集样本进行血气分析,并且可以评估血球压集。无创心输出量监测应该也被考虑,尽管在老年患者髋关节手术中缺乏这一技术指导补液的数据[19]。所有液体应该是温的且受温度监测而得,通过变暖的设备用于减少任何来源的热损失。

2级护理应该被视为至少24 h提供更加亲密的监测,因为有意义的失血可能在排尿中继续。

上肢手术
肩部手术

上肢关节置换术手术很快被NJR收集。这些手术的成功给许多老年患者改善了生活质量。对于肩膀的通常位置是"沙滩椅",理论上的不足是影响脑循环。用近红外光谱测量氧饱和度(NIRS)可以减少脑氧饱和度[20]。这一发现的意义对于老年患者不应忽视和适当的建议神经系统疾病的可能性,适当的体位可能更为重要。

超声引导下肌间沟局部麻醉对肩关节手术具有有效的镇痛,避免在术后立即需要阿片类药物的使用。这存在膈神经麻痹发生率,虽然这问题因使用较小体积的局部麻醉剂有所减少[21]。

关节置换手术现在可以用于肘关节、腕关节和手关节。区域镇痛技术更加明确取决于手术定位随着超声引导下神经阻滞术的到来。任何减少全身性镇痛药如阿片类药物和非甾体类药物反炎症的药物是受老年患者欢迎的。

急诊外科手术

在老年患者的急救外科手术是经常发生于摔倒或骨质疏松的后果。这些随之而来骨折后可以被称为"脆性骨折",包括脊柱、股骨近端和前臂的损伤。

2000年,全世界范围内有9万例骨质疏松性骨折。

椎体成形术

在2000年,全世界范围内有140万例椎体骨折,随着与人口老龄化,这数据有可能增加[22]。椎性骨折是骨质疏松范围内的一部分且随着患者年龄的增加频率在增加。大部分的发生是自发的,直到最后十年他们都是被保守治疗。

有两种介入技术试图用于恢复高度和完整的椎骨骨折,这些被称为椎体成形术和椎体后凸成形术。

椎体成形术是一个过程,这是由放射科医生在X线下执行的,包括针经皮到椎骨骨折。患者整个手术过程处于仰卧位。一旦椎体被针扎入,骨水泥、聚甲基丙烯酸甲酯被注入假的椎体。

气球球囊扩张椎体后凸成形术同椎体成形术是一个类似的手术,但它涉及放置一个气球,经皮进到骨折的椎体。气球是充满气的以便最后椎板内之间是分开的,在空间建立之前,气球是被骨水泥填满的。

在一项大型研究球囊扩张椎体后凸成形术患者

中,包括了138名积极治疗手臂的患者,几乎所有的患者都采用全身麻醉,因这类手术大部分均采用全身麻醉[23]。在这个研究中一小部分手术由放射科医生采用持续的镇静并辅助局部麻醉药注入完成。

最初的小观察性研究和案例报告的结果被鼓励,在这个有限的研究中,疼痛减轻和功能效果好均被看到。

作者的经验是每个椎体成形术手术是在镇静下完成的。可以通过输注异丙酚或苯二氮䓬类药物完成。小剂量的阿片类药物也可以被给予,因为这些手术会有疼痛,所以使用局部麻醉后把针头扎入椎体。在陌生的环境,提供所有的预防措施和安全的麻醉,放射进行时,应该有合适的、有经验的麻醉助理协助。如果是全身麻醉,所有倾向于患者的预防措施也应该被遵循。

仍然存在争论,关于椎体骨折,椎体成形术的类型是否花费有效的治疗。这些干预导致的有效性存在着矛盾。这些争议涉及患者的选择,椎体骨折的自然病史以及研究设计的评估过程被实施。

在一个多国椎体后凸成形术研究中,患者都是随机的分为主动干预手术组和非手术护理组[23]。在这个研究中首次结果的评估通过是全球生活质量测量验证的,也就是SF-36量表。椎体后凸成形术相对于非手术治疗组比较具有改善,但它缺乏一个盲的实验即真正的对照组限制对数据范围的解释。

在澳大利亚的一项研究中,有一个控制方,一种假椎体成形术的手术,3个月后没有表现出很好的效益,主要的结果是减轻疼痛[24]。在这个实验中这些患者的选择在随机化之前均有疼痛损伤。

有其他研究的指出这项侵入性手术是有益的,但仍然怀疑是否患者真的有益相对于自然史状态的进展[25]。尽管更好的设计研究将回答这些问题和确定麻醉医生将被问是否为修复性治疗椎性骨折提供持续服务。

股骨近端骨折

髋部骨折的人口统计学

强健的审计数据库已在一些欧洲国家被收集了许多年。在1988年瑞典有了第一个髋部骨折数据库,虽然是一些小项目,就像彼得伯勒[26]。直到

2008年,在英国和威尔士有了国家髋部骨折数据库,被称为"NHFD"[27]。他们是收集一些重要的信息,日期只记录非常有限的信息,可能是麻醉医生使用的。在不久的将来,有个真正重要的问题可能被回答,如脊髓麻醉优于全身麻醉神经阻滞有助于更快地康复。

每一个麻醉医生在自己的职业生涯中将面临股骨骨折患者的挑战。这可能是一个手术的基点对于老年人患者来表明医疗质量,如果这是做得很好,很可能在老年患者其他手术也做得好。

相比择期髋关节置换手术中,ASA分级1和2的髋关节骨折患者很少。最近"NHFD"报道,所有患者中65%ASA分级不是3(54%)就是4(11%)。这是对比择期髋关节置换术20%的患者是ASA 3和4在NHS医院和独立医院只有7%。在英国和威尔士的髋部骨折患者的年龄是84岁,尽管从"NHFD"得来完整性的数据有所保留,最新报道的数据显示,在英国,威尔士和北爱尔兰有超过50 000例髋部骨折。在死亡率图表报道中数据有轻微的增加,从2010年的7%到2011年的8.4%,但后者的报道包括多出的20 000例患者,所以这真实地反映了髋部骨折患者的死亡率。

有许多出版物可以指导髋关节骨折患者的临床管理,以及来自麻醉组织变量输入[28-30]。麻醉医生指南已经被大不列颠和爱尔兰的麻醉医生协会出版,读者应该参考这些对于术前、术中和术后髋部骨折综合考虑的处理[31]。

髋部骨折的麻醉技术

关于髋部骨折的一些重要的"零件"。没有太多的证据表明,区域或全身麻醉下两者相互之间有任何显著的优势[32]。手术是最好的镇痛方式,但初始镇痛应该是乙酰氨基酚,医疗专业中疼痛的患者被认为可以立即服用止痛药。但随着不断地评估,治疗可以逐步上升,包括使用阿片类药物和神经阻滞。非甾体类抗炎症药物最好避免用于中老年人,虽然对于这些药物在这类患者组的相关研究还很缺乏[33]。

这类手术应尽快计划,在白天全部受伤人员名单中。有证据表明,延迟手术可能增加发病率甚至死亡率[34,35]。计划手术和优化是一个动态的过程,没有

时间应该丢失在手术前整理好所有的医疗条件。

有一些有争议的地方，在这些管理的患者中，与所有患者的"脆弱性骨折"有关。

全面的医疗评估是了解重要医疗问题的关键。与外科医生的密切联系是髋关节骨折手术成功的多学科管理的关键。所有麻醉医生应该熟悉简易智力测试评分（AMTS），这应该包括在术前评估[36]。

1/3的髋部骨折患者有认知功能障碍，在这些患者的疼痛评估是特别困难的。许多用来减轻疼痛的药物与谵妄相关，因此建议应该使用简单的止痛药如对乙酰氨基酚。一个法国研究表明，术后髋部骨折手术的疼痛，静脉注射脯氨酸乙酰氨基酚的作用效果就如吗啡或连续的股动脉导管给药[37]。没有理由在术前不推广这些发现。脯氨酸乙酰氨基酚代谢成对乙酰氨基酚和相同药物的有效性[38]。

有许多重要的临床指南，应在历史和审查中寻找。患者有没有最近跌倒的历史？有心脏杂音吗？综合跌倒评估应遵循急性发作，并由外科团队指导，但剧烈跌倒的存在可能突出心律失常或主动脉瓣的可能性病变。麻醉医生应该意识到任何跌倒的病史可能发生的医学原因，为什么它会发生。

心杂音

存在心脏杂音应强调的可能性，患者可能有主动脉狭窄/硬化。一项患者的回顾分析，因为在一家忙碌的英国医院透露，髋部骨折后未发现的心脏杂音得患者在接受超声心动图检查时，大约30%的患者主动脉瓣狭窄/硬化[39]。这些患者是老年人和更可能有较低的数量。由于瓣膜病变的严重程度增加了全身麻醉和使得侵入性动脉血压监测更有可能。然而，一些严重的主动脉狭窄接受区域麻醉和仔细监测和使用较低剂量药物的腰麻可行的替代全身麻醉。

总之，在这项回顾性研究的确诊主动脉狭窄在该地区的7%。该调查在这项研究中确实花了几天时间来完成和证据表明任何延迟优化和手术对髋部骨折患者是有害[34,35]。

当所有符合条件的患者进行床边超声心动图，在工作日，在一个大的英国医院以下信息被发现：2%的有严重主动脉瓣狭窄，6%有中度疾病，30%的患者有轻度狭窄或硬化[40]。此队列的31%，在无杂音患者中临床检测超声心动图上有主动脉狭窄的。

相反，对术前有杂音者占30%是正常的超声心动图。不要放弃听诊器，如听到的杂音更可能是中度或重度。面对一个老年患者的麻醉，与疼痛的髋关节和杂音，麻醉医生应该怎么做。一个务实的做法是必要的手术是镇痛的最佳方式，得到回音，如果它不会延迟手术，但不要等待几天的心脏调查。如果在所有担心使用入侵动脉监测，能够频繁采取样本评估红细胞压积和血分析是无价的。

髋部骨折失血

股骨近端骨折失血量大。这可能是更大的来自粗隆外，转子下的骨折，比囊内骨折出血多。血红蛋白应在术前评估，理想的是术中术后监测。出血可能会"隐藏"在髋关节骨折，发现术后更低的血红蛋白比预期水平也不算意外[42,43]。综述输血指针[44]内容包含从几个髋部骨折的研究，但大部分的信息来自重症监护或儿科患者。一个放宽的输血方法在整个围术期似乎是有益的[45]。

这个期待已久的焦点研究刚刚增加了在髋关节周围骨折的输血策略的困惑[46]。作者声称在超过2 000例患者随机分组中，放宽和限制之间输血政策在手术3天之后没有差异性。他们没有看到他们的结果变量有差异，60 d后死亡或在60 d可以在房间内走动。招募患者被假定有心血管疾病，虽然，招聘标准在研究中有被改变。这项研究有消极的结果，但未能回答的重要问题，是否高血红蛋白是有益于急性髋部骨折。令人惊讶的是，作者没有评论研究所发现的。他们证实，隐藏的血损失是一个问题，平均血红蛋白下降2.5 g，尽管只有少量的失血记录在手术中。心血管并发症的发生率也高出3倍，这也没被提出。

失血是一个问题，它可以阻碍康复和每位麻醉医生应该意识到血红蛋白可能会比预期下降的更多。血细胞比容和血红蛋白应在围术期频繁测量，直到手术后及第二天。

抑制血小板作用的药物对心血管和血栓栓塞疾病的治疗很重要。阿司匹林使用没有问题，应继续在围术期使用。全身或局部麻醉均安全。

氯吡格雷

氯吡格雷是一种前体药物，代谢为活性组成不可逆地抑制血小板的活动。药物应在整个围术期持续使用[47]。一个回顾分析研究髋部骨折患者，其中氯吡格雷停用表现产生不利的影响，死亡率增加[48]。该药应持续使用，唯一慎用于区域阻滞麻醉。不再需要延迟手术，实施全身麻醉并准确测量失血量。

手术后护理

很少的证据表明髋部手术后使用2级或3级的护理。一定时间的紧密监护对患者可能有益，尽管没有在这方面干预的研究。

髋部骨折围术期网络

在英国有一个对麻醉医生和骨科医生非常有用的网络，旨在提高对髋部骨折患者的护理水平[49]。网络已更名为"髋部骨折围术期网络"，反映骨科医院对急性发作患者的贡献。团队工作和高级医生、护士和其他医疗专业人才参与是快速评估必不可少的条件，治疗和协助髋部骨折患者的康复。在这一程序中麻醉是一个关键部分。

急救护理的特点可转移到选修护理。涉及骨水泥植入综合征，已经缓解了警惕，更好的手术技巧和密切关注监测。然而，尽管越来越多地使用骨水泥半髋置换和全髋关节置换髋关节骨折[50]，在年纪较大以及脆性髋关节骨折患者使用骨水泥时应特别小心。

结论

老年患者的骨科手术，遵循良好的基本医疗原则和持续提高警惕对这些患者是麻醉的基本特征，无论是择期或急诊。更多的患者将生活于首次关节置换与翻修手术。这可能是一个增长的市场，其中麻醉医生将提供综合评估、麻醉与镇痛。

（桂雪芹 译 李俊明 审校）

参考文献

[1] Swedish Hip Arthroplasty Register. <http://www. shpr. se/en/default/aspex>.

[2] Swedish Knee Arthroplasty Register. <http://www. knee. nko. se>.

[3] National Joint Registry. *8th Annual Report 2010–2011.* <http://www. njrcentre. org. uk/NjrCentre/Portals/0/Documents/NJR%208th%20Annual%20Report%202011. pdf>.

[4] The Scottish Arthroplasty Project. <http://www. arthro. scot. nhs. uk/>.

[5] Donaldson AJ, Thomson HE, Harper NJ, et al. Bone cement implantation syndrome. *Br J Anaesth.* 2009; 102(1):12–22.

[6] Jankowski CJ, Trenerry MR, Cook DJ, et al. Cognitive and functional predictors and sequelae of postoperative delirium in elderly patients undergoing elective joint arthroplasty. *Anesthes Analg.* 2011; 112:1186–1193.

[7] Fischer B, Simanski C, on behalf of the PROSPECT Working Group. A procedure-specific systematic review and consensus recommendations for analgesia after total hip replacement. *Anaesthesia.* 2005; 60:1189–1202.

[8] Wu W-C, Schifftner TI, Henderson WG, et al. Preoperative haematocrit levels and postoperative outcomes in older patients undergoing noncardiac surgery. *JAMA.* 2007; 297:2482–2488.

[9] Mantilla CB, Wass CT, Goodrich KA, et al. Risk for perioperative myocardial infarction and mortality in patients undergoing hip or knee arthroplasty: the role of anemia. *Transfusion* 2011; 51:82–91.

[10] Fischer HB, Simanski CJ, Sharp C, et al. A procedure-specific systematic review and consensus recommendations for postoperative analgesia following total knee arthroplasty. *Anaesthesia.* 2008; 63(10):1105–1123.

[11] Andersen LO, Husted H, Kristensen BB, et al. Analgesic efficacy of intracapsular and intra-articular local anaesthetic for knee arthroplasty. *Anaesthesia.* 2010; 65:904–912.

[12] Andersen LO, Gaarn-Larsen L, Kristensen BB, et al. Analgesic efficacy of local anaesthetic wound administration in knee arthroplasty: volume versus concentration. *Anaesthesia.* 2010; 65:984–990.

[13] McDonald DA, Siegmeth R, Deakin AH, et al. An enhanced recovery programme for primary total knee arthroplasty in the United Kingdom — follow up at one year. *Knee.* 2012; 19(5):525–529.

[14] Aneja A, Farkouh ME. Non-steroidal anti-infammatory drugs and the heart. *Heart.* 2011; 97:517–518.

[15] Clarke H, Pereira S, Kennedy D, et al. Gabapentin decreases morphine consumption and improves functional recovery following total knee arthroplasty. *Pain Res Manag.* 2009; 14(3):217–222.

[16] Clarke H, Periera S, Kennedy D, et al. Adding gabapentin to a multimodal regimen does not reduce acute pain, opioid consumption or chronic pain after total hip arthroplasty. *Acta Anaesthesiol Scand.* 2009; 53(8):1073–1083.

[17] Attupuratgh R, Aziz R, Wollman D, et al. Chorea associated with gabapentin use in an elderly man. A*m J Geriatric Pharmacother.* 2009; 7:220–224.

[18] Husted H, Otte KS, Kristensen BB, et al. Fast-track knee revision arthroplasty — a feasibility study. *Acta Orthop.* 2011; 82(3):438–444.

[19] Ceccomi M, Fasano N, Langiano N, et al. Goal directed haemodynamic therapy during elective total hip arthroplasty under regional anaesthesia. *Crit Care.* 2011; 15:R132.

[20] Moerman AT, De Hert SG, Jacobs TF, et al. Cerebral oxygen desaturation during beach chair position. *Eur J Anaesthesiol.* 2012; 29(2):82–89.

[21] Riazi S, Carmichael N, Awad I, et al. Effect of local anaesthetic volume (20 *vs* 5 ml) on the efficacy and

respiratory consequences of ultrasound-guided interscalene brachial plexus block. *Br J Anaesth.* 2008; 101(4):549–556

[22] Johnell O, Kanis A. An estimate of the worldwide prevalence and disability associated with osteoporotic fractures. *Osteoporosis Int.* 2006; 17:1726–1733.

[23] Wardlaw D, Cummings SR, Meirhaeghe JV, et al. Efficacy and safety of balloon kyphoplasty compared to non surgical care for vertebral compression fracture (FREE): a randomised controlled trial. *Lancet.* 2009; 373:1016–1024.

[24] Buchbinder R, Osborne RJ, Ebeling PR, et al. A randomized trial of vertebroplasty for painful osteoporotic vertebral fractures. *N Engl J Med.* 2009; 361:557–568.

[25] Klazen CAH, Lohle PNM, de Vries J, et al. Vertebroplasty versus conservative treatment in acute osteoporotic vertebral compression fractures (Vertos II): an open-label randomised trial. *Lancet.* 2010; 376(9746):1085–1092.

[26] Nationella höftfrakturregistret. <http://www. vardhandboken. se/ Lankbibliotek/Kvalitetsregister/Rikshoft/>

[27] National Hip Fracture Database. <http://www. nhfd. co. uk/>.

[28] British Orthopaedic Association and British Geriatrics Society. *The care of patients with fragility fracture.* 2007. <http://www. nhfd. co. uk/>.

[29] Scottish Intercollegiate Guidelines Network. *Management of hip fracture in older people.* Edinburgh: SIGN, 2009. <http:// www. sign. ac. uk/ pdf/sign111. pdf>.

[30] National Institute for Health and Clinical Excellence. *The management of hip fracture in adults.* London: NICE, 2011. <http://www. nice. org. uk/nicemedia/live/13489/54918/ 54918. pdf>.

[31] Griffiths R, Alper J, Beckingsdale A, et al. Management of proximal femoral fractures 2011. *Anaesthesia.* 2012; 67(1):85–98.

[32] Parker MJ, Handoll HHG, Griffiths R. Anaesthesia for hip fracture surgery in adults. *Cochrane Database Syst Rev.* 2004; (4):CD000521.

[33] Abou-Setta AM, Beaupre LA, Rashiq S, et al. Comparative effectiveness of pain management interventions for hip fracture: a systematic review. *Ann Intern Med.* 2011; 155: 234–245

[34] Shiga T, Wajima Z, Ohe Y. Is operative delay associated with increased mortality of hip fracture patients? Systematic review, meta-analysis and meta-regression. *Can J Anaesth.* 2008; 55:146–154.

[35] Khan SK, Kalra S, Khanna A, et al. Timing of surgery for hip fractures: a systematic review of 52 published studies involving 291, 413 patients. *Injury.* 2009; 40:692–697.

[36] Hodkinson, HM. Evaluation of a mental test score for assessment of mental impairment in the elderly. *Age Ageing.* 1972; 1(4):233–238.

[37] Cuvillon P, Ripart J, Debureaux S, et al. Analgesia after hip fracture repair in elderly patients: the effect of a continuous femoral nerve block: a prospective and randomised study. *Annales francaises d'anesthesie et de reanimation.* 2007; 26:2–9.

[38] McNicol ED, Tzortzopoulou A, Cepeda MS, et al. Single-dose intravenous paracetamol or propacetamol for prevention or treatment of postoperative pain: a systematic review and meta-analysis. *Br J Anaesth.* 2011; 106:764–775.

[39] McBrien ME, Heyburn G, Stevenson M, et al. Previously undiagnosed aortic stenosis revealed by auscultation in the hip fracture population — echocardio- graphic findings, management and outcome. *Anaesthesia.* 2009; 64: 863–870.

[40] Loxdale SJ, Sneyd JR, Donovan A, et al. The role of routine pre-operative bedside echocardiography in detecting aortic stenosis in patients with a hip fracture. *Anaesthesia.* 2012; 67(1): 51–54

[41] Ricci WM, Rocca GJD, Combs C, et al. The medical and economic impact of pre-operative cardiac testing in elderly patients with hip fractures. *Injury Int J Care Injured.* 2007; 38S3:S49–S52.

[42] Foss NB, Kehlet H. Hidden blood loss after hip fracture surgery. *JBJS Br.* 2006; 88:1053–1059.

[43] Smith GH, Tsang J, Molyneux SG, et al. The hidden blood loss after hip fracture. *Injury.* 2011; 42(2); 133–135.

[44] Carless PA, Henry DA, Carson JL, et al. Transfusion thresholds and other strategies for guiding allogeneic red blood cell transfusion. *Cochrane Database Syst Rev.* 2010; (10):CD002042.

[45] Foss NB, Kristensen MT, Jensen PS, et al. The effects of liberal versus restrictive transfusion thresholds on ambulation after hip fracture surgery. *Transfusion.* 2009; 49:227–234.

[46] Carson JL, Terrin ML, Noveck H, et al. Liberal or restrictive transfusion in high-risk patients after hip surgery. *N Engl J Med.* 2011; 365:2453–2462.

[47] Chechik O, Thein R, Fichman G, et al. The effect of clopidogrel and aspirin on blood loss in hip fracture surgery. *Injury.* 2011; 42:1277–1287.

[48] Collyer TC, Reynolds HC, Truyens E, et al. Perioperative management of clopidogrel therapy: the effects on in-hospital cardiac morbidity in older patients with hip fractures. *Br J Anaesthes.* 2011; 107:911–915.

[49] The Hip Fracture Perioperative Network. <http://www. networks. nhs. uk/hipfractureanaesthesia>.

[50] Costa M, Griffin XL, Pendleton N, et al. Does cementing the femoral component increase the risk of peri-operative mortality for patients having replacement surgery for a fracture of the neck of the femur. *J Bone Joint Surg Br.* 2011; 93B:1405–1410.

第二十一章

老年心脏麻醉

概述

随着75岁以上人口的快速增长，人均预期寿命正在逐年增长。由于生育率持续低下，高龄人口不断增多，欧洲人口规划预测欧盟所有成员国的人均寿命中位数都将增加。欧盟65岁及以上人口的百分比预计从2008年的17.1%增加到2060年的30.5%，实际数量为1.515亿人[1]。特别是80岁以上的人口将相对增加最多。这些变化影响麻醉医生的工作量，特别是涉及麻醉心脏手术和心血管程序的麻醉医生。

冠状动脉疾病（Coronary artery disease, CAD）是动脉粥样硬化的系统过程的器官特异性表现，并且CAD的发病率随着年龄增加。据报道在澳大利亚75岁以上的人中心脏病的发病率为63%。对老年患者

的尸检研究表明，60%的患者有显著的CAD，最常见的死因是心肌梗死[2]。为这一人群提供医疗资源，医疗经济学和医学伦理的讨论是复杂的，并且对个人保健医生和那些做出为谁提供高水平医疗资源的社会政治决定提出了很高的要求。数据表明，病例选择而不是年龄决定了心脏手术的成功。事实上，如果选择适当的患者，老年患者的心脏手术可以以较低的手术死亡率、高质量的长期存活率和超过一般老年患者的术后生活质量进行[3]。对接受心脏手术的老年患者进行完备的术前计划可以优化术后结果并最大化手术成功机会，同时降低了复杂和长时间术后恢复过程的可能（图21-1～图21-3）[4]。

老年生理变化

随着年龄增长发生，老年患者的生理功能会发

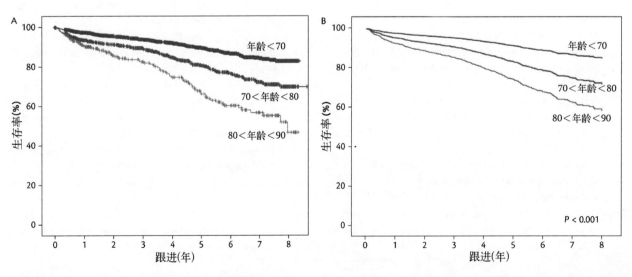

图21-1 80岁以上患者冠脉搭桥术后未调整和调整的Kaplan-Meier生存曲线。在平均跟踪4.0±2.5年后，80岁以上患者1年及5年存活率分别为90.7%±1.8%、66.3%±3.6%，而年轻患者为96.2%±0.4%、86.8%±0.8%。预测老年患者术后死亡的危险因素包括广泛主动脉钙化、由此带来的冠脉搭桥、术前肾衰竭或卒中和低体重。资料来源：Silvay G, Castillo JG, et al.，"Cardiac anesthesia and surgery in geriatric patients"，*Seminars in Cardiothoracic and Vascular Anesthesia*, 12, 1, pp.18–28, copyright © 2008 by Sage Publications, reprintedby Permission of SAGE Publications.

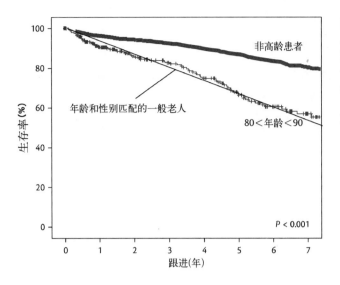

图21-2 在美国人中根据年龄和性别匹配的80岁以上患者冠脉搭桥术后的Kaplan-Meier生存曲线。根据2003年人口数据，冠脉搭桥后高龄患者的生存率与相同年龄性别的老年人相似。资料来源: Silvay G, Castillo JG, et al., "Cardiac anesthesia and surgery in geriatric patients", *Seminars in Cardiothoracic and Vascular Anesthesia*, 12, 1, pp.18-28, copyright © 2008 by Sage Publications, reprinted by Permission of SAGE Publications.

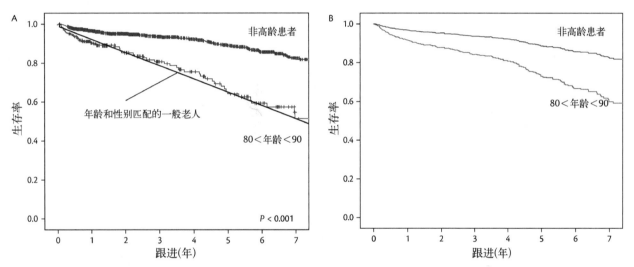

图21-3 主动脉瓣置换术后80岁以上患者与非80岁以上患者的非调整与调整生存曲线。我们的分析认为在平均跟踪3.6 ± 2.5年后，80岁以上患者1年和5年生存率为90.3% ± 2.1%、63.8% ± 4.8%，年轻患者为96.3% ± 0.6%、88.8% ± 1.3%(P<0.01)。这些数据显示高龄患者在该术后虽然可以获得早期好转，但是远期转归不佳。资料来源: Silvay G, Castillo JG, et al., "Cardiac anesthesia and surgery in geriatric patients", *Seminars in Cardiothoracic and Vascular Anesthesia*, 12, 1, pp.18-28, copyright © 2008 by Sage Publications, reprinted by Permission of SAGE Publications.

生显著变化。这些变化在所有系统中是普遍存在的，本章将在其他章节的基础上进行总结。图21-4突出了这一些变化[5]。

心血管系统经历了由于老化而出现明显的变化，即使在身体健康的老年患者中也会出现（见第六章）。60岁后的每10年，大动脉和中动脉的管壁都将增厚、变硬导致收缩压增加和舒张压降低[6]。这是由于血管弹性纤维的损失，钙沉积和动脉内侧层胶原蛋白的构建[6]。氧化应激和炎症随着年龄的增加而增加，之时炎症反应和血管功能受损-形态学变化是明显的，并且对动脉硬化变化是累加的。心室收缩功能相对保留，然而由于细胞肥大将导致的向心性肥厚。90岁老人心脏的舒张功能只有30岁青年的50%[7]。携氧能力的年龄相关性下降，β肾上腺素能受体和信号传导的数量和效率的缺陷导致心血管性能的降低。

老年呼吸系统中的肺部组织和胸壁组织功能受损，特征是肺弹性、胸壁顺应性、呼吸急肌力的显著下降以及气体扩散能力的轻度降低。1秒用力呼气量（forced expiratory volume in 1s, FEV_1）早于用力肺活量（Forced vital capacity, RVC）下降且速度较慢。FEV_1/FVC比率的自然下降可能会误诊为慢性阻塞

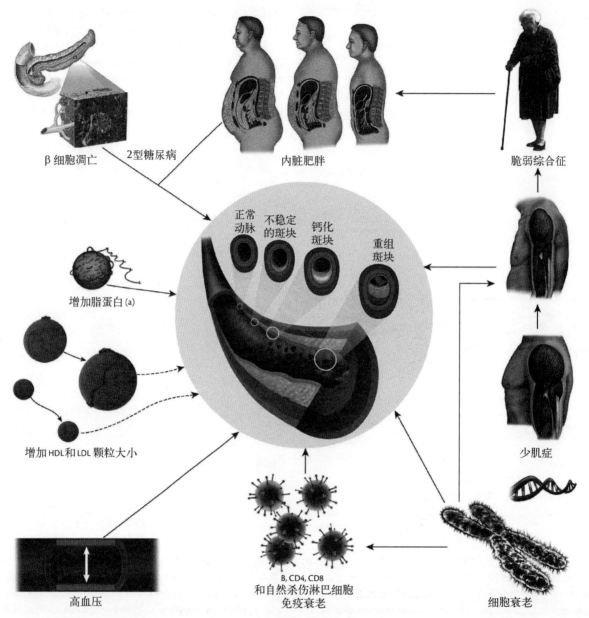

β 细胞凋亡 2型糖尿病 内脏肥胖 脆弱综合征

增加脂蛋白 (a)

正常动脉 不稳定的斑块 钙化斑块 重组斑块

增加 HDL和LDL 颗粒大小

少肌症

高血压

B, CD4, CD8
和自然杀伤淋巴细胞
免疫衰老

细胞衰老

图 21-4 高龄患者动脉粥样硬化。动脉粥样硬化疾病不仅表现为进展晚期的斑块（纤维化和钙化），而且还表现为最近发病的斑块不稳定的斑块数量增加。这些新病变产生的原因不仅仅是传统危险因素如高血压、高脂血症、糖尿病的持续作用，还包括老年化相关抗粥样硬化机制的出现。在这些肌肉减少症中，细胞敏感性、脆弱综合征和免疫衰老尤为明显。新老粥样硬化机制共同加速高龄动脉粥样硬化和心血管疾病的风险。资料来源：*Atherosclerosis*, 225, 2, Freitas WM, Carvalho LS, et al., "Atherosclerotic disease in octogenarians: a challenge for science and clinical practice", pp.281–289, copyright 2012, with permission from Elsevier and the European Atherosclerosis Society.

性肺疾病（COPD）[8]。老年患者对缺氧的反应下降使得老年患者更容易发生呼吸衰竭，特别是在需氧较多的手术过程中，容易导致不良结局。老年患者通气功能衰竭会由于纤毛运动能力下降、咳嗽力量降低而加剧[9]。

营养状况不佳和认知障碍降低了老年心脏病患者应对围术期应激的能力。老年患者的主要中枢神经系统疾病是抑郁症、痴呆、谵妄和帕金森病。自主神经功能的下降使得老年患者适应压力和其他变化的能力有限。老化过程导致肾脏的解剖结构和功能的改变，使得老年患者更易发生急性肾衰竭。肾小球滤过率的下降和肾小球血流动力学的变化降低了肾脏应对肾钠和钾处理的改变的能力，使得肾脏的稀释和浓缩功能受损[10]。随着年龄增加，β细胞和β细胞群的增殖和再生能力降低，老年患者患2型糖尿病的概率逐年增加[11]。衰退的特征在于影响药代动力学和药效动力学的内稳态机制的进行性损伤。老年患者对于作用于中枢神经系统的处方药物更为敏感（如苯二氮䓬类药物），容易发生药物不良反应，而对常规剂量的心血管药物不敏感（如利尿剂和β受体阻滞剂）[12]。贫血常见于老年患者，最常见的是伴有炎症标记物上升和低促红细胞生成素水平的特发性贫血，其次是缺铁性贫血和骨髓增生异常综合征。老年患者的生理变化因人而异，需要通过一系列个体化的临床和生理参数来进行评估而不是单纯依靠年龄。

老年心脏手术展望

老年缺血性心脏病

老年患者的冠状动脉通常比较曲折，常见弥漫性动脉粥样硬化以及在动脉壁钙化。冠状动脉钙化在外科手术时非常难以吻合，增加了不完全血管重建的可能性及并发症，如斑块分离，远端栓塞，脱落或无意的动脉内膜切除术。在手术中通常选择病变最少的冠状动脉进行搭桥，避免使用远端灌注较差的小动脉。具有弥漫性病变或远端血供较差的冠状动脉预后不佳。随着年龄增加，主动脉钙化的概率也增加。主动脉钙化的机制尚未明确，但广泛接受的理论包括活性模型理论–自体细胞型细胞因子的结合（类似于骨骼重塑）以及被动生理化学模型理论。弗雷明汉（Framingham）研究显示钙化动脉粥样硬化斑块的发病率每10年增加1倍[14,15]。主动脉钙化增加了手术的复杂性和卒中的风险。非体外循环下冠脉搭桥术（Off-pump aorticcoronary artery bypass grafting, OPCAB）是用于升主动脉钙化的手术进行血运重建的一种选择，但是对于缺乏经验外科医生具有挑战性，并且益处不明确。

动脉粥样硬化是由许多危险因素例如老年等导致的一种系统性的病变。随着的年龄的增长，冠状动脉、脑血管以及颈动脉粥样硬化的概率增加。在接受CABG的患者中，颈动脉狭窄的患病率为6.1%～38%，严重颈动脉狭窄的患病率为4.1%～13.3%[16-20]。颈动脉疾病是术后脑血管病变（cerebro vascular Attack, CVA）的危险因素[21,22]。准备接受冠状动脉旁路移植术（coronaryartery bypass grafting, CABG）的老年患者术前应通过CT血管造影明确是否有颈动脉疾病。治疗颈动脉和冠状动脉疾病的时机和方法在不同的医疗机构中有所不同。对于有症状的颈动脉疾病，可以根据严重程度进行staged、reversed staged或和冠脉搭桥手术同时进行。颈动脉扩张术是另外一种选择。然而国际颈动脉支架研究倾向于内膜切除术而不是支架置入，因为支架置入术后存在不可接受的早期卒中风险[23]。

众所周知，冠脉搭桥术中，左内乳动脉（left internal mammary artery, LIMA）可以提供最佳的长期通畅率[24]。而使用大隐静脉搭桥（Saphenous vein grafts, SVGs）10年后30%患者的血管桥会完全堵塞，30%的患者还存在不同程度的血管桥病变[25]。由于经皮技术的发展，80岁以上老年患者行二次冠脉搭桥手术不常见。冠脉搭桥手术的目的是缓解症状而不是提供良好的预后，除了那些存在tight left main CAD的患者。尽管缺乏证据证明LIMA在老年患者中的长期益处，但是通常使用该导管移植于左前降支动脉。可能是由于这样可以提供长期的益处以及不需要进行主动脉–冠状动脉分流。糖尿病患者使用IMA可能有胸骨伤口感染的风险，但这种风险并不与年龄相关[26,27]。只有当下肢静脉由于感染或静脉曲张不能使用时才能使用桡动脉。使用桡动脉前需要用超声排除血管钙化，这在老年患者中并不罕见。

对于所有人群，急诊手术的病死率都是最高的。相对于年轻的患者，老年患者在急诊手术中的病死率更高[28-30]。对于这样的急诊患者，应尽可能地完善术前准备降低病死率，同时用药物稳定患者的病情，延缓急诊手术至限期手术或择期手术。对于存在ST段抬高心肌梗死（ST-elevation myocardial infarction, STEMI）的患者应当推迟1周手术。对于稳定的左主干冠脉疾病或服用氯吡格雷的患者手术应推迟几天。对于高危患者可以使用主动脉球囊反搏技术（Intra-aortic balloonpump, IABP）稳定患者的病情。对于高危的而且无法缓解的老年患者，可以使用经皮介入技术或杂交技术。对于病情复杂的患者，心内科医生、心外科医生、重症监护室医生以及老年科医生的多学科协作有利于制订最佳治疗计划。

老年患者主动脉瓣手术

老年退行性主动脉瓣狭窄（Aortic Stenosis, AS）是老年患者中最常见的主动脉瓣病变[30]。在赫尔辛基研究中，轻度主动脉瓣狭窄的患病率为5%，临界AS的发生率从76岁以下的人的1%～2%增加到86岁以上的人的6%[31]。有症状的AS的预后非常差，在发生心绞痛、晕厥和心力衰竭后平均存活时间分别为5年、3年和2年[32]。对6 000例患者的多变量分析显示，主动脉瓣手术（aortic valve surgery, AVR）后5种最常见的死亡率预测因素是年龄大于80岁，NYHA分级大于或等于Ⅲ，射血分数（EF）小于30%，紧急AVR和伴随的旁路手术[33]。在老年患者中AVR后的医院死亡率在5%～7%[34,35]。老年患者AVR后的死亡率远高于年轻患者，但仍优于药物控制。Varadarajan等的研究中，80岁以上的患者，AVR术后5年生存率为68%而没有接受手术的患者5年生存率为22%[36]。目前的证据表明年龄不是AVR的禁忌证，并且术后功能和症状都会得到相当程度的改善（图21-5）[37-40]。

主动脉钙化使得主动脉血管壁僵硬、难穿透得特性使得吻合主动脉非常具有挑战。激进的方法包括去除主动脉钙化灶、动脉内膜切除术或升主动脉置

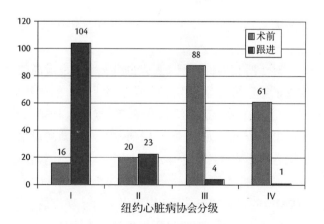

图21-5 患者术前及术后的纽约心脏病协会（New York Heart Association, NYHA）分级。术后127名患者为Ⅰ级或Ⅱ级。4年真实生存率为70.5%，无病生存率为60.6%，97.5%的受访患者认为从手术中获益。资料来源：Cerillo AG, Assal Al Kodami A, et al., "Aortic valve surgery in the elderly patient: a retrospective review", *Interactive Cardio Vascular Thoracic Surgery*, 6，3，pp.308-313, copyright 2007 by permission of Oxford University Press, European Association for Cardio-Thoracic Surgery, and The European Board of Cardiovascular Perfusion.

换。这些附加的手术延长体外循环（cardiopulmonary bypass, CPB）的时间，增加了手术的复杂性，并且显著增高了老年组的卒中和死亡的风险。所以术前应常规使用CT检查老年患者的主动脉情况，明确钙化情况，为术者阻断主动脉或主动脉插管时避开钙化灶提供依据。

越来越多曾经接受过GABG的患者需要进行AVR。许多患者并存专利移植，这使得手术会更为复杂，因为术中需要阻断心前区开放的SVG或LIMA。处理先前置入的血管很容易损伤移植血管或造成冠脉阻塞，最好不要触碰或轻触。主动脉切开需要根据先前在主动脉上的SVG位置来定制，并在不影响主动静脉吻合的情况下吻合主动脉。接受过GABG的患者再进行AVR的死亡率从5%～16.6%，甚至高达32%，5年生存率为40.2%[41-43]。虽然老年患者首次接受AVR的术后转归较好，但是二次AVR的死亡率依然很高。经皮主动脉瓣置换术正发挥越来越重要的作用，对于二次AVR的手术仍然需要多学科协作。

大多数老年患者都有一定程度的心脏病变，包括CAD、二尖瓣疾病或主动脉根部扩张/钙化。增加任何一种手术都将增加CPB时间，增大并发症的概率。虽然布鲁万德（Brunvand）等的研究认为只接受AVR的老年患者的术后转归与接受AVR和CABG的老年患者没有差异，但是最近一项对40份研究的荟萃分析认为接受两种手术的患者死亡率高达9.7%，远远高于只接受AVR的患者[44-46]。在老年患者中，由于二尖瓣退行性钙化导致的轻度二尖瓣反流（Mitral Regurgitation, MR）或者狭窄（mitralstenosis, MS）并不少见。轻度功能损伤的二尖瓣反流最好不要处理，因为这样的手术会明显的增加围术期风险。然而如果二尖瓣反流是由于固有瓣膜病变，轻度一闪个的二尖瓣反流就可以考虑进行手术矫正。Baumgartner的研究认为，存在轻度器质性MR对行主动脉瓣置换的老年患者的存活具有不利影响[47]。对存在二尖瓣环钙化的患者行二尖瓣置换就有很大的挑战。病例选择合适的前提下使用Alfieri修补术可以简化手术。对于主动脉根部扩张的患者，升主动脉的冠状动脉上置换与主动脉根置换相比，具有相对较低的发病率[48,49]。对于有胸骨切开禁忌证的或并存瓷性主动脉的患者可以考虑性主动脉转流术

或经皮AVR。左心室主动脉转流术已经在高危患者中进行，即使用带瓣的Daron导管，入口段接于左心室尖，出口连接于降胸主动脉。该手术只需行左开胸而不需要CPB。这对于高危患者或不能行胸骨切开的患者是另一种选择，主要适应证包括瓷性主动脉，多次开胸或AVR手术合并感染，严重的人工瓣膜不匹配。该手术由于避免了主动脉插管、阻断、停跳而优于OPAVB[50]。

虽然经胸骨上端切口主动脉瓣置换术已经使用多年，但并未广泛接受。右侧开胸小切口微创AVR、外周CPB是处理经胸AVR的另一种选择。对不同年龄段的306名患者行经胸微创手术后，格洛弗（Glower）报道早期死亡率为1.5%，2周后可恢复术前活动度[51]。微创主动脉瓣置换术还需要经一步验证。

老年患者二尖瓣手术

老年患者最常见的二尖瓣病变是二尖瓣反流[52]。导致老年患者二尖瓣反流的最主要原因是退变和缺血性心脏病，其次是风湿性心脏病和心内膜炎。老年患者中二尖瓣狭窄不常见。症状严重的二尖瓣反流需要行手术治疗。严重的慢性二尖瓣反流患者，如合并肺动脉高压、右心衰、冠脉粥样硬化，则是高危者[53,54]。并发这些危险因素的患者需要通过心导管和MRI评估右心室功能。关于右心功能不全的老年患者术后转归的研究较少。处理合并主动脉瓣疾病或缺血性心脏病的轻度二尖瓣反流的方法存在争议。处理合并其他心脏病变的二尖瓣反流患者需要个体化评估以及多学科会诊。

老年患者二尖瓣手术具有挑战性。数据显示二尖瓣置换术后，50岁以下的患者死亡率为4.1%，80岁以上患者死亡率为17%，更惊人的是术后并发症发生率从13.5%升至35.5%。尽管这是个回顾性研究而不是随机实验，仍然反映了当前的事实。STS数据库显示，虽然二尖瓣反流的治疗金标准是二尖瓣修补术，但随着年龄增大这一手术逐渐减少[55]。一项非随机的研究显示对于老年患者，二尖瓣修补术优于二尖瓣置换术。在该研究中，二尖瓣修补术的30天死亡率为11%，而置换术为18.9%。二尖瓣后叶的隔离段脱垂或瓣环扩张导致的二尖瓣脱垂非常可能导致持久修补，可以尝试手术治疗。然后对繁杂的二尖瓣病变行修补术会延长阻断时间。对此类复杂的病变，选择二尖瓣修补加瓣上装置是更好的选择。对于轻度缺血性二尖瓣反流行修补术（mitral valve repair，MVR）存在争议。一项非随机研究观察了缺血性二尖瓣反流行修补术或置换术后的转归。虽然修补术术后的短期及长期转归优于置换术，但是围术期风险以及手术难度更高。与其他年龄段的患者相比，老年患者缺血性二尖瓣反流术后死亡率更高，长期预后较差[56]。需要同时进行冠脉搭桥或其他换瓣手术更增加了手术风险，预后更差[54]。对此类复杂的患者需要多学科协作。

老年患者常见退行性二尖瓣环钙化（mitral annular calcifi cation，MAC）。糖尿病、高血压、高脂血症和女性都可能促使MAC的形成[57]。MAC对外科医生是个很大的挑战。最好的方法是切除后叶，使用自体心包重建房室连接部，重接后叶或置入人工瓣膜来去除钙化环。这个复杂的手术需要经验丰富的外科医生以及较长的阻断时间。另外的术式包括使用新的腱索修补瓣叶或边对边缝合（Alfieri法）。对于MS，瓣膜缝合线可穿过后叶或左心房壁的韧性部分，而不从瓣环中除去钙化灶。微创二尖瓣手术可以减少患者住院时间，有利于患者早期恢复[58]。这种手术是通过股动脉股静脉行CPB，前外侧胸腔小切口来进行。福尔拉特（Vollroth）进行的大型回顾性研究和伊里瓦尼（Iribarne）的亚组分析观察到与常规开胸术式相比，老年患者接受微创二尖瓣手术是安全有效的有相同的长期转归[59,60]。对于外科医生，掌握微创二尖瓣手术是需要一个过程，这期间就会导致转流和阻断时间延长。

老年患者主动脉手术

老年患者常见的主动脉病变是退行性动脉瘤和主动脉夹层，并可能合并主动脉瓣疾病或CAD。主动脉瘤是主动脉扩张超过该基础值的50%。未经治疗的升主动脉瘤5年生存率为13%，而无动脉瘤的患者为75%[61]。随着主动脉瘤扩张，破裂的风险也增大。Shah的回顾性研究观察到，80岁以上患者与80岁以下患者上行主动脉瘤修复术后的早期死亡率并无显著差异，然而80岁以上的患者卒中的风险更高。接受主动脉手术的80岁以上患者与同年龄段的老年患者相比1年生存率明显下降[62]。老年患者接受此类手术的远期预后仍不明确,应选择合适的患者,降低死亡率。

　　主动脉夹层修补术的适应证是内膜破口与升主动脉弓。如果开口在锁骨下动脉远端,药物治疗和介入治疗是首选。未经治疗的A型动脉夹层48小时内的死亡率超过50%,所以手术室A型动脉夹层的首选治疗方案[63]。国际急性主动脉夹层登记处(Registry of Acute Aortic Dissection, IRAD)数据显示A型动脉夹层术后死亡率为26%,2.8年中位随访患者生存率为83.8%,80岁以上患者预后较差[64,65]。根据IRAD的数据,虽然老年患者术后死亡率随年龄增加而增加,但仍优于死亡率为58%的药物治疗。皮克多(Piccaedo)等人的多中心研究观察到,80岁以上老年患者A型动脉夹层术后,院内死亡率为45.6%,并发症发生率为69.2%[66]。70岁以上患者接受动脉夹层修补术后也有相似的死亡率[67]。虽然高龄是预测A型动脉夹层的独立危险因素,但是不能因此而排出需要行手术治疗的患者。该手术的高危因素还包括心源性休克、心血管卒中、昏迷、心梗、多器官灌注不足综合征[68,69]。由于术后可能增加住院时间、CVA、出院时间和死亡率,老年患者行手术治疗A型动脉夹层仍存在争议[70]。行该手术时不仅需要根据近期和远期预后合适使用医疗资源,还需要根据伦理、道德、法律、文化和各地方的医疗水平综合判断。需要手术医生、重症医学科医生以及患者家属等多方协商来制订手术计划。

老年患者心脏术前准备

　　老年化使得患者在收到病理刺激的时候容易产生循环不稳定。高龄是预测手术死亡率的独立因素但不是唯一(见第六章)。术前常规行心脏彩超、肺功能监测、血管造影以及其他影像学检查。老年患者术前应行口腔检查,明确并处理口腔/牙龈感染和其他口腔病变[4]。术前胸片检查明确双肺界限、气管分叉位置和左主支气管位置,为单腔/双腔气管插管提供依据(使用纤维支气管镜引导避免气管损伤)。老年患者术前应完善病史采集和各项检查,评估心肺功能是否能耐受手术。不能因为高龄而拒绝手术。常用于评估手术风险的评分是欧洲评分系统

(European system for cardiac operative risk evaluation, EuroSCORE)和胸外科医生协会评分系统(society of thoracic surgeons, STS)[71]。这些常用的评分通常把患者的疾病及并发症作为评估及预测风险的主要因素,而忽略了患者本身的生物学状态。结合老年患者的虚弱综合征进行评估,可以提高风险预测的水平(见第三十章)。虚弱是一个新兴的概念,以前很少用于评估老年心脏手术的风险。评价老年患者是否有虚弱和残疾可以通过Fried标准(包括体重减轻、无力、自我感觉筋疲力尽、步行速度、日常生活的活动量)和体力(平衡实验、肢体控制实验),以及两名研究该方向的独立内科医生的评估。一些行动研究,通过对虚弱可信的评价、临床表现及实验室检查,可以更好地预测高龄患者转归[72]。每日活动量独立Katz指数是一种简单实用的评价虚弱的方法[73]。在一项多中心队列研究中,把虚弱加至Paesonnet或STS PROM(predictedrisk of mortality)可以提供增量指,提高模型鉴别。一个单中心研究认为虚弱是预测院内死亡率、出院及中期生存率的独立预测因素[74]。临床医生可以结合虚弱、丧失劳动力、之前预测的风险评分来确定手术方式,确定为术前并发症的高危因素(图21-6)。

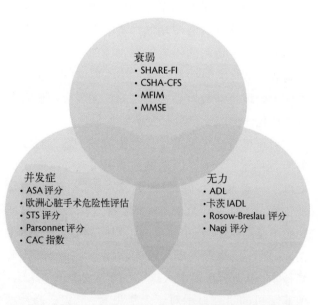

图21-6　衰弱、无力和并发症可以更好说明心脏手术风险。SHARE-FI:欧洲健康、老龄化和退休情况调查(脆弱指数);CSHA-CFS:加拿大健康和老龄化临床虚弱得分协会;MFIM:修复功能独立性评分;MMSE:修复心理微状态测试;ASA:美国麻醉医生协会;CAC:Charlson年龄并发症指数;ADL:日常活动;IADL:日常仪器活动。

为老年患者做心脏手术不仅关注的是手术成功,从ICU转出,更重要的是使患者术后完全恢复正常的生活水平。与传统术前评估相比,用积极地多学科评估来预测老年患者手术及并发症的风险需要大量的资源,但这是有意义的,因为高危老年患者可以得到明确的益处;提高术前与患者的沟通质量;通过改善患者身心储备避免为不良事件发生。美国老年协会和美国外科医生协会共同制定了关于优化老年患者术前评估的意见书[75]。虽然不是专门用于心脏手术,但意见书的建议仍广泛适用于这一人群(表21-1)。

抑郁在老年患者中很常见,术前应积极对待,因为术前抑郁可能会导致GABA或瓣膜手术后死亡率升高,住院时间延长[76]。谵妄还会使手术治疗复杂化,使得死亡率升高,住院时间延长,费用增加,延缓术后恢复[77]。因此谵妄的危险因素应及时明确和处

表21-1　老年手术患者术前评估清单

为完善病史和体格检查,强烈推荐以下评估内容
评估患者的认知能力和对手术的理解程度
检查患者是否抑郁
明确患者是否有导致术后谵妄的危险因素
是否有酒精或其他药物滥用/依赖
按美国心脏病学协会/美国心脏协会对非心脏手术的指南对患者进行术前心功能评估
明确患者是否有导致术后肺部并发症的危险因素并妥善处理预防
记录功能状况和跌倒病史
确定衰弱评分的基线
评估患者营养状况,如果处于严重营养不良需术前干预
获得明确详细的用药史并在术前进行适当调整,监测多药物使用
明确治疗目标和期望
明确患者的家庭和社会支持系统
预定老年患者的术前诊断性检查

资料来源: Journal of the American College of Surgeons, 215, 4, Chow WB, et al., "Optimal preoperative assessment of the geriatric surgical patient: a best practices guideline from the American College of Surgeons National Surgical Quality Improvement Program and the American Geriatrics Society", pp.453-466, copyright 2012, with permission from Elsevier and the American College of Surgeons.

理。与感染、血栓、心脏不良事件相比,术后肺部并发症(Postoperative pulmonary complications, PPCs)导致的医疗费用最高,住院时间最长,并可以预测老年患者(70岁以上)非心脏手术的远期生存率。降低术后肺部并发症的策略包括:优化COPD或哮喘患者术前肺功能、戒烟、术前强化吸气肌训练及适时行肺功能检测。术前应了解患者的用药史,包括非处方药和草药。明确哪些药物须术前停药,减量或更换药物,以减小药物的不良反应。避免使用苯二氮䓬类药物。不能使用哌替啶止痛(然而需要充分镇痛,因为疼痛是导致术后谵妄的危险因素)。抗组胺H₁受体激动剂药物和其他有强抗胆碱能药物需谨慎使用。上述方法都可以明显降低术后谵妄的风险。其他的药物如已经开始服用β受体阻滞剂,应继续使用;继续使用他汀类药物治疗,根据肾小球滤过率(glomerular filtration rate, GFR)而不是肌酐调整药物;监测多种药物间潜在不良反应,适时停止不需要的药物。肾功能监测非常重要,因为术前通过监测肌酐和肾小球滤过率计算的肾功能障碍是预测心脏手术患者死亡的独立因素(图21-7)[78]。

老年患者推荐行颈动脉造影和超声检查。头颅CT或MRI是明确大脑病理改变的金标准。术前应联合心内科医生、外科医生以及麻醉医生对患者进行完善的术前评估和干预治疗,保证患者做出明智的决定和得到最高质量的治疗。

老年患者体外循环

和手术创伤、缺血一样,心脏手术中,血液接触到体外循环导管这样的非生理表面时会产生系统性炎症反应,这种炎症反应已经被认知超过30年。虽然有大量的研究试图解释这种炎症反应的复杂机制,但人们对此仍知之甚少[79]。随着体外循环时间延长,这种炎症反应的发生概率和严重程度逐渐上升,导致一些严重后果,如触发凝血、血管舒张素、纤维蛋白等一系列凝血系统反应[80,81]。小型CPB管路短,无须心脏切开吸引和静脉储存,避免了血-气接触,与传统CPB相比,减少了炎症反应、术后器官并发症和输血量[82]。

研究认为心脏停搏对心脏的保护作用受年龄和性别的影响,老年女性患者的心脏保护作用降

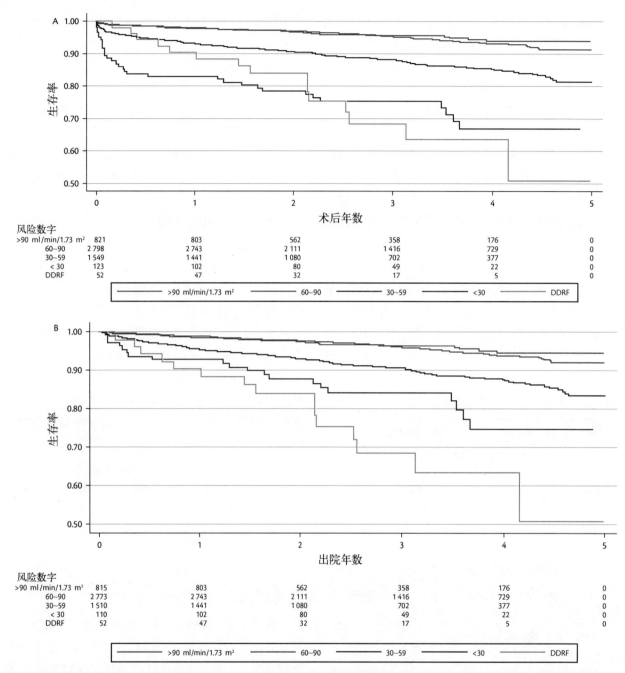

图 21-7　根据国家死亡索引（National Death Index）的随访数据，通过简化肾脏疾病饮食改良公式，按术前肾功能（肾小球滤过率）分层的 Kaplan-Meier 生存曲线。严重肾功能障碍的患者早期死亡率最高；而 DDRF 组与其他组相比，死亡率随时间增加而增加。肾小球滤过率为 90 ml/min/1.83 m² 与最佳转归相关。A，样本来源于手术时间；B，出院的真实存活率。透析依赖型肾衰竭（Dialysis-dependent renal failure, DDRF）资料来源：The Journal of Thoracic and Cardiovascular Surgery, 146, 1, Dhanani J, Mullany DV, et al., "Effect of preoperative renal function on long-term survival after cardiac surgery", pp.90–95, copyright 2012, with permission from Elsevier, The American Association for Thoracic Surgery, and The Western Thoracic Surgical Association.

低。在 CPB 时，线粒体通过特殊机制调控心脏保护作用（特别是老年女性患者），当这些机制改变时会导致心脏功能恢复延迟，增加心肌缺血坏死[83]。大暖血流自动调节机制维持脑氧供需平衡。CPB 时脑血流自动调节障碍导致脑血流灌注不足。自动调节障碍是预测脑损伤后死亡的独立因素。当 CPB 导致的系统性炎症使得脑血流自动调节障碍时，低血压导致缺血性脑损伤，而高血压时脑充血，增加脑血栓风险。随着年龄增加，老年患者术后认知功能障碍概率增加，然而由于脑血流自动调节不随年龄增加而改变,因此CPB后认知功能障碍的原因不是高龄[84,85]。围术期使用IABP不会影响脑血流自动调节,但反搏阻断时扩张率下降会严重影响脑血流自动调节,增加大脑低灌注的可能[86]。

心脏手术后认知功能障碍的原因通常认为是有CPB带来的生理功能紊乱。OPCAB有可能改善这种情况。然而长期随访的结果显示OPCAB在降低术后认知功能障碍方面并不优于CABG[87]。关于对比老年患者和高危患者行不同搭桥术式的研究较少,把年轻、低危患者的研究数据用于高危患者是不恰当的[88]。德玛丽亚(Demaria)等人的研究(125名80岁以上患者,观察性研究)认为OPCAB术后死亡率和卒中率明显下降[89];里奇(Ricci)等人的研究(269名80岁以上患者,观察性研究)OPCAB组的患者围术期卒中率和主要并发症发生率低,而在此手术风险增加,死亡率也上升[90,91]。另一项研究观察到OPCAB与CABG死亡率相似,但OPCAB并发症发生率低,围术期心肌梗死率高。对于80岁以上患者,与CABG相比,OPCAB在短期预后上更安全有效,但在长期预后上欠佳。一项Meta分析总结到,80岁以上患者行OPCAB后术后卒中明显下降,早期存活率增加,但是先关研究的质量较差,研究对象缺乏可比性,因此不能得出最终的结论。Cochrane数据系统回顾了86个研究,不能得出OPCAB在术后死亡率、卒中率、心肌梗死率方面有明显优势,而且CABG

的长期预后较好(图21-8,图21-9)[92]。

卒中事件是导致CABG术后高死亡率的主要原因。相关研究的焦点已从CPB转移至体外/非体外循环、手术、麻醉、术后康复和患者自身原因。由老年化和粥样硬化导致的免疫功能降低会加重心脏和麻醉造成的全身和大脑炎症反应,致使神经元功能降低,引起非CPB因素造成的认知功能障碍。

老年围术期处理

通过选择合适的患者,老年心脏手术的管理与年轻患者并无不同,然而有一些特殊的技巧可以改善这类患者的术后转归。

与年轻患者相比,老年患者心脏手术的主要并发症是心血管损伤和卒中。一种观点认为由于主动脉粥样硬化会造成脑栓塞,因此主动脉外超声检查是术后认知功能障碍和卒中的较好预测指标[93,94]。强烈推荐术前行主动脉外超声检查,可以明确主动脉插管及阻断的最佳位置,决定是否行OPCAB或主动脉非接触手术[95,96]。在一项包含6 051名患者的研究中,4%的患者术中行主动脉外超声检查后改变术式,改善了神经功能,降低术后卒中事件,对于主动脉检查优于经食道超声(transoesophageal echocardiography, TOE)[97,98]。主动脉粥样硬化、大血管疾病和脑血自动调节受损都可能导致CPB间大脑缺血,造成卒中或认知功能障碍。老年患者

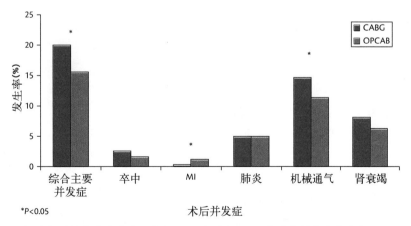

图21-8　CABG与POCAB术后主要并发症发生率。与OPCAB相比,CABG术后房颤发生率高(28.4% vs 21.5%;P=0.003),机械通气时间长(14.7% vs 11.4%;P=0.05),主要并发症发生率高(P=0.04)两组术后卒中率(2.6% vs1.7%;P=0.21)、肾衰竭率(8.1% vs 6.2%;P=0.12)无明显差异。尽管CABG患者并发症更多,但是两组患者手术死亡率相似(5.1% vs 5.9%;P=0.53)。MI:心肌梗死;CABG:冠脉搭桥术;OPCAB:非体外循环冠脉搭桥。资料来源:The Journal of Thoracic and Cardiovascular Surgery, 141, 1, LaPar DJ, Castigliano M, et al., "Is off-pump coronary artery bypass grafting superior to conventional bypass in octogenarians?", pp.81-90, copyright 2011, with permission from Elsevier, The American Association for Thoracic Surgery, and The Western Thoracic. Surgical Association.

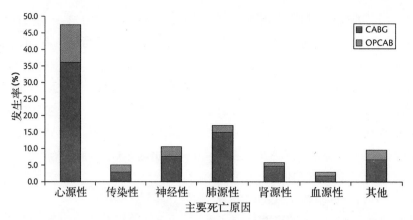

图21-9 CABG或OPCAB术后主要死亡原因。冠脉搭桥术后死亡的原因有很多种,最常见的原因是心源性死亡(47.6%),其次是肺部并发症(17.1%)和神经系统并发症(10.5%)。肾源性死亡的患者占5.7%,感染占4.8%。资料来源: *The Journal of Thoracic and Cardiovascular Surgery*, 141, 1, LaPar DJ, Castigliano M, et al., 'Is off-pump coronary artery bypass grafting superior to conventional bypass in octogenarians?', pp.81–90, copyright 2011, with permission from Elsevier, The American Association for Thoracic Surgery, and The Western Thoracic Surgical Association.

脑循环自动调节并不会因为CPB而受损,但是20%的患者都会出现脑血环自动调节受损,老年患者更易因此导致更严重的不良事件。脑循环自动调节受损的患者较未受损的患者更易罹患围术期卒中。大多数患者行体外循环手术时都会有轻度的低体温。复温过程会损伤脑循环自动调节功能,特别是当大量复温的血液流经大脑时,快速复温使得大脑高温,这会导致认知功能障碍[87]。脑氧饱和度监测是一种无创的方法,可以发现脑氧供需失衡,指导围术期处理来改善脑供氧。研究显示术前和术中低脑氧饱和度会倒是体外循环术后谵妄,与CABG术后认知功能下降以及住院时间延长密切相关[99, 100]。脑氧饱和度监测是术后认知功能障碍的早期监测工具。如果脑氧饱和度下降,需要早期处理并预防(图21-10)[101, 102]。

随着年龄增加,造血功能减弱。老年患者组织脆性增加以及血管粥样硬化可能会导致出血增多。任何CPB术后都可能导致凝血功能障碍,特别是当血液稀释、低温、复温、接触因子激活、非生理性血流方式都会影响凝血系统[103]。老年患者手术中,一系列血液保护措施如抗纤维化、血液回收、凝血功能检测(TEG或ROTEM)都可以用于指导CPB后是否需要输注新鲜冰冻血浆、血小板或其他凝血物质。由于可能增加术后短期或长期死亡率,心脏手术中或术后都应尽量避免输入血液制品[104]。老年患者生理储备下降,因此高效快速的手术、细致的止血、精

确的器官灌注以及完美的心肌保护对于心脏手术成功至关重要。

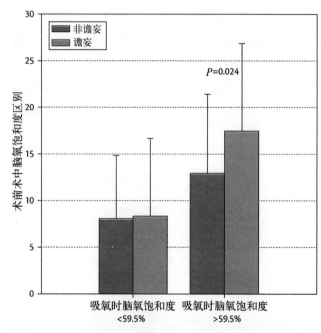

图21-10 术前是否合并谵妄术前、术中脑氧饱和度的影响。Delta ScO₂base:术前吸氧局部脑氧饱和度与术中局部脑氧饱和度的区别。ScO₂base:吸氧时局部脑氧饱和度。术前患者ScO₂ox低时,是否合并谵妄不影响Delta ScO₂ox。但患者术前ScO₂ox正常时,谵妄的患者ScO₂ox术中下降更多。ScO₂ox对谵妄的阳性预测值不超过59.5%,阴性预测值为0.8。资料来源: Schoen J, Meyerrose J, et al., "Preoperative regional cerebral oxygen saturation is a predictor of postoperative delirium in on-pump cardiac surgery patients: a prospective observational trial", *Critical Care*, 15, 5, pp.R218. © 2011 Schoen et al.; licensee BioMed Central Ltd. Reproduced with permission under the Creative Commons Licence 2.0 http://creativecommons.org/licenses/by/2.0/uk/legalcode.

术后护理

老年患者生理储备下降以及并存的慢性病使得心脏手术后病死率较高。老年患者术前的慢性疾病、手术刺激、体外循环、无脉循环、低灌注、低体温以及血液稀释都会导致一系列器官功能障碍。在术式相似的情况下，STS危机计算显示65岁的患者冠脉搭桥手术的风险是50岁患者的2倍，80岁的寒战风险增至5倍[105]。导致风险增加的原因是多器官的功能障碍，虽然单个器官的功能障碍并不显著，但是合在一起就非常明显了（表21-2）。

心脏手术后器官功能障碍发生的并不明显。因此细致的术前准备、优化术中管理与术后良好的转归密切相关。

ICU管理

呼吸

随着年龄增加，肺功能会发生明显改变——50

表21-2　老年人生理疾病和变化

生理系统	年龄导致的改变	
心血管系统	↓心输出量 ↓对正性肌力药物/儿茶酚胺的反应	↑舒张功能不全 ↑动脉粥样硬化及动脉硬化 ↑血压 ↑冠脉疾病
呼吸系统	↓潮气量/DLCO/VO_2max ↓肺顺应性 ↓FEV_1 ↓纤毛功能	↑残气量/功能残气量 ↑肺动静脉氧梯度 ↑通气/血流失衡 ↑闭合容量 ↑驼背（降低胸腔顺应性）
肾功能	↓肾脏体积 ↓肾小球数量 ↓肌酐清除率 ↓肾小管功能 ↓钠钾重吸收	↑血尿素氮 ↑肾脏清除药物的半衰期 ↑前列腺体积 ↑脱水风险 ↑肾小球和肾小管纤维化
神经系统功能	↓脑体积（智力不变） ↓运动神经元功能 ↓自主神经系统适应性	↑亚临床认知功能障碍,老年痴呆 ↑术后认知功能障碍（POCD）
血液系统功能	↓骨髓对失血的反应 ↓血小板数量（血小板减少症） ↓免疫功能	↑贫血 ↑CPB导致的血小板功能障碍
胃肠道系统	↓食管功能（老年性食管） ↓内源素产生 ↓结肠蠕动功能（慢性便秘） ↓肝脏体积及合成功能	↑萎缩性胃炎 ↑胃酸缺乏 ↑肝脏代谢药物半衰期 ↑营养不良
内分泌功能	↓净体重 ↓胰岛β细胞功能 ↓血糖稳态 ↓维生素水平（VitC/VitB缺乏）	↑外周胰岛素抵抗 ↑肥胖 ↑骨质疏松
骨骼肌和皮肤	↓真皮细胞更新率 ↓伤口愈合 ↓肌肉含量/强度/持续性 ↓活动锻炼的能力	↑表皮萎缩 ↑皮肤溃疡 ↑关节退化

岁以上的患者FRC与FEV₁显著下降,FEV₁每年下降50 ml[106]。肺脏及胸壁实质和机械性能的改变使得氧弥散能力下降,这和存活率相关,而FEV₁则不是[107]。

术后长时间的机械通气可和费用、并发症发生率以及短期和长期生存率密切相关[108]。早期拔除气管导管可以减少镇静药物和呼吸抑制剂的使用,有利于咳痰,促进早期活动。然而必须在心功能稳定、出血少、神经功能正常的情况下才能拔管。最近的研究显示积极的输液策略与机械通气时间延长以及其他相关并发症密切相关[109]。建议早期利尿,而不是等到心肾功能受损时。使用高流量氧气可以提供一定程度的呼气末正压,提高FRC,可能能有利早期拔管,特别是对于肥胖的患者[110]。如果早期拔管不安全,可以考虑行气管切开,这样可以避免机械通气,减少气道刺激,减量镇静药物的使用[111]。

心血管

心脏手术后一定要维持良好的灌注压以及心输出量。手术操作、停跳、麻醉以及CPB都会在术后早期降低心功能,特别是术前心功能受损的患者。尽管缺少数据支持,但是作者认为对于心脏手术后的患者,与通过大量输液维持循环稳定相比,使用小计量的正性肌力药物更有利于控制炎症反应,恢复心脏收缩舒张功能。虽然数据并不支持常规使用肺动脉漂浮导管,但是监测心功能很重要。有经验的医生可以通过超声心动图得到心脏生理功能和机械功能比如室壁运动异常、心包积液以及瓣膜功能异常。虽然从心脏手术后的患者上获得成像质量好的经胸超声图很难,但是可以和经食道超声互相补充。可以通过超声心肌造影来提高经胸超声的准确性,而避免使用TOE是可能需要的镇静和气道支持[112,113]。

控制出血

早期止血可以减少输血量、缩短住院时间、避免输血相关并发症。输血导致的感染仍然存在,但是更常见的是输血相关性肺损伤(transfusion-related acute lung injury, TRALI),数据显示围术期输血会增加短期及长期病死率。确定出血原始有时候比较困难,通过目标导向技术例如ROTEM和TEG可以帮助确定导致出血的原因,减少输血量[114]。长时间的出血意味着可能需要外科止血。在术后12小时内再次手术

的患者的平均住院日与未再次手术的患者无区别。超过12小时就意味着更长的ICU监护以及住院时间[115]。虽然没有随机对照试验证实输血会导致不良结局,但是现有数据仍然认为两者间是有联系的,今后需要更多的心脏手术后的输血的试验来证实[116]。

肾功能

肾功能会随着年龄增加而下降即使是20岁的健康人,老年患者由于肾脏自动调节功能紊乱更为明显[117]。CPB,低灌注,炎症,低体温以及低血容量都会导致术后肾功能障碍,OPCAB也不例外[118,119]。术前肾功能障碍是预测心脏手术患者长期生存率的独立指标。大多数患者术后2～3天肾功能降至最低,随后通过合适的液体管理,避免低灌注,避免使用肾毒性药物,肾功能逐渐恢复。多巴胺和呋塞米等药物可以利尿,但并不能减少肾衰的概率[120]。它们的作用是避免进一步的液体失衡导致的肺损伤和其他不良事件。如果液体过量不能纠正,或代谢紊乱加重,则需行肾移植手术,这样的患者结局更差[121]。

神经功能障碍

常规心脏手术中,神经功能障碍更常见于老年患者,会导致术后苏醒延迟、精神错乱、谵妄或偏瘫。炎症反应、低灌注及来自异常血管树的血栓可以导致70%患者神经功能改变[122,123]。术中细致的管理以及监测脑灌注可以减少ICU监护时间以及神经系统并发症[124]。再次强调,在这一方面OPCAB并不优于其他术式[125]。

营养状况

在任何大手术后都存在分解代谢,老年患者更明显,常出现手术导致的营养缺失。术前评估和辅助以改善患者营养状况可以术后再喂养综合征,有利于患者尽快康复[126]。

术后疼痛管理

老年患者术后疼痛没有得到很好地处理,从而导致由疼痛引起的不良事件这种情况在老年患者中发生率很高[127]。加巴喷丁可用于超前镇痛,虽然没有研究支持改善术后疼痛及减少阿片类药物用量[128-130]。口服对乙酰氨基酚是有效的,如果担心术后胃肠道反应可以静脉注射。管理老年心脏手术患者的术后疼痛是非常困难的,有效地减轻疼痛可以

减少由此带来的应激反应和术后慢性疼痛；但是大量的使用阿片类药物会导致镇静和呼吸抑制[131,132]。老年化不但会导致生理功能、心理及认知功能下降，还会导致药代动力学及药效动力学的改变，使得老年患者对阿片类药物的敏感性增加而清除率下降。虽然没有关于适于老年患者的阿片类药物的研究，但是阿片类药物在老年患者非癌性短期和慢性疼痛上是有效的。老年患者代谢器官功能下降，包括肝脏、肾脏。在老年患者和肾功能异常的患者，除了丁丙诺啡外的阿片类药物半衰期延长。老年患者使用除丁丙诺啡外的阿片类药物时需要减量，给药间隔延长，监测肌酐清除率。拔管以后的老年患者，如果肝肾功能正常的话首选丁丙诺啡[133,134]。

　　一项关于术后镇痛的研究指出，在使用相同的吸入药物复合芬太尼的麻醉方法的心脏手术后，老年患者（平均年龄80岁）较年轻患者（平均年龄52岁）血浆芬太尼浓度高（图21-11）。

　　在心脏手术后给予老年患者和年轻患者标准剂量的盐酸羟考酮，老年患者疼痛缓解更明显，3倍剂量后更易导致深度镇静（图21-12）。

　　为了在老年心脏手术患者中避免阿片类药物全身用药，可以使用胸段硬膜外或蛛网膜下镇痛，这样可以提高心搏指数和中心静脉氧饱和度而不提高心率或平均动脉压[135-137]。然而使用硬膜外镇痛并不

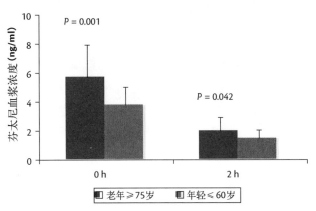

图21-11　术中持续使用芬太尼，手术结束时及术后2 h芬太尼血浆浓度。老年患者手术结束时机术后2 h芬太尼血浆平均浓度高于年轻患者（*P*=0.042）。资料来源：Pesonen A, Suojaranta-Ylinen R, et al., "Comparison of effects and plasma concentrations of opioids between elderly and middle-aged patients after cardiac surgery", Acta Anaesthesiologica Scandinavica, 53, 1, pp.101–108, 2009, Wiley © 2008 The Authors. Journal compilation © 2008 The Acta Anaesthesiologica Scandinavica Foundation.

缩短ICU住院时间或改善预后，却有可能导致严重的硬膜外血肿和其他神经系统并发症[138]。因此，阿片类药物依然是处理老年患者心脏手术后急性疼痛的手段。在老年患者中使用阿片类药物需要注意药量，根据器官的功能状况选择合适的阿片类药物。对于老年患者心脏手术后疼痛并没有最佳的治疗方案，需要根据患者的药代动力学和药效动力学选择合适方案。

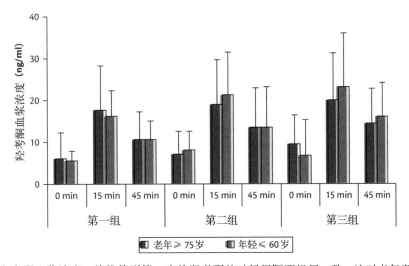

图21-12　ICU拔管后羟考酮血浆浓度。从拔管到第一次给羟考酮的时间间隔两组间一致。这时老年患者羟考酮血浆浓度为6.3±6.2 ng/ml，年轻患者为5.7±2.3ng/ml。第二次给予羟考酮后，老年患者15 min，45 min的羟考酮血浆浓度与第一相比轻度上升，但并不明显，两组间也没有明显区别。资料来源：Pesonen A, Suojaranta-Ylinen R, et al., "Comparison of effects and plasma concentrations of opioids between elderly and middle-aged patients after cardiac surgery", *Acta Anaesthesiologica Scandinavica*, 53, 1, pp.101–108, 2009, Wiley © 2008 The Authors. Journal compilation © 2008 The Acta Anaesthesiologica Scandinavica Foundation.

心脏手术后神经功能改变

众所周知CABG对神经功能的影响,但是术后认知功能下降的时机与严重程度和脑损伤的相关性仍然不确定。心脏手术后严重的脑并发症包括术后卒中(CVA)、POCD、脑损伤(brain injury, BI)、隐秘性脑损伤(silent brain injury, SBI)都与术后住院时间延长、死亡率上升、住院费用增加和术后生活质量下降相关。无明确脑损伤的轻度短暂认知功能障碍与更严重的卒中,甚至痴呆的发生是一个连续的过程[139]。美国心脏病协会与美国心脏协会把心脏术后神经功能并发症分为两类[140]。Ⅰ类神经功能损伤包括卒中、短暂性脑缺血发作、昏迷和致死性脑损伤;Ⅱ类神经功能损伤指的是广泛性和难以定义的脑损伤包括谵妄,POCD以及记忆、注意力和反应速度的下降。CABG术后患者出现任何程度的对时间空间认知程度的下降都需要进行风险评估,可能还需要制定神经功能保护策略。现有文献在如何定义

心脏术后谵妄和术后认知功能障碍以及如何评估仍存在较大争议。默金(Murkin)等人在1995年起草了评估心脏术后认知功能评估的声明[141]。尽管进行了多年的研究,SBI的发生率、病理生理学以及后果仍然有许多方面没有阐明。通常认为来自CPB或心内、主动脉操作导致的脑血栓是导致术后卒中和POCD的原因[142]。CABG术中避免升主动脉操作可以明显降低术后卒中的风险[143]。虽然对于老年患者主动脉操作的影响没有相关研究,但是随着年龄增加的粥样硬化负荷与术后神经功能改变可能有关。另一种解释认为(例如手术导致的脑低灌注或围术期药物治疗的影响)老年患者在非心脏大手术后1/3的患者会发生POCD。无其他并存疾病的老年化与低程度的系统性炎症反应相关,这可能预示着该人群术后更易发生POCD。不管POCD的原因是手术还是患者自身,通常认为炎症反应-系统性炎症反应与心脏手术相关,可导致多系统功能严重损伤,包括神经系统炎症和认知功能障碍(表21-3)。

表21-3 预测谵妄的心脏手术前危险因素2项logistic回归模型。年龄,MMSE,三角形统计表,SCO_2ox是独立预测危险因素。

指 标	P	标 准	谵妄发生率	比值比	95%可信区间
年 龄	0.005	<70 years	13.0	Reference	
		≥70 years	40.5	4.30	1.54～12.04
MMSE评分	0.018	>27	12.2	Reference	
		24～27	27.4	2.23	0.76～6.52
		≤23	61.3	6.50	1.75～24.13
EuroScore附加评分	0.934	0 to 3	12.1	Reference	
		4 to 6	27.2	0.74	0.19～2.83
		7 to 9	37.1	0.98	0.24～3.95
		10 to 20	40.0	0.77	0.17～3.46
神经系统疾病	0.001	No	22.0	Reference	
		Yes	55.2	6.22	2.02～19.16
血红蛋白	0.513	>120 g/L	20.4	Reference	
		≤120 g/L	47.9	0.72	0.27～1.93
NTproBNP	0.447	<1 000 pg/ml	17.4	Reference	
		≥1 000 pg/ml	41.0	1.43	0.57～3.58
吸氧ScO_2基线	0.027	>59.5%	19.7	Reference	
		≤59.5%	58.3	3.27	1.14～9.37

语言工具: CI—可信区间; MMSE—简易精神状态量表; NTproBNP—N末端脑钠肽; O_2—氧气; ScO_2ox—脑氧饱和度。

资料来源: Reproduced with permission from van Harten AE, Scheeren TW, Absalom AR, "A review of postoperative cognitive dysfunction and neuroinflammation associated with cardiac surgery and anaesthesia", Anaesthesia, 67, 3, pp. 280–293, Anaesthesia © 2012 The Association of Anaesthestists of Great Britain and Ireland.

最近的两项Meta分析认为体外循环和非体外循环术后神经系统并发症的区别非常有限[144]。OPCAB患者在Digit Symbol测试早期表现较好,而体外循环组患者在后期表现更佳。对此的解释是大脑对短暂低氧的耐受性可能帮助解释对这一人群的主要发现,比如术后早期认知功能下降与术中平均动脉压和脑氧饱和度变化的关系,然而单纯提高术中脑氧饱和度并不能改善术后早期认知功能的结局。心脏手术可能会促使一些老年患者出现新的认识变化,还可能使另外一些本来已有神经功能下降的患者的病情加重。对于这些患者术中处理可能导致脑损伤的危险因素至关重要。脑电图、经颅多普勒(血栓监测)和脑氧饱和度可以发现术中急性的脑灌注不足和脑氧饱和下降;事实上这些简单的神经功能监测可以降低神经功能损伤的概率。SBI在健康的老年患者很常见,通过脑部影像学检查可以解释术前没有TIA病史或CVA的患者出现的缺血损伤灶。合并SBI的患者术后神经功能并发症的发病率与高龄、肾功能障碍、术前认知功能障碍、升主动脉粥样硬化和颅内动脉硬化相关。SBI和BI的患者常见术前认知功能障碍,提示术前患者存在弥散性的脑血管损伤。术前及术后的脑MRI检查可以提供对颅脑定性定量的依据,即使是没有临床症状的患者,有助于在围术期减少或避免加重SBI的因素。然而机械瓣置换或有起搏器的患者禁行MRI检查。

心脏移植术和机械辅助装置

数据显示,术前选择合适的老年患者可以改善术后转归,提高心脏手术后生活质量;然而心脏移植术和心室辅助装置(ventricular assist devices, VADs)置入术并不在其中。患者对此类手术的耐受程度低、心室辅助装置术后严重的系统性炎症反应、心脏移植术后剧烈的免疫排斥反应,以及老年患者血栓栓塞的高风险减少了这些患者的纳入[145,146]。世界范围内的器官短缺及高昂的费用都使得高龄患者未能接受这类维持生命的手术。

需要行VADs置入术的患者分为两类:心脏移植前的过渡治疗(bridge to transplant, BTT)和临终治疗(destination therapy, DT)。VADs可用于DT的患者(无移植计划者永久使用)如重度心衰的患者不能行心脏移植,常用于老年患者。美国的数据显示,在2006年6月至2010年1月接受DT治疗的患者平均年龄为61.7岁(23~82岁),接受VADs置入术的患者平均年龄为52.7岁(19~88岁)[147]。随着科技的快速发展以及DT在更多医院的使用,这种治疗方式可以越来越多的应用于老年患者。最新研究显示DTs在缓解症状、改善生活质量和功能状况具有积极作用,因此对于重度心衰的患者是一种可取的机械循环支持治疗[148,149]。一项研究观察到70岁以上患者接受VADs置入术后2年内获得较好的功能恢复、生存率以及生活质量,因此作者认为在有经验的医院中,高龄并不是行VADs置入术的禁忌证[150]。虽然VADs术可以改善生活质量,提高生存率,但是由此带来的医疗负担和并发症需要仔细考虑。对于老年患者行DT治疗有明确的指南指出其风险、负担及社会成本。老年患者接受临终机械支持治疗后需要纳入维持治疗和老年医疗团队,对于这些装置成功用于这类人群是非常必要的。

移除体外循环意味着由完全机械循环支持过渡到由心脏自身提供足够的血流至全身各个系统。合并多种疾病的患者可能需要进一步的药物支持,1%的患者可能需要机械支持来过渡从CPB到完全自主循环这一过程[151]。患者循环不稳定时可置入IABP缓解左室负荷,提高冠脉舒张期灌注,改善全身氧供。高危患者需要在术前或CPB前置入IABP。一项包含7 440名患者的队列研究证实术前使用IABP可以降低高危患者的死亡率。在CPB后行IABP与高死亡率相关(10%和16%)[152,153]。体外膜肺(Extra-Corporeal Membrane Oxygenation, ECMO)可用于心脏术后呼吸循环衰竭的短期治疗,特别是用于右心衰、严重肺水肿和心室节律异常的患者。与IABP相比,外周置入fem-fem ECMO的优势是不仅提供心肺支持,还可以提供双心室支持、保证各器官氧合、在重度心动过缓或心动过速时保证血供[154]。ECMO可以为危重的患者提供阶段性的支持(最长1周),为双心室功能恢复赢得时间,同时也能够改善当前治疗措施。

微创介入及经导管瓣膜技术

越来越多的新技术应用于瓣膜性心脏病。主动脉瓣狭窄是成人最常见的衰弱性瓣膜性心脏损伤，主动脉瓣置换术是大多数患者的治疗选择。高龄是AVR术后死亡的危险因素。老年患者术后院内死亡率为5%～7%，图拉尼（Thourani）等人的研究观察到80岁以上高危患者AVR术后死亡率高达16.4%，对于这类高危患者死亡率的研究较少[155]。一些研究中，30%～40%的患者因为风险太高而不能行手术治疗。随着人口老龄化和医疗技术的发展，希望得到治疗的合并多种疾病的老年患者越来越多[156]。经皮球囊主动脉瓣扩张技术预后较差，效果短暂，生存率低[157,158]。由于高危患者AVR术后存在高病死率，5年内生存率低，因此非传统的主动脉瓣置换术的应用逐渐增加。经导管主动脉瓣置入术（transcatheter aortic valve implantation, TAVI）是一种微创介入技术，避免了胸骨切开、主动脉操作以及体外循环，因此手术创伤小。同时由于不用停跳，改善了患者的术后转归。在PARTNER研究中，对比了TAVI与开胸手术、药物治疗，证实TAVI在各项预后指标都不逊于传统AVR[159,160]。在该研究的2年内的跟踪随访中，也观察到1年内TAVI的手术效果并不比传统开胸手术差，还由于药物治疗，但卒中率较高。然而，根据ACCF/AATS/SCAI/STS的专家共识，TAVI是一项复杂的手术，需要极其小心地避免并发症，需要多学科协作。患者预计存活时间大于1年，手术风险高（EuroSCORE ≥ 20%/STS评分≥ 10%），有开胸手术禁忌证的患者（30天内病死率超过50%），如果经评价可以从TAVI术后得到改善，都可以行TAVI，虽然适应证以后会随着患者而调整。

经皮二尖瓣手术也应用于临床。与传统手术相比，经皮边对边瓣叶缝合技术对于二尖瓣反流的患者更安全，虽然效果稍差[161]。MitraClip装置按边对边（双孔）的原则进行修补，将前叶与后叶游离的部分夹在一起（图21-13）。EVERESTI研究证实该手术的安全性和可行性[162,163]。EVEREST II研究观察到MitraClip并不优于传统手术，而且MitraClip减少二尖瓣反流的效果略差，有相当比例患者还需行MVR修补。大量二尖瓣修补技术正在研究，包括经导管瓣叶修补、冠状窦成形术、直接瓣环成形术、腔内重建治疗以及经导管二尖瓣置入术。这些二尖瓣手术大都处于试验阶段，只在一部分专科医

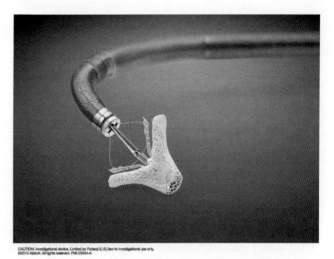

图21-13　经皮通过导管置入MitraClip装置。资料来源：Abbott Vascular, Santa Clara, California, © Abbott 2012.

院使用。

在AS的患者置入Edwards SAPIEN和CoreValve都需要经股动脉入路，这需要开放股动脉，反折后过主动脉瓣，在原生主动脉瓣内注入瓣膜装置（图21-14～图21-16）[164,165]。

可以在快速心室起搏器（rapidventricular pacing, RVP）下行球囊扩张置入，或是在没有快速心室起搏的情况下缓慢释放外鞘。一些存在严重主动脉或髂-股动脉疾病的患者主动脉入路有时并不容易操作，可以通过腋动脉入路（外科分离腋动脉，直接腋动脉插管），心尖入路（通过胸前前外侧小切口暴露左心室），以及腹膜后髂动脉、升主动脉都是可以选择的入路。存在左乳动脉旁路的患者是腋动脉入路的禁忌证，因为手术操作可能会导致动脉阻塞或撕裂，而心尖入路会使患者胸部不适，可能会导致呼吸窘迫，延长存在严重呼吸功能障碍患者的机械通气时间。根据选择的合适患者的解剖和并存疾病使用CE认证的装置和路径是保证手术成功的重要一环。对风险的最佳评估需要结合客观质量评估模型（EuroSCORE和STS）和有经验的手术医生、心内科医生和麻醉医生的客观评估。TAVI的抗血小板治疗并无统一标准，但是通常的做法是术前使用阿司匹林和氯吡格雷的负荷剂量。为了降低肾功能障碍的风险，可在TAVI术前一天水化及使用N-乙酰半胱氨酸[166,167]。抗高血压药物，包括ACEI类药物可在术前一天使用，而抗心律失常药物需要停药。

表21-4 治疗二尖瓣反流的介入技术

名 称	装 置	公 司	型号	血管入路	新进展
边对边瓣叶修补	MitraClip	Abbott Vascular Inc.	1,2	股静脉,房间隔	全世界使用最多
冠脉窦成形术(间接成形术)	MINARC	Edwards Lifesciences	2	颈内静脉,冠脉窦	首次发表人类研究
	CARILLIO	Cardiac Dimensions	2	颈内静脉,冠脉窦	首次发表人类研究
	PTMA	Viacor Inc.	2	锁骨下静脉,冠脉窦	首次发表人类研究
直接成形术	Percutaneous annuloplasty system(PAS)	Mitralign Guided delivery system	2	股动脉,反折至左心室	首次发表人类研究
	AccuCinch © QuantumCor a	QuantumCor	2	股动脉,反折至左心室	临床前研究
腔室重建治疗	PS3	Ample Medical Inc.	2	胸腔左前小切口,置入导管	首次发表人类研究
经皮二尖瓣置入术	EndoValve	EndoValve	1,2		临床前研究

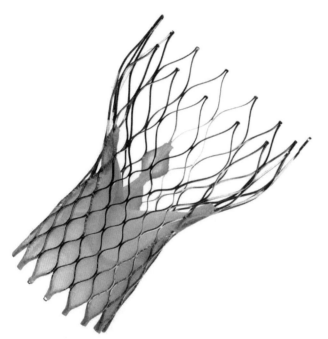

图21-14 Medtronic CoreValve系统

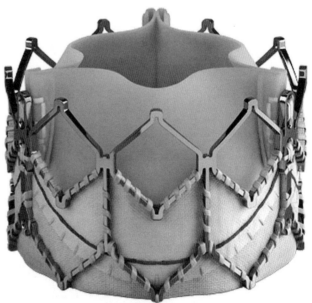

图21-15 Edwards Sapien瓣膜系统

麻醉医生必须参与导管室内的监护,使用各种设备和药物处理困难气道和循环不稳定的患者。理想情况下所有的手术都应在有血管造影设备的杂交手术间进行[168]。所有患者都需接入心电图、氧饱和度、尿量、体温、动静脉测压。连接体外除颤仪。肺动脉导管并不是必需的,但必须要有大管径的外周静脉通路。在存在慢性脑血管疾病或有潜在神经系统损伤的患者使用无创脑功能监测是有益的。行TAVI时围术期使用经食管超声可以提供远大于X线

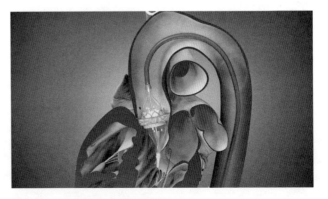

图21-16 Sapien瓣膜安装示意图

的信息，如球囊瓣膜成型，人工瓣的位置，确定手术相关并发症等，并可确定轻度瓣膜钙化的位置，而X线不能显示。但是经食道超声也有局限，不能确定球囊导管的位置，套囊扩张时探头会干扰放射显影，可能使术者更倾向于全身麻醉。一些新技术，如心内超声、3D超声和CT造影可能会这类手术的发展。

对于主动脉狭窄的患者行TAVI时，麻醉管理的目标是维持血流动力学稳定：增加前负荷；低心率（50～70次/min）；窦性心律；及时处理室上性心律失常和室性心律失常；早期使用α受体激动剂处理低血压。在行主动脉瓣球囊扩张和球囊置入时，需要通过RVP实施短暂部分心功能储备，以准许安装主动脉瓣，防止移位和假体栓塞[169]。RVP是这个手术的关键，需要麻醉医生集中注意力，因为患者循环对RVP实施和终止时的反应对手术很重要。启动起搏线测试或瓣膜成型在RVP时或RVP后会导致严重或长时间的低血压，因此在随后的起搏期或在实施RVP前使用升压药可以避免严重的低血压（表21-5）[170]。

在保证患者安全的前提下，TAVI的麻醉方法会因减小麻醉创伤而变化。局麻加上镇静药物可以替代全身麻醉[171,172]。全身麻醉需要保证良好的循环稳定、心脏保护、缓解刺激反应及及时苏醒。许多中心青睐于气管插管全身麻醉是因为这样患者术中不会动；可以控制呼吸；当患者太虚弱不能耐受手术或不能保持仰卧位；方便置入和拔除复杂的引导鞘以及修复动脉入路；方便使用TOE；方便处理术中并发症。然而，全麻可能会导致呼吸系统并发症和循环不稳定，局麻加镇静的方案（使用瑞芬太尼、丙泊酚、局部浸润麻醉或术前行髂腹股沟神经或髂腹下神经阻滞）都有使用记录。心尖入路需开胸，因此需要全身麻醉；腋动脉入路可用全身麻醉或局麻复合镇静药物，虽然颈浅丛神经阻滞复合局部浸润麻醉也有报道。需要警惕的并发症包括由RVP导致的低血压和心肌缺血；高度房室传导阻滞和心脏传导阻滞，特别是使用CoreValve时；血管并发症，失血，穿刺部位动脉损伤；主动脉反流，移位和装置脱位导致的栓塞；冠状动脉左主干阻塞；停跳；术后肾功能衰竭和神经系统并发症。如果患者循环稳定，手术顺利，左室功能差不是术后即刻拔除气管导管的禁忌证。使用非甾体抗炎药/对乙酰氨基酚控制术后疼痛，如果肾功能良好可以使用低剂量的阿片类药物（表21-6）。

毫无疑问，通过良好的术前准备，合适的手术间，清晰的评估指南，TAVI可以安全有效地用于高危患者。术前多学科会诊非常重要，麻醉医生在其中起重要作用。针对每一名患者的抢救计划和设备，

表21-5 TAVI手术主要步骤和并发症

TAVI手术步骤	目 的	并 发 症
血管入路	置入安装瓣膜的导丝和CPB或ECMO支持的导丝	股动脉、升/降主动脉夹层、血管穿破、腹膜后血肿、出血、远端栓塞现象、远端低灌注、腋动脉入路至左乳内动脉阻塞
心尖入路	置入安装瓣膜的导丝和CPB或ECMO支持的导丝	肺损伤、气胸、血胸、胸壁疼痛、呼吸窘迫需要呼吸机支持、气栓、停跳、卒中、心肌梗死、房室传导阻滞
安放测试RVP导线	测试临时起搏器至室性心动过速,短暂停止主动脉射血	左心房或由室穿孔、持续性室性心动过速、心肌梗死、循环不稳
RVP下球囊瓣膜成型	扩张钙化的主动脉瓣环,为瓣膜置入做准备	钙化斑块脱落致使卒中或心肌梗死、急性主动脉瓣反流、方式传导阻滞、主动脉根破裂、主动脉夹层
瓣膜定位	在原瓣环位置确定经导管瓣膜位置	钙化斑块脱落致使卒中或心肌梗死、瓣膜栓塞、血流阻断
安装瓣膜	在原瓣环位置安装瓣膜	冠状动脉阻塞、心肌梗死、瓣膜栓塞、瓣旁反流（瓣膜与主动脉瓣环连接不紧）、反流（瓣膜置入时损坏、不匹配）、钙化斑块脱落致使卒中或心肌梗死、房室传导阻滞、主动脉夹层、主动脉瓣环破裂、心脏穿孔、停跳、二尖瓣损伤

表21-6 经股动脉TAVI的麻醉方法比较

局　麻		全　麻	
优　点	缺　点	优　点	缺　点
准备时间短	置入导管使患者不适	术中可行食管超声	循环不稳
术中可行神经功能评估	不能使用食管超声	置入导管和导丝时无痛	可能需要正性肌力药物
快速心室起搏时循环可能更稳定	术中患者可能有体动（导致导管置入、球囊扩张成型和瓣膜置入有更多的风险）	出血发生时可以快速干预	准备时间长
缩短置入时间	镇静导致循环不稳	术中患者无体动	术中不能行神经功能评估
恢复迅速	需要插管的话时间延长	如果循环不稳时不需慌忙行全身麻醉	RVP后正性肌力药物使用增加
很少需要到ICU	镇静导致的呼吸抑制和高碳酸血症	长时间手术患者不会不适	延长拔管时间
缩短住院时间	由于造影和经胸超声不能控制气道	更容易控制呼吸（特别是在定位安装瓣膜时）	延长机械通气时间
早期出院		便于处理并发症	并发症发生率高
			需要管理体温
			手术时间延长
			入ICU可能性增加
			住院时间延长
			医疗费用增加

资料来源：Journal of Cardiothoracic and Vascular Anaesthesia, 24, 4, Fassl J and Augoustides JGT, "Transcatheter aortic valve implantation — part 2: anesthesia management", pp.691–699, Copyright 2012, with permission from European Association of Cardiothoracic Anesthesiologists（EACTA）, the Chinese Society of Cardiovascular and Thoracic Anesthesiologists（ICCAF）, and Elsevier.

包括ECMO，都应该在术前讨论并准备。我们的经验是在患者转运出手术室前停止ECMO。术后需要通过标准监测，患者护理以及处理措施来保障整个流程的平稳进行和患者安全。

结论

对于年轻心血管疾病的患者，已经完善的手术对于老年患者也有重要的价值。功能和症状的改善，心脏手术已没有年龄限制。对于CPB术后更易产生认知功能障碍的老年患者，相关的无创介入技术更有优势，前提是出现手术并发症是能提供完全救援措施。通过这些心脏手术可以改善患者的功能状况，使其独立生活，但这取决于在整个围术期的细致评估与规划。

（常　远译　汪　珺审校）

参考文献

［1］ Available from: <http://epp. eurost at. ec. europ a/cache/IT Y_ OFFPUB/KS-SF-08-072/EN/KS-SF-08-072-EN. PDF>.

［2］ Shirani J, Yousefi J, Roberts WC. Major cardiac findings at necropsy in 366 American octogenarians. *Am J Cardiol.* 1995; 75(2):151–156.

［3］ Ghanta RK, Shekar PS, McGurk S, et al. Long-term survival and quality of life justify cardiac surgery in the very elderly patient. *Ann Thorac Surg.* 2011; 92(3):851–857.

［4］ Silvay G, Castillo JG, Chikwe J, et al. Cardiac anesthesia and surgery in geriatric patients. *Semin Cardiothorac Vasc Anesth.* 2008; 12(1):18–28.

［5］ Freitas WM, Carvalho LS, Moura FA, et al. Atherosclerotic disease in octogenarians: a challenge for science and clinical practice. *Atherosclerosis.* 2012; 225(2):281–289.

［6］ Fleg JL, Strait J. Age-associated changes in cardiovascular structure and function: a fertile milieu for future disease. *Heart Fail Rev.* 2012; 17(4–5):545–554.

［7］ Wadley AJ, Veldhuijzen van Zanten JJ, Aldred S. The interactions of oxidative stress and inflammation with vascular dysfunction in ageing: the vascular health triad. *Age*

(Dordr) . 2013; 35(3):705–718.

[8] Dyer C. The interaction of ageing and lung disease. *Chron Respir Dis.* 2012; 9(1):63–67.

[9] Vaz Fragoso CA, Gill TM. Respiratory impairment and the aging lung: a novel paradigm for assessing pulmonary function. *J Gerontol A Biol Sci Med Sci.* 2012; 67(3): 264–275.

[10] Esposito C, Dal Canton A. Functional changes in the aging kidney. *J Nephrol.* 2010; 23(Suppl 15):S41–S45.

[11] Gunasekaran U, Gannon M. Type 2 diabetes and the aging pancreatic beta cell. *Aging (Albany NY).* 2011; 3(6):565–575.

[12] Trifiro G, Spina E. Age-related changes in pharmacodynamics: focus on drugs acting on central nervous and cardiovascular systems. *Curr Drug Metab.* 2011; 12(7):611–620.

[13] Price EA, Mehra R, Holmes TH, et al. Anemia in older persons: etiology and evaluation. *Blood Cells Mol Dis.* 2011; 46(2):159–165.

[14] Doherty TM, Fitzpatrick LA, Inoue D, et al. Molecular, endocrine, and genetic mechanisms of arterial calcification. *Endocr Rev.* 2004; 25(4):629–672.

[15] Witteman JC, Kannel WB, Wolf PA, et al. Aortic calcified plaques and cardiovascular disease (the Framingham Study). *Am J Cardiol.* 1990; 66(15):1060–1064.

[16] Naylor AR, Mehta Z, Rothwell PM, et al. Carotid artery disease and stroke during coronary artery bypass: a critical review of the literature. *Eur J Vasc Endovasc Surg.* 2002; 23(4):283–294.

[17] Wanamaker KM, Moraca RJ, Nitzberg D, et al. Contemporary incidence and risk factors for carotid artery disease in patients referred for coronary artery bypass surgery. *J Cardiothorac Surg.* 2012; 7:78.

[18] Mahmoudi M, Hill PC, Xue Z, et al. Patients with severe asymptomatic carotid artery stenosis do not have a higher risk of stroke and mortality after coronary artery bypass surgery. *Stroke.* 2011; 42(10):2801–2805.

[19] Salasidis GC, Latter DA, Steinmetz OK, et al. Carotid artery duplex scanning in preoperative assessment for coronary artery revascularization: the association between peripheral vascular disease, carotid artery stenosis, and stroke. *J Vasc Surg.* 1995; 21(1):154–160; discussion 61-62.

[20] Fukuda I, Gomi S, Watanabe K, et al. Carotid and aortic screening for coronary artery bypass grafting. *Ann Thorac Surg.* 2000; 70(6):2034–2039.

[21] Stamou SC, Hill PC, Dangas G, et al. Stroke after coronary artery bypass: incidence, predictors, and clinical outcome. *Stroke.* 2001; 32(7):1508–1513.

[22] Berens ES, Kouchoukos NT, Murphy SF, et al. Preoperative carotid artery screening in elderly patients undergoing cardiac surgery. *J Vasc Surg.* 1992; 15(2):313–321; discussion 22-23.

[23] Ederle J, Dobson J, Featherstone RL, et al. Carotid artery stenting compared with endarterectomy in patients with symptomatic carotid stenosis (International Carotid Stenting Study): an interim analysis of a randomised controlled trial. *Lancet.* 2010; 375(9719):985–997.

[24] Lytle BW, Loop FD, Cosgrove DM, et al. Long-term

(5 to 12 years) serial studies of internal mammary artery and saphenous vein coronary bypass grafts. *J Thorac Cardiovasc Surg.* 1985; 89(2):248–258.

[25] FitzGibbon GM, Leach AJ, Kafka HP, et al. Coronary bypass graft fate: long-term angiographic study. *J Am Coll Cardiol.* 1991; 17(5):1075–1080.

[26] Ottino G, De Paulis R, Pansini S, et al. Major sternal wound infection after open-heart surgery: a multivariate analysis of risk factors in 2, 579 consecutive operative procedures. *Ann Thorac Surg.* 1987; 44(2):173–179.

[27] Wouters R, Wellens F, Vanermen H, et al. Sternitis and mediastinitis after coronary artery bypass grafting. Analysis of risk factors. *Tex Heart Inst J.* 1994; 21(3):183–188.

[28] Turrentine FE, Wang H, Simpson VB, et al. Surgical risk factors, morbidity, and mortality in elderly patients. *J Am Coll Surg.* 2006; 203(6):865–877.

[29] Williams DB, Carrillo RG, Traad EA, et al. Determinants of operative mortality in octogenarians undergoing coronary bypass. *Ann Thorac Surg.* 1995; 60(4):1038–1043.

[30] Ko W, Krieger KH, Lazenby WD, et al. Isolated coronary artery bypass grafting in one hundred consecutive octogenarian patients. A multivariate analysis. *J Thorac Cardiovasc Surg.* 1991; 102(4):532–538.

[31] Lindroos M, Kupari M, Heikkila J, et al. Prevalence of aortic valve abnormalities in the elderly: an echocardiographic study of a random population sample. *J Am Coll Cardiol.* 1993; 21(5):1220–1225.

[32] Ross J Jr, Braunwald E. Aortic stenosis. *Circulation.* 1968; 38(1 Suppl):61–67.

[33] Nowicki ER, Birkmeyer NJ, Weintraub RW, et al. Multivariable prediction of in-hospital mortality associated with aortic and mitral valve surgery in Northern New England. *Ann Thorac Surg.* 2004; 77(6):1966–1977.

[34] Cerillo AG, Assal Al, Kodami A, et al. Aortic valve surgery in the elderly patient: a retrospective review. *Interact Cardiovasc Thorac Surg.* 2007; 6(3):308–313.

[35] Litmathe J, Feindt P, Kurt M, et al. Aortic valve replacement in octogenarians: outcome and predictors of complications. *Hellenic J Cardiol.* 2011; 52(3):211–215.

[36] Varadarajan P, Kapoor N, Bansal RC, et al. Survival in elderly patients with severe aortic stenosis is dramatically improved by aortic valve replacement: Results from a cohort of 277 patients aged ≥ 80 years. *Eur J Cardiothorac Surg.* 2006; 30(5):722–727.

[37] Bonow RO, Carabello BA, Kanu C, et al. ACC/AHA 2006 guidelines for the management of patients with valvular heart disease: a report of the American College of Cardiology/ American Heart Association Task Force on Practice Guidelines (writing Committee to revise the 1998 guidelines for the management of patients with valvular heart disease): developed in collaboration with the Society of Cardiovascular Anesthesiologists: endorsed by the Society for Cardiovascular Angiography and Interventions and the Society of Thoracic Surgeons. *Circulation.* 2006; 114(5):e84–e231.

[38] Vahanian A, Baumgartner H, Bax J, et al. Guidelines on the

management of valvular heart disease: The Task Force on the Management of Valvular Heart Disease of the European Society of Cardiology. *Eur Heart J.* 2007; 28(2):230–268.

[39] Hannan EL, Samadashvili Z, Lahey SJ, et al. Aortic valve replacement for patients with severe aortic stenosis: risk factors and their impact on 30-month mortality. *Ann Thorac Surg.* 2009; 87(6):1741–1749.

[40] Florath I, Albert A, Rosendahl U, et al. Mid term outcome and quality of life after aortic valve replacement in elderly people: mechanical versus stentless biological valves. *Heart.* 2005; 91(8):1023–1029.

[41] Kirsch M, Nakashima K, Kubota S, et al. The risk of reoperative heart valve procedures in octogenarian patients. *J Heart Valve Dis.* 2004; 13(6):991–996; discussion 6.

[42] Odell JA, Mullany CJ, Schaff HV, et al. Aortic valve replacement after previous coronary artery bypass grafting. *Ann Thorac Surg.* 1996; 62(5):1424–1430.

[43] Khaladj N, Shrestha M, Peterss S, et al. Isolated surgical aortic valve replacement after previous coronary artery bypass grafting with patent grafts: is this old-fashioned technique obsolete? *Eur J Cardiothorac Surg.* 2009; 35(2): 260–264.

[44] Brunvand H, Offstad J, Nitter-Hauge S, et al. Coronary artery bypass grafting combined with aortic valve replacement in healthy octogenarians does not increase postoperative risk. *Scand Cardiovasc J.* 2002; 36(5):297–301.

[45] Vasques F, Lucenteforte E, Paone R, et al. Outcome of patients aged ≥ 80 years undergoing combined aortic valve replacement and coronary artery bypass grafting: a systematic review and meta-analysis of 40 studies. *Am Heart J.* 2012; 164(3):410–418 e1.

[46] Vasques F, Messori A, Lucenteforte E, et al. Immediate and late outcome of patients aged 80 years and older undergoing isolated aortic valve replacement: a systematic review and meta-analysis of 48 studies. *Am Heart J.* 2012; 163(3):477–485.

[47] Barrciro CJ, Patel ND, Fitton TP, et al. Aortic valve replacement and concomitant mitral valve regurgitation in the elderly: impact on survival and functional outcome. *Circulation.* 2005; 112(9 Suppl):I443–I447.

[48] Gill M, Dunning J. Is reduction aortoplasty (with or without external wrap) an acceptable alternative to replacement of the dilated ascending aorta? *Interact Cardiovasc Thorac Surg.* 2009; 9(4):693–697.

[49] Bauer M, Pasic M, Schaffarzyk R, et al. Reduction aortoplasty for dilatation of the ascending aorta in patients with bicuspid aortic valve. *Ann Thorac Surg.* 2002; 73(3):720–723.

[50] Szabo TA, Toole JM, Payne KJ, et al. Management of aortic valve bypass surgery. *Semin Cardiothorac Vasc Anesth.* 2012; 16(1):52–58.

[51] Glower DD, Lee T, Desai B. Aortic valve replacement through right minithoracotomy in 306 consecutive patients. *Innovations (Phila).* 2010; 5(5):326–330.

[52] Nkomo VT, Gardin JM, Skelton TN, et al. Burden of valvular heart diseases: a population-based study. *Lancet.* 2006; 368(9540):1005–1011.

[53] Mehta RH, Eagle KA, Coombs LP, et al. Influence of age on outcomes in patients undergoing mitral valve replacement. *Ann Thorac Surg.* 2002; 74(5):1459–1467.

[54] Chikwe J, Goldstone AB, Passage J, et al. A propensity score-adjusted retrospective comparison of early and mid-term results of mitral valve repair versus replacement in octogenarians. *Eur Heart J.* 2011; 32(5):618–626.

[55] Savage EB, Ferguson TB, Jr, DiSesa VJ. Use of mitral valve repair: analysis of contemporary United States experience reported to the Society of Thoracic Surgeons National Cardiac Database. *Ann Thorac Surg.* 2003; 75(3):820–825.

[56] Gillinov AM, Blackstone EH, Rajeswaran J, et al. Ischemic versus degenerative mitral regurgitation: does etiology affect survival? *Ann Thorac Surg.* 2005; 80(3):811–819.

[57] Boon A, Cheriex E, Lodder J, et al. Cardiac valve calcification: characteristics of patients with calcification of the mitral annulus or aortic valve. *Heart.* 1997; 78(5):472–474.

[58] Iribarne A, Easterwood R, Russo MJ, et al. Comparative effectiveness of minimally invasive versus traditional sternotomy mitral valve surgery in elderly patients. *J Thorac Cardiovasc Surg.* 2012; 143(4 Suppl):S86–S90.

[59] Vollroth M, Seeburger J, Garbade J, et al. Minimally invasive mitral valve surgery is a very safe procedure with very low rates of conversion to full sternotomy. *Eur J Cardiothorac Surg.* 2012; 42(1):e13–e15.

[60] Holzhey DM, Shi W, Borger MA, et al. Minimally invasive versus sternotomy approach for mitral valve surgery in patients greater than 70 years old: a propensity-matched comparison. *Ann Thorac Surg.* 2011; 91(2):401–405.

[61] Bickerstaff LK, Pairolero PC, Hollier LH, et al. Thoracic aortic aneurysms: a population-based study. *Surgery.* 1982; 92(6):1103–1108.

[62] Shah PJ, Estrera AL, Miller CC 3rd, et al. Analysis of ascending and transverse aortic arch repair in octogenarians. *Ann Thorac Surg.* 2008; 86(3):774–779.

[63] Anagnostopoulos CE, Prabhakar MJ, Kittle CF. Aortic dissections and dissecting aneurysms. *Am J Cardiol.* 1972; 30(3):263–273.

[64] Hagan PG, Nienaber CA, Isselbacher EM, et al. The International Registry of Acute Aortic Dissection (IRAD): new insights into an old disease. *JAMA.* 2000; 283(7):897–903.

[65] Tsai TT, Evangelista A, Nienaber CA, et al. Long-term survival in patients presenting with type A acute aortic dissection: insights from the International Registry of Acute Aortic Dissection (IRAD). *Circulation.* 2006; 114(1 Suppl):I350–I356.

[66] Piccardo A, Regesta T, Zannis K, et al. Outcomes after surgical treatment for type A acute aortic dissection in octogenarians: a multicenter study. *Ann Thorac Surg.* 2009; 88(2):491–497.

[67] Mehta RH, O'Gara PT, Bossone E, et al. Acute type A aortic dissection in the elderly: clinical characteristics, management, and outcomes in the current era. *J Am Coll Cardiol.* 2002; 40(4):685–692.

［68］ Caus T, Frapier JM, Giorgi R, et al. Clinical outcome after repair of acute type A dissection in patients over 70 years-old. *Eur J Cardiothorac Surg.* 2002; 22(2):211–217.

［69］ Geirsson A, Szeto WY, Pochettino A, et al. Significance of malperfusion syndromes prior to contemporary surgical repair for acute type A dissection: outcomes and need for additional revascularizations. *Eur J Cardiothorac Surg.* 2007; 32(2):255–262.

［70］ Neri E, Toscano T, Massetti M, et al. Operation for acute type A aortic dissection in octogenarians: is it justified? *J Thorac Cardiovasc Surg.* 2001; 121(2):259–267.

［71］ Sundermann S, Dademasch A, Praetorius J, et al. Comprehensive assessment of frailty for elderly high-risk patients undergoing cardiac surgery. *Eur J Cardiothorac Surg.* 2011; 39(1):33–37.

［72］ Afilalo J, Mottillo S, Eisenberg MJ, et al. Addition of frailty and disability to cardiac surgery risk scores identifies elderly patients at high risk of mortality or major morbidity. *Circ Cardiovasc Qual Outcomes.* 2012; 5(2):222–228.

［73］ Katz S, Ford AB, Moskowitz RW, et al. Studies of Illness in the Aged. The Index of Adl: a standardized measure of biological and psychosocial function. *JAMA.* 1963; 185:914–919.

［74］ Lee DH, Buth KJ, Martin BJ, et al. Frail patients are at increased risk for mortality and prolonged institutional care after cardiac surgery. *Circulation.* 2010; 121(8):973–978.

［75］ Chow WB, Rosenthal RA, Merkow RP, et al. Optimal preoperative assessment of the geriatric surgical patient: a best practices guideline from the American College of Surgeons National Surgical Quality Improvement Program and the American Geriatrics Society. *J Am Coll Surg.* 2012; 215(4):453–466.

［76］ Contrada RJ, Boulifard DA, Hekler EB, et al. Psychosocial factors in heart surgery: presurgical vulnerability and postsurgical recovery. *Health Psychol.* 2008; 27(3):309–319.

［77］ Sieber FE, Barnett SR. Preventing postoperative complications in the elderly. *Anesthesiol Clin.* 2011; 29(1):83–97.

［78］ Dhanani J, Mullany DV, Fraser JF. Effect of preoperative renal function on long-term survival after cardiac surgery. *J Thorac Cardiovasc Surg.* 2013; 146(1):90–95.

［79］ Biancari F, Rimpilainen R. Meta-analysis of randomised trials comparing the effectiveness of miniaturised versus conventional cardiopulmonary bypass in adult cardiac surgery. *Heart.* 2009; 95(12):964–969.

［80］ Rozental T, Shore-Lesserson L. Pharmacologic management of coagulopathy in cardiac surgery: an update. *J Cardiothorac Vasc Anesth.* 2012; 26(4):669–679.

［81］ Ng CS, Wan S. Limiting inflammatory response to cardiopulmonary bypass: pharmaceutical strategies. *Curr Opin Pharmacol.* 2012; 12(2):155–159.

［82］ Vohra HA, Whistance R, Modi A, et al. The inflammatory response to miniaturised extracorporeal circulation: a review of the literature. *Mediators Inflamm.* 2009; 2009:707042.

［83］ Black KM, Barnett RJ, Bhasin MK, et al. Microarray and proteomic analysis of the cardioprotective effects of cold blood cardioplegia in the mature and aged male and female. *Physiol Genomics.* 2012; 44(21):1027–1041.

［84］ Ono M, Joshi B, Brady K, et al. Risks for impaired cerebral autoregulation during cardiopulmonary bypass and postoperative stroke. *Br J Anaesth.* 2012; 109(3):391–398.

［85］ Newman MF, Croughwell ND, Blumenthal JA, et al. Effect of aging on cerebral autoregulation during cardiopulmonary bypass. Association with postoperative cognitive dysfunction. *Circulation.* 1994; 90(5 Pt 2):II243–II249.

［86］ Bellapart J, Geng S, Dunster K, et al. Intraaortic balloon pump counterpulsation and cerebral autoregulation: an observational study. *BMC Anesthesiol.* 2010; 10:3.

［87］ Van Harten AE, Scheeren TW, Absalom AR. A review of postoperative cognitive dysfunction and neuroinflammation associated with cardiac surgery and anaesthesia. *Anaesthesia.* 2012; 67(3):280–293.

［88］ Cooper EA, Edelman JJ, Wilson MK, et al. Off-pump coronary artery bypass grafting in elderly and high-risk patients — a review. *Heart Lung Circ.* 2011; 20(11):694–703.

［89］ Demaria RG, Carrier M, Fortier S, et al. Reduced mortality and strokes with off-pump coronary artery bypass grafting surgery in octogenarians. *Circulation.* 2002; 106(12 Suppl 1):I5–I10.

［90］ Ricci M, Karamanoukian HL, Abraham R, et al. Stroke in octogenarians undergoing coronary artery surgery with and without cardiopulmonary bypass. *Ann Thorac Surg.* 2000; 69(5):1471–1475.

［91］ LaPar DJ, Bhamidipati CM, Reece TB, et al. Is off-pump coronary artery bypass grafting superior to conventional bypass in octogenarians? *J Thorac Cardiovasc Surg.* 2011; 141(1):81–90.

［92］ Moller CH, Penninga L, Wetterslev J, et al. Off-pump versus on-pump coronary artery bypass grafting for ischaemic heart disease. *Cochrane Database Syst Rev.* 2012; 3:CD007224.

［93］ Evered LA, Silbert BS, Scott DA. Postoperative cognitive dysfunction and aortic atheroma. *Ann Thorac Surg.* 2010; 89(4):1091–1097.

［94］ Schachner T, Nagele G, Kacani A, et al. Factors associated with presence of ascending aortic atherosclerosis in CABG patients. *Ann Thorac Surg.* 2004; 78(6):2028–2032; discussion 32.

［95］ Yamaguchi A, Adachi H, Tanaka M, et al. Efficacy of intraoperative epiaortic ultrasound scanning for preventing stroke after coronary artery bypass surgery. *Ann Thorac Cardiovasc Surg.* 2009; 15(2):98–104.

［96］ Ito A, Goto T, Maekawa K, et al. Postoperative neurological complications and risk factors for pre-existing silent brain infarction in elderly patients undergoing coronary artery bypass grafting. *J Anesth.* 2012; 26(3):405–411.

［97］ Rosenberger P, Shernan SK, Loffler M, et al. The influence of epiaortic ultrasonography on intraoperative surgical management in 6051 cardiac surgical patients. *Ann Thorac Surg.* 2008; 85(2):548–553.

［98］ Sylivris S, Calafiore P, Matalanis G, et al. The intraoperative assessment of ascending aortic atheroma: epiaortic imaging is superior to both transesophageal echocardiography and direct palpation. *J Cardiothorac Vasc Anesth.* 1997; 11(6):704–707.

[99] Schoen J, Meyerrose J, Paarmann H, et al. Preoperative regional cerebral oxygen saturation is a predictor of postoperative delirium in on-pump cardiac surgery patients: a prospective observational trial. *Crit Care.* 2011; 15(5):R218.

[100] Slater JP, Guarino T, Stack J, et al. Cerebral oxygen desaturation predicts cognitive decline and longer hospital stay after cardiac surgery. *Ann Thorac Surg.* 2009; 87(1):36–44; discussion -5.

[101] de Tournay-Jette E, Dupuis G, Bherer L, et al. The relationship between cerebral oxygen saturation changes and postoperative cognitive dysfunction in elderly patients after coronary artery bypass graft surgery. *J Cardiothorac Vasc Anesth.* 2011; 25(1):95–104.

[102] Fedorow C, Grocott HP. Cerebral monitoring to optimize outcomes after cardiac surgery. *Curr Opin Anaesthesiol.* 2010; 23(1):89–94.

[103] Besser MW, Klein AA. The coagulopathy of cardiopulmonary bypass. *Crit Rev Clin Lab Sci.* 2010; 47(5-6):197–212.

[104] Bhaskar B, Dulhunty J, Mullany DV, et al. Impact of blood product transfusion on short and long-term survival after cardiac surgery: more evidence. *Ann Thorac Surg.* 2012; 94(2):460–467.

[105] Surgery S-SoT risk calculator. <http://riskcalc. sts. org/ STSWebRiskCalc273/de. aspx> (accessed 21 March 2013).

[106] Griffith KA, Sherrill DL, Siegel EM, et al. Predictors of loss of lung function in the elderly: the Cardiovascular Health Study. *Am J Respir Crit Care Med.* 2001; 163(1):61–68.

[107] Liptay MJ, Basu S, Hoaglin MC, et al. Diffusion lung capacity for carbon monoxide (DLCO) is an independent prognostic factor for long-term survival after curative lung resection for cancer. *J Surg Oncol.* 2009; 100(8):703–707.

[108] Bailey ML, Richter SM, Mullany DV, et al. Risk factors and survival in patients with respiratory failure after cardiac operations. *Ann Thorac Surg.* 2011; 92(5):1573–1579.

[109] Pearse B, Cole C, Barnett A, et al. A positive fluid balance post cardiac surgery results in prolonged ventilation, intensive care unit and hospital length of stay. *Aust Crit Care.* 2012; 25(2):137.

[110] Corley A, Caruana LR, Barnett AG, et al. Oxygen delivery through high-flow nasal cannulae increase end-expiratory lung volume and reduce respiratory rate in post-cardiac surgical patients. *Br J Anaesth.* 2011; 107(6):998–1004.

[111] Yavas S, Yagar S, Mavioglu L, et al. Tracheostomy: how and when should it be done in cardiovascular surgery ICU? *J Card Surg.* 2009; 24(1):11–18.

[112] Platts DG, Fraser JF. Contrast echocardiography in critical care: echoes of the future? A review of the role of microsphere contrast echocardiography. *Crit Care Resusc.* 2011; 13(1):44–55.

[113] Platts DG, Fraser JF. Microsphere contrast echocardiography in the critical care complex. *Crit Care.* 2011; 15(2):417.

[114] Weber CF, Gorlinger K, Meininger D, et al. Point-of-care testing: a prospective, randomized clinical trial of efficacy in coagulopathic cardiac surgery patients. *Anesthesiology.* 2012; 117(3):531–547.

[115] Karthik S, Grayson AD, McCarron EE, et al. Reexploration for bleeding after coronary artery bypass surgery: risk factors, outcomes, and the effect of time delay. *The Annals of Thoracic Surgery.* 2004; 78(2):527–534.

[116] Bhaskar B, Bidstrup BP, Fung YL, et al. To transfuse, or not to transfuse: that is the question. *Crit Care Resusc.* 2009; 11(1):71–77.

[117] Fliser D, Ritz E, Franek E. Renal reserve in the elderly. *Semin Nephrol.* 1995; 15(5):463–467.

[118] Suen WS, Mok CK, Chiu SW, et al. Risk factors for development of acute renal failure (ARF) requiring dialysis in patients undergoing cardiac surgery. *Angiology.* 1998; 49(10):789–800.

[119] Chukwuemeka A, Weisel A, Maganti M, et al. Renal dysfunction in high-risk patients after on-pump and off-pump coronary artery bypass surgery: a propensity score analysis. *Ann Thorac Surg.* 2005; 80(6):2148–2153.

[120] Bellomo R, Chapman M, Finfer S, et al. Low-dose dopamine in patients with early renal dysfunction: a placebo-controlled randomised trial. Australian and New Zealand Intensive Care Society (ANZICS) Clinical Trials Group. *Lancet.* 2000; 356(9248):2139–2143.

[121] Wijeysundera DN, Karkouti K, Dupuis JY, et al. Derivation and validation of a simplified predictive index for renal replacement therapy after cardiac surgery. *JAMA.* 2007; 297(16):1801–1809.

[122] Redmond JM, Greene PS, Goldsborough MA, et al. Neurologic injury in cardiac surgical patients with a history of stroke. *Ann Thorac Surg.* 1996; 61(1):42–47.

[123] Hogue CW, Jr, Murphy SF, Schechtman KB, et al. Risk factors for early or delayed stroke after cardiac surgery. *Circulation.* 1999; 100(6):642–647.

[124] Selnes OA, Grega MA, Borowicz LM, Jr, et al. Cognitive changes with coronary artery disease: a prospective study of coronary artery bypass graft patients and nonsurgical controls. *Ann Thorac Surg.* 2003; 75(5):1377–1384.

[125] Breuer AC, Furlan AJ, Hanson MR, et al. Central nervous system complications of coronary artery bypass graft surgery: prospective analysis of 421 patients. *Stroke.* 1983; 14(5):682–687.

[126] Chermesh I, Hajos J, Mashiach T, et al. Malnutrition in cardiac surgery: food for thought. *Eur J Prev Cardiol.* 2012; Jun 27. Epub ahead of print.

[127] Aubrun F, Gazon M, Schoeffler M, et al. Evaluation of perioperative risk in elderly patients. *Minerva Anestesiol.* 2012; 78(5):605–618.

[128] Ucak A, Onan B, Sen H, et al. The effects of gabapentin on acute and chronic postoperative pain after coronary artery bypass graft surgery. *J Cardiothorac Vasc Anesth.* 2011; 25(5):824–829.

[129] Rapchuk IL, O'Connell L, Liessmann CD, et al. Effect of gabapentin on pain after cardiac surgery: a randomised, double-blind, placebo-controlled trial. *Anaesth Intensive Care.* 2010; 38(3):445–451.

［130］Menda F, Koner O, Sayin M, et al. Effects of single-dose gabapentin on postoperative pain and morphine consumption after cardiac surgery. *J Cardiothorac Vasc Anesth.* 2010; 24(5):808–813.

［131］Pesonen A, Suojaranta-Ylinen R, Hammaren E, et al. Comparison of effects and plasma concentrations of opioids between elderly and middle-aged patients after cardiac surgery. *Acta Anaesthesiol Scand.* 2009; 53(1):101–108.

［132］van Ojik AL, Jansen PA, Brouwers JR, et al. Treatment of chronic pain in older people: evidence-based choice of strong-acting opioids. *Drugs Aging.* 2012; 29(8):615–625.

［133］Pergolizzi J, Boger RH, Budd K, et al. Opioids and the management of chronic severe pain in the elderly: consensus statement of an International Expert Panel with focus on the six clinically most often used World Health Organization Step III opioids (buprenorphine, fentanyl, hydromorphone, methadone, morphine, oxycodone). *Pain Pract.* 2008; 8(4):287–313.

［134］Huang AR, Mallet L. Prescribing opioids in older people. *Maturitas.* 2013; 74(2):123–129.

［135］Monaco F, Biselli C, De Luca M, et al. Thoracic epidural anesthesia in elderly patients undergoing cardiac surgery for mitral regurgitation feasibility study. *Ann Card Anaesth.* 2012; 15(2):164–165.

［136］Mukherjee C, Koch E, Banusch J, et al. Intrathecal morphine is superior to intravenous PCA in patients undergoing minimally invasive cardiac surgery. *Ann Card Anaesth.* 2012; 15(2):122–127.

［137］Jakobsen CJ, Bhavsar R, Nielsen DV, et al. High thoracic epidural analgesia in cardiac surgery: part 1-high thoracic epidural analgesia improves cardiac performance in cardiac surgery patients. *J Cardiothorac Vasc Anesth.* 2012; 26(6):1039–1047.

［138］Nielsen DV, Bhavsar R, Greisen J, et al. High thoracic epidural analgesia in cardiac surgery: part 2-high thoracic epidural analgesia does not reduce time in or improve quality of recovery in the intensive care unit. *J Cardiothorac Vasc Anesth.* 2012; 26(6):1048–1054.

［139］Cormack F, Shipolini A, Awad WI, et al. A meta-analysis of cognitive outcome following coronary artery bypass graft surgery. *Neurosci Biobehav Rev.* 2012; 36(9):2118–2129.

［140］Eagle KA, Guyton RA, Davidoff R, et al. ACC/AHA guidelines for coronary artery bypass graft surgery: executive summary and recommendations: A report of the American College of Cardiology/American Heart Association Task Force on Practice Guidelines (Committee to revise the 1991 guidelines for coronary artery bypass graft surgery). *Circulation.* 1999; 100(13):1464–1480.

［141］Murkin JM, Newman SP, Stump DA, et al. Statement of consensus on assessment of neurobehavioral outcomes after cardiac surgery. *Ann Thorac Surg.* 1995; 59(5):1289–1295.

［142］Sun X, Lindsay J, Monsein LH, et al. Silent brain injury after cardiac surgery: a review: cognitive dysfunction and magnetic resonance imaging diffusion-weighted imaging findings. *J Am Coll Cardiol.* 2012; 60(9):791–797.

［143］Edelman JJ, Yan TD, Padang R, et al. Off-pump coronary artery bypass surgery versus percutaneous coronary intervention: a meta-analysis of randomized and nonrandomized studies. *Ann Thorac Surg.* 2010; 90(4): 1384–1390.

［144］Marasco SF, Sharwood LN, Abramson MJ. No improvement in neurocogni-tive outcomes after off-pump versus on-pump coronary revascularisation: a meta-analysis. *Eur J Cardiothorac Surg.* 2008; 33(6):961–970.

［145］Wiedemann D, Bernhard D, Laufer G, et al. The elderly patient and cardiac surgery — a mini-review. *Gerontology.* 2010; 56(3):241–249.

［146］Butler CR, Jugdutt BI. Mechanical circulatory support for elderly heart failure patients. *Heart Fail Rev.* 2012; 17(4–5):663–669.

［147］Kirklin JK, Naftel DC, Kormos RL, et al. Third INTERMACS Annual Report: the evolution of destination therapy in the United States. *J Heart Lung Transplant.* 2011; 30(2):115–123.

［148］Flint KM, Matlock DD, Lindenfeld J, et al. Frailty and the selection of patients for destination therapy left ventricular assist device. *Circ Heart Fail.* 2012; 5(2):286–293.

［149］Brouwers C, Denollet J, de Jonge N, et al. Patient-reported outcomes in left ventricular assist device therapy: a systematic review and recommendations for clinical research and practice. *Circ Heart Fail.* 2011; 4(6):714–723.

［150］Adamson RM, Stahovich M, Chillcott S, et al. Clinical strategies and outcomes in advanced heart failure patients older than 70 years of age receiving the HeartMate II left ventricular assist device: a community hospital experience. *J Am Coll Cardiol.* 2011; 57(25):2487–2495.

［151］Sansone F, Campanella A, Rinaldi M. Extracorporeal membrane oxygenation as a "bridge to recovery" in a case of myotomy for myocardial bridge complicated by biventricular dysfunction. *J Artif Organs.* 2010; 13(2):97–100.

［152］Licker M, Diaper J, Cartier V, et al. Clinical review: management of weaning from cardiopulmonary bypass after cardiac surgery. *Ann Card Anaesth.* 2012; 15(3):206–223.

［153］Zaky SS, Hanna AH, Sakr Esa WA, et al. An 11-year, single-institution analysis of intra-aortic balloon pump use in cardiac surgery. *J Cardiothorac Vasc Anesth.* 2009; 23(4):479–483.

［154］Dardas P, Mezilis N, Ninios V, et al. ECMO as a bridge to high-risk rotablation of heavily calcified coronary arteries. *Herz.* 2012; 37(2):225–230.

［155］Thourani VH, Ailawadi G, Szeto WY, et al. Outcomes of surgical aortic valve replacement in high-risk patients: a multiinstitutional study. *Ann Thorac Surg.* 2011; 91(1):49–55.

［156］Agnihotri A. 2012 ACCF/AATS/SCAI/STS expert consensus document on transcatheter aortic valve replacement: executive summary. *J Thorac Cardiovasc Surg.* 2012; 144(3):534–537.

［157］Boothroyd LJ, Spaziano M, Guertin JR, et al. Transcatheter aortic valve implantation: recommendations for practice based on a multidisciplinary review including cost-effectiveness and ethical and organizational issues. *Can J Cardiol.* 2013; 29(6):718–726.

［158］Sinning JM, Werner N, Nickenig G, et al. Transcatheter aortic valve implantation: the evidence. *Heart.* 2012; 98 Suppl 4:iv65–iv72.

[159] Leon MB, Smith CR, Mack M, et al. Transcatheter aortic-valve implantation for aortic stenosis in patients who cannot undergo surgery. *N Engl J Med.* 2010; 363(17):1597–1607.

[160] Kodali SK, Williams MR, Smith CR, et al. Two-year outcomes after transcatheter or surgical aortic-valve replacement. *N Engl J Med.* 2012; 366(18):1686–1695.

[161] Lam YY, Lee PW, Yong G, et al. Investigational devices for mitral regurgitation: state of the art. *Expert Rev Med Devices.* 2011; 8(1):105–114.

[162] Feldman T, Kar S, Rinaldi M, et al. Percutaneous mitral repair with the MitraClip system: safety and midterm durability in the initial EVEREST (Endovascular Valve Edge-to-Edge REpair Study) cohort. *J Am Coll Cardiol.* 2009; 54(8):686–694.

[163] Glower D, Ailawadi G, Argenziano M, et al. EVEREST II randomized clinical trial: predictors of mitral valve replacement in de novo surgery or after the MitraClip procedure. *J Thorac Cardiovasc Surg.* 2012; 143(4 Suppl): S60–S63.

[164] Bapat V, Attia R. Transaortic transcatheter aortic valve implantation: step-by-step guide. *Semin Thorac Cardiovasc Surg.* 2012; 24(3):206–211.

[165] Huffmyer J, Tashjian J, Raphael J, et al. Management of the patient for transcatheter aortic valve implantation in the perioperative period. *Semin Cardiothorac Vasc Anesth.* 2012; 16(1):25–40.

[166] Franco A, Gerli C, Ruggeri L, et al. Anaesthetic management of transcatheter aortic valve implantation. *Ann Card Anaesth.* 2012; 15(1):54–63.

[167] Barbash IM, Ben-Dor I, Dvir D, et al. Incidence and predictors of acute kidney injury after transcatheter aortic valve replacement. *Am Heart J.* 2012; 163(6):1031–1036.

[168] Fusari M, Bona V, Muratori M, et al. Transcatheter vs. surgical aortic valve replacement: a retrospective analysis assessing clinical effectiveness and safety. *J Cardiovasc Med (Hagerstown).* 2012; 13(4):229–241.

[169] Covello RD, Landoni G, Zangrillo A. Anesthetic management of transcatheter aortic valve implantation. *Curr Opin Anaesthesiol.* 2011; 24(4):417–425.

[170] Fassl J, Augoustides JG. Transcatheter aortic valve implantation — part 2: anesthesia management. J *Cardiothorac Vasc Anesth.* 2010; 24(4):691–699.

[171] Yamamoto M, Meguro K, Mouillet G, et al. Effect of local anesthetic management with conscious sedation in patients undergoing transcatheter aortic valve implantation. *Am J Cardiol.* 2013; 111(1):94–99.

[172] Ben-Dor I, Looser PM, Maluenda G, et al. Transcatheter aortic valve replacement under monitored anesthesia care versus general anesthesia with intubation. *Cardiovasc Revasc Med.* 2012; 13(4):207–210.

第二十二章

神经外科老年患者的麻醉

概述

老年神经外科患者的麻醉越来越普遍，我们不仅需要了解神经生理学的基本原理和麻醉药对颅内动力学上的影响，还需要了解老年患者中枢神经系统的解剖学和生理学。对于外科医生和麻醉医生来说，老年神经外科患者麻醉和手术的靶器官都是同一个。手术的冲击对老年患者的麻醉管理有深远的影响，特别当有些老年患者的体能储备已不能忍受额外的损失时。

一般术前评估

神经外科手术一般不同于其他外科手术，手术时间长短、患者的定位和技术需要都不同，如神经外科手术需要过度换气，脑脱水和控制性降压。当按这些程序来评估老年患者时，他们的合并疾患和药物治疗就必须纳入麻醉计划。不是所有老年患者都能忍受手术的持续时间长、用于定位或减少颅内容积所使用的各种方法的。

老年人常见的心脏、肺和肾脏并发症在这些范围中必须进行评估，如渗透性利尿剂的使用风险（如甘露醇使血管内容量突然变化），或使用过度换气降低颅内容积。当手术的持续时间很长时，心脏、呼吸或肾功能不全的优化是很重要的，除非紧急手术，否则操作之前都应该对它们进行优化。

这些患者的术前评估还必须包括对患者的意识水平、ICP增加与否和局部神经不全的程度的，特别要关注完整的、书面的神经系统检查。这个评估对术后神经状态的评估和术后认知障碍的检测都很重要。术前活动水平和认知功能必须进行检查和准确记录，因为这些参数将决定术后结果，从而决定手术

和麻醉技术的选择[1]。

老年人对颅内压（ICP）上升有更大的容耐性，颅内高压典型迹象的显示比年轻患者晚。出现头痛、恶心、视盘水肿、单边瞳孔扩大，动眼神经或外展神经麻痹表明需要采取紧急措施以降低ICP。而低迷的意识水平和不规则呼吸是神经外科急救中的一种威胁生命的情况。临床症状并不能准确地表明ICP的水平，只有直接测量脑脊髓压力以定量ICP，但是ICP升高的间接证据可由计算机断层扫描（CT）或更常见的磁共振成像（MRI）的评估来断定，如病变使中线移位 0.5 cm 甚至更大，或者扩大的脑组织侵占脑室。

在意识水平降低的患者中液体和电解质异常很常见。老年患者通常是缺水和电解质进行性异常的，因为年龄相关的液体摄入量减少、医源性水的限制、神经内分泌异常和利尿剂的利尿作用。液体和电解质异常在麻醉诱导之前就应予以纠正以预防心血管不稳定。一般来说，除了急性神经外科突发事件（如头部创伤，即将形成疝和脊髓压缩致截瘫）以外，大多数神经外科手术可以推迟以改善患者医学上不稳定的情况。

一般术中管理

老年患者的麻醉管理与其他形式的手术需要平稳的技术一样，轻柔平稳的诱导技术和复苏能力是很重要的，尤其是维持一个适当的脑灌注压（CPP）。特别是颅内高压或低压应该避免，这不仅提供了最佳的手术条件，还确保了大脑的血管分水岭区的灌注。目前有一些地区在神经外科麻醉。目前在神经外科局部麻醉的适应证很少。

除了大部分小手术外，有创监测都是必要的，特

别在是虚弱的老年患者的长时间手术。完整的血流动力学的监测可以允许提供一个稳定的ICP和适当的CPP。心搏血流动力学监测可以快速发现生命体征的变化和恢复CPP的时机。

大多数麻醉药物减少神经活动，同时降低脑氧代谢要求，因此在氧需大于氧供时提供了一种神经保护机制。

不幸的是，许多麻醉药物也导致动脉血管舒张而降低了平均动脉血压，低血压则可直接降低CPP。

老年的危重患者应该用对动脉血压影响最小的麻醉药。当然，如果低血压发生，若患者没有早期心力衰竭，马上使用血管收缩剂可以恢复灌注压和在麻醉诱导和维持时提供一个稳定的CPP。

手术体位，特别是很厉害的头高位或坐位会导致很难处理的体位低血压。手术结束后应该迅速恢复血压以保证神经功能有效。现代麻醉药和阿片类药物不仅提供了术中麻醉控制，还可使意识快速恢复。当手术可能会持续好几个小时，而早期神经系统评估很必要时，应避免使用半衰期易受内环境影响的药物。

神经麻醉的原理

对不稳定的CPP的维护是神经外科手术麻醉的基础。CPP的主要决定因素之一是颅内压力/体积的关系。CPP是计算平均动脉压（MAP）减去颅内压（ICP）和中心静脉压（CVP）之和：

$$CPP=MAP-(ICP+CVP)$$

在正常生理条件下，ICP为$5\sim12$ mmHg（$1\sim2$ kPa）。在年轻人中静脉压力为零，但在老年人中通常是升高的，因为心脏舒张功能不全，三尖瓣功能不全导致静脉压年龄相关性增加。MAP是决定CPP的主要因素。在ICP升高、静脉压升高或者平均动脉压降低的时候，CPP很明显地减少了。治疗目标是维持一个最佳的CPP，这可以通过使用药物、过度换气或降压来降低ICP，适度利用药物或容量来增加平均动脉压，并避免静脉回流受阻和静脉容量超负荷来实现。

在脑血管MAP和CPP变化时，脑血流量（CBF）维持稳定是通过脑血管阻力改变使大脑自动调

整。如果灌注压力下降或代谢活动增加，大脑血管扩张以保持CBF，反之亦然，如果平均动脉压增加或代谢减少则脑血管收缩。这种自动调整在$50\sim150$ mmHg内有效，但它可以被麻醉药、其他药物、代谢紊乱、颅内出血（卒中或动脉瘤出血）干扰[2,3]。虽然大脑自动调整通常始终都会维持，但是因为代谢活动的减弱和神经元的减少，CBF本身可能会随年龄增加而减少。

在存在占位性病变，如脑出血、肿瘤或水肿时，ICP显著增加之前大脑只有有限的代偿机制。老年人的大脑本身比年轻有更多的空间用来代偿，主要是因为大量脑组织的减少使脑室系统，以及硬膜外腔的空间都相对地增加。每天将近50 000个神经元死亡，他们中的大多数并不能被神经结缔组织所取代，因此更多的空间可用于补偿颅内压的变化。ICP的快速增长是失代偿的表现。ICP的增加在老年患者中是一个病程较晚期的迹象，一旦失代偿的速度加快情况会更糟糕。

为了避免ICP增加使脑组织移位和小脑扁桃体通过枕骨大孔形成疝，应该适当地过度通气降低二氧化碳分压并确保足够的氧分压使血管收缩，同时甘露醇或氯化钠输液调节细胞内液也必须启动。如果这些调节无法降低ICP，那么紧急颅骨切除减压可能是必要的。ICP慢慢增加的症状是头痛和恶心，而颅内出血引起ICP的骤增会引起大面积缺血和梗死，而局部缺血反过来引起梗死周边组织的肿胀和ICP的进一步增加，造成一个恶性的循环。

如果ICP升高的迹象是确定的，可以试图暂时降低ICP直到可以制定更明确的管理，包括过度换气通过使大脑血管收缩、减少CBF降低脑容量。这种效应在$4\sim6$ h内可能很有效，这取决于CSF的pH。$PaCO_2$每变化7.5 mmHg，CBF变化$7\sim14$ ml/100 g/min。只有会受局部缺血、创伤、肿瘤、感染影响的脑血管对二氧化碳反应是完整的，过度换气才有效。麻醉药物似乎不影响过度通气的功效，同时，在人类中过度通气依赖性血管收缩可以保留终生，老年人的脑血管收缩（如新生儿一样）更容易受到局部缺血的深刻影响，必须特别注意避免脑$PaCO_2$过度降低。典型的$PaCO_2$目标是$30\sim35$ mmHg（$4\sim4.5$ kPa），当$PaCO_2$小于30 mmHg（4 kPa）时，可能与老年患者大脑血管

极度收缩而造成缺血相关联损伤[4-6]。

对于大多数神经外科患者,一个中置的头部位置,头抬高15°～30°,可用于降低ICP,改善静脉回流。相反,头部弯曲或转动可能妨碍脑静脉流出导致ICP急剧升高,要通过恢复一个中立的位置来解决。降低头部会减少脑静脉回流,可迅速导致大脑体积和ICP增加。用呼气末正压通气的患者可能增加ICP,然而通过对机械通气之间进行协调优化后通常对ICP产生影响和优化是被允许的。

增加脑血管阻力药物的应用可以迅速地降低ICP。用硫喷妥钠和异丙酚可能基于这个目的,它们通过减少大脑的新陈代谢降低CBF。高渗盐水和甘露醇也被用于治疗颅内高血压。这些影响最根本的主要机制是利用高渗盐水和甘露醇的高渗透性使水从脑组织转向血管内,因为血-脑屏障对钠和甘露醇来说是不渗透的。甘露醇还是一个渗透利尿剂,对ICP、CBF和大脑的新陈代谢有明显的有利影响。注射了它们后可以扩张循环量,降低血黏度,从而增加CBF和脑供氧。它们高渗的性质设置一个渗透梯度并把水从神经元中析出。然而这不过是一个短期影响,由于连续输液或重复注射会使其穿透血脑屏障,从而可能造成脑水肿。因此甘露醇最好注射用于快速降低ICP。在老年患者中使用甘露醇或高渗氯化钠之前,应仔细考虑是否应该给予,因为它们是完全由尿排出,导致血清尿和同渗尿加重。老年人更倾向于肾脏功能障碍,它们有发展为中急性肾小管坏死的风险,特别是并存低血容量时。

不太严重的情况下可以通过选择性限制液体来降低ICP,但这在老年患者尤其是肾功能受累的情况下是相对禁忌的。这是因为它在外科手术操作的麻醉诱导中经常是必要的,且维持正常血容量对于限制麻醉药物和正压通气所引起的潜在的低血压很重要。

颅骨切开术、颅内肿瘤或颅内出血手术的麻醉

老年患者的开颅术,多见颅内肿瘤的切除术或颅内出血的减压。两组患者的病史和检查,对于抽搐、神经麻痹和意识水平减少等体征和症状的发现都很重要。根据肿瘤病变的位置,可以预见到延髓麻痹和颅神经减少性麻痹,即颅神经病变增加喉的功能不全

的风险和导致慢性或急性吸入胃内容物和缺氧。

在老年人中颅内出血更为常见,急性蛛网膜下腔出血(SAH)和慢性硬脑膜下血肿(SDH)都会见到。SAH通常表现为一个突发事件,会引起大量的儿茶酚胺的释放导致急性心力衰竭和不特定的恶性心律失常心电图(ECG)改变。SDH在老年患者中显示了一个明显有力的优势,而且在大多数情况下,往往是长期被遗忘的小创伤,或抗血小板药物的慢性抗凝作用引起。

颅内肿瘤

肿瘤(脑膜瘤、神经胶质瘤和转移瘤)最初时小,慢慢地变大。尤其是在脑室和脑沟增大的老年患者中,ICP升高的识别需要更长的时间,因为脑室和脑静脉的压缩所致的容量-容积的代偿。因为老年人颅内脑室的补偿能力增加,患者可能表现出最轻的神经功能紊乱尽管存在很大病变、ICP升高、大脑结构位置的变化。但只要代偿机制失灵,肿瘤的质量稍微增大一点就会导致ICP逐步更大的增加,此外ICP增加是由大脑肿瘤周围水肿造成。肿瘤周围的区域脑自动调整被破坏。无意中的动脉压升高、高碳酸血缺氧,血管舒张剂和颈静脉梗阻能显著增加CBF,这可以增加颅内体积和ICP,造成潜在的威胁生命的脑缺血和脑疝。

如果肿瘤位于颅后窝,这是一个相对密闭空间,因为它包含髓质、脑桥、小脑、主要的运动和感觉通路,主要呼吸中枢和心血管中枢和更低的颅神经核,早期会就发生呼吸困难。这是真的,相比肿瘤在前脑,在老年人颅骨内相对更多的可用空间里,甚至一个小的局部肿瘤在早期就可以危害重要结构,造成深远的神经损伤且没有增加ICP。

脑肿瘤手术的麻醉

麻醉前用药应小心谨慎地规定,特别是如果对患者的意识水平有任何怀疑。一个总的神经系统检查无论如何应在麻醉诱导前再三重复和记录,以获得一个神经系统现状的记录。术前药物,尤其是抗惊厥药物、类固醇和心脏药物,如果可能的话,应该一直持续到手术当天。除了常规监测,有创血压、动脉血气、中心静脉压和尿量推荐用于所有重要的神

经外科手术。在老年患者中，应该在麻醉诱导前就进行有创动脉血压监测，因为他们在麻醉诱导期间严重低血压风险很高。此外，动脉置管可以允许估测$PaCO_2$，且在老年人中通气血流比估测不正常更明显，这意味着呼末CO_2可能与$PaCO_2$关联不大。ICP在麻醉诱导时通常不能获得。在更多的患者中，在手术室ICP监测放置之前，积极的ICP管理已经制定，但这是一个相当痛苦的过程，而且它本身可能导致出血或感染。

最重要的是在外科手术前保持血压以在麻醉诱导过程中维持CBF。而如果不仔细滴定麻醉诱导的药物剂量，老年人延长的循环和代谢时间会让血压控制很困难。这同样会使非去极化肌松药的起效时间延长几分钟才能使肌肉完全放松。插管应激反应可以通过阿片类药物，或一个小剂量的异丙酚或利多卡因改善。如果快速诱导技术是必要的，如已知的食管反流，大剂量罗库溴铵可能比琥珀胆碱更好，以避免可能发生的肌肉去极化。如果有任何气管插管困难的因素，一个有计划气管插管方法是必要的，因为反复的喉镜检查有非常大的刺激性，且会增加脑需氧量和ICP。

外科手术的一个主要挑战是患者的肿瘤定位很难。例如有一个幕下的位置，定位有直接问题：它实际的位置，体位性低血压，静脉空气栓塞，或直接压力损失。探插颅后窝通常在传统的坐位上完成，因为它提供了极好的外科手术暴露和促进静脉和脑脊液引流。从麻醉角度看，坐位相比头低脚高位或改良式沙滩椅位提供了更好的通气，更容易进入胸部，气管，气管内导管，四肢和减少面部和结膜水肿。然而，坐位与老年患者的重大风险有关，因为它可以产生棘手的心血管不稳定。它的主要风险是可以是致命的静脉空气栓子。全球许多中心坐位不再用于老年或虚弱的患者，虽然没有依赖于外科独立定位长期结果的差异的证据。

独立地决定老年患者取坐位或半斜位，任何头颈椎弯曲都可能有害。这可能发生在任何时候，但固定头部是必要的。术前检查颈椎的活动性，包括评估放射性研究以确定颈椎管的宽度，这些在老年患者中都应该执行和记录。

神经外科手术后必须积极复苏管理，特别是如果这涉及肿瘤切除或血肿引流，渗血或术后出血可能是灾难性的。所有这些麻醉程序的进行旨在唤醒患者和进行拔管，以获得手术结果和术后的早期神经状态评估。

当患者完全稳定，再出血的风险最小和患者的反射完全恢复，可以选择一个早期拮抗老年患者苏醒延迟[7]。在我们机构中，在吸痰和拔管前90 s，会习惯性静脉注射利多卡因（1.5 mg/kg），以尽量减少拔管引起的咳嗽、应激反应和高血压。在恢复室需要继续密切监测和频繁的神经检查，对老年患者，这些检查在重症监护室还需持续到第二天。

清醒状态下开颅

清醒的开颅骨术越来越多地被用于神经外科手术，以切除明显的大脑皮质肿瘤。神经心理学家在肿瘤切除时，会执行神经认知测试和（或）监视运动肌的反应，它使得肿瘤切除后因脑回缩、脑水肿或脑组织切除所致的脑神经损害被降到最小。当我们习惯在没有任何镇静时行清醒开颅术，术中只用长效局部麻醉药阻滞颅区，这些清醒开颅术患者的术前评估和准备与一般全身麻醉开颅术的是截然不同的。对这些患者主要要求是配合度，能够参与神经认知测试，并足够坚韧以应付清醒开颅术产生的刺激。目前清醒开颅术在老年人中的使用是非常受限制的，且不经常用于我们的研究所。

颅内出血

直接创伤性脑损伤（TBI）或颅内血管或动脉瘤破裂造成的颅内出血，都是毁灭性的疾病，尽管他们的管理有了相当大的进步，但结果仍然不是很好，特别是老年患者。颅内出血可能是表浅的动脉动脉瘤破裂导致蛛网膜下腔出血或颅内血管高压导致的颅内血肿。同时SAH的总体发生率为每10万人中8～10人，破裂的发病高峰在50～60岁，卒中的发病率55岁后继续增加。大约15%的卒中是出血，快速评估和鉴别出原因是出血还是血栓，就可以选择合适的早期治疗。

蛛网膜下腔出血时，一旦血液进入蛛网膜下腔，ICP将会突然并显著上升，导致急性发作严重的头痛、脖子僵硬、畏光、恶心、呕吐、系统性高血压和心律失常。与此同时还会经常会看到意识丧失。警告症状和体征往往是比较温和,不特定的(头痛,头晕,眼眶疼,轻微的运动或感觉异常),所以它们通常被忽视或误诊,尤其是老年患者和他们的医生。SAH的诊断通常是通过结合临床症状和头部的造影或CT而得出,在基底部的蛛网膜下腔中可以看到高密度血凝块。近来,灵敏的螺旋CT、血管造影以及磁共振扫描已被用于检测和评估颅内动脉瘤,它们的特异度高,灵敏度高,并在检测颅内动脉瘤的诊断准确性以很高。越来越多的急性和多个动脉瘤管理者选择神经放射学来介入以栓塞动脉瘤[8]。未破裂的动脉瘤可以通过手术切除和(或)通过神经放射学介入阻塞解决来避免急性出血。2003年未破裂颅内动脉瘤的国际研究(ISUIA)表明,开放手术和血管内介入的结果之间没有观察到显著差异[9]。在这项研究中手术结果的最重要的预测因素是患者的年龄、大小和动脉瘤的位置。

颅内出血卒中减压手术变得越来越普遍,作为卒中的管理更积极且更往介入发展。30 ml或更多的出血和ICP升高的迹象通常是介入干预的适应证。介入的程序不同于简单的血肿引流和去骨板减压术[10]。急性介入干预这些危重老年患者进一步的神经损伤的风险高,但缺乏详细的证据证明什么措施对动脉瘤出血有效。

颅内进行性出血的麻醉

Hunt-Hess分级法(表22-1)或世界神经外科学会联合会(WFNS)分类[11,12]。这些患者的结果还受颅内高血压和脑血管痉挛存在的强烈影响,尽管患者的年龄、大小和动脉瘤的位置是手术死亡率的主要预测因素。

疾病严重程度、剧烈程度和SAH的阶段以及并发症决定了手术的时间。早期和晚期手术的争论目前仍未得到解决[13-15]。结果显示早期手术对高等级患者(Ⅰ级或Ⅱ级)更有好处。虽然早期和晚期手术在术中破裂的发生率之间没有区别。早期手术的主要原因是减少SAH保守治疗的再出血的发生率。再出血最常见发生在最初的SAH后的第一个24 h,发生的概率大概是4%,48 h后,每天有1.5%的概率发生,2周内累计再出血概率为19%[16]。

表22-1　蛛网膜下腔出血患者的Hunt-Hess分类

等级	标　准
0	未破裂的颅内动脉瘤
Ⅰ	无症状,或程度最轻的头痛和轻微的颈项强直
Ⅱ	中度到重度头痛、颈项强直,除了脑神经麻痹外无神经系统损伤
Ⅲ	嗜睡、混乱和神经损伤
Ⅳ	昏迷、中度到重度的偏瘫、早期脑切除,营养障碍
Ⅴ	深度昏迷,大脑僵直,濒死

资料来源: Hunt WE, Hess RM, "Surgical risk as related to time of intervention in the repair of intracranial aneurysms", Journal of Neurosurgery, 28, 1, pp.14-20, copyright 1968. 经美国神经外科医生协会的许可。

急性SAH可伴有心电图变化(st段弓形抬高或降低,T波倒置或压低,U波,QT间隔延长)节律异常,温度不稳定,各种内分泌功能的改变,各种电解质紊乱尤其是低钠血症,体积变化,交感神经过度兴奋。这些通常是归因于Willis动脉环血流的影响和与下丘脑的距离。它会使下丘脑功能反馈系统失调,包括使肾上腺皮质和髓质的过度刺激,也会导致高血压和糖尿病。

老年患者的选择性外科手术有失代偿的风险因为他们的器官功能代偿能力很弱,当存在高血压和心律失常后出血时这风险甚至更高。在手术前治疗高血压,通常用β受体阻滞剂如艾司洛尔或拉贝洛尔,不导致颅内血容量和ICP剧烈变化是很困难的。进行神经系统评估来识别任何可能由于血管痉挛使血压低于脑灌注阈值造成的局部缺血的新发展是必要的。

动脉瘤手术可以是开放手术或血管内神经放射学(INR)介入。血管内栓塞是不同于脑动脉瘤的手术切除的一种治疗选择。高危患者、难以接近的动脉瘤或有并发症的情况者是血管内神经放射学(INR)介入的人选。如果条件、位置和大小的颅内动脉瘤允许,这程序越来越适合于老年患者。血管内技术快速发展的新技术和临床实验设备正在开发和不断地调查研究。一个麻醉医生应该在所有这些程序中监控患者,以提供合适的麻醉或镇静,并管理爆发性的并发症。在栓塞过程中重要的是要维持一个稳定的脑循环,使神经系放射学进入血管,安全地栓塞动脉瘤。如果血流改变栓塞材料可能流入正常血管产生清楚的不利影响。

颅内动脉瘤手术麻醉的主要目的是通过维持血管和瘤体的透壁的压力稳定防止动脉瘤破裂,并使CPP高于缺血性阈值。一旦完成颅骨切除术和解剖即将开始,大多数外科医生更喜欢大脑"松弛"以减少底层脑组织牵引损伤。

如果需要先进的血液动力学的监测以及电生理监测评估脑灌注的充分性,标准监测包括动脉导管的置入都建议在诱导前进行使用诱导药物应保持平均动脉压和ICP,那么CPP是恒定的,因为这使透壁压也稳定,同时增加平均动脉压或降低ICP将增加透壁的压力,从而增加危及生命的动脉瘤破裂的风险。静脉注射利多卡因和短效β肾上腺能拮抗剂建议用来避免在喉镜检查和插管时高血压。

如果ICP在诱导后是正常的,麻醉医生应保持正常的氧供、心跳、体温、血压、血糖和血容量。如果存在颅内高血压,$PaCO_2$可以适度降低到30～35 mmHg(4～4.5 kPa)。全身麻醉的深度必须足够以避免头针插入、头皮切开、骨皮瓣移开、打开硬脑膜时应激性的高血压。最常用来维持动脉瘤手术麻醉期间的药物是静脉注射阿片类药物如芬太尼或瑞芬太尼和异丙酚,有或没有一个强有力的吸入剂如七氟醚或地氟醚的最低肺泡浓度(MAC)0.5和非去极化肌松药。当颅内动脉瘤还不稳定,连续注入硫喷妥钠,在单次剂量5 mg/kg后1～3 mg/(kg·h)可能代替异丙酚作为主要麻醉药,即使因为血压不稳定和麻醉复苏时间延长使这在老年患者中更危险。

如果进一步减少颅内体积是必要的,渗透性利尿剂、脑脊液引流或进一步换气过度会很有效,但在老年人的风险更大,因为透壁的压力突然变化的风险更高。

无论是动脉瘤的切除引起低血压还是临时颅内主要血管的阻塞,安全放置永久的夹子可能是必要的。当考虑在动脉瘤切除时使用控制性降压,必须评估老年患者的风险/获益比。在控制性降压期间,老年患者的心血管疾病发病率升高,脑血管栓塞、贫血、肾疾病都有高发的风险。老年患者的第一选择应该是暂时的夹闭血管以维持最大的灌注。只有当这失败时适度降低系统性血压(20～30 mmHg)才

被接受。这可以通用短效药物如硝普酸钠、吸入麻醉药、艾司洛尔和轻度术中低体温(32～34℃)来实现。

动脉瘤手术期间加强大脑耐受缺血的能力并不明确,且它不改善老年神经外科患者的手术结果[17-19]。当动脉瘤是安全时,任何术中额外容量的适度管理要取代血流不足。

动脉瘤介入阻断时,有大量的缺血性损伤或出血死亡的高风险,如果外科医生不能控制好抽吸和应用一个临时或永久的夹子夹住颈动脉。当出血过多,外科医生控制不了失血时,积极液体复苏和输血必须立即开始。立即大剂量的脑保护药物应用是有问题的,因为消极的血流动力学影响。

脑血管痉挛

脑血管痉挛在SAH患者中是一种严重和经常发生的并发症,且它和再出血、颅内高血压和脑积水一样危险。血管痉挛的临床综合征通常通过头痛恶化和血压升高来预警着,以进一步的思维混乱和嗜睡为特征,其次是根据涉及的动脉区域所致的病灶和言语障碍。这些综合征可能会在数小时到数天内逐渐被解决或进展到昏迷或死亡。血管痉挛通过血管造影诊断来,但越来越多的经颅多普勒(TCD)来评估。这是一个安全的、可重复的、非侵入性的方法来识别和量化血管痉挛并指导治疗干预措施。虽然负责血管痉挛的机制仍然是未知的,有证据表明,血管痉挛发生于SAH之后并与蛛网膜下腔的出血量有关,并且可能是由氧合血红蛋白引起的[20]。另一个理论是,出血点的去极化电位的传播导致血管收缩[21]。口服钙通道阻滞剂尼莫地平已经成为标准的预防性治疗,尽管荟萃分析不能证明用尼莫地平预防对结果有明显的改进。目前三联疗法为治疗高血容、高血压和血液稀释,这是治疗脑血管痉挛引起的缺血性神经不全的第一选择[22]。不管怎样老年患者受损的心脏储备高血容和血液稀释过程中仅限于防止心脏代谢失调,因此先进的血流动力学的监测需要进行以避免心脏衰竭和肺水肿。谨慎也是必要的,因为高血容和高血压会加重脑水肿,增加ICP,并引起出血性梗死。老年人群治疗症状性血管痉挛的首选治疗干预是在必要时用舒缩药物适度控制高血容量,且在全身麻醉

下行经脑室血管成形术,并连续超选择性动脉内注射罂粟碱、尼莫地平或维拉帕米扩张远端不容易进入的血管以方便血管成形术[23,24]。

创伤性脑损伤

创伤性脑损伤通常是一种年轻人的疾病和死亡的常见原因,但它是越来越成为一个发生在老年患者中的全球性疾病。主要原因在老年患者跌倒,其次的是行人机动车事故。伤情不幸地被他们的并发症加重,因为老年人通常使用抗血小板和抗凝药物。创伤性脑损伤不仅决定于直接不可逆的神经损伤时的损伤程度,但决定于任何二次伤害的存在。这些额外伤害包括:

◆ 系统性因素,如低氧血、高碳酸血症或低血压。
◆ 硬膜外、硬膜下或颅内血肿的形成和扩张。
◆ 持续性颅内高压。

创伤后手术和麻醉管理的重点是防止这些二次伤害的发生。格拉斯哥昏迷评分(GCS)(表22-2)一般与伤害的严重程度和结果相关[25,26]。

根据老年患者损伤的机制脑挫伤可能是局限于大脑表面或可能牵涉到更深的大脑半球或脑干使其出血,并且每个将呈现出不同的临床症状。在这个群体中手术治疗通常是头骨骨折处理,硬膜外、硬膜下和颅内血肿的引流,穿透性损伤的清创。进行性的颅内高血压可以用适当地过度换气、甘露醇或高渗性氯化钠输液和巴比妥类药物或丙泊酚处理。放置一个颅内压力传感器似乎是合理的,因为在ICP增加时应该不断调整以维持CPP。ICP>60 mmHg会

导致老年患者不可逆转的脑水肿。

创伤性脑损伤的麻醉

严重的头部外伤患者的麻醉护理在急诊室里开始。老年患者其他伤害导致低氧血症、肺换气不足和低血压的风险。因此应该给所有老年创伤患者补充氧气。所有外伤患者必须假定有一个颈椎受伤直到证明没有。有明显的肺换气不足,呕吐反射丧失,或GCS评分持久地低于8的患者需要立即气管插管和适当地过度换气。

所有紧急插管患者都应当被视为拥饱胃患者。因此根据指南顺序稳定颈椎、快速诱导是必要的。硫喷妥钠的使用1～2 mg/kg,或丙泊酚1.0 mg/kg,阿片类药物和琥珀胆碱或罗库溴铵肌松药是明确的。在老年患者中使用低剂量诱导药物是很重要的,甚至这样他们的血流动力学还不稳定或血压低。

如果预测插管困难,考虑需要清醒下纤支镜插管甚至气管造口术是必要的,因为插管时头部因颈椎的潜在不稳定性而固定住。盲目鼻插管在头骨底部骨折中是绝对禁忌的,其可引起CSF鼻漏或耳漏或鼓膜变化。一旦患者稳定,手术和头部创伤的医学管理根据射线以及临床特征而决定,并不是所有创伤性脑损伤的患者都必须手术。随着ICP升高和神经恶化的发生增加,静脉注射甘露醇和硫喷妥钠可以考虑,其次是适当的换气过度。

如果决定手术干预,麻醉管理和与其他颅内高压相关的病变是没有不同的。如果早先还没有做有创动脉血压和中心静脉压监测,应该建立一个检测。然而,在紧急情况下动脉或静脉置管不应该延迟在迅速恶化的患者的手术减压。静脉注射技术是常用的,而一氧化二氮是禁忌的,因为氧化氮气体可能会存留在头盖骨下。

可以额外进行对高血压诱导药物的管理,而且也可以增加吸入的麻醉药的浓度或使用降压药。CPP应该保持在70～110 mmHg。弥散性血管内凝血在有严重的头部创伤可能会发生。此外,在这个年龄段抗血小板和抗凝药物的常规使用会造成出血。手术结束后是否拔除气管导管取决于损伤的严重程度、伴随的胸腹部损伤、并发症和术前的意识水平。

慢性SDH是有其他严重的系统性疾病的神经外

表22-2 格拉斯哥昏迷评分(GCS)

睁眼反应	语言反应	肢体运动
自主睁眼4	回答正确5	按指令运动6
呼之睁眼3	可应答但答非所问4	对刺痛有定位反应5
刺痛睁眼2	可说出单字3	对刺痛有躲避反应4
没反应1	只能发出声音2	对刺痛有屈曲反应3
	无任何反应1	对刺痛有过屈反应2

轻度颅脑损伤=13～15;中度=9～12;重度≤8。
资料来源: The Lancet, 304, 7872, Teasdale G and Jennett B, "Assessment of coma and impaired consciousness: A practicalscal", pp.81-84, copright 1974.经爱思唯尔许可。

科老年患者的最常见的临床表现之一。小创伤在大多数情况下，在假设是最初的原因之前经常被长时间遗忘。病理生理学上，脑萎缩和伴随的桥静脉拉伸是SDH的主要原因。哪怕是轻微的伤害如摔了一跤，特别是当患者在使用抗血小板或抗凝药物时，静脉都会破裂。因为在脑萎缩的老年患者中在ICP升高之前在硬膜下腔会看到明显的血液聚集，这可能是晚期表现的原因。临床症状发作：神经聚集迹象，细微的认知不全如混乱、记忆丧失等很像许多神经和精神疾病。SDH的诊断通常由CT扫描证实。血肿的手术治疗和钻孔引流或观望态度取决于其他症状和体征进展或蔓延的迹象。外科干预并存的系统性疾病通常造成这个特殊的患者群体全身麻醉成为一个难题，所以全身麻醉的替代方法——局部麻醉必须要进行探讨。因为这是一个相对表浅的手术，许多单位都使用局部麻醉技术，通常没有任何镇静。

新型的外科手术

神经退行性疾病或创伤/卒中后进行干细胞移植已经提出很多年了。早期使用中胚层的而不是外胚层的细胞系的试验，展示了一些效果，因此不太可能提供新的神经组织。最近使用的外胚层的祖细胞系报告称改善了卒中后的结果。帕金森症或阿尔茨海默病这种细胞持续凋亡的情况也可能从这种治疗中受益。事实上，外科手术更趋于实体化且可能会持续相当长一段时间。大多数为老年患者提供准备的麻醉医生们必须发展适当的技术来提供最佳的手术操作条件且同时提高麻醉药物可能在这样脆弱的细胞系上的影响的认识。

脊柱手术的麻醉

脊柱外科最常在神经根或脊髓压迫症状出现和二级退化性或创伤性疾病时进行。脊髓的压迫可能发生，一方面，由钝挫伤、坠落伤和机动车辆碰撞所产生的严重压力等造成。脊髓还可以因为椎间盘断裂或椎体错位而被碾碎或完全切断。另一方面，年龄相关的骨质增生、骨质疏松症或椎间盘突出进入椎管都可以严重损害脊髓或神经根。脊柱炎，风湿性关节炎的一个常见特性，通常影响低位颈椎多于影响腰椎，且通常影响着老年患者。脊椎手术操作

可以解压，且可以融合被顿挫伤破坏的脊柱。脊柱手术也可能用于切除肿瘤或血管畸形或老年患者硬膜外脓肿或血肿的清除。脊髓减压、椎间盘切除术以及椎体成形术也在老年患者中进行，就结果而言，其功能恢复或保留都基本上接近于年轻的患者。

脊髓血流依赖于相当少的动脉，且这些血管可以被其媒介如冠状动脉或外围血管血管所累。随着脊柱逐渐受到姿势和在生活中的轻伤的压力，老年人更容易因为骨质增生、韧带的钙化和强直而压缩。这两个过程的组合表明必须维持脊髓灌注压力以维持脊髓灌注。同样在老年人的脊柱手术中注意维持CPP是必要的。

脊柱手术麻醉的实施

大多数脊柱手术都在俯卧位下进行，所以这些老年患者的术前评估应特别注意他们在那个体位下生理变化后的代偿能力和手术的大小及其相关的应激反应。颈椎前路手术中对患者的要求较低，但也有其出现自己的严重并发症的风险。与颅骨手术一样由于法律原因，用文档准确记录所有现有的神经不全是很重要的，而且最好是由一个可独立行医的专家或神经学来操作。

患者的俯卧体位意味着应该彻底检查患者的肌肉骨骼系统以评估活动的限制，特别是脖子的屈伸活动，以防椎基底动脉损伤。骨质疏松症和颈椎强直病可能没有症状，但是它接近于极度压缩的神经根和椎管。越来越多的肥胖常见于老年人，一旦俯卧这可以在腹部压力上产生明显的影响。

许多患有严重的关节炎或退行性脊柱疾病的老年患者可能会服用镇痛药和非甾体抗炎药（NSAIDs），有些也会用强效的阿片类药物。这些患者的围术期管理是复杂的，可能需要一个急性疼痛管理团队的支援。停止这些药物将使患者不动和在麻醉下处理关节后将导致复苏期间与脊柱手术本身无关的、极度的、普遍的疼痛。老年人脱水和应用非甾体抗炎药在引起肾功能不全的风险是非常实在的。患者麻醉前用药应当少用尤其是困难气道或通气障碍的患者。如果麻醉前用药已经确定，不管是使用阿片药或镇静剂，气道损伤或阻塞性睡眠呼吸暂停性缺氧的患者应被密切监视。

脊髓手术的监控和诱导和颅骨切开术的一样应该尽可能精确控制，因为脊髓灌注压和CPP一样危险。如前所述，麻醉管理是复杂的，因为在大多数脊柱外科手术中作为首选的俯卧位。患者在仰卧位上麻醉诱导和气管插管后，通常被转到俯卧位。必须特别注意保持颈在一个中立位置以保证脊髓灌流。一旦在俯卧位上，头可以转向一侧或仍然可以面朝下，放在一块特别柔软的支撑物上。极端谨慎也是很有必要的，以免位置和压力损害眼睛、鼻子、乳房和生殖器以及神经和肌肉。压力还会导致角膜擦伤或视网膜缺血，尽管很少。俯卧位还需要适当的定位支持来辅助肺部通气和维持心脏功能。胸部应该通过滚动或特殊支持获得休息，同时双手要放在身边一个舒适的位置或屈伸肘部，这在老年患者中是可能的。对患者和麻醉医生来说把老年患者改变成俯卧位是一个关键的步骤。腹部受压时有发生低血压的风险，特别是肥胖患者因腔静脉受压而静脉回流受阻和心脏充盈不足。腔静脉受压还会导致硬膜外静脉充血，使手术存在误伤危险，如果硬膜外静脉损害，将会导致大规模的术中失血。因此腹部应该摆脱直接受压。如果在切开复杂的椎间盘或脊椎手术期间前纵韧带受损，大量出血的一个隐蔽的原因是主动脉损伤。这样的失血可能是灾难性的，它将流到腹膜后间隙。仰卧位用于从颈椎前面手术方法中。这个方法可能的确使脊柱手术在颈和胸上部区域的麻醉管理更便利了，但增加了包括气管、食管、喉返神经、交感神经链、颈动脉、颈静脉的手术并发症的风险。通过两个针进行颈椎牵引的方法可用于改善手术过程，但在不会分散注意力的老年患者是更危险的。在前三个颈椎间盘和齿状突前面手术的过程需要经口鼻进路。这些前路方法的术后水肿可能会影响气道的复苏，特别是如果止血不好和血肿形成。这可能会造成威胁生命的气道损伤。

胸椎前路手术，如对于椎体压缩的减压可能需要一个经胸廓的方法和单肺通风。老年人可能难以忍受容忍这些，此时手术方法的调整可能是必要的。坐位或侧卧位可能偶尔使用，但这些程序的例外。

作为一个较大的血管外科手术脊柱手术可能大规模和急性失血，如果腔静脉和腹部受压，失血更有可能发生。在心血管储备减少的老年人中，相同的

监控和快速、温暖输血和红细胞回收在主要血管手术中都应该有。选择性低血压伴随着脊髓灌注严重降低的概率更大，应该予以避免。

某些形式的脊柱手术需要术中功能评估和术中唤醒的技术很发达。在老年患者中必须唤醒的很少，使用增加的躯体感觉和运动神经诱发电位更可能被利用。当然，术后仍需要一个快速的神经系统功能的评估，因此需要意识快速和完整地恢复。密切的血流动力学监测应该持续到术后变量证实不存在隐匿的出血。患者的疼痛控制和快速可活动化对复苏来说是重要的，如果患者有一定程度的认知障碍可能就需要急性疼痛团队的支持。老年神经外科患者适当的镇痛的残忍的限制比导致呼吸道并发症更有可能引发精神错乱。

老年神经外科患者的康复和恢复期可能很缓慢，需要手术后几个月来达到最好的结果。这在一定程度上是由于老年人生理储备有限和一定程度上是由于神经通路的顺应性降低。几乎没有科学证据证明老龄化对手术恢复的影响，但大手术似乎至少需要6个月恢复到术前的状态。

结论

老年患者和年轻患者一样可以从神经外科中获益。越来越多的急性颅内出血的颅内减压改善了卒中的预后，包括死亡率和发病率。因为创伤及肿瘤而行的脊柱重建和减压手术缓解了疼痛，增加了活动性，进而维护了患者个体的自立性。未来干细胞移植变得可行和退行性疾病的治疗的挑战会改变神经外科的需求，且小心麻醉会让这些新奇的程序安全地进行。

（赵国良 译　曾卫军 审校）

参考文献

[1] Dodds C, Kumar CM, Servin F (eds) *Anaesthesia for the elderly patient*. Oxford: Oxford University Press, 2007.

[2] Dagal A, Lam AM. Cerebral autoregulation and anesthesia. *Curr Opin Anaesthesiol*. 2009; 22(5):547–552.

[3] Aries MJ, Elting JW, De Keyser J, et al. Cerebral autoregulation in stroke: a review of transcranial Doppler studies. *Stroke*. 2010; 41(11):2697–2704.

[4] Citerio G, Pesenti A, Latini R, et al. A multicentre, randomised,

open-label, controlled trial evaluating equivalence of inhalational and intravenous anaesthesia during elective craniotomy. *Eur J Anaesthesiol.* 2012; 29(8):371–379.

［ 5 ］ Obrist WD, Langfitt TW, Jaggi JL, et al. Cerebral blood flow and metabolism in comatose patients with acute head injury. Relationship to intracranial hypertension. *J Neurosurg.* 1984; 61(2):241–253.

［ 6 ］ Coles JP, Minhas PS, Fryer TD, et al. Effect of hyperventilation on cerebral blood flow in traumatic head injury: clinical relevance and monitoring correlates. *Crit Care Med.* 2002; 30:1950–1959.

［ 7 ］ Bruder N, Ravassin P. Recovery from anesthesia and postoperative extubation of neurosurgical patients: a review. *J Neurosurg Anesthesiol.* 1999; 11:282–293.

［ 8 ］ Wilson TJ, Davis MC, Stetler WR, et al. Endovascular treatment for aneurysmal subarachnoid hemorrhage in the ninth decade of life and beyond. *J Neurointerv Surg.* 2013; Mar 27.［ Epub ahead of print ］

［ 9 ］ The International Study of Unruptured Intracranial Aneurysms Investigators. Unruptured intracranial aneurysms: natural history, clinical outcome, and risks of surgical and endovascular treatment. *Lancet.* 2003; 362:103–111.

［ 10 ］ Inamasu J, Kaito T, Watabe T, et al. Decompressive hemicraniectomy for malignant hemispheric stroke in the elderly: comparison of outcomes between individuals 61–70 and >70 years of age. *J Stroke Cerebrovascular Dis.* 2013; Mar 10.［ Epub ahead of print ］

［ 11 ］ Hunt WE, Hess RM. Surgical risk as related to time of intervention in the repair of intracranial aneurysms. *J Neurosurg.* 1968; 28:14–20.

［ 12 ］ Teasdale GM, Drake CG, Hunt W, et al. A universal subarachnoid hemorrhage scale: report of a committee of the World Federation of Neurosurgical Societies. *J Neurol Neurosurg Psychiatry.* 1988; 51(11):1457.

［ 13 ］ Kassell NF, Torner JC, Haley EC Jr, et al. The International Cooperative Study on the Timing of Aneurysm Surgery. Part I: overall management results. *J Neurosurg.* 1990; 73:18–36.

［ 14 ］ Golchin N, Ramak Hashem SM, Abbas Nejad E, et al. Timing of surgery for aneurysmal subarachnoid hemorrhage. *Acta Medica Iranica.* 2012; 50(5):300–304.

［ 15 ］ Siddiq F, Chaudhry SA, Tummala RP, et al. Factors and outcomes associated with early and delayed aneurysm treatment in subarachnoid hemorrhage patients in the United States. *Neurosurgery.* 2012; 71(3):670–677.

［ 16 ］ Dorhout Mees SM, Molyneux AJ, Kerr RS, et al. Timing of aneurysm treatment after subarachnoid hemorrhage: relationship with delayed cerebral ischemia and poor outcome. *Stroke.* 2012; 43(8):2126–2129.

［ 17 ］ Kassell NF, Torner JC. Aneur ysmal rebleeding: a preliminar y report from the C ooperative Aneur ysm Study. J *Neurosurg.* 1983; 13:479–481.

［ 18 ］ Todd MM, Hindman BJ, Clark WR, et al. Mild inoperative hypothermia during surgery for intracranial aneursym. *N Engl J Med.* 2005; 352(2):135–145.

［ 19 ］ Moore L, Berkow L, Zickmann J, et al. A survey of SNACC members' clinical practice of neuroanesthesia. *J Neurosurg Anesthesiol.* 2002; 14(4):A1100.

［ 20 ］ Dreier JP. The role of spreading depression, spreading depolarization and spreading ischemia in neurological disease. *Nat Med.* 2011; 17(4):439–447.

［ 21 ］ Barker FG, Ogilvy CS. Efficacy of prophylactic nimodipine for delayed ischemic deficit after subarachnoid hemorrhage: a meta-analysis. *J Neurosurg.* 1996; 84:405.

［ 22 ］ Sen J, Belli A, Alban H, et al. Triple-H therapy in the management of aneurysmal subarachnoid hemorrhage. *Lancet Neurol.* 2003; 2(10):614–621.

［ 23 ］ Bendo AA, Kass IS, Hartung J, et al. Anesthesia for neurosurgery. In Barash PG, Cullen BF, Stoelting RK (eds) *Clinical anesthesia*, 4th edn (pp. 743–790). Philadelphia, PA: Lippincott Williams & Wilkins, 2001.

［ 24 ］ Feng L, Fitzsimmons B-F, Young WL, et al. Intraarterially administered verapamil as adjunct therapy for cerebral vasospasm: safety and 2-year experience. *AJNR.* 2002; 23: 1284–1290.

［ 25 ］ Teasdale G, Jennett B. Assessment of coma and impaired consciousness: a practical scale. *Lancet.* 1974; 2:81–84.

［ 26 ］ Jennett B. Assessment of the severity of head injury. *J Neurol Neurosurg Psychiatry.* 1976; 39:647–655.

第二十三章

老年腹部手术

概述

老年患者占据着很大一部分医疗资源。在西方国家的手术患者中年龄65岁以上的约占25%，这个数字还在不断增加[1]。英国国家统计办公室估计，在2030年85岁以上的人口数量将翻2倍[2]。此外，老年患者接受手术的人数也在增加，呈独立上升趋势[3]。本章将讲述拟行腹部手术的老年患者的管理。从全身麻醉管理的概述开始，然后继续对特定的临床问题的更深入的讨论。

术前评估

见第十五章。

80岁及以上的患者慢性疾病的发病率比年轻的患者高。特别是心肺、脑血管疾病，糖尿病和肾损害都较常见。这种影响是由于衰老过程中生理储备的丧失而加剧的，两者间有时是难以区分的。腹腔手术术前评估的主要挑战是：

◆ 准确地定义现有疾病状态的程度。

◆ 识别患者可能通过优化其医疗状况而受益的区域，同时考虑到手术病理的时间限制，也可以通过术前化疗和放疗来缩小手术切口大小。

◆ 确保患者充分了解拟议手术的风险和益处。

大腹部手术的术前调查

有各种指南，对术前调查提供循证医学的方法[4,5]。国家健康和临床优化研究所（NICE）指南提出了包括对80岁以上患者的具体建议。接受大手术的80岁以上的患者，均应该血细胞计数和肾功能检查，无论美国麻醉医生协会（ASA）分级几级。还应该进行心电图检查。凝血功能的测试在没有明显的肝脏疾病

或抗凝治疗的情况下不太可能发生异常，NICE指南指出，临床医生应该个体化进行的凝血试验。

贫血是在营养不良和慢性疾病状态的老年人较常见。患者可能没有足够的血色素及在术后期间自己恢复其血红蛋白水平能力。此外，由于肿瘤部位的胃肠道血液丢失，血红蛋白水平可能较低。

大手术围术期的液体转移较多，因此肾功能的评估至关重要。血清尿素和电解质值异常较为常见。然而，饮食摄入量和肌肉质量减少意味着尿素和肌酐的值在老年人中较低，因此尽管肾功能降低，仍然可以看到正常值。肾小球过滤率的评估可能在这些情况下是有用的。

评估腹腔内手术的风险和获益

虽然所有年龄段接受大手术的患者的30 d死亡率可能在5%左右，但大手术显然对老年患者具有更高的风险。麻醉医生面临的挑战之一是准确地评估个体患者的风险。没有它，很难与患者就进行手术的后果进行知情讨论。年龄和ASA分级明确被定为几个评分系统中死亡率的预测因子。然而，有许多局限性。POSSUM（计算死亡率和发病率的生理和手术严重程度评分）经过充分验证，但只在比较基于人群而不是基于个体患者的风险[6]。疾病特异性模型，如可用于结肠直肠手术（CR-POSSUM）的模型和由英国和爱尔兰大脑协会开发的模型在估计手术死亡率方面通常优于通用模型[7-10]。

考虑到准确预测个体患者风险的这些困难，麻醉师在手术之前与患者进行充分和坦率的讨论是至关重要的。这将允许麻醉师与患者讨论他们对于即将到来的手术的期望。尽管据报道估计30 d的死亡率为15%～20%，但癌症患者仍然选择手术的情况

并不罕见。特别是在这个年龄组的患者中，为了提高老年患者的生活质量，患者常常表达出对手术去除癌症的强烈期望。症状可能是一个因素，特别是如果手术诊断（例如结肠直肠癌）与粪便频率和失禁的症状相关。类似的问题出现在严重的憩室病肠阴道瘘的患者。这些可能具有使患者不愿冒险离开家的严重性。因此，手术被认为与其生活质量的即刻改善相关，即使该疾病过程没有危及生命。

另一个需要考虑的重要因素是患者恢复日常活动所需的时间长短。虽然患者可能会在一个星期左右出院，但完全恢复到相同的术前水平的功能可能需要更长的时间。对于大手术，这可能需要长达一年的时间。对于一个自己家里独立生活的老年患者来说，这段漫长的康复期可能意味着他们不能在没有额外帮助的情况下在术后即刻返回自己的家。未能认识到这一点在术前将导致延迟出院。在一些情况下，大手术可能意味着患者根本不能返回他们当前的家。配偶作为主要照顾者这个问题也是常见的，其配偶的需求也将需要考虑。家庭支持对于做出决定至关重要。

在术前评估访问时让患者的亲属参与是有帮助的。耳聋和认知障碍可能严重限制获得准确病史的能力，亲戚可能能够提供病史。患者常常需要时间来考虑任何讨论的影响，如果能让亲属参与到讨论中是有帮助的。康复训练和老年综合评估也可能改善患者的预后是很重要的[11]。当考虑紧急手术时，风险/益处评估是特别困难的。当面对有急腹症和显著并发症的老年患者时，关于手术的适当性存在争论[12]。一方面，一项小型研究显示，ASA5的老年患者66%的存活30 d，33%从医院出院[13]。另一方面，苏格兰外科手术死亡审计发现，最常见的"不良事件"是回想起来操作不应该进行[14]。这强调了由于缺乏一种强有力的风险评估方法来预测结果而难以决定最适当的行动方案。

麻醉医生在任何可以讨论手术选择的多学科会议上都是良好的实践。微创技术或姑息治疗可能是适当的。恶性息肉可能适合肛门入路，而不是完全切除。手术治愈的机会需要与微创手术的好处平衡。可以使用横向而不是纵向腹部切口，尽管随着微创方法和增强恢复的程序增加，这变得越来越不

成问题。在紧急的情况下，梗阻症状可由回肠造口或结肠造口术缓解而不需要进行剖腹探查术。内窥镜支架可以缓解阻塞性肿瘤，允许患者在紧急情况下接受手术，甚至意味着可以在具有明显并发症的患者中完全避免手术。

最终，应当考虑到各种问题做出最后决定。这些包括患者的愿望、生活质量，以及外科医生、麻醉医生和重症监护专家的意见，在术前评估和临床经验的指导。

围术期护理

麻醉技术

当麻醉老年患者进行主要腹内手术时，实际上可以使用任何麻醉技术。几乎没有证据表明任何一种麻醉技术提供了优于替代方案的具体优点。显然，需要考虑年龄相关的变化对正常生理的影响和任何活动性疾病过程的影响，并且可能需要对一些技术的修改以提供安全麻醉。由于对足够的手术耐受的要求，特别是如果计划进行腹腔镜手术，大多数腹部手术将需要全身麻醉技术。此外，大手术可以延长麻醉时间；而开放式半血管切除术通常在2 h内进行，腹部-会阴切除术可能需要4 h以上。腹腔镜手术可能需要更长时间。因此，尽管区域技术可能是可行的，但是对于患者而言，可能难以忍受该区域的局部麻醉。尽管如此，有几种手术已经成功地使用连续区域麻醉方法，特别是在被认为是全身麻醉的高风险的患者呼吸道并发症中[15]。

小直肠手术，如直肠脱垂修复，更适合于区域麻醉，特别是因为耗时更短，因此耐受性更好。麻醉师需要了解心血管储备减少的老年患者的血流动力学不稳定性的风险，并确保立即提供任何治疗。大手术之前很少进行更小的手术，例如在麻醉下进行检查和息肉切除，以获得病理诊断。在麻醉师进行进一步的手术之前，麻醉师有机会评估患者对麻醉的反应。

主要腹部手术的常见麻醉技术是气管内插管，并使用适当的肌肉松弛剂和间隙正压通气。使用间隙正压通气模式可以减少血管损伤。少量的呼气末正压（如5 cmH$_2$O）可有利于减少基础肺不张。

维持通常使用挥发性麻醉剂,但也可使用全静脉麻醉。镇痛有多种方法,将在本章后面部分中讨论。

液体管理

拟行腹部手术的患者需要注意液体管理。通常需要大流量静脉通路,并且由于皮肤脆性,当用胶带和敷料来固定静脉留置针时需要小心。国家调查强调了围术期低血容量是导致手术期间和术后低血压的主要死亡原因,特别是紧急腹部手术后[16]。在过去,术前液体丢失很常见,由于长时间的禁食和肠胃准备。然而,随着快速康复计划的采用,现在更减少灌肠的肠道准备,并且患者积极地给予口服液体作为术前碳水化合物负荷的一部分。

液体更换可以通过各种装置引导。传统上,中心静脉压监测是监测的主要内容,特别是如果预计大量液体流失。动脉血气分析的恶化的血流动力学分析可能暗示不足的液体替代。导尿管允许在整个围术期监测尿量。

最近,目标导向的液体治疗,特别是使用食管多普勒,被认为其优于常规侵入性监测的,这些试验许多包括老年患者[17]。它的使用与在手术早期给予增加体积的液体相关,具有更快的肠功能恢复和更短的术后停留[18]。然而,可能难以将心输出量监测的益处与增强恢复计划的益处分离。

此外,还有争议围绕哪种液体是最适合目标导向的液体治疗,以及是否应该使用自由或限制性补液方法[19-22]。

失血

失血量因手术的程度而不同。虽然直接手术可能导致小于300 ml的最小失血量,但是如果需要大量的盆腔剥离,或者如果先前进行了腹内手术或放射治疗,则可能发生超过3 000 ml的失血量。其中大部分血液只能收集在纱布中,而不是在吸引器中的渗血可能较为凶险。使用腹腔镜手术意味着失血量直到它从腹部抽吸出才能看出,并且将被冲洗液稀释。应测量所有冲洗液体量以帮助准确的失血估计,并且擦拭血液的纱布也应该称重。对于预期有大量失血的手术,也可以使用血液回收,并且减少同种异体输血的需要[23]。需要输血应该参照患者检测的血红蛋白和血细胞比容指导输血。实际输血量反映患者病理,特别是心脏病,并且还考虑术后期间预期的进行性失血。

监控

进入手术室的患者应当开始基本监测,并应持续直到患者准备离开恢复室[24]。使用有创监测应该由患者的临床状态和计划的手术两者来决定。有创动脉监测允许实时监测动脉血压。这可能是老年人的有利因素,不仅因为心脏病的存在,而且还因为心房颤动的高发病率。后者使用自动化无创血压监测不准确,并且由于脉搏压力的搏动变化而易于延迟。动脉监测还允许临床医生更容易地监测血红蛋白浓度和酸碱度,因为容易对于患者血液取样测试。另外,心脏输出量监视器,其利用来自有创动脉线的平均分析,以便导出心输出量的值。更新的监测器的引入现在允许实时连续测量血红蛋白浓度,而不需要患者采样。中心静脉导管允许临床医生监测中心压力,可以为血管加压药提供适当的静脉通路,并且还便于血液采样。通过颈内静脉最容易,而使用位于肘部窝的长线则是一种侵入性较小的方法。核心体温应该在除了最短的手术之外的所有监测。

温度管理

见第三十四章。

维持体温是围术期护理的重要部分,应该在患者进入手术室之前开始。主要的腹内手术通常很长,因此老年患者常处于低体温的高风险。这是证据表明,不能保持正常体温可能会增加并发症,如心脏发病率,伤口感染和失血,所有这些可能因手术时间长而增加[25]。老年人在手术期间比年轻患者更容易发生低温。这主要是由于衰老代谢的影响,其导致热量丧失的增加和恢复体温的能力的降低。虽然老年人与年轻患者相比具有增加的身体脂肪含量,但由于营养不良,老化效应和疾病过程,他们更可能体重指数(BMI)减少,因此比具有更高BMI的患者失去热量更快。还有代谢和肌肉储备的减少,使得老年人可能不能恢复到正常水平的体温。尽管这种减少的肌肉体积,由发抖产生的氧需求可能仍然超过呼吸和心脏储备的要求。

老年患者从病房环境中到达手术室具有一定程度的体温降低是不寻常的。手术准备时应为患者提供与正常人相同的厚度的病服。因此，在围术期过程的所有阶段都需要保持正常体温，并且应该在患者进入手术室之前开始。在病房转移到手术室之前使用热空气毯保暖[26]。如果需要进行区域麻醉和有创监测部位，则患者在麻醉中增加了低温的风险。一旦在手术室，暴露的手术部位将额外的蒸发热损失，虽然这在腹腔镜手术中减少。由于这些因素，应该采取措施保持所有老年患者的正常体温。除了最短的手术，除非使用所有可用的措施，否则可能难以恢复正常体温。反光帘和温暖的静脉注射液是被动的措施，只能帮助防止热损失。使用硬膜外麻醉由于交感神经介导的血管舒张放大通过下肢造成热损失。需要使用强制暖空气系统和加热床垫放置在下肢上进行主动加温以将低体温患者恢复至正常体温。然而，患者体位可能难以有效地使用所有这些技术，特别是劳埃德–戴维斯位置，其中腿被保持在内收位置以便提供手术通路。在这种情况下，作者的建议是在腿和头部使用反光帘，暖风机于躯干部加热。可能有必要在恢复室继续进行加热，并且在患者离开恢复室之前核心温度应在正常限度内。

在清醒患者中通过鼓室测量容易监测核心温度，在睡眠患者中可使用鼻咽温度计。

患者体位

结肠直肠手术通常发生在劳埃德–戴维斯的位置，其中腿被举起并内镫在马镫。左侧位置经常用于围术期，并且倾斜千斤顶位置越来越多地用于执行腹部–腓骨切除术的肛周部分。由于几个因素，患者体位在老年人中可能是具挑战性的。衰老本身与关节活动性的丧失有关。这由于老年人中关节炎的高发病率而更加复杂。此外，这些患者常常具有假体关节置换，其两者都具有运动范围，并且需要在摆体位时小心以避免脱位。即使在仰卧位置，这也可能导致问题，因为由于肘部伸展的减少，不能总是可能将患者的臂放置在其侧面，或者放置在臂板上。重要的是评估患者的椎基底动脉狭窄，因为颈动脉纵向伸展可导致动脉闭塞，并且应考虑替代位置。

至关重要的是要注意确保受力区域被充分填充以避免神经损伤。应使用适当的床垫，以防止压疮，导致延长住院时间。

围术期和术后镇痛

简单的口服镇痛可能对于创伤较小的手术是足够的。单次局部注射在手术中是有用的，如修复直肠脱垂。对于主要的腹内手术，患者需要显著的术前和术后镇痛。不足的术后镇痛不仅不人道，还可能增加不良结局的风险[27,28]。围术期的镇痛通常由长效阿片制剂提供，例如吗啡，或局部麻醉剂补充的阿片制剂，如瑞芬太尼或阿芬太尼输注。静脉用对乙酰氨基酚是术后镇痛的常用辅助用药。

术后镇痛传统上患者控制镇痛（PCA）使用吗啡，或患者控制的硬膜外镇痛（PCEA）[29]。随着用于腹内手术的腹腔镜技术的使用增加，由于手术的创伤较小，硬膜外镇痛已被认为不必要。但同样适用于腹腔镜辅助的手术，其中患者行下中线或Pfannenstiel切口而不是传统的全中线切口。

腹横肌（TAP）块可以用于提供术后镇痛，并且可以减少术后镇痛要求。脊柱镇痛可用于腹腔镜手术，并且可以与硬膜外镇痛相比改善的结果相关。然而，缺乏TAP阻滞和脊柱镇痛在老年人的效果的具体研究。也可以使用局部麻醉伤口注射，但是还需要进一步的研究[30-34]。

非甾体抗炎药物（NSAIDS）可以在手术治疗后提供止痛的益处，但是在经历主要腹部手术的老年患者中需要仔细考虑它们的使用。由于预先存在的年龄相关的肾功能障碍和受损的液体处理，伴随大手术的液体移位，在患者中使用这些药物时，存在肾脏损害的风险。虽然COX-2抑制剂可以提供一些保护以防止进一步的肾功能障碍，但是人们对心脏发病率的增加表示关注[35,36]。

镇痛技术的选择取决于它的风险和益处，并应考虑可用于术后护理的设施。还需要考虑患者偏好。此外，认知功能障碍患者不能正确评估疼痛问题，并且患者可能不必具有理解如何有效地使用患者控制镇痛装置的能力。

对于腹部手术，术后止痛的选择通常在硬膜外镇痛和患者控制静脉镇痛之间。他们有各自优点和缺点。硬膜外镇痛效果相关的证据不是压倒性的。虽然它减少呼吸和血栓性并发症已被证明,但这并没有长期结果的改善[37]。这可能部分是由于患者接受的高水平的护理,而不管止痛方案,特别是在快速康复计划时每个护理要素都是重要的。此外,虽然硬膜外镇痛可能与其他方案相比具有更好的术后镇痛,但是没有仅针对老年人进行的试验证据。硬膜外镇痛也失败率较高,除非给药频繁和严密随访[38, 39]。PCA镇痛是老年人可接受的术后镇痛方式,它能够更好地缓解疼痛[40]。

术后护理

与所有其他手术人群相比,老年人由于行腹部手术而处于术后并发症的最高风险中,因此应当在反映这种增加风险的环境中接受术后护理[41]。进行严密监护,甚至是重症监护可能有利于减少术后并发症。虽然年龄是高发病率和死亡率的一个可变的危险因素,但有证据表明,及时地治疗术后并发症可以减少大手术的早期死亡率[42]。与需要随后进入病房的患者相比,高风险手术的患者接受重症监护结果有改善[43]。

重症监护允许进行有创监测,使得可以更密切地注意氧合,液体平衡,酸碱状态和镇痛。患者将持续加湿吸氧,特别是如果使用硬膜外或PCA阿片剂者。可能需要物理治疗和肺活量测定法。快速康复的成功强调了早期动员,迅速恢复肠内喂养和最少使用静脉营养很重要。这些目标中的一些显然与重症监护环境中提供的一些护理冲突,其中有创监测需患者卧床。因此,重要的是适当地对照护理。硬膜外和静脉内PCA通常持续1~4 d(较短的持续时间用于增强恢复),辅以简单的镇痛药(如对乙酰氨基酚)。然后通常提供口服镇痛药作为降低疼痛。

胃手术

大多数胃手术用于胃癌或胃出血。胃癌是英国男性癌症死亡的第三大常见原因,其最高年龄为60岁[44]。

虽然老年人在临床试验中的研究不足,但手术后的结果是,它是治疗老年人胃癌的可行选择[45]。然而,与较年轻的患者相比,其有更长的手术时间,更高的并发症风险和更高的死亡率[46]。

手术方法由肿瘤部位决定小胃切除术或全胃切除术。手术越广泛,发病率和死亡率更高,并且随着年龄的增长而加重。因此,老年人由于对生理储备有限,手术方法选择有限的胃切除术以减少围术期并发症。

远端和胃窦部肿瘤可引起梗阻,这类患者诱导麻醉时具有反流和误吸风险。因此,在诱导期间保护气道的"快速序列诱导"较为适当。还存在食管反流的倾向。这与老年人中咳嗽反射的敏感性下降相关,可能意味着患者的肺功能在术前由于沉默吸气而降低。麻醉师需要知道这种可能性,因为通过适当的治疗可能改善肺功能。

由于消化性溃疡病引起的胃出血通常首先通过内窥镜技术治疗。如果这不成功,则需要外科急诊手术。在这种情况下,由于血液流失和低血容量,患者可能处于垂死状态。由于对初始内窥镜检查给予的任何镇静作用的影响,它们的术前较差状态可能加重。这些患者需要仔细注意,以确保麻醉的安全进行。由于进行性出血,在诱导麻醉之前不可能完全复苏患者,因为外科手术事实上构成复苏的一部分。

肝胆外科

进行肝胆科手术可以切除原发性肝细胞癌,或在结肠直肠切除术后切除结肠直肠转移瘤。但缺乏临床试验。然而,回顾性调查表明,这种紧急情况是为老年人选择较为合理[47]。例如,对超过900名患者的一次调查发现,70岁以上的患者具有与年轻患者相似的死亡率和发病率。尽管我们认为年龄与愈后差的结果相关,但70岁以上的5年生存率为31.8%,而年轻患者为37.5%[48]。在接受肝细胞癌手术的患者中也发现类似的情况[49]。

相反,在老年患者中一般不进行胰腺手术。虽然胰腺癌的发病率随着年龄的增加而增加,但唯一可行的手术选择是胰腺切除术。如果原发性肿瘤小,没有没有转移到前列腺,那么它有手术的价值。很少患者满足这些标准,并且手术的量级使得仅在患者的适应证中考虑。

结肠直肠手术

老年患者可以针对多种不同的病理状态进行结

肠直肠手术,包括憩室疾病、癌症和炎症性肠病。

憩室病在老年人中非常常见,80岁以上的占半数。这些患者中的一部分将需要手术切除术治疗憩室脓肿、肠梗阻、穿孔或肝门[50]。

炎症性肠病(溃疡性结肠炎和克罗恩病)的发病率在20世纪70年代居第二位。为了缓解症状或者如果存在癌症的高风险都可选择手术治疗。对于溃疡性结肠炎,在假设存在足够的括约肌功能的情况下,在老年人中选择的程序是选择性的结肠炎,全结肠切除术与回肠肛门造瘘的形成。在克罗恩病中,手术的选择将取决于肠的另外的部分是否受影响。如果对急性肠炎结肠炎的治疗失败,并且可能发生结肠毒素扩散,可以进行急诊手术。由于慢性疾病和长期的类固醇使用,炎症性肠病患者通常非常虚弱[51]。

结肠直肠癌是全世界第四大常见的癌症,并且数量逐年增加[52]。80岁的老年人比60岁的老年人风险高四倍,在英国和爱尔兰,超过70%的结直肠癌手术患者的年龄大于65岁。切除方式取决于癌症部位。对于结肠癌,如果存在多种恶性息肉,则这将涉及半结肠切除术,乙状结肠切除术或全部结肠切除术。对于高位直肠肿瘤进行前路切除术,对于低位直肠肿瘤进行腹部-会阴切除术。

进行回肠造口术以使远端血管破坏并允许吻合术愈合。通常在初始切除后9～12个月将其回纳。当老年患者正在首次手术时,需要考虑到二次手术的影响。

快速康复

在过去几年里,快速康复受到了相当大的关注。他们已经成功地减少了住院时间,但也有证据表明改善长期愈后结果。快速康复的主要元素包括:

◆ 计划和准备入院前术前评估。

◆ 减少手术的应激性。

◆ 围术期和术后管理的结构化方法,包括疼痛缓解。

◆ 早期运动。

这是通过以下措施实现的:

◆ 术前碳水化合物使用和目标导向的液体治疗达到最小肠道准备。

◆ 微创手术技术。

◆ 早期术后口服摄入营养和避免经鼻胃管提供营养。

◆ 尽早拔除术后静脉留置针和导尿管。

最初快速康复医疗的提出是在结肠直肠手术中,最近已经扩展到其他学科的手术,例如泌尿科,妇科和骨科手术。在这些方案之前,行结肠直肠切除术后的住院时间为12～14天,现在已稳步下降到3～4天。

与更年轻的患者相比,老年患者没有更差的结果,并且快速康复与更传统的围术期护理相比仍然更有益[53,54]。

腹腔镜手术在老年人

微创腹腔镜手术已受到关注,具有缩短手术和住院时间的优势。这些受益同样适用于老年患者。有证据表明与开放手术相比,早期死亡率和住院时间都有改善,因此年龄不应被认为是腹腔镜手术的障碍[55-58]。然而,最近的评论指出,尽管与开放手术相比,腹腔镜手术具有短期的优点,但是对长期结果的改善研究较少。腹腔镜手术的益处较多,这种技术经常作为快速康复的一部分来执行[59,60]。

紧急腹内手术的老年人

紧急剖腹术是NHS中常用的外科手术之一。大多数程序是针对肠相关病变,通常是梗阻或穿孔,伴有腹内脓毒症。它在英国紧急一般手术死亡人数占最大[61]。大约40%的这些患者被进行重症监护,它是在没有血管或神经外科的综合医院的重症监护病房中最常见的外科手术[62]。老年人急诊手术可能是灾难性事件。与老年人的择期手术,和年轻患者的急诊手术相比愈后均较差[63-65]。

皮尔斯(Pearse)根据英国医疗保健资源组评估了高风险手术后的死亡率,发现69岁以上患者的主要紧急腹内手术的死亡率第三高达15%。其他几项回顾性研究也发现,年龄大于80岁的患者接受紧急结肠切除术的结果更差,并发症发生率更高,并且与同年龄的择期患者相比不太可能出院。路易斯报告,老年人急性结肠直肠手术的死亡率为32%,福特报告了紧急普通手术的死亡率为42%[66,67]。

英国急诊腹腔镜手术的一项前瞻性研究发现,

近1 900例接受紧急剖腹术的患者死亡率为15%。然而，在71岁至90岁的患者中，死亡率增加22%，并且在90岁以上的患者中发现为32%[68]。老年患者比起择期手术，经历紧急腹内手术更多。

已经研究出与愈后较差结果相关的几个因素。这包括年龄、脓毒性休克、失血量预估较多、手术延误和术后并发症的发展[69]。一项研究发现，手术时间大于24小时的患者的死亡率增加了5倍[70]。直到1990年为止的证据表明，发现当手术时长达到24小时以上时，接受剖腹手术的老年人的死亡率从6%增加到45%[71]。鉴于败血症在需要紧急剖腹手术的，抗生素使用与愈后相关[72]。

英国皇家外科医学院已经发布了关于应该适用于正在进行紧急剖腹术的患者的护理标准的指导。这些包括使用手术前和手术后风险预测的标准，以便识别出需要术后重症监护，临床工作人员级别，使用目标导向液体治疗和及时给予抗生素的较高风险患者[73]。

结论

接受主要腹内手术的老年患者较为特殊。一方面，老年人已成功地纳入快速康复方案。另一方面，他们具有最高的术后并发症发生率，特别是在紧急手术后。在围术期期间需要考虑的一系列病理生理疾病和衰老过程。此外，风险预测是一种不精确的科学，不太适合提供患者特异性。当为腹内手术提供麻醉时，麻醉师需要考虑定制围术期护理以确保满足个体化原则。

（黄　鹤译　龙茹华审校）

参考文献

[1] Priebe HJ. The aged cardiovascular risk patient. *Br J Anaesth*. 2000; 85(5):763–778.

[2] Office for National Statistics. *2010-based National Population Projections*. <http://www. ons. gov. uk> (accessed 8 October 2011).

[3] Klopfenstein CE, Herrmann FR, Michel JP, et al. The influence of an aging surgical population on the anesthesia workload: a ten-year survey. *Anesth Analg*. 1998; 86(6): 1165–1170.

[4] Practice advisory for preanesthesia evaluation: a report by the American Society of Anesthesiologists Task Force on Preanesthesia Evaluation. *Anesthesiology*. 2002; 96(2):485–496.

[5] National Institute for Health and Clinical Excellence. *Preoperative Tests. The use of routine preoperative tests for elective surgery*. CG3. London: NICE, 2003. <http://www. nice. org. uk> (accessed 21 November 2011).

[6] Copeland GP, Jones D, Walters M. POSSUM: a scoring system for surgical audit. *Br J Surg*. 1991; 78(3):355–360.

[7] Horzic M, Kopljar M, Cupurdija K, et al. Comparison of P-POSSUM and Cr-POSSUM scores in patients undergoing colorectal cancer resection. *Arch Surg*. 2007; 142(11): 1043–1048.

[8] Tekkis PP, Poloniecki JD, Thompson MR, et al. Operative mortality in colorectal cancer: prospective national study. *BMJ*. 2003; 327(7425):1196–1201.

[9] Tez M, Yoldas O, Gocmen E, et al. Evaluation of P-POSSUM and CR-POSSUM scores in patients with colorectal cancer undergoing resection. *World J Surg*. 2006; 30(12):2266–2269.

[10] Yan J, Wang YX, Li ZP. Predictive value of the POSSUM, p-POSSUM, cr-POSSUM, APACHE II and ACPGBI scoring systems in colorectal cancer resection. *J Int Med Res*. 2011; 39(4):1464–1473.

[11] Cheema FN, Abraham NS, Berger DH, et al. Novel approaches to perioperative assessment and intervention may improve long-term outcomes after colorectal cancer resection in older adults. *Ann Surg*. 2011; 253(5):867–874.

[12] Cook TM, Day CJ. Hospital mortality after urgent and emergency laparotomy in patients aged 65 yr and over. Risk and prediction of risk using multiple logistic regression analysis. *Br J Anaesth*. 1998; 80(6):776–781.

[13] Church JM. Laparotomy for acute colorectal conditions in moribund patients: is it worthwhile? *Dis Colon Rectum*. 2005; 48(6) 1147–1152.

[14] Scottish Audit of Surgical Mortality. *Scottish Audit of Surgical Mortality Annual Report 2010*. <http://www. sasm. org. uk> (accessed 23 June 2011).

[15] Kumar CM, Corbett WA, Wilson RG. Spinal anaesthesia with a micro-catheter in high-risk patients undergoing colorectal cancer and other major abdominal surgery. *Surg Oncol*. 2008; 17(2):73–79.

[16] National Confidential Enquiry into Perioperative Deaths, London. *Extremes of Age 1999*. <http://www. ncepod. org. uk/> (accessed 10 August 2011).

[17] Conway DH, Mayall R, bdul-Latif MS, et al. Randomised controlled trial investigating the influence of intravenous fluid titration using oesophageal Doppler monitoring during bowel surgery. *Anaesthesia*. 2002; 57(9):845–849.

[18] Gan TJ, Soppitt A, Maroof M, et al. Goal-directed intraoperative fluid administration reduces length of hospital stay after major surgery. *Anesthesiology*. 2002; 97(4):820–826.

[19] Brandstrup B, Tonnesen H, Beier-Holgersen R, et al. Effects of intravenous fluid restriction on postoperative complications: comparison of two perioperative fluid regimens: a randomized assessor-blinded multicenter trial. *Ann Surg*. 2003; 238(5):641–648.

［20］ Morris C, Rogerson D. What is the optimal type of fluid to be used for peri-operative fluid optimisation directed by oesophageal Doppler monitoring? *Anaesthesia*. 2011; 6(9):819–827.

［21］ Nisanevich V, Felsenstein I, Almogy G, et al. Effect of intraoperative fluid management on outcome after intraabdominal surgery. *Anesthesiology*. 2005; 103(1):25–32.

［22］ Rahbari NN, Zimmermann JB, Schmidt T, et al. Meta-analysis of standard, restrictive and supplemental fluid administration in colorectal surgery. *Br J Surg*. 2009; 96(4): 331–341.

［23］ Ashworth A, Klein AA. Cell salvage as part of a blood conservation strategy in anaesthesia. *Br J Anaesth*. 2010; 105(4):401–416.

［24］ The Association of Anaesthetists of Great Britain and Ireland. *Recommendations For Standards Of Monitoring During Anaesthesia And Recovery*. <http://www. aagbi. org> (accessed 7 November 2011).

［25］ Harper CM, McNicholas T, Gowrie-Mohan S. Maintaining perioperative normothermia. *BMJ*. 2003; 326(7392):721–722.

［26］ National Institute for Health and Clinical Excellence. *The management of inadvertent perioperative hypothermia in adults*. CG65. London: NICE, 2008. <http://www. nice. org. uk> (accessed 21 August 2011).

［27］ Ballantyne JC. (2004). Does epidural analgesia improve surgical outcome? *Br J Anaesth*. 2004; 92(1):4–6.

［28］ Jin F, Chung F. Minimizing perioperative adverse events in the elderly. *Br J Anaesth*. 2001; 87(4):608–624.

［29］ Gagliese L, Jackson M, Ritvo P, et al. Age is not an impediment to effective use of patient-controlled analgesia by surgical patients. *Anesthesiology*. 2000; 93(3):601–610.

［30］ Conaghan P, Maxwell-Armstrong C, Bedforth N, et al. Efficacy of transversus abdominis plane blocks in laparoscopic colorectal resections. *Surg Endosc*. 2010; 24(10): 2480–2484.

［31］ Levy BF, Scott MJ, Fawcett W, et al. Randomized clinical trial of epidural, spinal or patient-controlled analgesia for patients undergoing laparoscopic colorectal surgery. *Br J Surg*. 2011; 98(8):1068–1078.

［32］ McDonnell JG, O'Donnell B, Curley G, et al. The analgesic efficacy of transversus abdominis plane block after abdominal surgery: a prospective randomized controlled trial. *Anesth Analg*. 2007; 104(1):193–197.

［33］ Thornton PC, Buggy DJ. Local anaesthetic wound infusion for acute postoperative pain: a viable option? *Br J Anaesth*. 2011; 107(5):656–658.

［34］ Zafar N, Davies R, Greenslade GL, et al. The evolution of analgesia in an "accelerated" recovery programme for resectional laparoscopic colorectal surgery with anastomosis. *Colorectal Dis*. 2010; 12(2):119–124.

［35］ Jones R. Efficacy and safety of COX 2 inhibitors. *BMJ*. 2002; 325(7365):607–608.

［36］ Juni P, Reichenbach S, Egger M. COX 2 inhibitors, traditional NSAIDs, and the heart. *BMJ*. 2005; 330(7504):1342–1343.

［37］ Kehlet H, Holte K. Effect of postoperative analgesia on surgical outcome. *Br J Anaesth*. 2001; 87(1):62–72.

［38］ Block BM, Liu SS, Rowlingson AJ, et al. Efficacy of postoperative epidural analgesia: a meta-analysis. *JAMA*. 2003; 290(18):2455–2463.

［39］ Rigg JR, Jamrozik K, Myles PS, et al. Epidural anaesthesia and analgesia and outcome of major surgery: a randomised trial. *Lancet*. 2002 ; 359(9314):1276–1282.

［40］ Mann C, Pouzeratte Y, Boccara G, et al. Comparison of intravenous or epidural patient-controlled analgesia in the elderly after major abdominal surgery. *Anesthesiology*. 2000; 92(2):433–441.

［41］ Khuri SF, Henderson WG, DePalma RG, et al. Determinants of long-term survival after major surgery and the adverse effect of postoperative complications. *Ann Surg*. 2005; 242(3):326–341.

［42］ Ghaferi AA, Birkmeyer JD, Dimick JB. Variation in hospital mortality associated with inpatient surgery. *N Engl J Med*. 2009; 361(14):1368–1375.

［43］ Pearse RM, Harrison DA, James P, et al. Identification and characterisation of the high-risk surgical population in the United Kingdom. *Crit Care*. 2006; 10(3):R81.

［44］ Bowles MJ, Benjamin IS. ABC of the upper gastrointestinal tract: cancer of the stomach and pancreas. *BMJ*. 2001; 323(7326):1413–1416.

［45］ Saif MW, Makrilia N, Zalonis A, et al. Gastric cancer in the elderly: an overview. *Eur J Surg Oncol*. 2010; 36(8):709–717.

［46］ Hager ES, Abdollahi H, Crawford AG, et al. Is gastrectomy safe in the elderly? A single institution review. *Am Surg*. 2011; 77(4):488–492.

［47］ Cannon RM, Martin RC, Callender GG, et al. Safety and efficacy of hepatectomy for colorectal metastases in the elderly. *J Surg Oncol*. 2011; 104(7):804–808.

［48］ Kulik U, Framke T, Grosshennig A. Liver resection of colorectal liver metastases in elderly patients. *World J Surg*. 2011; 35(9):2063–2072.

［49］ Nanashima A, Abo T, Nonaka T, et al. Prognosis of patients with hepatocellular carcinoma after hepatic resection: are elderly patients suitable for surgery? *J Surg Oncol*. 2011; 104(3):284–291.

［50］ Jones DJ. ABC of colorectal diseases. Diverticular disease. *BMJ*. 1992; 304(6839):1435–1437.

［51］ Pettit S, Irving MH. ABC of colorectal diseases. Non-specific inflammatory bowel disease. *BMJ*. 1992; 304(6838):1367–1371.

［52］ Boyle P, Langman JS. ABC of colorectal cancer: epidemiology. *BMJ*. 2000; 321(7264):805–808.

［53］ Basse L, Thorbol JE, Lossl K,et al. Colonic surgery with accelerated rehabilitation or conventional care. *Dis Colon Rectum*. 2004; 47(3):271–277.

［54］ Hendry PO, Hausel J, Nygren J, et al. Determinants of outcome after colorectal resection within an enhanced recovery programme. *Br J Surg*. 2009; 96(2):197–205.

［55］ Bardram L, Funch-Jensen P, Kehlet H. Rapid rehabilitation in elderly patients after laparoscopic colonic resection. *Br J Surg*. 2000; 87(11):1540–1545.

［56］ Kurian AA, Suryadevara S, Vaughn D, et al. Laparoscopic colectomy in octogenarians and nonagenarians: a preferable option to open surgery? *J Surg Educ*. 2010; 67(3):161–166.

［57］ Lian L, Kalady M, Geisler D, et al. Laparoscopic colectomy is safe and leads to a significantly shorter hospital stay for octogenarians. *Surg Endosc*. 2010; 24(8):2039–2043.

［58］ Mutch MG. Laparoscopic colectomy in the elderly: when is too old? *Clin Colon Rectal Surg*. 2006; 19(1):33–39.

［59］ Bartels SA, Vlug MS, Ubbink DT, et al. Quality of life after laparoscopic and open colorectal surgery: a systematic review. *World J Gastroenterol*. 2010; 16(40):5035–5041.

［60］ Kunzli BM, Friess H, Shrikhande SV. Is laparoscopic colorectal cancer surgery equal to open surgery? An evidence based perspective. *World J Gastrointest Surg*. 2010; 2(4):101–108.

［61］ Association of Surgeons of Great Britain and Ireland, London. *Emergency general surgery: the future. A consensus statement June 2007*. <http://www. asgbi. org. uk> (accessed November 2011).

［62］ Jhanji S, Thomas B, Ely A, et al. Mortality and utilisation of critical care resources amongst high-risk surgical patients in a large NHS trust. *Anaesthesia*. 2008; 63(7):695–700.

［63］ Clarke A, Murdoch H, Thomas MJ, et al. Mortality and postoperative care after emergency laparotomy. *Eur J Anaesthesiol*. 2011; 28(1):16–19.

［64］ Kurian A, Suryadevara S, Ramaraju D, et al. In-hospital and 6-month mortality rates after open elective vs open emergent colectomy in patients older than 80 years. *Dis Colon Rectum*. 2011; 54(4):467–471.

［65］ Morse BC, Cobb WS, Valentine JD, et al. Emergent and elective colon surgery in the extreme elderly: do the results warrant the operation? *Am Surg*. 2008; 74(7):614–618.

［66］ Ford PN, Thomas I, Cook TM, et al. Determinants of outcome in critically ill octogenarians after surgery: an observational study. *Br J Anaesth*. 2007; 99(6):824–829.

［67］ Louis DJ, Hsu A, Brand MI, et al. Morbidity and mortality in octogenarians and older undergoing major intestinal surgery. *Dis Colon Rectum*. 2009; 52(1):59–63.

［68］ Saunders D, Pichel A, Varley S, et al. Variations in mortality following emergency laparotomy; the first report of the United Kingdom Emergency Laparotomy Network. *Br J Anaesth*. 2012; 109(3):368–375.

［69］ McGillicuddy EA, Schuster KM, Davis KA, et al. Factors predicting morbidity and mortality in emergency colorectal procedures in elderly patients. *Arch Surg*. 2009; 144(12):1157–1162.

［70］ Su YH, Yeh CC, Lee CY. Acute surgical treatment of perforated peptic ulcer in the elderly patients. *Hepatogastroenterology*. 2010; 57(104):1608–1613.

［71］ Monod-Broca P. ［Mortality in emergency abdominal surgery. 304 cases. A plea for better clinical practice］. *Ann Gastroenterol Hepatol (Paris)* . 1990; 26(4):184–186.［Article in French.］

［72］ Kumar A, Roberts D, Wood KE, et al. Duration of hypotension before initiation of effective antimicrobial therapy is the critical determinant of survival in human septic shock. *Crit Care Med*. 2006; 34(6):1589–1596.

［73］ Report of the Royal College of Surgeons of England/ Department of Health Working Group on Peri-Operative Care of the Higher-Risk General Surgical Patient. *The higher risk general surgical patient: towards improved care for a forgotten group*. <http://www. rcseng. ac. uk> (accessed 17 November 2011).

第二十四章

老年妇科手术

概述

预计到2030年，65岁以上的人口数将占总人口数的20%[1]。更值得注意的是，2010年美国人口普查资料表明：女性人口数占其3.087亿总人口数的50.8%。在未来几十年内预计65岁及以上女性人口数将会增加，这预示着需要行择期和急诊妇科手术治疗的女性患者将会显著增多。

随着人口老龄化，老龄人口及其行普通外科手术的数目预计会显著增加，有这个认识至关重要。本章的目的是讨论老年患者中常见的妇科手术操作及其麻醉影响。未来老年女性仍将是我们社会的重要组成部分，在她们老去的过程中将持续需要一系列的医疗服务，其中包括妇科手术。

老年人常见的妇科手术

梅因斯（Mains）等人在2007年报道，做过妇科大手术的老年女性（平均年龄83.1岁）围术期并发症发病率和死亡率增加[2]。他们的回顾性分析结果表明：伴有术后并发症的患者约有45%，其中有8.1%伴有严重的并发症。有趣的是这个研究证明了年龄更大（85岁以上）不会影响所得的结果，但是当为这个年龄段的老年女性行手术时，我们应该考虑到其术后并发症的发病率会增加。大多数研究能力有限，易受研究设计偏倚的影响。所以我们需要样本量大且设计更精良的前瞻性研究来确认这些结果。

这个人群主要的妇科手术包括癌症或肿物、骨盆器官脱垂（POP）以及尿失禁手术。这些手术可以经腹、经阴道或用腹腔镜来完成。

尿失禁手术

尿失禁是全世界老年女性严峻的健康问题，具有相当大的社会和经济影响力[3,4]。地理、文化以及其定义的不同使其在实际统计数据中变化较大。据卢贝尔（Luber）的报道，应激性尿失禁（SUI）发病率为4%～35%。患应激性尿失禁的老年女性是男性的两倍[5]。POP是另一个影响着全世界数百万女性的疾病，行脱垂或尿失禁行手术的患者中11%会有生命危险。虽然这类疾病发病率高，但是仍缺乏高质量流行病学调查来准确估计它的发病率[6]。

根据怀特赛德（Whiteside）和沃尔特（Walters）报道，目前广泛认为SUI病理生理改变是多种生理因素所致，导致了它在女性群体中的发生和发展。有一些理论认为SUI与母性特点有关，如年龄以及在分娩时伴有解剖结构或神经的损伤，这些原因否定了SUI的遗传易感性，而环境因素如营养、吸烟及锻炼等可以使其加重。尿失禁的最佳治疗有赖于以下几个因素，包括失禁的类型以及程度、有如脱垂或腹部病理改变的相关疾病存在、上一次的手术或非手术治疗情况、患者的医疗状况，以及她们配合治疗的意愿及能力。SUI和POP非手术治疗的发展已经使这种治疗模式成为一个合理的选择，特别是对老年人来说。非手术治疗包括行为干预（盆底肌肉训练和锻炼、膀胱训练以及写膀胱日志）、电刺激、减肥、药物如雌激素替代疗法，以及其他食品和药物管理局（FDA）未通过的药物治疗如肾上腺素受体激动剂（甲氧安福林）、β受体阻滞剂和激动剂、三环类抗抑郁药、5-羟色胺及去甲肾上腺素再摄取抑制剂（多罗西汀）[7,8]。插入或封闭尿道的装置还在使用，某些特定的患者可能会选择这种治疗[9]。

不过对非手术治疗失败的患者，她们还可以选择手术治疗。马歇尔（Marshall）等人在1949年首次提出行耻骨后膀胱尿道悬吊术治疗SUI。尽管耻骨后手术有不同的手术方式，但其目的都在于悬吊并稳定阴道前壁，使膀胱颈和近端尿道位于耻骨后，以防止其下降，并使尿道对抗尿道下层产生收缩。压力性尿失禁的尿动力学表现为膀胱颈活动度过大、尿道括约肌完全松弛，首选阴道悬吊术，当患者伴有阴道前壁2～3级脱垂时可同时行阴道旁缺损修补术[10,11]。当诊断为伴有近端尿道和膀胱颈活动度增加的尿动力学SUI时，需要行耻骨后膀胱尿道悬吊术。虽然这些操作适用于固有括约肌功能缺陷的尿道活动度增加，但是其他更多的手术如阴道吊带手术似乎远期疗效更好。术后伤口和尿道感染是最常见的手术并发症。其他少见的并发症包括膀胱撕裂、穿透膀胱和尿道的缝线最终形成膀胱结石、排尿痛、复发性膀胱炎及瘘管形成。输尿管梗阻虽然罕见但也会发生，它是由于尿道及膀胱位置被抬高所致的尿道拉长或者扭曲所致。

阴道悬吊术后患者排尿困难很常见。其他公认的术后并发症包括膀胱过度活动症、耻骨炎以及肠疝/脱肛形成。

现已推广使用腹腔镜及小切口开腹手术在耻骨后间隙完成相同的手术操作。阴道悬吊术和阴道旁缺损修补术都可以通过腹腔镜完成。然而，因为术后耻骨后粘连导致的解剖困难，大多数腹腔镜阴道悬吊术只用于首次SUI术。这类患者行腹腔镜手术的优点包括图像放大提高腹腔的可视化，改善止血，缩短住院时间以降低潜在成本，术后疼痛减轻，快速恢复并可投入工作（如果需要的话），以及腹部小切口更美观。但是这个技术的缺点也限制了其在SUI及POP患者中的广泛使用，包括操作者缺乏经验和技术能力，在外科医生职业早期手术时间较长住院费用增加。然而，相比开腹手术腹腔镜手术主观臆断性更强，故应加以重视其术后转归（如治愈率）[12]。一项有四个随机对照试验（RCTs）的Meta分析证明：在术后随访的6～18个月里腹腔镜组和开腹组治疗后的主观感觉没有区别[13]，但是尿动力学研究表明阴道悬吊术腹腔镜手术的成功率明显低于开腹手术，排除一个差质量的RCT，腹腔镜手术的治愈率仍较低，不过差异无统计学意义。选择经腹腔镜或开腹做阴道悬吊术基于几个因素：年龄、体重、对全麻的耐受性、盆腔手术史或抗尿失禁手术史、现在患有或曾经患有严重盆腹腔感染或粘连、患者偏向于哪种术式、手术者的经验和能力。

尿道吊带手术是外科矫治尿动力学SUI中最常用的术式，它是近段尿道和中段尿道的张力性悬吊。这些对阴道的手术主要用于严重SUI、之前手术失败以及固有括约肌功能缺陷的患者。1907年首次提出这种术式，现已进一步演变为肌肉和筋膜的各种悬吊术。这个手术经一个腹部切口用两条腹直肌筋膜跨过尿道下方缝合在中线上，这两条筋膜移行入腹直肌肌肉耻骨联合后，在尿道后方汇合形成吊带。也可用外源合成物来替代自体吊带。这些合成物已被证实具有可比性。并发症包括膀胱或尿道损伤、排尿功能障碍（尿频，急迫性尿失禁、排尿困难、尿急）、反复或持续性尿失禁、出血、感染和糜烂、神经损伤（最常见，因为是截石位所以通常是腓总神经受损，其他还有腹股沟神经损伤）[14,15]。长期的数据显示尿道悬吊术和吊带手术患者客观治愈率约为80%，另有约10%的患者好转。

妇科癌症手术

癌症或者切除肿物的手术在老年患者中一直很常见。在美国，子宫内膜癌是最常见的妇科恶性肿瘤，高龄是存活和预后不良的独立预测因素[16]。随着人口老龄化，妇科肿瘤学家也面临着老年卵巢癌越发流行的问题[17]。为此类高龄且伴有并发症的患者行适当侵入性治疗仍是一个争论的话题。许多研究表明：70岁以上女性行肿瘤切除或肿瘤细胞减灭术是可行性的，其并发症的发病率也可以接受，行最理想肿瘤细胞减灭术的患者生存率有所提高[18]。然而，可以行手术治疗的早期卵巢癌患者需要严格的临床评估。但是超过80岁的患者提供的数据有限，这些老年患者（超过80岁）通常会决定行非侵入性的保守治疗。相比于年轻患者，老年患者接受手术的不同点在于随着年龄的增加，行最理想肿瘤细胞减灭术的机会减小。这个区别通常不是因为老年患者不愿意接受手术，而是这些患者存在严重的临床并发症,手术死亡率及并发症发病率会更高[19,20]。已经有报道称这类患者接受肿瘤细胞减灭术后,严重并发症、术后死亡率及重症监护率更高。然而,随着手术技术及术后护理的改进,老年患者术后并发症的发生较10年前有所改善,与同一家医院10年前相似的患者相比,超过70岁的老年女性患者其住院时间明显缩短,输血率降低、并发症以及围术期死亡率降低[21]。值得注意的是,这个研究中患者的平均年龄是73岁,且大部分这类的研究都是回顾性分析,所以会有偏倚。针对高危人群如80岁及其以上患者的前瞻性试验仍缺乏。不幸的是,仍有偏见认为高龄是老年患者的手术风险因素。假如可行的手术可以提高他们接下来几年的生存质量,那么没有伦理和道德会否定适宜的高龄治疗[22]。现有的文献仍不提倡仅因为年龄大就延时或者拒绝行手术[23,24]。

患卵巢癌的老年女性生活质量(QOL)肯定会因手术而改变,特别是身体机能和生理功能被影响的患者[25,26]。大多数研究针对的是那些行手术并辅以化疗的患者。其他的则不然。姑息性手术可以毫无效果,尤其是卵巢癌患者,但它可以缓解肿瘤引起的症状和并发症[27]。从这一点来看,优化生命质量是医疗服务的目标。

老年患者麻醉注意事项

老年患者的麻醉处理存在特殊的挑战,源自很多因素包括生理的老化、合并许多年龄相关性疾病以及各种慢性病用药[28]。因此麻醉方式(镇静、局麻或全麻)的选择要基于患者的身体状况,包括并存疾病和目前用药、所行手术相关情况(肿瘤的浸润性和与其并发症)、手术的紧急性、既往手术史,以及最重要的患者的意愿。老年患者最佳的麻醉方案要依据个体差异进行设计。

术前评估与准备

见第十五章。

详细病史及体格检查

老年女性的护理从询问详细病史了解是否存在并发症开始,评估身体重要器官的功能状态,做体格检查,以得到一份完整的病史。器官功能耐受力可

较好的评估器官的储备能力。这包括了从家人和监护者那里获取的医学信息。这类患者的术前评估再怎么详细都不为过。并发症最佳的治疗取决于这个阶段,如果有必要的话建议进一步治疗。

术前检查

根据获得的病史和体检可按需行术前检查。对没有临床指征的老年手术患者行术前常规检查只会产生很小比率的阳性结果[29,30]。对于中危手术,当获知患者的功能状态有问题时需要行术前检查。中度功能耐量(4～7级能量代谢当量METs)及有中危因素(轻度稳定型心绞痛,心肌梗死,糖尿病,代偿性或早期充血性心力衰竭)的患者不需要侵入性检查[31]。大多数妇科手术为低至卒中风险。当病史或体检提示需要行检查时,即使手术并没有此计划也需要行术前检查[32]。

教育/知情同意书

向患者、监护者、家人阐述手术过程,包括手术目的、并发症及预期效果。应签署一份详尽并罗列清楚证据要素的同意书以确保患者手术的预期、复苏、最终结果是实际且适当的,同意书应写明各项细节、手术可能的结果及手术和麻醉风险[33]。患者应清楚她有拒绝手术治疗的权利。应评估患者生前遗嘱、医疗代理和医疗指令表明的意愿,以确保患者清楚知道当意外发生时医务人员会执行什么、不执行什么。

术前用药

除非有绝对的理由,否则继续使用在家用的药物。数据表明慢性β受体抑制的患者若停用β受体阻滞剂,会增加其围术期局部缺血的风险[34]。

支持

对于老年女性,应解决类似术后足够生存条件这类问题,以为成功复苏提供支持。

术中管理

麻醉诱导

减少静脉麻醉药的诱导剂量一直以来都是关

键。操作仔细的话几乎任何一个标准化技术都是安全的。已经证明了老年患者中局部麻醉（RA）比起全身麻醉（GA）更具有一些优势，包括减少术后血栓栓塞事件的发生率，减少手术应激反应，减少失血，以及降低术后谵妄的发生率。然而这个年龄群里，结果评价指标如死亡率和发病率上RA没有明显优于GA[35]。撇开麻醉技术，应注意诱导时高龄相关性生理影响。

麻醉维持

老年患者血管容量状态至关重要，因为心输出量主要依赖于前负荷[36]。当患者有严重心血管/肺部疾病或容量状态不明时应考虑行有创监测。应在此阶段更优化其他相关问题，如正确体位、适当垫料以及充分保暖以预防低体温。老年患者更容易发生低体温且持续时间更长，因为以下几个因素：基础代谢率低，甲状腺功能减退，体表面积与体重比增加，体温调节自主机制损伤，缺乏冷刺激下血管收缩，以及迟发寒战。80岁以上的人群核心体温下降幅度远超过年轻人时才会开始颤抖。因此，骨骼肌肌肉质量减轻导致术后寒战减弱，以及麻醉药抑制了正常体温调节反应，这都限制了老年患者体温调节稳态重新建立的速度。有建议将手术室温度保持在26.7℃左右。

苏醒

相比年轻人全麻后老年患者通常苏醒缓慢，原因包括长时间使用麻醉药、药物间的相互作用、药物相对过量以及体温降低，体温降低容易发生且会延长麻醉药作用时间[37]。

术后管理

转送至PACU过程中通常需要补充氧气，因为老年患者对低氧和高碳酸血症反应迟钝。

术后镇痛

充分镇痛是主要目标，由于老年患者对阿片类药物敏感性增加，故需谨慎控制阿片类药物的剂量。最理想的镇痛需要克服睡眠不足、呼吸障碍、肠梗阻、活动不良、心动过速、高血压和胰岛素抵抗等情况，所有这些都会导致后续再住院和谵妄[38,39]。应时常监测患者的镇静程度和呼吸抑制情况。已经证明即使是老年患者，硬膜外镇痛仍优于静脉镇痛[40]。

分诊

安全地将老年患者分入适合的部门进行立即复苏是很重要的（PACU或者ICU）。

结论

人口老龄化使行泌尿外科和妇科手术的患者量增多。手术治疗的结果取决于仔细评估这些患者耐受手术的能力。本章讲述老年患者在妇科手术中遇到的特殊问题，并针对其安全管理提供建议。

（丁妮娜　译　杨　堃　审校）

参考文献

[1] Walters MD, Karram MM. *Urogynecology and reconstructive pelvic surgery*, 3rd edn. St. Louis, MO: Mosby-Elsevier.

[2] Mains LM, Magnus M, Finan M. Perioperative morbidity and mortality from major gynecologic surgery in the elderly woman. *J Reprod Med.* 2007; 52(8):677–684.

[3] Milsom I. Epidemiology of stress, urgency, and mixed incontinence: where do the boundaries cross? *Eur Urol Suppl.* 2006; 5(16):835–870.

[4] Luber KM. The definition, prevalence, and risk factors for stress urinary incontinence. *Rev Urol.* 2004; 6(suppl 3):S3–S9.

[5] Hannestad YS, Rortveit G, Sandvik H, et al. A community-based epidemiological survey of female urinary incontinence: the Norwegian EPINCONT Study. *J Clin Epidemiol.* 2000; 53:1150–1157.

[6] Schorge JO, Schaffer JI, Halvorson LM, et al. *Williams gynecology*, 6th edn. New York: McGraw-Hill Medical, 2008.

[7] Al-Badr A, Ross S, Soroka D, et al. What is the available evidence for hormone replacement therapy in women with stress urinary incontinence? *J Obstet Gynaecol Can.* 2003; 25:567–574.

[8] Alhassso A, Glazener CM, Pickard R, et al. Adrenergic drugs for urinary incontinence in adults. *Cochrane Database Syst Rev.* 2005; 3:CD001842.

[9] Bachmann G, Wiita B. External occlusive devices for management of female urinary incontinence. *J Womens Health.* 2002; 11:793–800.

[10] Korda A, Ferry J, Hunter P. Colposuspension for the treatment of female urinary incontinence. *Aust N Z J Obstet Gynaecol.* 1989; 29:146–149.

[11] Carey MP, Goh JT, Rosamilia A, et al. Laparoscopic versus open Burch colposuspension: a randomized controlled trial. *Br J Obstet Gynaecol.* 2006; 113(9):999–1006.

[12] Reid F, Smith AR. Laparoscopic versus open colposuspension: which one should we choose? *Curr Opin Obstet Gynecol.* 2007; 19(4):345–349.

[13] Moehrer B, Carey M, Wilson D. Laparoscopic colposuspension:

a systematic review. *Br J Obstet Gynaecol.* 2003; 110:230–235.

[14] Klutke C, Siegel S, Carlin B, et al. Urinary retention after tension free vaginal tape procedure: incidence and treatment. *Urology.* 2001; 58:697–701.

[15] Miyazaki F, Shook G. Ilioinguinal nerve entrapment during needle suspension for stress incontinence. *Obstet Gynecol.* 1992; 80:246–248.

[16] Jemal A, Siegel R, Ward E, et al. Cancer statistics. 2008. *CA Cancer J Clin.* 2008; 58:71–96.

[17] Susini T, Amunni G, Busi E, et al. Ovarian cancer in the elderly: feasibility of surgery and chemotherapy in 89 geriatric patients. *Int J Gynecol Cancer.* 2007; 17(3):581–588.

[18] Gardner GJ. Ovarian cancer cytoreductive surgery in the elderly. *Curr Treat Options Oncol.* 2009; 10(3–4):171–179.

[19] Nordin AJ, Chinn DJ, Moloney I, et al. Do elderly cancer patients care about cure? Attitudes to radical gynecologic oncology surgery in the elderly. *Gynecol Oncol.* 2001; 81:447–455.

[20] Cloven NG, Manetta A, Berman MI, et al. Management of ovarian cancer in patients older than 80 years of age. *Gynecol Oncol.* 1999; 73:137–139.

[21] Susini T, Scambia G, Margariti PA, et al. Gynecologic oncologic surgery in the elderly: retrospective analysis of 213 patients. *Gynecol Oncol.* 1999; 75:437–443.

[22] Norman GAV. Ethical challenges in the anesthetic care of the geriatric patient. *Syllabus on geriatric anesthesiology.* Washington, DC: ASA.

[23] Salma, S. Anesthesia for the elderly patient. *J Pak Med Assoc.* 2007; 57(4):196–201.

[24] Francis J Jr. Surgery in the elderly. In Goldman DR, Brown FH, Guarneri DM (eds) *Peri-operative medicine*, 2nd edn (pp. 385–394). New York: McGraw Hill, Inc., 1994.

[25] von Gruenigen VE, Gil K, Huang H, et al. Quality of life in ovarian cancer patients during chemotherapy: a gynecologic oncology group study. *Gynecol Oncol.* 2008; 108:S28–S29.

[26] von Gruenigen VE, Frasure HE, Grandon M, et al. Longitudinal assessment of quality of life and lifestyle in newly diagnosed ovarian cancer patients: the roles of surgery and chemotherapy. *Gynecol Oncol.* 2006; 103:120–126.

[27] Kim A, Fall P, Wang D. Palliative care: optimizing quality of life. *J Am Osteopath Assoc.* 2005; 105(suppl 5):S9–S14.

[28] Hawkins KA, Kalhan R. Pulmonary changes in the elderly. In Katlic MR (ed) *Cardiothoracic surgery in the elderly* (pp.271–278). New York: Springer Science and Business Media LLC, 2011.

[29] Barash PG, Cullen BF, Stoelting RK, et al. *Clinical anesthesia*, 6th edn. Philadelphia, PA: Lippincott Williams & Wilkins, 2009.

[30] Dzankic B, Pastor D, Gonzalec C, et al. The prevalence and predictive value of abnormal preoperative laboratory testing in elderly surgical patients. *Anesth Analg.* 2001; 93:301–308.

[31] Raymond R. Anesthetic management of the elderly patient. *53rd ASA Annual Meeting Refresher Course Lectures #321.* 2002; 1–7.

[32] Schein OD, Katz J, Bass EB, et al. The value of routine preoperative medical testing before cataract surgery. *N Engl J Med.* 2000; 342: 168–175.

[33] ACOG Committee on Ethics. ACOG committee opinion No 439. Informed consent. *Obstet Gynecol.* 2009; 114:401–408.

[34] Fleisher L. Should beta-adrenergic blocking agents be given routinely in noncardiac surgery? In Fleisher L (ed) *Evidence-based practice of anesthesiology* (pp. 163–167). Philadelphia, PA: Elsevier Inc., 2004.

[35] Gulur P, Nishimori M, Ballantyne JC. Regional anaesthesia versus general anaesthesia, morbidity and mortality. *Best Pract Res Clin Anaesthesiol.* 2006; 20(2):249–263.

[36] Morgan GE, Mikhail MS, Murray MJ. *Clinical anesthesiology*, 4th edn. New York: Lange Medical Books/McGraw-Hill Medical Publishing, 2006.

[37] Roy RC. *Anesthetic management of the elderly patient.* Education: Annual Meeting — American Society of Anesthesiologists, 2010. <http:// www. wfubmc. edu/anesthesia>.

[38] Aubrun F. Management of postoperative analgesia in the elderly. *Reg Anesth Pain Med.* 2005; 30: 363–379.

[39] Morrison RS, Magaziner J, Gilbert M, et al. Relationship between pain and opioid analgesics on the development of delirium following hip fracture. *J Gerontol A Biol Sci Med Sci.* 2003; 58: 76–81.

[40] Mann C, Pouzeratte Y, Bocarra G, et al. Comparison of intravenous or epidural patient-controlled analgesia in the elderly after major abdominal surgery. *Anesthesiology.* 2000; 92(2): 433–441.

第二十五章

老年泌尿外科手术麻醉

概述

泌尿外科手术的麻醉越来越多地涉及管理大量的老年患者。在发达国家，年龄＞65岁的老年群体是人口增长速度最快的组成部分之一，而老龄化现象增加了人群接受手术的可能性。

泌尿外科疾病的发生率随着年龄的增加而增加[1]。除了泌尿外科疾病本身，老年患者大多合并其他的并存疾病。如膀胱癌与抽烟有关，而这类患者有可能同时并发冠脉疾病和阻塞性气道疾病。

老年泌尿外科手术类型多样，有门诊手术、日间手术，以及侵入性大的手术，这些手术都会引起机体明显的生理功能紊乱。

生理学

即使没有合并其他疾病，机体老龄化仍带来了生理学上的改变[2]。与泌尿外科手术密切相关的生理学改变包括如下三方面。

肾功能

随着年龄的增长，肾血流和肾脏的质量逐渐减少。当年龄达到80岁时，肾小球滤过率（GFR）减少50%。由于肌肉质量随着老龄化而减低，血肌酐水平通常保持在正常范围。随着老年人钠处理能力受损，尿液的浓缩稀释功能降低[3]。

患者需要解决的泌尿外科疾病的病理改变同样会加重肾功能不全，如慢性尿路梗阻。

体温控制

见第三十五章。

预防低体温的发生是护理老年患者的重要组成部分。老年人容易发生低体温，因为他们的体温调节中枢感应环境温度变化的能力降低。老年人肌肉质量减少，自主神经功能受损以及基础代谢率（BMR）的降低使得他们的体温调控能力受损，因此，当环境温度变化时，老年患者不能将体温维持在正常范围。从患者离开病房到手术等候区，再到手术室、恢复室，再返回病房的各个围术期阶段均应采取保温措施维持老年人的体温正常[3]。

几乎所有麻醉后的患者都存在热量的散失，由于核心温度向外周重新分布，通常在麻醉后第一个小时体温降低$0.5 \sim 1.0℃$。除了通过传导、对流、蒸发、辐射，以及呼吸道热量散失以外，内镜下泌尿外科手术还会因为使用大量冷的灌洗液进行膀胱冲洗加速机体热量散失。

体液平衡

总体液量作为体重的一部分同样随着老龄化的过程而减低，年轻的成年人体液含量为60%，而老年人体液含量仅为40%。前面已经提及，老年患者控制液体和电解质平衡的正常的自我调节能力减低，使得他们的浓缩能力减低，保留钠的能力也减低。因此，老年患者出现脱水的风险增加[4].国家围术期死亡保密调查（the national confidential enquiry into Peri-Operative Deaths, NCEPOD）报道，对老年患者应强调维持液体平衡的必要性。低血容量是麻醉期间造成低血压的主要原因。

老年患者同样不能耐受由于静脉输液过多或者因为灌洗液吸收过多导致的高血容量，当循环容量超负荷时，肾脏不能排泄过量的水和盐，进而会导致心力衰竭和肺水肿，这在心功能受损的老年患者中更容易发生。

泌尿外科手术

在老年患者中,常见的非肿瘤相关的泌尿外科手术有:经尿道前列腺电切术(TURP),膀胱颈切除术,尿道扩张术,尿道成形术,直视下尿道吻合术,输尿管支架置入术,膀胱、肾脏或输尿管取石术,经皮肾镜取石术(PCNL),经直肠超声前列腺活检术和膀胱冲洗术。

泌尿外科恶性肿瘤在老年人中有较高的发生率。前列腺癌的发生与年龄有明显的相关关系,75%的病例发生在年龄大于75岁的老年男性中。肾癌的发生率则随着年龄的增长而增加,75%的病例发生在年龄超过60岁的老年人群中。膀胱癌是最常见的泌尿系统肿瘤,其发生率在年龄超过65岁的老年男性中明显增加[5]。

其他手术类型还包括经尿道膀胱肿瘤切除术(TURBT)、直视下膀胱切除术、前列腺切除术和肾切除术。近年来,腹腔镜辅助下膀胱切除术、肾切除术和前列腺切除术也逐渐发展成熟。

膀胱镜检查

软性膀胱镜检查通常在局部麻醉下进行。硬性膀胱镜检查则需要在区域麻醉下或者在全身麻醉下进行,且患者需要行截石位。

泌尿系结石手术

肾结石通常是原发性的;然而也可由多种原因导致的尿钙增多引起。老年患者可合并肾结石,但大多患者曾进行过相应的介入治疗。

下段输尿管和膀胱结石常使用内镜手术治疗。包括软性和硬性的输尿管镜取石和激光碎石。上段输尿管和肾结石则通过体外冲击波碎石术(ESWL)或经皮肾镜取石术(PCNL)取石。体外冲击波碎石利用超声使结石碎裂。手术耗时大约在60 min,且伴随疼痛。

很多术后患者需要暂时留置输尿管导管便于排泄尿液。

经皮肾镜取石术

经皮肾镜取石术用于治疗较大的肾盂结石。该手术需要在全身麻醉下进行,患者行俯卧位。

患者先行逆行肾盂造影定位肾结石,然后置入输尿管导管便于手术时引流。改变患者体位为俯卧位,在内镜辅助下将鞘管插入肾脏中建立经皮肾通道,看到结石后,使用超声击碎结石,然后通过内镜冲洗灌洗液排出碎裂的结石。

经尿道前列腺电切术

尽管目前已出现多种治疗良性前列腺增生的方法(比如前列腺钬激光切除或钬激光消融术,KTP激光选择性前列腺激光气化术),但经尿道前列腺电切术(TURP)仍是目前最常用的治疗良性前列腺增生的方法。TURP的适应证包括有症状的膀胱流出道梗阻,且对药物治疗无效,反复的泌尿系感染,肾功能不全,和严重的持续性血尿[6]。患者需行截石位,将前列腺电切镜置入膀胱,然后利用单极、高频电流通过起电极作用的金属环产生电切作用切除增生的前列腺组织。前列腺组织在电切作用下边凝固,边被切除。手术持续时间大约为1个小时。手术期间需用灌洗液持续冲洗前列腺电切镜以带走切碎的前列腺组织,为手术提供清晰的视野。最常用的灌洗液是甘氨酸溶液,作为灌洗液的溶液必须是不导电的,因为导电离子会分散高频电流,降低热效应,影响切割效果。可尝试选用乙醇作为示踪剂评估甘氨酸溶液吸收的量。用呼出乙醇的浓度来评估血浆中甘氨酸的浓度。由于甘氨酸吸收的量是无法预知的,使用乙醇示踪剂这种技术不能准确评估出血浆甘氨酸中的水平[7]。

在接受TURP手术的患者中,多达60%的患者合并有心血管疾病和呼吸系统疾病。一个大型的临床研究显示,尽管接受TURP手术的患者的平均年龄增加,TURP术后并发症的发病率不到1%,死亡率不到0.25%[8]。近十多年以来TURP术后发病率和死亡率的明显降低是外科技术提高和麻醉技术改善的结果。

随着手术时间的延长,并发症发生风险增加,尤其是当切除术持续时间超过60分钟时。TURP可出现许多严重的并发症,包括以下几种。

TURP 综合征

TURP综合征主要表现为精神错乱、恶心、呕吐、低血压、心动过缓，以及视物模糊[9]。它是由于灌洗液从开放的前列腺静脉窦吸收过量进入循环导致的。灌洗液吸收的量与切除术持续时间和灌洗液悬挂高于膀胱的高度密切相关。正常情况下，以 20 ml/min 的吸收速率，整个手术吸收入循环 1.5 L，但也有吸收量达到 5 L 的异常情况出现。大量的灌洗液吸收入循环可引起低钠血症和容量超负荷。麻醉类型同样影响着灌洗液吸收的量，保留自主呼吸的脊髓麻醉比正压通气下的全身麻醉吸收更多的灌洗液。

上述的临床症状都是低钠血症和水中毒的临床表现。高血容量可能会引起肺水肿，尤其在心功能储备较差的患者中更容易出现。水中毒合并低钠血症可引起脑水肿和颅内压增高。椎管内麻醉下的患者早期可表现为烦躁不安，脑功能紊乱和寒战。TURP 综合征的发病率大约为 1%。一旦怀疑 TURP 综合征应立即采取治疗措施：包括停止手术操作，更换灌洗液为盐水，静脉推注利尿剂，检测电解质，尤其是钠离子浓度。通常情况下，当血浆钠离子浓度低于 120 mmol/L 时，患者才会出现低钠血症的临床症状。在大多病例中，采取限制液体入量，使用利尿剂等治疗措施后症状将改善。在严重的低钠血症或者患者已出现严重的神经系统并发症（如昏迷）则需要用高渗生理盐水治疗。

围术期感染

在泌尿系流出道梗阻的患者中，泌尿系统感染是很常见的。尿路反复感染是经尿道前列腺电切术的适应证。前列腺有丰富的血供，同时也含有很多细菌。抗生素渗透入前列腺组织的能力差。在存在感染的情况下操作尿路很容易导致菌血症，甚至引起感染性休克，在老年患者中，这与 TURP 综合征容易混淆，不易鉴别。

患者术前需行尿液分析，泌尿系感染且未经治疗的患者禁忌接受手术。所有行 TURP 手术的患者均应在麻醉诱导前接受抗生素预防性治疗。

留置导尿管的患者术前需要谨慎选择抗生素治疗。因为这些患者会频繁出现慢性尿路定植感染，很难实现留置尿管的同时尿液是无菌的。依据尿培养的结果为这类患者选择抗生素以减少手术期间发生菌血症的风险。

膀胱穿孔

经尿道前列腺电切术（TURP）出现膀胱意外穿孔是少见的。通常由于前列腺切除器穿透膀胱壁或者灌洗液过多引起膀胱过度充盈导致的。在大多数病例中，膀胱穿孔类型主要是腹膜外形，早期表现为从膀胱中反流出的灌洗液减少。后期表现包括下腹部疼痛和膨胀，低血压和恶心。

出血

出血是经尿道前列腺电切术（TURP）和膀胱肿瘤手术主要的并发症。当持续进行膀胱冲洗时，可引起大量血液丢失，且难以估算丢失的血液量。根据临床经验性判断以及测量血球压积能较好地评估失血量，指导输血。所有接受经尿道前列腺电切术（TURP）的患者都应该进行血型鉴定并留取血液样本，以便需要时迅速进行交叉配血。在过去，血红蛋白浓度低于 10 g/L 时是启动输血的临界值，然而现在则需要综合考虑患者的临床表现，合并疾病，采取个性化的输血方案。

新的外科技术（光选择性气化术和激光切除术）在切除时几乎没有明显的出血。

经尿道膀胱肿瘤切除术

这种手术的范围可由膀胱上小病灶的热切除扩大到膀胱上较大大肿物的切除。较大的肿物切除手术与经尿道前列腺电切术（TURP）一样容易引起出血，但因为没有前列腺上大的静脉窦开放，灌洗液的吸收很少引起问题。

腹腔镜手术

腔镜手术在泌尿外科的应用日益增多。它可用来做肾切除术，肾盂成形术，伴随或者不伴随骨盆淋巴结清扫术的前列腺切除术，和腹膜后淋巴结清扫术。麻醉管理与其他腹腔镜手术相似[10]。

根治性膀胱切除术

这是一个大手术，且接受手术的患者常合并多种并存疾病，可能存在较大的死亡风险。这种手术在老年患者中并不少见。手术可引起大量的血液丢失,需要迅速输血,手术持续时间在4～6小时。对这类手术的患者必须行有创动脉监测,假如患者心肺功能储备有限,还需要进行中心静脉压的监测。对于开放性的膀胱切除术,常采用全麻复合硬膜外麻醉,有助于持续到术后阶段进行术后镇痛。

抗凝和抗血小板治疗的患者

见第十三章。

抗血小板治疗成了心肌梗死和卒中一级预防和二级预防治疗的主要方法,还可预防经皮冠状动脉介入治疗术(PCI)后冠脉支架内血栓形成。现在越来越多的老年患者使用抗血小板药物治疗。超过25%的老年人群服用阿司匹林。因此,麻醉医生常常遇到正在服用抗血小板药物的老年患者接受内镜手术。

全身炎症反应综合征以及手术炎性反应的急性期会增加血小板的黏性,减少纤维蛋白溶解,进而导致血液呈高凝状态。还会增加循环中内源性儿茶酚胺含量,增加血栓形成的风险。

阿司匹林被推荐作为心血管疾病患者的长期治疗方法,不能中断。置入冠脉金属裸支架后的患者,必须服用氯吡格雷6周,心肌梗死后的患者需要服用氯吡格雷3～6个月,置入冠脉药物洗脱支架后的患者至少服用氯吡格雷12个月[11]。

停止服用阿司匹林或者氯吡格雷后,血小板聚集恢复至基础状态需要5～7 d[12]。当单独服用阿司匹林或者氯吡格雷时,两种药物相比,出血风险无明显差异。一种新型的药物——普拉格雷则会增加30%的出血风险。中止服用这些药物会增加心血管并发症的发生风险,其中中止服用阿司匹林有引起急性冠脉综合征(ACS)的死亡风险,中止服用阿司匹林10天,其引起死亡或心肌梗死的风险较持续服用药物的患者高出2～4倍。停止服用氯吡格雷是冠脉支架内血栓形成最明显的预示因子(其中药物洗脱支架内血栓形成的风险大于金属裸支架内血栓形成风险)[13]。血管成形术后或者支架置入术后停止双抗治疗6周,死亡率高达71%,相较之下,在整个围术期持续服用双抗治疗,则死亡率仅为5%。

所有泌尿外科手术与2%的术后心肌梗死和心脏相关的死亡率相关。大部分围术期心肌梗死发生

在术后前3天。

在泌尿外科医生中缺乏围术期如何管理这些患者的共识[14]。患者常被建议术前7～10天停用这些药物,以减少手术出血的风险。但研究证据显示,术前7～10天停止抗血小板药物治疗可能会明显增加患者围术期心血管事件的发生风险。

口服抗凝药患者同样需要在泌尿外科手术前停药。必要情况下,根据抗凝的适应证,需要在围术期选择相应的替换药物。

出血的风险因素有哪些?

内镜下泌尿外科手术并非没有明显的出血风险。假如出血较多,且持续到术后阶段,则可能需要再次手术。大部分关于泌尿外科手术患者持续服用抗血小板治疗的研究主要集中围绕阿司匹林和经尿道前列腺切除术(TURP)。其中有两个病例报道了前列腺切除术后因出血导致死亡。这些研究的结果是相互矛盾的,有的认为持续服用阿司匹林会增加TURP手术的出血风险,而有的研究则表明出血风险并未明显增加。一个研究经尿道前列腺切除术(TURP)出血情况的随机对照研究发现,持续服用阿司匹林组患者和术前停药组相比,术中失血量或输血需求方面无明显差异,但持续服用阿司匹林组的患者术后失血量更多,但这并未增加术后并发症的发病率或死亡率。

一个大型的关于在非心脏手术中阿司匹林对手术失血量的影响的荟萃分析发现:尽管术中失血风险增加了1.5倍,但并未增加失血并发症的严重程度和手术并发症的发生率和死亡率,但经尿道前列腺电切术除外,其手术并发症的发生率和死亡率风险是增高的。

停止服用抗血小板药物后出现心血管并发症的风险高于出血的风险。因此需要在有心血管并发症风险的患者中谨慎选择继续服用最小剂量的阿司匹林,尽可能缩短氯吡格雷的停药时间(图25-1)。在心血管风险较高的患者中,还需要与患者的心脏科医生密切沟通,指导治疗[15]。

患者体位

泌尿外科手术需要患者摆放多种手术体位。选

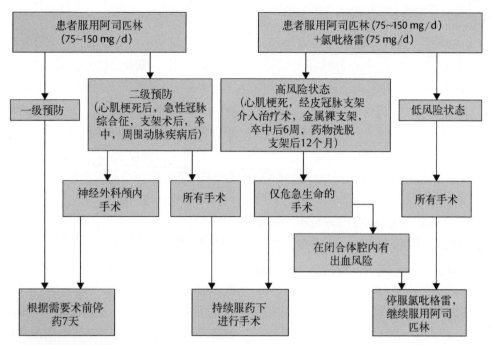

图25-1 抗血小板治疗患者术前管理准则
资料来源：Chassot P, et al. Perioperative antiplatelet therapy: the case for continuing therapy in patients at risk of myocardial infarction, British Journal of Anaesthesia, 2007, 99, pp.316-328. 由牛津大学出版社和英国麻醉学杂志管理委员会和受托机构出版。

择的手术体位需满足外科医生操作时有最佳入径，并且对患者不会引起损伤。由于老年人常有固化的姿势以及关节活动度减小，在老年患者中摆放手术体位较为困难。髋关节或肩关节置换后的老年患者，摆放体位时更要引起注意。摆放体位时可能引起的损伤包括外周神经损伤、眼睛损伤和压疮[16]。

泌尿外科手术中使用到的体位有仰卧位、俯卧位、侧卧位、折刀位和截石位。所有的这些体位可能还需要进行头低脚高位倾斜。术前访视时评估患者是否能耐受这些特殊的体位很重要，如一个有呼吸系统疾病的患者可能不能耐受腔镜下前列腺切除术所需的倾斜度大的头低脚高位。

截石位

截石位是泌尿外科手术最常用的体位，方便会阴部手术操作。患者先平卧，双下肢髋关节和膝关节屈曲，同时双腿抬高分开，然后用可调节的皮带悬吊或支架支撑固定双腿。双腿悬吊或支撑处需垫柔软的棉垫。

截石位引起的损伤包括：双腿悬吊时引起腓神经和隐神经损伤较为常见，大腿过度屈曲导致闭孔神经和股神经损伤和下肢骨筋膜室综合征。

在老年人中，截石位可引起明显的生理紊乱。老年人已经减少的功能残气量会因为腹内压的增高引起进一步降低，进而引起肺通气不足，基底部肺不张和缺氧。双腿抬高增加了静脉回心血量，可能会加重心力衰竭。手术结束时放平双腿会引起静脉瘀滞，减少静脉回心血量，发生低血压。在这种情况下，常掩盖术中因为失血引起的低血容量。

头低脚高位

头低脚高位是指患者平卧后将手术床向头侧倾斜，使内脏在重力作用下移向头侧，使盆腔较好的显露。它可与截石位联合使用。

头低脚高位引起机体的生理学效应包括：由于刺激了压力感受器引起心输出量减少，心率和血压降低；由于腹腔内容物向头侧移位阻碍了膈肌的运动，导致肺容量减少，通气血流比例降低。在气道反应性差的老年患者中，头低脚高位还会增加胃反流的风险。头低脚高位还会引起颅内静脉充盈，引起颅内压增高。

俯卧位

常规的俯卧位是在胸部和骨盆下方垫卷垫和软

枕,抬高躯干。垫子的支撑力需要足够大,能维持胸部和骨盆抬高,并与体表有足够的接触面,避免局部受压。在经皮肾镜取石术中,还可以将卷垫放在下胸部抬高肾区,帮助外科医生定位,但这会妨碍膈肌的呼吸运动。

摆放俯卧位时,需要特别注意头部和颈部,避免眼部受压引起视网膜动脉血栓形成和失明。还需特别注意耳朵和鼻子不要受压,以及颈部的位置(尤其在老年人群中)。

摆放双上肢时可能会引起臂丛神经损伤,应注意避免。使用软垫保护肘部的尺神经,避免受压。肱骨头会被拉伸和压迫腋神经血管束。双肩在任何方向不应外展超过90°,以减少臂丛神经损伤的风险。

俯卧位的生理学效应包括:因为腹部受压引起的心输出量减少,血压降低,以及肺顺应性降低。

侧卧位

患者行侧卧位时,术侧向上,通过下面那只腿的髋部和膝盖的屈曲使患者达到平衡。在两条腿之间以及背侧分别放置一个软垫进行支撑,防止患者翻转为平卧位。上肢使用凹型托手架支撑固定,注意防止臂丛神经和前臂神经受压,使用约束带在患者臀部和胸部进行固定。

在上述提及的手术体位中,可能还需要使手术床摇成"折刀位",使腰椎过伸,便于骨盆区的操作,侧卧位下使脊柱过伸能打开肾角区,有助于肾脏操作,在俯卧位下使脊柱屈曲,则有助于经皮肾镜取石术的手术操作。所有的这些体位都会加重前面所提及的生理学改变。这些体位还有可能增加脊柱的张力,加剧患者原有的背痛。术后需要进一步的治疗才能活动或恢复至正常活动水平。老年人常合并固化的畸形姿势,或者脊柱的活动度减小,在摆放上述体位时需要特别留意。患者需要被告知有增加术后背部疼痛的可能,并告知他们如何进行术后康复。

老年泌尿外科手术麻醉

泌尿外科手术选择何种麻醉方式取决于患者本人和麻醉医生。区域阻滞麻醉,更确切地说是腰麻,由于避免使用了抑制中枢神经系统的药物,减少了术后认知功能障碍的发生率,并且能够早期发现TURP综合征,因此提倡用于在截石位下行手术的患者。

与全麻相比,腰麻潜在的优势在于它能预防术后纤溶抑制,减少深静脉血栓形成,同时还具有减少骨盆手术的失血量这一血流动力学效应。区域阻滞麻醉所有潜在的风险和益处都应和患者说明,并记录。

硬膜外麻醉能为大部分内镜下泌尿外科手术提供足够的麻醉条件。与腰麻相比,硬膜外麻醉需要较长的时间才能达到满意的阻滞效果,且技术上较腰麻更难。然而硬膜外麻醉阻滞的范围更可控,且可以留置硬膜外导管至术后行术后镇痛。

并非所有的患者或者手术都适合区域阻滞麻醉,很多患者在全身麻醉情况下行泌尿外科手术。这取决于患者因素,麻醉因素和手术因素。患者心肺功能储备不佳或伴发咳嗽,对截石位耐受不佳,患者体动会增加膀胱穿孔的风险。全身麻醉情况下更容易维持患者的血流动力学稳定,使患者更容易耐受手术,保持静止,提供更清晰的手术视野。服用抗凝药物的患者或者持续行抗血小板治疗的患者也需要进行全身麻醉。

手术的持续时间和手术类型同样影响着麻醉方式的选择。区域阻滞麻醉下长时间的截石位可能会引起背痛或者双下肢疼痛。腹腔镜手术则必须使用全麻。

年龄对麻醉药物药理学的影响已经在前面第三章详细阐述。

行全身麻醉还需选择是使用喉罩保留自主呼吸或是在肌松条件下插气管导管进行间歇正压通气。健康的老年患者可以选择置入喉罩保留自主呼吸。而并存有呼吸系统疾病或心血管系统疾病的患者则应进行辅助通气。麻醉的维持可以选择丙泊酚靶控输注(TCI)或者选择七氟烷或地氟烷等挥发性麻醉药。机械通气时应维持患者血碳酸水平在正常范围。

在行经尿道前列腺电切术的患者中,区域阻滞麻醉和全身麻醉相比,围术期死亡率无明显差异。

术后镇痛方面与其他外科手术相似,对年龄相关的一些生理变化有相同的考虑。由于老年患者日常常服用多种药物,应考虑选择的药物种类以及药物间相互作用存在的潜在风险。

无论选择何种麻醉,目的都是维持患者的生理机能尽可能接近正常,同时为手术开展提供最佳条件。老年患者生理功能储备下降,对药物的反应(药效动力学和药代动力学方面)发生了改变,常合并有多种疾病,以及对我们的干预措施做出的反应不具可预见性。在患者有限制条件的情况下,必须调整手术体位的摆放。术后和病房的护理需要注意细节,以获得最好的术后康复。

结论

泌尿外科手术类型从小的门诊手术到复杂的大手术,都存在液体平衡,体温调控和失血的风险。随着接受手术的人群逐渐老龄化,这些风险因素更应该引起关注。接受手术的患者需要摆放成俯卧位、侧卧位,或头低脚高位以及需要躯干和腹部大面积显露,这些条件对心血管功能,呼吸功能和肾功能储备降低的老年人来说具有挑战性。术前评估,优化,精细的术中管理和术后护理对获得满意的康复是必不可少的。由于泌尿外科的所有手术都可能需要重复多次进行,详细记录患者复苏或者痊愈至之前的生活水平的过程很重要,尤其是认知功能和机能水平。正如大部分对老年人的干预措施一样,熟练的经验丰富的外科医生、麻醉医生和护理团队是获得满意结局最重要的决定性因素。

(杨玉桥 译 陈文栋 审校)

参考文献

[1] Ryall DM, Dodds C. Anaesthesia for urological surgery in the elderly. *Curr Anaesth Crit Care.* 1992; 3. 200–206.

[2] Murray D, Dodds C. Perioperative care of the elderly. *Cont Educ Anaesth Crit Care Pain.* 2004; 4(6).

[3] Kanonidou Z. Karystianou G. Anaesthesia for the elderly. *Hippokratia.* 2007; 11(4):175–177.

[4] Cousins J, Howard J, Borra P. Principles of anaesthesia in urological surgery. *BJU Int.* 2005; 96:223–229.

[5] Office for National Statistics. *Cancer statistics: registrations series MB1.* <http://www. statistics. gov. uk>.

[6] Cherian VT. Anaesthetic implications of urological surgery. *Ind J Urol.* 2006; 22:194–200.

[7] Collins JW, Macdermott S, Bradbrook RA, et al. Is using ethanol-glycine irrigating fluid monitoring and "good surgical practice" enough to prevent harmful absorption during transurethral resection of the prostate? *BJU Int.* 2006; 97(6):1247–1251.

[8] Rassweiler J Teber D, et al. Complications of TURP — incidence, management, and prevention. *Eur Urol.* 2006; 50:969–980.

[9] Porter M. Anaesthesia for transurethral resection of the prostate (TURP). *Update Anaesth.* 2003; 16:21–26. <http:// www. nda. ox. ac. uk/ wfsa/html/u16/u1608_01. htm>.

[10] Midgley S, Tolley D. Anaesthesia for laparoscopic surgery in urology. *EAU-EUB Update Series* 4, 2006; 241–245.

[11] Cook L, Cottrell AM. Anti-platelet agents in urology. *BJU Int.* 2010. <http://www. bjui. org/general/Urology_in_General. aspx>.

[12] Weber A, Braun M, Hohlfeld T, et al. Recovery of platelet function after discontinuation of clopidogrel treatment in healthy volunteers. *Br J Clin Pharmacol.* 2001; 52(3): 333–336.

[13] *Summary product characteristics clopidogrel.* Updated 25 September 2012. <http://www. medicines. org. uk/emc/ medicine/23906>.

[14] Pawan V, Goel A, Sengottayn VK, et al. Antiplatelet drugs in the perioperative period: what every urologist needs to know. *Ind J Urol.* 2009; 25:3 296–301.

[15] Douketis JD, Berger PB, Dunn AS, et al. The perioperative management of antithrombotic therapy. *Chest.* 2008; 133; 299S–339S.

[16] Knight DJW, Mahajan RP. Patient positioning in anaesthesia. *Cont Educ Anaesth Crit Care Pain.* 2004; 4(5):160–163.

第二十六章

老年患者的疼痛管理

概述

在接受与年轻患者相同的手术或创伤时，老年患者急性疼痛的评估主要与年轻患者存在三个方面的不同。疼痛的定义是由国际疼痛研究协会制定（IASP），它将疼痛描述为"一种与实际或潜在组织损伤相关或以这种损伤来描述的不愉快的感觉和情感体验"，记住这一点也许会有用。这里的关键问题是，我们对老年患者疼痛的考虑是源于疼痛被"描述"或"报告"的方式。

◆ 体感系统发生与年龄相关的变化（见第五、第十一章）。

◆ 情感和认知对感觉信息的处理会有所不同，受生活经验的影响，这些信息将随着年龄的增长而有所增加。

◆ 认知可能发生变化，这意味着测量疼痛的正常方式和评估干预后的反应是不准确或不恰当的。

认知障碍的疼痛评估

对存在认知功能障碍的老年患者的疼痛和治疗方面已有大量数据。这一点是可以理解的，因为多数关于老年患者疼痛评估和管理的文献是源于人口定居机构，如养老院的研究。本章所要解决的问题是将这些数据进行提炼后形成一种当常规评估方法（自我报告的症状）可能被认为不可靠的时候使执业医院的临床医生能够识别和治疗术后或创伤疼痛的模式。

重要的问题是有认知障碍的患者是否能确实地描述疼痛，如果能的话，又能使用什么工具？在评估手术或创伤疼痛时，哪些行为评定量表应该用于急性医院环境，是否更适合去聆听患者或观察他们的行为。

简单的镇痛剂即可缓解老年痴呆症患者的焦虑的观察报告，最近在一项随机对照试验中得到了新的关注[1]。许瑟伯（Husebo）等对60家不同机构进行了调查，研究是否仅通过一项简单的阶梯式的疼痛治疗方案就能缓解护理疗养院内老年痴呆症患者的焦虑[2]。他们用MOBID行为评定量表对352名患者进行疼痛评估，该行为评定量表先前就被证实用于评估痴呆症患者的疼痛是有效的，研究结果显示超过55%的患者存在临床相关的疼痛[3]。

这些参与研究的机构被随机分为2组，一组患者按常规方式进行治疗，另一组患者使用阶梯式方案，在使用与常规组相同剂量抗精神药物的同时对患者进行镇痛治疗。他们发现使用镇痛药能减轻患者的焦虑，这与唯一一种被批准用于老年痴呆的抗精神药——利培酮进行的控制性实验效果一样好。此外，在停止使用镇痛药的4周内治疗效果恢复到基线水平。然而，质疑者可能会认为镇痛药的非特异性镇静作用也许会混淆了正确的分析，但是，镇痛药的成分反驳了这种观点。超过2/3的干预组患者一天只需要不超过3 g的对乙酰氨基酚。超过1/4的患者只需要低剂量的阿片类药物（最多20 mg的吗啡或者10 μg/h经皮给入的丁丙诺菲）。小部分（7%）患者接受了最大剂量的药物治疗（达到了300 mg/d普瑞巴林的量）。此外，当患者出现嗜睡或者其他不良作用（这部分患者在最初的干预组中占到5%）时，将不被纳入这项分析研究。这项研究设计的亮点就在于它使用疼痛评定量表通过一段时间的研究证明了缓解焦虑和减轻疼痛之间的相关性。这项研究明确告诉我们的是：焦虑可能反映出我们对痴呆患者的镇痛治疗不够，同时也反映出简单的镇痛措施易在外科病房应用。对这项研究感兴趣的读者,想了解更多有关痴呆患者疼痛的文献可以去阅读谢德尔(Scherder)等人所著的临床综述[4]。在对痴呆症疼痛评估的科学性进行评价时,世界卫生组织得出:评估过程的最后一步是使用镇痛试验,以帮助验证潜在的疼痛行为指标是否能反映出疼痛治疗的峰值。也许表明,在MOBID2量表这个案例中,这项工作已经完成,此外,这个工具中临床相关性的变化也反映出临床相关性的变化可以作为一个评估焦虑的工具。现在我们将进一步研究对于认知障碍的老年患者疼痛行为评定量表与自我报告量表(口头或其他方式)相比较谁更有用的问题。

语言和自我报告

一项对30种评估疼痛的工具的回顾发现,60%是以语言形式出现的[5]。这可能意味着,即使是认知障碍患者,其疼痛的自我报告仍然是最准确的。然而不得不承认,这些语言评定工具并没有证明它们具有最好的可靠性或有效性。

一项早期的研究调查了自我报告的疼痛和认知障碍之间的关联性,并得出结论,与那些没有认知功能障碍的患者相比,语言表述的疼痛报告对认知功能下降的患者更具有效性[6]。但是,同样的研究也发现,相当比例的参与者却无法理解和回答简单的是或否的问题。这似乎表明,疼痛的报告是有效的但并不是所有存在认知障碍的患者都能够报告他们的疼痛。费雷尔(Ferrell)等研究表明这一人群中的疼痛报告是可靠和有效的:83%的研究能完成一个疼痛评估工具和对那些无法通过直接提问来识别痛苦存在的人进行评估[7]。然而,有一点也是公认的:并不能与那些中到重度障碍的患者进行可靠或准确的沟通,这也限制了他们的结论在轻度障碍患者中的应用。

解释这些研究结果的困难之处在于它们之间的相关性差,这似乎存在于痴呆的严重性和报告的困难性之间。一项154名参与者的报告表明,多数(占1/3)不能使用四种评估工具中的任意一种,但他们不能识别难度和痴呆程度间的明确关系[8]。

哪些自我评定技术对有一定程度认知功能障碍的老年患者最有效? 克洛斯(Closs)等评估了以下这5种工具的价值[9]。

- ◆ 语言评定量表(VRS)
- ◆ 水平数字评定量表(NRS)
- ◆ 面图案量表(FPS)
- ◆ 彩色视觉模拟量表(CVAS)
- ◆ 机械视觉模拟量表(MVAS)

在NRS之后,他们又对VRS进行了描述,结果发现VRS具有更好的总体完成率,但同时也注意到,对VRS的重复解释将会增加患有重度认知功能障碍患者的完成率。这项研究也许具有重要的临床价值。在用McGill词量表进行的类似对比研究中,VRS完成率也更高,McGill词量表是需要参与者用一个词去描述他们疼痛的一种工具量表[10]。除了视觉模拟和疼痛面部评分外还对另外三种疼痛定位工具进行了研究:即要求参与者参照布偶、图表或他们自己来描述疼痛。运用这些工具中的其中之一,86%的认知功能障碍的参与者能在自己身体上定位出疼痛的位置。因此,这可能是一项有效的评估策略。

观察(或行为)量表

对于具有严重认知功能障碍的患者来说,运用行为或观察评估是最好的做法,这是基于对患者的行为和观察,能对疼痛进行间接地"客观的"评估[11]。具体的疼痛行为已在文献中有所报道,包括快速眨眼和其他面部表情;焦虑或激惹;哭泣或呻吟;变得孤僻和安静;对身体某一部分的防御;急促呼吸;叹气和坐立不安[12]。这些疼痛指标已被用于制作评估工具,可能对于严重认知功能障碍的患者是有效的。然而,这些行为可能是由个人修养所决定,并且他们的判断可能具有主观性。

一篇综述对12种工具的有用性进行了比较,发现没有一种工具具有较好的说服力能够很好地对痴呆患者进行疼痛评估[13]。

面部表情被认为是一种可靠的、合适的疼痛指标[14]。在研究中,最大的难题之一是对于这类患者,要使他们感到明显疼痛才能进行评估的伦理问题。这个问题可以通过观察现行的行为如敷裹压疮来解决。护士和医学生能通过记录有为痴呆患者更换压疮敷料时表情变化的录像带对患者的疼痛进行明确的评估。在9例患者的研究中,使用芬太尼透皮镇痛贴镇痛的那名患者没有表现出疼痛。

在对认知损害引起的各种神精精神行为微妙变化不完全熟悉的情况下，临床医生对急性疼痛进行评估会存在一定程度的模糊性是情有可原的。额叶性痴呆可能具有更多抑制疼痛反应的特性[15]。疼痛表情也许是一种由疾病过程引起而不是增加疼痛引起的行为抑制的结果。非面部的行为指标可能也会是一种被夸大的，由于无法领会对适度伤害性刺激所做出反应的痛苦的情感反映[16]。可识别的疼痛行为可能会与其他不适的症状和综合征如由口渴、饥饿、挫折、孤独、厌烦、便秘或感染等不适引起的谵妄或抑郁所重叠[17]。因此，这些行为只能反映由于已知操作或引起疼痛的条件存在而出现的疼痛。相反地，身体上的受限，如挛缩或固定也许限制了行为反应。在某些类型严重痴呆症患者的面部表情中，这一点是容易忽略的。

试图对外科手术疼痛进行评估的临床医生所面临的挑战是了解观察技术的适用性和限制性以及如何与自我评价进行比较。有证据表明，观察者可能低估了疼痛，而家庭成员可能会与之相反[18]。

已经产生了很多行为疼痛评估工具，但似乎几乎没有研究证据来测试它们的有效性和可靠性，以此作为将它们引入临床实践的支持。只有八个研究试图通过与自我报告金标准比较来对行为工具进行验证（表26-1）。大多数的研究证明了自我报告和行为观察之间仅具有弱到中度的相关性，从而可以得出的结论是，他们低估了疼痛，并且这些工具的日常应用是不合理的[19]。一项旨在评估三种疼痛测量工具的研究对自我报告疼痛，护士报告疼痛和行为工具评价疼痛进行了比较[20]。前两者评估由患者和护士用相同的语言工具来完成，第三者评估由同一个护士使用PAINAD行为工具来完成。有趣的是，他们发现自我报告和其他方式之间存在很弱的相关性，而护士报告和行为工具之间存在很强的相关性，

表26-1 老年认知障碍患者疼痛行为评分与疼痛自我报告的比较研究

作 者	工 具	结 果		意 义
		语 言	行 为	
克鲁勒维奇（Krulewitc）等人，2000	VAS, PIS, FPS临终关怀不适量表	PIS具有用性	其他看护者报告间不具相关性	疼痛的行为和语言报告间相关性弱
Hadjistavropoulos等人，2000	CVAS, FACS, PBM	不同行为疼痛变化敏感	与疼痛活动相关的痛苦情感可识别	自我报告和行为报告间无关联
亚历山大（Alexander）等人，2005	CVAS疼痛导向行为列表	多数参与者不能使用CVAS	随时间的推移，镇痛药的增加使疼痛减轻	语言和行为工具间不可能有相关性
波特斯（Pautex）等人，2005	HVAS, VVAS, FPS, VRS, DOLOPUS-2	VRS较适用于严重痴呆患者	与语言报告相比，疼痛被低估	行为和语言工具间有适度相关性
波特斯（Pautex）等人，2006	VRS, HVAS, FPS, DOLOPUS-2	VRS和FPS具有更好的理解力	与语言报告相比，疼痛被低估	行为工具的常规应用不合理
莱昂（Leong）等人，2006	VDS, 护士报告, VDS, PAINAD	护士报告或PAINAD工具间无相关性	护士报告和PAINAD间有强相关性	如果护士报告准确，行为疼痛量表的必须性应受到质疑
霍戈斯（Horgas）等人，2007	NRS, VDS, PBM, NOPPAIN	认知未受损的参与者具有很强的相关性		建议使用语言和行为工具联合评估
霍戈斯（Horgas）等人，2009	NRS, PBM	认知受损者疼痛不剧烈	语言和行为工具间有很强相关性	中重度损害患者的自我报告缺乏可靠性

语言工具：VRS—语言评定量表；NRS—水平数字评定量表；VDS—语言描述量表；HVAS—直观模拟标尺量表；FPS—面图案量表；CVAS—彩色视觉模拟量表；VAS—视觉模拟量表；PIS—疼痛强度量表。行为工具：FACS—面部动作编码系统；PMB—疼痛行为量表；NOPPAIN—沟通障碍患者疼痛评估仪；DOLOPUS-2——种行为疼痛评定量表；PAINAD—晚期痴呆的疼痛评估。

这一结果对这些工具的使用价值提出了质疑。

然而,一项研究证明了行为工具能够突出强烈的精神折磨和疼痛经历的证据,而自我报告测量并做不到这一点[21]。通过促进特定的活动程序形成,研究者们能够对非语言行为,如痛苦表情与当时患者对疼痛的自我反应进行比较。这两个测试之间的相关性较差,表明他们仅仅测量了疼痛体验的不同部分,因此应作为综合的一部分结合使用。

亚历山大等人通过对老年组患者进行6个月的疼痛行为观察,发现在这段时间内镇痛增加直接影响了疼痛行为的减少[22]。建立在疼痛行为的非语言性表现之上进行了解和行动是很重要的,行为工具的引进将会提高员工的认识。

行为疼痛评估是由英国疼痛协会和英国老年医学会提出来的,旨在用于那些无法自我报告疼痛患者的评估。它们可能也适合于与自我报告同时使用,用于所有体弱的老人有或没有认知障碍的患者。修道院疼痛工具创建于澳大利亚,用于终末期痴呆患者[23]。该工具建立在两个先前分别于1992年和1995年发表的研究结果基础之上,它使用一些已经被疼痛学或老年病学专家使用德尔菲研究修改过且证实有效的指标[24,25]。它是一个简短的,易于应用的量表,仅需要1 min就能完成。这就使得它成为一个引入临床应用的普遍选择。然而,已经明确的是它仍然存在一些可靠性和有效性的问题,它缺乏明确的概念,即没有区分急性和慢性疼痛的特点[26]。

特异性镇痛药

对乙酰氨基酚

单次剂量1 gm的对乙酰氨基酚静脉注射的效果已经在80～90岁年龄组和其他年龄组间得到过比较[27]。对乙酰氨基酚的浓度和时间之间的关系用"曲线下面积(AUC)"表示,表明老年患者对对乙酰氨基酚的使用率更高,同时,葡萄糖酸盐和硫酸盐结合物的产生也会相应地增加。将老年患者的注射剂量增加至1.5 gm,其代谢产物与年轻患者的一样多。甚至当患有轻度肾功能损害(42 ml/min ± 12 ml/min的肌酐清除率)并合用多种药物的高龄患者在服用5日(每次3 g,每日3次)的常规剂量后,也能观察到稳态的药物动力学[28]。在一项对身体虚弱的老年和年轻住院患者的比较观察的队列研究中,研究者观察到常规剂量的对乙酰氨基酚具有血浆和肝毒性的影响[29]。患者接受3～4 g/d对乙酰氨基酚的治疗。在第5天,对血浆中丙氨酸氨基转移酶(ALT)和对乙酰氨基酚的水平进行测定。虚弱的患者血浆中对乙酰氨基酚的浓度更高,但这并不与ALT的上升呈相关性。的确,用ALT的浓度来评估肝功能异常对年轻和老年住院患者来说具有一定的局限性。在脆弱性评估和ALT浓度之间存在一个反向的关系。

在动物研究中,年龄相关的肌肉萎缩的特点是氧化应激增加,以及随之而来的两个涉及肌肉蛋白mRNA的酶途径的失活。对乙酰氨基酚能够逆转这种氧化应激作用[30]。值得注意的是,老年人在运动时同时使用对乙酰氨基酚增加了肌肉体积。这种现象可能反映了环加氧酶途径在调节肌肉蛋白质转换中的作用。

非甾体类抗炎药

这类药物通常用于肌肉骨骼疼痛的治疗,并历史性地缓解了许多与之相关的疼痛和折磨。接受手术的老年患者可能已经服用这些药物多年,这一点并不奇怪。这些药物有许多系统性不良反应,这意味着必须警惕并检测胃肠道、肾脏和心血管不良反应。同为非甾体类的昔布类抗炎药同样也存在这些不良反应,它们是一种能特异性作用于Ⅱ型环加氧酶(非特异性地作用于Ⅰ型和Ⅱ型同工酶的非甾体类抗炎药NSAIDs)。特异性COX 2型抑制剂具有一定使用局限性,但它很有用,能保持正常的胃肠功能,但也会出现不良的心血管和肾脏的不良反应。静脉注射帕瑞考西后肌酐清除率降低,但在接受相同的对乙酰氨基酚治疗的老年组,患者的肌酐清除率没有变化[31]。

老年患者胃肠道、肾脏和心血管病变的发生率较高,因此可能会加重消化不良或出血、肾功能衰竭或心脏衰竭等症状表现。并发症如心房颤动可能需要使用抗凝血剂。胃黏膜的自我防御能力会随着年龄增长而降低:年龄本身就是NSAID并发症的一个独立危险因素,这也属于对该研究解释的一部分[32]。为了解决对老年患者健康带来长期影响的问题,一项加拿大共识为NSAID处方的管理做出了指南[33]：

- ◆ 在考虑NSAIDs治疗前应先进行非药物或局部治疗。
- ◆ 因具有胃肠道风险，应谨慎使用非甾体抗炎药。
- ◆ 在开始使用NSAIDs或COXIBs类药物前应先检查肌酐清除率和血压。
- ◆ 在使用质子泵抑制剂对胃保护治疗时应考虑是否需要阿司匹林与NSAIDs类药物同时使用。

NSAIDs与认知功能障碍之间的关联是它们能广泛应用于老年患者的原因之一。人们倾向于认为痴呆与不使用NSAIDs之间的联系是虚假的，而相关的事实是，对于痴呆患者，疼痛可能并没有得到治疗，患者也因此无法得到药物治疗。然而，众所周知的是NSAID在体外被还原生成β–淀粉样蛋白产物，这种蛋白与阿尔茨海默病的病理损伤有关。一项关于3 229例65岁以上老年患者的研究已经证实NSAIDs确实能降低老年痴呆症的发病率[34]。然而，NSAID对痴呆的保护作用仅扩展到阿尔茨海默病，不包括血管性痴呆，并且仅涉及那些与该条件相关的明确基因型的患者。此外，老年痴呆症的风险降低和NSAIDs间的关系不是特定的β–淀粉样蛋白的抑制作用，特别是NSAIDs（不同的NSAIDs对它们的抑制作用不同）。

如果患者因为存在一些并存症如关节炎而在服用NSAID，那么从关怀和伦理的角度来说，限制NSAID在围术期的使用也许是非常困难的，除非在围术期采取特殊的方式去合理应用它或者提供其他替代镇痛。穆扎尔里（Muzarelli）等人对197例有心力衰竭病史的老年患者（平均年龄80岁）进行了研究，结果发现22%的患者使用过NSAIDs[35]。这些患者中，差不多一半的人只有在完成了经特殊设计的问卷调查后才探出他们的NSAIDs使用史：初诊时没有提供这些信息。在提供替代治疗如乙酰氨基酚和阿片类药物后，劝说其中2/3的患者放弃使用NSAIDs是有可能的做到的。

这种策略对术前评估门诊可能有用，在进行门诊评估时，询问详细的用药史是非常重要的，再加上已明确的胃肠道症状或肾功能不全、高血压、心力衰竭的证据，这些都可能是使用NSAIDs的危险因素。

在手术和麻醉过程中，NSAIDs对胃肠道完整性的不良反应是很重要的。慢性失血会导致手术患者发生缺铁性贫血。长时间手术应激的影响，再加上为预防深静脉血栓抗凝药物的常规应用可能会使已经使用NSAID的患者出现突发胃肠道出血的危险。

NSAID的急性肾功能不全和心血管不良反应对围术期显然具有直接相关的重要性，甚至远远超过其对胃肠系统的不良反应。前列腺素的合成抑制将影响肾脏的自身调节功能，当肾入球小动脉压力降低时将导致滤过减少。随之而来的是肾素的刺激释放将导致水钠潴留，尿量减少。由低血容量，多数区域麻醉，或当全身麻醉时心输出量下降而导致的血压下降会加剧NSAIDs的不良反应。因此，围术期将这些药物作为"平衡镇痛"策略一部分的决定是困难的，临床医生需要根据个体情况和考虑并发症发生的可能性，在此基础上证明其使用的合理性。

阿片类药物

老年手术患者使用阿片类药物相关的问题是多方面的、复杂的，并且存在潜在严重性（见第三章）。维尔因（Veering）对与使用芬太尼、阿芬太尼和瑞芬太尼相关的脑电图数据进行了总结，并得出结论：老年人的大脑自身就对这些药物更敏感，这与它们的药代动力学因素不相关[36]。除了会出现急性呼吸抑制的不良反应外，阿片类药物对老年人的不良反应还包括诱发谵妄的倾向。这个问题势必会增加了诊断谵妄病因的难度，未经治疗的急性疼痛表现本身可能就是谵妄的原因，而事实上，许多表现出疼痛的患者已经服用过阿片类药物。有一些有价值的文献资源可以帮助我们理解这个问题。

哌替啶

主张（或反对）使用哌替啶的案例很容易列举出来。1987年，阿片类药物在美国被广泛应用于术后疼痛的镇痛。大剂量使用阿片类药物的年轻患者发生谵妄的危险归咎于它的抗胆碱能特性和与抗胆碱能药物的相互作用。而用吗啡来替代则被认为是可以逆转这种作用的[37]。一篇系统综述证实了哌替啶作为一种镇痛药使用的困难性[38]。对于平均年龄超过80岁髋骨骨折的患者来说，接受哌替啶治疗比接受吗啡治疗具有更高的谵妄发病率，哌替啶为

43.2%，吗啡为27.1%（比值比2.5）。这一结果表明患者应该用低剂量的吗啡来替代哌替啶[39]。一项大样本（541例骨折患者，其中年龄超过80岁的占65%以上）研究也证实哌替啶具有更高的谵妄发病率。即便是通过硬膜外途径给药，当用谵妄患者的病历记录与正常患者的病历记录比较时会发现哌替啶确实涉及术后谵妄[40]。这篇综述承认，许多研究对镇痛效果的评估是不够充分的，所以很难比较不同药物剂量是否具有可比性。总之，哌替啶不是一种适用于老年患者的镇痛药。

术后疼痛：技术和方法不断完善

在过去的20年里，急性术后疼痛管理的重要性已经得到公认，由于调查研究的年龄范围广泛，很难从现有的数据中找出具体的与老年人相关的指南。另外一些研究设计是毫无用处的，因为它们包含年龄上限，在某些研究中其上限甚至低于75岁[41]。将研究的技术推广到该研究之外的年龄组可能是不合适的。事实上，有人认为那些试图加进不合理的年龄限制的研究方案不应该得到伦理许可[42]。

英国的许多医院都采取了一种基于普通病房由麻醉医生主导的，专业护理人员提供专业辅助支持和对存在特殊病情的患者采取特殊的临床干预的"急性疼痛服务"模式。对一种模式的原始描述具有历史性意义，英国急性疼痛服务模式描述了老年患者的特殊困难，例如现有的服务没有使他们得到很好的服务[43]。最近的证据支持这一结论。例如，一项关于已预先通过老年病学专家团队进"优化"的应用于大关节置换术老年患者的一种不同护理模式的评估已经证实了该模式对术后有许多益处，其中之一就是使需要急性疼痛服务的患者数量减少了[44]。实现这一目标的方法之一是通过在择期手术前选择应用镇痛药物，使患者在关节手术损伤前能够更容易地锻炼和维持关节周围肌肉的力量。最近一项关于对乙酰氨基酚镇痛能帮助肌肉力量恢复的研究为常规术前镇痛提供了一个可能的机制[45]。

考虑到最近媒体对一个关于老年手术患者报告所做的回应时，这些信息是非常重要的。2010年的NCEOPD报告参考框架旨在使用那些在术后30 d死亡年龄大于80岁的患者的记录提出与护理质量相关

的问题，并通过基于报告死亡记录机构的问卷调查来为将来的服务提供建议。这些机构中的小部分，主要是私营部门和专门的手术单位说它们并没有提供有如前面定义的正式的"急性疼痛服务"。这样的信息，发布在公共领域，导致不良媒体在报纸头条宣称患者因缺乏服务而痛苦地死去的报道出现[46]。显然，急性疼痛服务要起到作用，如果它提供的是正确服务就必须适当地适应老年患者的具体需要。然而，像其他的任何服务一样，它的有效性因目前的证据基础而受限，撇开证据缺乏的问题，急性疼痛服务的作用：

◆ 急性疼痛服务为患者提供了高科技控制的镇痛并对药物使用的安全进行监督，包括患者自控静脉内镇痛，硬膜外镇痛和连续神经丛旁镇痛。

◆ 急性疼痛服务有教育和管理的作用，即限制了对于个别患者的责任。

◆ 目前没有对急性疼痛小组成员的正式要求，无论是否经过医学的培训，最终要证明对老年患者的具体问题的理解。

解决老年患者数据缺乏问题的方法之一是对特殊的手术进行研究，如髋部骨折手术。有几个大的研究，专门对髋部骨折手术的术后疼痛进行了调查研究。他们的结论可以被有效地应用到其他进行不同类型手术的老年组患者中。

对117例老年患者髋部骨折的分析表明，在可活动期，尽管已经应用硬膜外镇痛控制静息痛，但手术的类型仍然是造成疼痛的一个因素。与那些接受较少程序手术，如人工股骨头置换术或平行螺钉固定术的患者相比，那些接受更广泛操作手术，如动力髋螺钉固定术或髓内钉固定术的患者术后疼痛更严重[47]。很难将这些结果外推于那些更脆弱的髋部骨折患者，因为参与研究的是981名体格最好和认知功能正常的患者。然而，这项研究确实证明了在评估不同镇痛方案各自的价值时存在一些困难。在许多其他类型的手术中，手术操作的类型对术后疼痛确实有影响。

髋部骨折后未对疼痛进行治疗的后果是住院时间延长、物理治疗的延误、活动的延迟，功能性障碍（通过走过床边椅子的能力来衡量）和6个月活动的减少[48]。在这项对412名患者的研究中，静息痛与

术后并发症、需要住院护理的需求，或 6 个月内的残余痛之间没有显著相关性。对 6 个月的存活率也没有影响。由同一作者对 541 例无谵妄的患者进行的进一步研究表明无认知功能障碍的患者当没有得到充分的镇痛时很容易发生谵妄。进一步相关的证据是这样一项观察研究：在围术期后，那些接受少于 10 mg 吗啡的患者比那些接受大剂量吗啡的患者更容易发生谵妄[49]。

急诊科已经通过对随机接受"标准的"或连续硬膜外镇痛治疗的髋部骨折患者进行研究以阐明镇痛与急性心血管事件之间的关系。在 68 例患者的研究中，标准镇痛治疗组出现了四例致命的围术期心脏事件和三例其他心脏事件。硬膜外治疗组并没有出现类似的并发症[50]。虽然这是有价值的缓解疼痛的证据，但必须考虑的是标准镇痛药哌替啶是一种公认的因其具有抗胆碱作用而对老年患者产生不良反应。因此，在这些高风险的老年患者中，与其他合适的镇痛方法相比，我们很难得出任何关于硬膜外镇痛具体价值的确凿结论。

一篇关于髋部骨折术后镇痛有效性研究的系统综述对这个问题的回答可能有更重要的价值[51]。在限制为 1990 年后出版的检索文献中，作者提供了一个最新的说明即强调了现代全身麻醉的安全性。虽然系统综述对临床实践有重要影响，但重要的是要能反映出解释综述的过程中存在的困难，然而，方法可能是严格的。在 83 篇综述中，只有三个实验比较了不同系统的药物，并且其中一个实验使用了哌替啶。几乎一半的研究明确排除了认知功能障碍的患者。

这篇综述报道了十四个关于探索区域阻滞在术后疼痛治疗中的有效性的研究。这篇综述中提到的神经阻滞技术见表 26-2 和表 26-3。

这篇综述得到的结论是神经阻滞减少了术后疼痛的发生，并且指出，这些研究中有七个研究表明镇痛药物的使用减少。除了缓解疼痛，谵妄也得到改善，但使用神经阻滞并没有明确地防止其他并发症的发生。30 天内的死亡率和心肺并发症并没有受神经阻滞技术的影响。

然而，详细看来，这一有前途的领域展示了将数据从小型研究外延至临床实践中的问题。以股神经阻滞的报告研究为例。一项关于静脉局部镇痛和排除了 80 多岁患者的连续股神经阻滞的比较：据统计，仅 6 例患者在神经阻滞组中年龄超过 68 岁或在对照组中超过 72.3 岁[52]。

一项 1995 年的关于老年患者的研究，更具代表性，通过解剖标志，使用单一剂量的局部麻醉行股神经阻滞[53]。该技术起效了，它减少了镇痛的需要和呼吸系统并发症的发生率，然而，该结论必须考虑到在对照组中所使用的方法是否恰当：作为对比，哌替啶和双氯芬酸可能不是有用的药物。考虑到这两项研究对今天临床实践的影响，神经定位技术在确切的效果中是重要的。因此，2006 年的一项关于神经刺激器使用的研究可能会提供更现实的结论：在适当的时候，在急诊室内通过这种方式使用股神经阻滞减少了静息痛并且增加了无痛运动的范围[54]。

表 26-2　神经阻滞试验在缓解髋部骨折疼痛中的分布

阻滞类型	n（干预组）	n（对照组）
3∶1 阻滞	65	87
硬膜外	73	72
髂筋膜阻滞	224	197
股神经阻滞	47	62
腰大肌	20	20
联合阻滞	80	55

与 AbouSetta 等人一致。

表 26-3　在 Tuncer 的研究中，患者没有真实地反映出接受髋部骨折手术的患者年龄组

组　别	平均年龄	SD	年龄 +1SD
连续股神经阻滞	57.2	10.8	68
患者自控静注镇痛	61.1	11.2	72.3

Tuncer 使用的年龄组不代表人口处于危险状态的年龄组。

结论

术后疼痛控制是护理质量的重要指标。在 1988 年出版的一本关于麻醉学和老年患者的开创性的教科书为读者提供了术后疼痛的处理与年轻患者特异性对照的一般性建议——探讨了年龄对阿片类药物药代动力学的影响[55]。一本 1997 年出版的专门针

对老年人疼痛的问题的书描述了老年人在急性疾病如心肌梗死和腹膜炎时疼痛的典型表现和原因。它得出的结论是,用于急性疼痛评估的常规方法对于老年患者不太有用,因为疼痛可能是被低估了[56]。这个结论在今天仍然适用。它的意义影响了我们所有人对疼痛患者的镇痛,在未来数年,这些患者的数量将继续增加。

（蒋海燕 译 杨 伟 审校）

参考文献

[1] Chibnall JT, Tait RC, Harman B, et al. Effect of acetaminophen on behaviour, wellbeing, and psychotropic medication use in nursing home residents with moderate-to-severe dementia. *J Am Geriatr Soc*. 2005; 53:1921–1929.

[2] Husebo BS, Ballard C, Sandvik R, et al. Efficacy of treating pain to reduce behavioural disturbances in residents of nursing homes with dementia: cluster randomised trial. *Br Med J*. 2011; 343:d4065.

[3] Husebo BS, Strand LI, Moe-Nilssen R, et al. Pain I Older persons with severe dementia. Psychometric properties of the Mobilization-Observation-Behaviour-Intensity-Dementia (MOBID2) Pain Scale in a clinical setting. *Scandinavian Journal of Caring Science* 2010; 24:380–391.

[4] Scherder E, Herr K, Pickering G, et al. Pain in Dementia. *Pain* (2009).

[5] Stolee P, Hillier LM, Esbaugh J, et al. Instruments for the assessment of pain in older persons with cognitive impairment. *J Am Geriatr Soc*. 2005; 53:319–326.

[6] Parmalee P, Smith B, Katz I. Pain complaints and cognitive status among elderly institution residents. *J Am Geriatr Soc*. 1993; 50: 517–522.

[7] Ferrell BA, Ferrell BR, Rivera L. Pain in cognitively impaired nursing home patients. *J Pain Symptom Manage*. 1995; 10:591–598.

[8] Brummel-Smith K, London M, Drew N, et al. Outcomes of pain in frail older adults with dementia. *J Am Geriatr Soc*. 2002; 50:1847–1851.

[9] Closs SJ, Barr B, Briggs M, et al. A comparison of five pain assessment scales for nursing home residents with varying degrees of cognitive impairment. *J Pain Symptom Manage*. 2004; 27(3):196–205.

[10] Wynne C, Ling S, Remsburg. Comparison of pain assessment instruments in cognitively impaired nursing home residents. *Geriatr Nurs*. 2000; 21(1):20–23.

[11] Buffum MD, Hutt E, Chang V, et al. Cognitive impairment and pain management — review of issues and challenges. *J Rehabil Res Dev*. 2007; 44(2):315–330.

[12] Kaasalainen S. Pain assessment in older adults with dementia: using behavioural methods in clinical practice. *J Gerontol Nurs*. 2007; June:6–10.

[13] Zwakhalen S, Hamers J, Abu-Saad H, et al. Pain in elderly people with severe dementia: a systematic review of behavioural pain assessment tools. *BMC Geriatr*. 2006; 6(3). <http://www. biomedcentral. com/1471-2318/6/3>.

[14] Manfredi P, Breuer B, Meier D, et al. Pain assessment in elderly patients with dementia. *J Pain Symptom Manage*. 2003; 25 (1):48–52.

[15] Fuchs-Lacelle S, Hadjistavropoulos, T. Development and preliminary validation of the pain assessment checklist for seniors with limited ability to communicate (PACSLAC). *Pain Manag Nurs*. 2004; 5(1):37–49.

[16] Villanueva M, Smith T, Erickson J, et al. Pain assessment for the dementing elderly (PADE): reliability and validity of a new measure. *J Am Dir Asso*c. 2003; 4:1–8.

[17] Buffum MD, Haberfelde M. Moving to new settings: pilot study of families perceptions of professional caregivers' pain management in persons with dementia. *J Rehabil Res Dev*. 2007; 44(2):295–304.

[18] Snow AL, Weber J, O'Malley K, et al. NOPPAIN: a nursing assistant administered pain assessment instrument for use in dementia.*Dementia Cognit Disord*. 2004; 17:240–246.

[19] Pautex S, Michon A, Guedira M, et al. Pain in severe dementia: self assessment or obser vational scales? *J Am Geriatr Soc*. 2006; 54:1040–1045.

[20] Leong I, Chang, M, Gibson S. The use of a self-reported pain measure, a nurse-reported pain measure and the PAINAD in nursing home residents with moderate and severe dementia: a validation study. *Age Ageing*. 2006; 35:252–256.

[21] Hadjistavropoulos T, La Chapelle D, Macleod F, et al. Measuring movement exacerbated pain in cognitively impaired frail elders. *Clin J Pain*. 2000; 16:54–63.

[22] Alexander B, Plank P, Carlson M, et al. Methods of pain assessment in residents of long term care facilities: a pilot study. *J Med Dir Assoc*. 2005; 6:137–143.

[23] Abbey J, Piller N, De Bellis A, et al. The Abbey pain scale: a one minute indicator for people with end-stage dementia. *Int J Palliat Nurs*. 2004; 10(1):6–13.

[24] Hurley A, Volicer B, Hanrahan P, et al. Assessment of discomfort in advanced Alzheimer patients. *Res Nurs Health*. 1992; 15:369–377.

[25] Simons W, Malabar R. Assessing pain in elderly patients who cannot respond verbally. *J Adv Nurs*. 1995; 22:663–669.

[26] Herr K, Bjoro K, Decker S. Tools for assessment of pain in non-verbal older adults with dementia: a state-of-the-science review. *J Pain Symptom Manage*. 2006; 31:170–192.

[27] Liukas A, Kuusniemi K, Aantaa R, et al. Pharmacokinetics of intravenous paracetamol in elderly patients. *Clin Pharmacokinet*. 2011; 50(2):121–129.

[28] Bannwarth B, Pehourcq F, Lagrange F, et al. Single and multiple dose pharmacokinetics of acetaminophen (paracetamol) in polymedicated very old patients with rheumatic pain. *J Rheumatol*. 2001; 28(1):182–184.

[29] Mitchell SJ, Hilmer SN, Murnion BP, et al. Hepatotoxicity of therapeutic short-course paracetamol in hospital inpatients: impact of ageing and frailty. *J Clin Pharm Ther*. 2011;

36(3):327–335.

[30] Wu M, Liu H, Fannin J, et al. Acetaminophen improves protein translational signaling in aged skeletal muscle. *Rejuvenation Res.* 2010; 13(5):571–579.

[31] Koppert W, Frötsch K, Huzurudin N, et al. The effects of paracetamol and parecoxib on kidney function in elderly patients undergoing orthopedic surgery. *Anesth Analg.* 2006; 103(5):1170–1176.

[32] Zullo A, Hassan C, Campo SMA, et al. Bleeding peptic ulcer in the elderly risk factors and prevention strategies. *Drugs Aging.*2007; 24 (10):815–828.

[33] Duran-Barrigan S, Russell AS. Use of nonsteroidal antinflammatory drugs and coxibs in the elderly: are we following the guidelines? *Clinical Rheumatol.* 2008; 27:1081–1082.

[34] Szekely CA, Breitner JC, Fitzpatrick AL, et al. NSAID use and dementia risk in the Cardiovascular Health Study: role of APOE and NSAID type. *Neurology.*2008; 70(1):5–6.

[35] Muzzarelli S, Tobler D, Leibundgut G, et al. Detection of intake of nonsteroidal anti-inflammatory drugs in elderly patients with heart failure. How to ask the patient? *Swiss Med Wkly.* 2009; 139(33–34):481–485.

[36] Veering BT. Management of anaesthesia is elderly patients. *Curr Opin Anaesthesiol.* 1999; 12:333–336.

[37] Eisendrath SJ, Goldman B, Douglas J, et al. Meperidine-induced delirium. *Am J Psychiatry.*1987; 144:1062–1065.

[38] Fong HK, Sands LP, Leung JM. The role of postoperative analgesia in delirium and cognitive decline in elderly patients: a systematic review. *Anesth Analg.* 2006; 102:1255–1266.

[39] Adunsky A, Levy R, Heim M, et al. Meperidine analgesia and delirium in aged hip fracture patients. *Arch Gerontol Geriatr.* 2002; 35(3):253–259.

[40] Marcantonio ER, Juarez G, Goldman L. The relationship of postoperative delirium with psychoactive medications. *JAMA.* 1994; 272(19):1518–1522.

[41] Bugeja G, Kumar A, Bannerjee AJ. Exclusion of elderly people from clinical research: a descriptive study of published reports. *British Medical Journal.*1997; 315:1059.

[42] Bayer A, Tadd, W. Unjustified exclusion of elderly people from studies submitted to research ethics committee for approval: a descriptive study. *British Medical Journal.*2000; 321:992–993.

[43] Wheatley RG Madej TH, Jackson IJB, et al. The First year's experience of an acute pain service. *British Journal of Anaesthesia.* 1991; 67:353–359.

[44] Harari D, Hopper A, Dhesi J, et al. Proactive care of older people undergoing surgery ('POPS'): designing, embedding, evaluating and funding a comprehensive geriatric assessment service for older elective surgical patients. *Age Ageing.* 2007; 36:190–196.

[45] Trappe TA, Carroll CC, Dickinson JM, et al. Influence of acetaminophen and ibuprofen on skeletal muscle adaptations to resistance exercise in older adults. *Am J Physiol Regul Integr Comp Physiol.* 2011; 300(3):R655–R662.

[46] Commentary on NCEPOD Report — An Age Old Problem 2010. *Daily Mail.* 10 November 2010.

[47] Foss NB, Kristensen MT, Palm H, et al. Postoperative pain after hip fracture is procedure specific. *Br J Anaesth.*2009; 102:111–116.

[48] Morrison RS, Magaziner J, McLaughlin MA, et al. The impact of post-operative pain on outcomes following hip fracture. *Pain.* 2003; 103(3):303–311.

[49] Morrison RS, Magaziner J, Gilbert M, et al. Relationship between pain and opioid analgesics on the development of delirium following hip fracture. *J Gerontol A Biol Sci Med Sci.*2003; 58(1):76–81.

[50] Matot I, Oppenheim-Eden A, Ratrot R, et al. Preoperative cardiac events in elderly patients with hip fracture randomized to epidural or conventional analgesia. *Anesthesiology.* 2003; 98(1):156–163.

[51] Abou-Setta AM, Beaupre LA, Rashiq S, et al. Comparative effectiveness of pain management interventions for hip fracture: a systematic review. *Ann Intern Med.*2011; 155: 234–245.

[52] Tuncer S, Sert OA, Yosunkaya A, et al. Patient-controlled femoral nerve analgesia versus patient-controlled intravenous analgesia for postoperative analgesia after trochanteric fracture repair. *Acute Pain.* 2003; 4:105–108.

[53] Haddad FS, Williams RL. Femoral nerve block in extracapsular femoral neck fractures. *J Bone Joint Surg (Br).*1995; 77B:922–923.

[54] Murgue D, Ehret B, Massacrier-Imbert S, et al. Equimolar nitrous oxide/oxygen combined with femoral nerve block for emergency analgesia of femoral neck fractures. *Journal Européen des Urgences.* 2006; 19:9–14.

[55] Dodson ME. Modifications of general anaesthesia for the aged. In Davenport HT (ed) *Anaesthesia and the aged patient* (pp.204–230). Oxford: Blackwell Scientific, 1988.

[56] Gaglieze L, Melzack R. The assessment of pain in the elderly. In Mostofsky DI, Lomranz J (eds) *Handbook of pain and aging* (pp.83–85). Plenum Series in Adult Development and Aging. New York: Plenum Press, 1997.

第二十七章

老年患者的临终关怀

概述

人们的寿命越来越长,寿命在60岁以上的比例在增加,并且到2050年将会进一步增加。年龄越大(例如超过85岁)往往患有多种慢性疾病,在发达国家他们将会长期占有如护理和住宅这样的护理设施。如果临终关怀患者的预后是延长住院临终关怀或急性姑息治疗床,那么会有更多的患者入住护理院。尽管入住护理院的患者少,但在这种情况下仍有相当比例的人死亡,从奥地利13%,英国20%,到了加拿大的39%。当这些老人搬到护理院,他们将会经历来自身体、心理、社会和精神上的多重损失。尽管死亡未必迫在眉睫,但居住在护理院的患者很有可能死在那里,因此高质量的临终关怀是很有必要的。

老年患者往往有更多和更复杂的需求,但在护理条款的设计中他们的需求往往被忽略了。在本章中,我们试图了解和确定那些患有渐进性疾病的老人的需求,并评估干预措施以改善临终关怀,以应对全球迅速增长的人口。临终关怀(来自拉丁语palliare,掩护)是一个专业的医疗领域,其主要是缓解和干预受苦的患者。临终关怀主要是利用多学科的方法来护理患者,其依赖医生、药师、护士、牧师、社会工作者、心理学家,以及在患者生活的各个领域制定减轻痛苦的护理方案的专职医疗人员。这种多学科的方法允许临终关怀团队更好的解决因病而生的身体、情感、精神和社会问题。

如果药物和治疗能缓解症状而对潜在的疾病或原因没有疗效,可以认为他们具有缓解作用。这包括治疗治疗与化疗有关的恶心或像吗啡一样简单的用于截肢的治疗。尽管临终关怀的概念不是新的,但大部分医生仍然传统地集中在试图治愈患者,而那些用于减轻症状的治疗被认为是有害的,具有成瘾性的以及其他有害的不良反应。在过去的20年里,对患者生活质量的关注有了明显的提高。在今天的美国,55%的医院有超过100张床提供临终关怀服务,近1/5的社区医院有临终关怀服务。临终关怀团队是一个相对较新的发展概念,它主要是一个完全面向姑息治疗的专门的医疗团队。

简言之,无论一个人的疾病过程怎么样、预后怎么样及做什么治疗选择,临终关怀是合理、可行的。临终关怀应与指导治疗相结合。临终关怀可以是一种治愈治疗或唯一的治疗方式。不管是否应用其他治疗方案,临终关怀能优化生活质量,并且当你的精力不能应对因病产生的疼痛、恶心、呼吸困难、疲劳及瘫痪时,临终关怀能让你有更多的精力去应对疾病的各种表现。当一个人感觉舒适的时候,他们吃得多,睡得好,没有沮丧,至少有可能享受他们的生活。杰兰特(Jerant)和他的同事在家庭医学年报上发表了"老年人临终关怀的TLC模型在辅助生活环境中的初步应用",在这篇文献中,他们描述了需要生活辅助设施的老人临终关怀的5个障碍[1],它们是:临终关怀是唯一的终端护理治疗;临终关怀是相互排斥的指导治疗;如果临终关怀是唯一的治疗形式,这个决定不是在患者、家庭成员及提供者之间协商而定的;治疗的选择比讨论慢性衰弱疾病的生活现实更为重要;临终关怀被视为一个决定,而不是一个完整的治疗计划的一部分。

目前,老年人临终关怀依赖于3个原则:

1. 在生命末期为老年人培养尊严

一项关于维护护理院老年人尊严的观点的研究广泛支持了晚期癌症患者生命尊严的终结模式,并且征询他们的意见、强调了在护理院对老年人开展研究的若干挑战[2]；他们以同样的方式回应你对待他们的方式,尊严是相互的。

2. 干预措施改善老年人临终关怀的效果

制定和评估更多的方法来改善老年人临终关怀是很有必要的,目前有几个这样的举措在世界各地进行,老年患者更好的临终关怀就是一个很好的刊物例子,它表达了欧洲的观点,但同时也反映了世界其他地区一些相关问题,其政策和决定者主要来自政府卫生、社会关怀、非政府机构、学者、私营部门以及从事老年患者相关工作的卫生专业人员[3]。所有这些团体都需要努力将临终关怀更广泛地在整个医疗服务整合,同时政策制定者需要知道老年人临终关怀已被证实的好处。这个刊物的目的是提供有助于这项任务的信息。

3. 护理院和重症监护病房的老年人症状负担和生活质量

虽然这是假定在护理院和ICU老年人的症状负担,但关于他们的症状,特别是心理和精神问题,以及他们的生活质量的质量研究是相对较少的,在这些方面,许多用于老年人的标准化措施的合理性是不知道的。

定义

临终关怀

世界卫生组织的定义是,它是一种通过对疼痛及其他身体、心理和精神问题的早期识别和完善的评估的方式来预防和缓解痛苦,以提高患者的生活质量及其家庭所面临的危及生命疾病的问题的一种方法[4]。

临终关怀缓解疼痛和其他不适症状,肯定生命并且将死亡看作一个正常的过程,既不加速也不推迟死亡,照顾患者的心理和精神方面,提供一个帮助患者尽可能积极生活直至死亡的系统和帮助家庭应对患者病情和自己亲人的支持系统,用团队的方法解决患者及家属的需求,包括丧亲辅导。它将提高生活质量,还可能积极影响疾病的过程。

临终关怀与其他旨在延长生命的疗法(如化疗或放疗)相结合适用于疾病的早期过程,同时包括那些需要更好地了解和管理令人痛苦的临床并发症的调查。

老年人临终关怀

"照顾慢性病和体弱老人的方法。"在确定医疗保健的目标中,其重点是关注生活质量,功能独立性的支持以及患者价值及经验的中心性。老年人临终关怀是各学科整合运用的疗法,它的目的是缓解疼痛和痛苦,以提高老年患者及家庭的生活质量。其核心原则是全面的,以患者/家庭为单位,提高功能独立性和生活质量的护理水平之间的转换的方法[5]。

症状管理

"识别和治疗生理和非生理症状,以防止痛苦,提高生活质量[6]。"

临终关怀的目标

临终关怀的目标是"预防和减轻痛苦,以及无论疾病所处阶段,尽可能改善患者及家庭的生活质量[7]"。

老年人临终关怀的背景

尽管80岁以上的人对症状管理的干预较少,但他们更容易遭受慢性疾病的折磨,并死于长期的衰退和功能障碍[8]。老年人患多种慢性、危及生命的疾病(癌症、卒中、心脏病、呼吸系统疾病)的风险更高。阿尔茨海默病是导致老年人死亡的第十四大原因[9]；然而在收容所里有80%的医保患者患有癌症,只有3%的人患有慢性阻塞性肺疾病(COPD),而全国临终关怀普查中只有不到3%是由阿尔茨海默病患者构成[10]。超过80岁的临终关怀咨询的患者对疼痛、恶心、焦虑等症状的干预措施较少。年龄≥65岁的患者往往有经治疗或未经治疗的疼痛和其他症状。

老年人临终关怀的起始标志

1. 终末期慢性疾病的核心指体力下降、体重减轻、多种并发症,以及血清白蛋白小于2.5 g/dl,大多数日常生活活动依赖辅助措施,卡洛夫斯基行为表现评分低于50%[11]。卡洛夫斯基行为量表允许根据功能损害从 0～100 对患者进行分类,这可以用来比较不同疗法的有效性,评估个别患者的预后。卡洛夫斯基评分越低,患有严重疾病的患者生存越差。

2. 非疾病特异性指标

脆弱:极端脆弱的发病率和死亡率是由于功能和生理储备的急剧下降;频繁跌倒、残疾、急性病的易感性,以及恢复能力降低都是脆弱的例子。

功能独立性:依赖他人完成日常生活活动。

认知障碍:在记忆、注意、思维、语言、习俗和执行功能方面的改变。

家庭支持需求:每个患者/家庭和(或)照顾者独有的情感支持,信息和教育支持。

3. 疾病特异性指标

包括症状性充血性心力衰竭(CHF)、老年痴呆症、卒中、癌症、复发性感染和退化性关节疾病引起的功能障碍和慢性疼痛。

老年患者临终关怀的需求

对于处于活动期、进展期及晚期疾病的患者,临终关怀的目标是缓解疼痛和其他躯体症状,提高生活质量,提供心理和精神上的关怀,为处在疾病及丧亲之痛的家庭提供帮助。

他们的具体需求是,对阶段性和长期性慢性疾病护理的连续性和协调性,医疗水平之间的转换,对多种慢性疾病的管理,以及对复杂医疗系统的协助。其他需要包括维持功能的独立性,关于护理和治疗决策的决定,疼痛和症状控制,确定风险与治疗的好处,家庭照顾者的家庭支持,以及社区资源信息和访问援助的需要。

临终关怀的原则

临终关怀包括全套的护理,包括医疗、护理、心理、社会、文化和精神。将各方面的护理整合到一起的这种整体方法是一种很好的医疗实践,并且这在临终关怀中是很有必要的。临终关怀的原则可以简单地认为是良好的医疗实践。

关怀的态度不仅仅是医疗问题,它还包括敏感性,感同身受和同情心,并表现出对个人的关注,并确保对患者的痛苦进行全方位的关注。无论人格、智力、种族、宗教信仰,或任何其他个人因素,有一种非评判性的方法能够公平的提供最佳的护理。

个性化考虑:基于医疗问题的相似性,根据所患疾病将患者分门别类的实践没有意识到社会心理特点及每个患者都是独立的个体的问题。这些独特的特性可以极大地影响患者所遭受的痛苦,因此在对个体患者实施临终关怀时这些特性是需要考虑的。

包括种族、人种、宗教和其他文化因素在内的文化因素可能会对患者的痛苦产生深远的影响。尊重文化差异,在给予或撤回任何治疗前,必须征得患者或有授予权的人的同意。大多数情况下,多数患者希望对治疗方案进行共同决策,但医生往往不重视这一点,因此,评估治疗是否得当是需要与患者一起讨论的。多数情况下,充分知情的患者将接受医生给出的建议。

护理地点的选择也很重要。关于护理地点的讨论需要患者和家属的参与,对于有绝症的患者应尽可能在家里进行管理。

所有参与患者护理的医疗保健专业人员之间的良好沟通是必不可少的,并且这种良好沟通是多方面临终关怀的基础。患者与家庭之间的良好沟通也是很有必要的。

临床背景和适当的治疗也是非常重要的,所有临终关怀都应与患者的病情和预后相适应。过度的治疗是不恰当的,忽视患者同样可悲。临终关怀被指责为"医疗化"的死亡,它必须保持垂死患者在技术干扰与人文取向之间的平衡。由于不恰当的治疗或缺乏治疗所带来的不必要的痛苦,因此在临终关怀中恰当的治疗方案就尤为重要。当临终关怀对潜在疾病积极治疗时,患者的病情及预后应适时的限制观察。"因为你必须做某事"而实行已知无效的治疗是不道德的,只有对症和支持性的缓和措施是被采用的,这所有的努力都旨在针对减轻患者病痛及改善生活质量,而并非延长患者生命。为患者各方面的痛苦提供全面或综合性的专业护理需要一个跨学科的团队,临终关怀应提供最好的医疗、护理及可用且适当的联合医疗。

合理的医疗管理需要为每一位患者建立整体的医疗计划、定期随访,这些措施将会减少突然或意外的改变,而这些改变对患者及家庭来说是悲痛的。协调护理包括专业团队成员工作的有效组织,为患者和家属提供最大的支持和关怀。计划会议用于为每一位患者制订护理计划，该小组所有成员为其出谋划策，并且患者及家属的意见也可以在会议中提出来。从患者第一次提到死亡开始，对其提供持续的对症和支持护理是临终关怀的基本目标。当患者从一个地方转移到另一个地方进行护理时，经常出现问题，因此确保各方面护理的连续性是很重要的。良好的姑息治疗需要周密的计划，以防止伴随渐进性疾病所产生的身体及情绪危机发生。许多临床问题是可以预知的，有些可以通过适当的管理是可以避免的，患者及家属应预先指导可能出现的问题，同时也制订应急计划来减少患者身体及情感上的痛苦。晚期患者的亲属在情绪和身体上都受到相当大的痛苦，尤其是当患者在家进行管理时，必须特别注意他们的需求，因为临终关怀的成功或失败是取决于照顾的对事情的处理能力。因为新增加的临床问题是可以预测的，所以对于晚期患者来说不断地重新评估是很有必要的。与疼痛和其他身体症状一样，不断地重新评估同样适用于心理问题。

提前护理计划

提前护理计划的原则不是新的，通常是当患者知道自己临近死亡时与照顾者讨论希望如何对待他们，但是他们的愿望并不总是受人尊重的，尤其是在患者被紧急送往医院以及家庭成员之间对什么才是适当的治疗有分歧的时候[12]。

痴呆患者临终关怀准则

医疗提供者熟悉临终关怀的准则是非常重要的，晚期痴呆患者不常使用临终关怀，在最后几天或几周的生命里是不使用临终关怀的。据弗吉尼亚州国家临终关怀和姑息治疗组织（NHPCO）所知，事实上，阿尔茨海默病（最常见的痴呆形式）在全国临终关怀普查中占不到3%[13]。

症状管理的一般评估与干预

临终关怀的症状管理

研究表明，接近生命末期的人往往是体弱多病的人，以及常常患有令人苦恼的多种慢性症状的疾病，

同时也表明如果仅对痛苦的症状进行治疗，这对老年人来说治疗往往不到位的。显然，对老年人的生活质量来说，痛苦症状的评估和管理很重要。互联网上一些有用的信息可以帮助这些患者的评估，通常会提供一些干预措施，这些干预措施包括埃德蒙顿症状评估量表、姑息绩效量表和KPS评分量表[14,15]。

老年临终关怀的常见症状有呼吸困难、抑郁、疲劳、胃肠道症状。胃肠道症状包括便秘、食欲不振、吞咽困难和疼痛。

呼吸困难

呼吸困难是一种主观感受，通常被描述为一种呼吸不舒服、屏气及严重的气短[17]，呼吸困难通常是所有晚期肺部疾病最常见的症状，尤其见于患有肺癌、间质性肺疾病尤其是慢性阻塞性肺病的患者，在患者死亡的前几周，呼吸困难更为常见、严重。呼吸困难跟痛苦一样是来自生理、情感、认知及行为方面的多层含义的多维体验。呼吸困难在老年人中更为普遍而且不仅仅出现在生命的终末期。研究表明，在生命的晚期呼吸困难是不充分的评估在老年患者中呼吸困难非常常见，并且无论他们所患疾病及居住环境，呼吸困难将随患者的年龄增加而增加[16,18]。呼吸困难的潜在原因很多，包括以下内容：

- 衰弱老化如贫血、肺不张、相关的肺栓塞、肺炎、肺气肿、恶病质，厌食综合征，或虚弱（虚）。
- 与年龄相关的并发症：慢性阻塞性肺疾病、哮喘、心力衰竭、酸中毒、心绞痛、呼吸道感染、肿瘤并发症、胸腔积液、支气管阻塞、转移、上腔静脉综合征，肿瘤代替正常的肺组织，癌性淋巴管炎，纵隔阻塞，心包积液，大量腹水或腹胀。
- 呼吸困难可能是对原发性疾病的治疗产生的并发症，如继发化疗后的心力衰竭、与放疗有关的缩窄性心包炎，以及放射性纤维化、化疗后继发性贫血。
- 最后，呼吸困难可能是由于心理障碍，如焦虑、抑郁和恐慌症[19]。

呼吸困难的评估

评估应从患者的感受开始，如屏气、喘息或气促，无法获得足够的空气，感到窒息，同时询问一下问题：发病时间（几天、几周或几小时）；急性还是慢性起病，加重或缓解的因素，感觉怎么样；是否

有其他伴随症状,如疼痛、胸闷、心悸、咳嗽、发热、头晕;有多严重(使用视觉或言语模拟量表等);对日常生活和功能的影响;什么时候最严重;是否一直存在还是反反复复;是否有时间因素(夜晚还是白天)。

如果患者不能回答问题,询问照看者对这些问题的观察情况,了解患者以往呼吸困难潜在的原因,如慢性阻塞性肺疾病、心力衰竭、肾功能衰竭、肺癌,以及了解他们的用药情况。体检时注意患者的外貌及心理状态(是不是不同于正常),是否能不停顿的说一个完整的句子。准确地计算呼吸频率,注意是否使用辅助肌,检查皮肤、心脏系统(是否有第三心音或杂音),呼吸状态(是否有呼吸音降低,湿啰音,干啰音或哮鸣音),寻找感染或脱水的迹象。如果有可能观察患者休息和行走后的氧饱和度。

呼吸困难症状的管理

通过实际可行的安排如呼吸灯或床旁照看者,调整体位,通常采用头高位或增加肺顺应性来减少患者体力需求是很有帮助的;通过通风风扇,开窗改善空气循环,用空气调节器或加湿器调整湿度;识别和解决引发呼吸困难的环境因素;应用抗焦虑药物解决患者的焦虑并对其进行安慰。和患者及其家属讨论症状,讨论家属关心的用阿片类药物来缓解呼吸困难,当患者有轻微的缺氧症状时最重要的是提供氧疗,因为大多数患者在氧饱和度大于90%的时候感觉更好。

当患者合并有排尿困难或因呼吸困难使用利尿剂,留置导尿管是很有必要的;缩唇呼吸是充血性心力衰竭的一个特异的预后不良的征兆。辅助疗法包括意象、按摩、呼吸练习、触摸治疗、音乐、芳香疗法和放松训练。

具体的原因及治疗

BREATH AIR 是一种有用的帮助记忆的简写:

B:支气管痉挛——对于慢性阻塞性肺疾病"哮喘"来说,糖皮质激素、支气管扩张剂、沙丁胺醇雾化吸入剂及口服类固醇是合适的治疗药物;如果用地高辛、抗心律失常药物、硝酸盐类药物、多巴酚丁胺、止咳药对充血性心力衰竭进行治疗,帮助止咳是合理的。

R:啰音——如果容量超负荷,减少人工喂养或停止静脉补液,临时使用利尿药如呋塞米;如果出现肺炎,评估抗生素是否有效,还是只是为了延长死亡过程,患者及家属必须参加这一过程。

E:胸水——胸腔穿刺术是一种有效的方法,如果胸水再次出现且患者活动自如,胸膜固定术或留置胸膜腔引流管可能有用;对于严重的腹水穿刺也是有效的。如果患者接近死亡,阿片类药物和苯二氮䓬类药物的姑息治疗可能更适当的。

A:气道阻塞——确保气管切开用具定期清洗,不进食浓稠的食物和液体,必要时知道家属在给患者进食和喂水的时候保持正确的姿势。

T:大量分泌物——如果仍有剧烈咳嗽,可以使用生理盐水雾化吸入和祛痰药;如果是微弱和无效的咳嗽,用莨菪碱、东莨菪碱透皮贴或格隆溴铵使分泌物干燥也是有用的。

H:血红蛋白——输血可改善精力及缓解呼吸困难,可以考虑使用促红细胞生成素来改善患者机能,大出血或骨髓衰竭是死亡的过程的一部分,阿片类药物、苯二氮䓬类药物和其他对症治疗是最好的姑息治疗。

A:焦虑——如果用短效的苯二氮䓬类药物如劳拉西泮效果甚微,开始治疗的时候就选择短效的阿片类药物如吗啡是必要的;如果有震颤,减少茶碱或肾上腺素药物的剂量可能会有所帮助。如果患者已经用阿片类药物治疗,增加25%~50%剂量;如果因嗜睡而限制其剂量的使用,减少苯二氮䓬类药物,增加阿片类药物的使用。抗抑郁药对抑郁有关的焦虑可能有效。

I:人际关系问题——社会和金融问题可能导致呼吸困难;来自社会工作者和多学科团队的其他成员的辅导有助于缓解呼吸困难;当家庭关系使患者呼吸困难加重,在住院单位休息几天有可能改善患者的症状。

R:宗教问题——有些信仰,如"上帝惩罚我"或"如果我足够虔诚,上帝会治愈我"可以减轻或加剧症状。花点时间倾听也许会有所帮助,并能提供其他方式让患者去探索与神、更高的存在、自我、他人之间的联系。确保提供精神建议的各种人之间的协调，这些人是他们的牧师、辅导员、医疗保健专业人士或家属。

患者及家属教育及随访

在非药物干预和可能出现的症状和病情恶化的情况下，给家人和患者留下明确的指示。在减少不必要的运动的同时，讨论活动的先后顺序，尽量使药物的效用最大化，不要让患者独自处于痛苦之中，他们应该能够监测他们的自我保健活动，并知道何时以及如何寻求额外的援助。

临终关怀抑郁症

躯体疾病症状与抑郁症状和体征的重叠常影响诊断的可靠性，抑郁症的发病率随着残疾程度、晚期疾病和疼痛程度的升高而增加。持续的无助感，绝望，不满足，抑郁和自杀意念在生命结束或衰老时是不正常的，应该积极评估和治疗。

住院的老年患者中，有20%～30%的患者患有严重的抑郁症，30%的患者有轻微的抑郁症；在老年社区中，有10%～20%的抑郁症患者同时患有阿尔茨海默病，33%的患者合并有其他形式的痴呆，有36%的患者需要康复设施治疗。

在疗养院中，60%的患者患有抑郁症，这些患者中绝大部分是癌症患者，在癌症患者和绝症患者中，20%～25%的患者患有抑郁症。临终关怀的患者由于长期恶化的健康状况，尤其是最近诊断出危害生命的疾病出现恶化使其患抑郁症的风险更高。慢性或危及生命的疾病的出现势必会增加依赖、无助、不确定性和消极的自我批判态度。

抑郁症危险因素评估

不受控制的疼痛，多重并存的问题和相关的缺陷如无法行走、大小便失禁、截肢、无法进食或吞咽、感觉丧失、疲惫等因素都可以导致抑郁症[19]。患有严重的内科并发症如癌症的患者患抑郁症的风险最高，尤其是那些被诊断为口腔癌、咽癌或肺癌的患者。其他可能导致抑郁症的因素包括最近的家庭冲突或重大关系的丧失；以前发生过抑郁症或自杀未遂；缺乏社会支持和感觉自己已成为家庭的负担。

评估和筛选抑郁症的工具包括EPERC和老年抑郁量表[20,21]。

疲劳

疲劳是一种压倒性的，持续的疲惫感和体力或情绪工作能力下降[22]，它通常被患者描述为感觉疲惫、筋疲力尽、嗜睡、劳累、低能量，以及被保健提供者描述为是萎靡昏睡或全身乏力。目前在临终关怀中，疲劳还没有统一的定义，迪安（Dean）和安德森（Anderson）对其作了以下描述：疲劳是随神经肌肉和代谢过程改变、生理机能下降及身心活动恶化而的一种主观感受[23]。

疲劳通常被患者及保健提供者错误地看作是必然的，是老化的一个正常结果，因为这种想法，医疗工作者常常被告知患者疲劳，疲劳一般发生在患有心脏衰竭或冠状动脉疾病的老年患者中，通常很难确定疲劳是由治疗引起的还是由像慢性充血性心力衰竭这样的慢性疾病所引起或者是由抑郁症本身所引起。通过学习机制改变生活方式，疲劳的很多因素是可以治疗的，并且可以改善患者的生活质量。

胃肠道症状

便秘在临终关怀患者中很常见，并且随年龄增加其患病率相应增加。63%的住院患者有便秘，在家中有22%的便秘患者以及服用阿片类药物的患者中有95%的人患有便秘。

原因

与癌症相关的原因可能与肿瘤部位直接相关：肠癌、继发性肠癌、盆腔癌。高钙血症，外科手术引起的肠连续性的中断，无活性、蠕动减弱使其排便困难，营养不良以及恶心呕吐、多尿症、高热所致的脱水都有可能是导致便秘的原因。低钙血症引起的吸收减少可致便秘。合并有糖尿病、甲状腺功能减退、低血钾、憩室病、痔疮、结肠炎或慢性神经系统疾病都是便秘的原因。阿片类药物、抗胆碱能作用药物，三环类抗抑郁药，抗帕金森病药物，抗高血压药、抗组胺药、制酸剂、利尿剂、长春花生物碱、非甾体类抗炎药，或抗胆碱能药物也可能造成便秘。

便秘的非药物治疗包括增加膳食纤维，提高排便意识，鼓励多喝水，以及尽可能减少使用能致便秘的药物[24]。许多研究不推荐一种特定的疗法，强弱泻药的联合应用表明其不良反应较少。

厌食及恶病质

在疾病的晚期，食欲不振非常常见，然而，需要区分潜在可逆的原因，如药物引起的便秘，老年人在增加药物之前，需要对这些可逆的原因进行评估。厌食伴随的体质恶化已经引起了患者及家属的极大关注，厌食也可导致恶病质综合征（这是由于食物摄入量不足，见以下章节）。减肥可引起厌食，治疗厌食的唯一方法是尽可能找出引起厌食潜在的可逆原因，这些潜在的可逆性原因包括不良的口腔卫生习惯、口腔黏膜炎等口腔问题，有效治疗中出现的恶心、药物、吞咽困难、抑郁和焦虑，也可能只是简单的饮食选择而不是患者的愿望或喜好。

吞咽困难

一项对800位临终关怀患者的研究中表明有12%的患者有吞咽困难症状，通过评估，在这些患者中有30%的人确定没有直接的身体原因，而有可能是因为焦虑和食欲不振所引起。当不存在梗阻或神经缺陷时，口感或无牙的患者没有充分的咀嚼能力也可能引起吞咽困难。

口腔健康

未经处理的口腔问题会导致进一步的问题，包括营养摄入、感染、疼痛和交流困难，还可引起口干舌燥、由于化疗引起的黏膜炎。

疼痛

疼痛是生命终结时最令人痛心和恐惧的症状。老年患者往往低估了疼痛并且很少对疼痛进行治疗。老年患者往往会对并发症进行治疗，然而，如果管理不当，对其疼痛的治疗往往会被忽略。医务人员有提供有效的缓解疼痛方式和防止不必要的痛苦出现的道德责任，特别是对那些将死之人更要有这种道德责任[25]。

护理模式

提供临终关怀没有一个正确或错误的模式，最好的模式是由当地的需求和资源，并与当地的医疗服务提供者和权威人士进行沟通交流所决定的。区分临终关怀原则、临终关怀疗法及专科临终关怀非常重要。临终关怀原则适用于所有的护理，无论患者患有何种疾病；临终关怀疗法包括药物疗法和外科手术疗法，如支架置入术、穿刺术、骨折内固定术

和放射疗法，这些疗法可以减轻患者的症状和痛苦，但只有小部分疗法称为临终关怀；专科临终关怀是指在有些国家，由一些专门从事临终关怀的单位中具有公信力的专家级医生及护士提供的。无论这种专业化是重要的还是本质的，它只能是基于国家的需求和资源之上的东西。

临终关怀服务有一种或多种方式运作，反映当地的实际和需要，但不存在"正确"或"错误"的服务类型。

住院病床

住院临终关怀病房可能是急救医院的一部分或是独立的单元。医院单位可以是医院内的特殊病房，也可以是建立在医院内独立的场地，也可能与医院分开，但仍能接触其工作人员和服务设施。患者可因身体或心理的症状管理，临终护理，短时间康复/恢复或给家庭照顾者提供短时的休息而被接收。在英国，大多数医院单位只有几张床（6～30张），并且患者停留的平均时间为2周或更少，且其出院率为40%～60%。这些数据在世界各地变化很大，并依赖于当地的需要和资源，与其他服务的关系。

社区服务

以社区为基础的临终关怀服务，为家庭医生和社区护士管理患者提供专家咨询和支持的各种模式，同时也为在家的患者提供现成的护理和联合医疗服务，加强患者与医生的合作，为患者及家属提供医疗、护理和联合医疗保健的全面服务。鉴于患者绝大部分的生活都依赖于家庭工作人员，因此家庭工作人员的态度能影响患者的尊严也就不奇怪了。护理时限与其他尊严是有关系的，例如，当家庭照顾者以一种让患者保持骄傲的感觉或不让患者认为自己是负担的一种方式来鼓励患者独立、尊重隐私、提供社会支持和关爱，那么患者将会有一种呈现出积极的尊严态度。

日间单位

这些被称为日间入院治疗、日间善终、日间临终关怀单位，通常形成医院或住院临终关怀单位的一部分。日间护理为那些每天在家护理的人提供照

顾、康复、支持和休息,并且他们在日间护理单位间很好的相互转运,这种转运通常是自愿的。

医院临终关怀团队

在普通的和专科医院中,这些操作应配备医生和临终关怀护士,在医院的其他部门中,同时也需要社会工作者和心理治疗师为患者提供咨询意见,他们对临终关怀的各方面提出建议,为家庭成员提供支持,以及为员工提供支持和教育,他们也可以在所有病房为患者提供高质量的临终关怀,这些病房里有患者熟悉的员工和环境,而患者不需要转移到其他单位,他们还帮助教育病房工作人员有关临终关怀的事项。

与患者沟通

与患有活动的、进展的、晚期疾病患者,对潜在疾病进一步治疗的患者,讨论预后的患者、规划进入临终关怀方案的患者,需要人工喂养的患者、需要用抗生素的患者以及不打算继续活下去的患者交流其重要性和潜在的困难是必然的。对每一位患者的讨论必须个体化,应同时与患者及家属进行讨论。

重要问题的讨论:

◆ 如果患者在6个月内死于疾病,你会感到惊讶吗?这可能为决策提供更好的指导,因为试图预测可能是有困难的和不准确的。另外,通过团队的观察和客观措施如X线和生物化学来评估在最后几个月或6周患者病情的恶化程度。

◆ 有哪些具体的治疗方法可用于治疗潜在的疾病?已知的重大临床改善的百分比机会的信息,并考虑到患者的年龄和其他疾病/并发症?已知的改善能持续多久,几天、几周还是几个月?什么是严重不良反应和平衡的百分比机会,潜在的好处是否大于潜在的负担?

关于患者及家属

他们对疾病的状态和预后有什么了解;他们是否了解所讨论的治疗方案的目的,如临终关怀不是治愈治疗;他们是否了解治疗方案的潜在益处和负担;他们的期望是什么,及你认为他们的偏好是什么。

通过讨论来选择合适的方法,并且这些讨论是当面的沟通而非通过电话进行沟通,除非由于地理因素不能进行面对面的交流。隐私和连续性必须得

到保证,最好坐下来与亲人、患者进行面对面交流。留有足够的时间进行讨论,应用合适的而非专业的语言进行交流,必要的时候对其进行解释,了解他们所理解和期望的事非常重要。开门见山的方式最好,比如"告诉我你现在对你的病情有什么了解","告诉我你将来会对这个病有什么好的看法",并告诉我对你来说什么事重要?如有必要,以关怀和同情的方式而不是突然或直言不讳的提供医疗信息。明确能提供什么治疗,以及告诉提供的治疗方案的优缺点。在他们对现在和未来的看法的背景下讨论现实问题。大部分研究表明人们更倾向于有知情同意权和做决定的权利而非错误的保证。讨论对基础疾病进一步的积极治疗是非常重要的,讨论治疗是否合适,以及任何一种治疗的好处和坏处。千万不要说"没有更多的事可以做了",因为患者会理解为任何治疗都没有用,这是非常真实的,患者及家属会感到被遗弃。患者可能被告知对基础疾病没有进一步治疗措施,但仍应提供持续护理和控制症状。如果对基础疾病的进一步治疗是不恰当的,应重视积极对症治疗和临终关怀。

讨论预后

需要对患者解释预后的不确定性,同时也应避免对预后进行精准的预测。建议给一个现实的时间范围,提供现实的希望,帮助实现他们认为重要的事情,考虑到他们的家庭关系和世俗事务,准备回答有关死亡过程中的问题,提供持续的支持和辅导,并提供持续性护理。

讨论合适的医疗护理

有关人工喂养、抗生素和其他用药合理性的问题非常重要并且需要明确这些问题,对任何干预措施解释其可能带来的利弊是合理的。

讨论放弃治疗

专家建议在患者对未来的看法的基础上引入讨论。徒劳的心肺复苏(抢救生命)及心肺复苏失败,在ICU行呼吸机辅助治疗,与患者不能交流等问题在必要时都必须进行讨论。当然用同情的心理去处理患者情绪化的行为,并消除患者对继续应用其他医疗护理的疑虑是很有必要的。如果患者清楚地知道他们即将死亡,并且他们所接受的护理仅仅是对他们的一种安慰,也许没必要对放弃治疗方案进行

讨论。如果真是这种情况,必须记录在案。

同意这样一个计划,即规定如果环境改变可以对它进行更改。需要记住的是,死亡是生命的自然终结,而不是医学的失败。

超前关怀计划

超前关怀计划是一种记录患者临终生活价值和偏好的方式,包括他们对未来的治疗意愿(或者避免提及这些)。超前关怀计划涉及多个过程:包括鼓舞患者,激发他们的爱好,替他们寻找代理决策者,以防患者不再有能力对他们自己所需要的关怀做决定。超前关怀计划的原则并不新颖。患者意识到自己临近死亡并与他们的照顾者讨论他们希望得到怎样的治疗的事例是很常见的;然而,他们的意愿往往得不到尊重,尤其是如果患者被紧急送往医院或家属之间对关于什么是适当的治疗存在分歧意见时。在威斯康星州施行的"尊重的选择"方案是超前关怀计划的实例之一,他们使用训练有素的人员,以便讨论和记录那些需要书面标记的结果,并将其放在患者的文件前面。代理决策者参与讨论,使他们能明确的了解患者的意愿。否则,他们可能会感到责任的负担,并且如果对超前关怀计划进行讨论,患者和他们的家属之间的冲突会更少。

结论

多元化临终关怀的目的是通过缓解患者痛苦和其他痛苦的症状以提高临近死亡的人们的生活质量。它们还帮助患者家属应对疾病和丧亲之痛。对老年人临终关怀的质量不高可以归因于临终关怀过程中的五个基本因素。第一,临终关怀被看作是一个终末事件,而不是一个长期的过程,这就导致方法使用的错误并且让老年患者临终前忍受了不必要的慢性疾病带来的痛苦。第二,临终关怀将症状和疾病对症治疗一分为二的定义,这就分散了治疗疾病重点的注意力。第三,关于关怀的重点是否是临终前的决定在患者,家属和服务提供者之间未能达成一致。第四,与突出患者的选择相比,患者对治疗的自主决定是与适当的强调不相符,例如,在慢性病的发展过程中他们的选择与他们的状态一致。最后,临终关怀仍然是一个相对的体系,而不是一个综合

的初级和中级关怀过程。

无论一个人经历的是哪种疾病过程,预后怎样或他做出怎样的治疗方案选择,临终关怀是应该做的并且是合理的。临终关怀应与治疗方案相结合。它可以被用于以治愈为目的的治疗或作为治疗的一种形式。

临终关怀(不管是否使用了其他的治疗方案)提高了患者的生活质量,并且当患者不必再应付疼痛、恶心、呼吸困难、疲劳和不能活动等事时,他们就有更多精力来处理疾病本身带来的症状。当一个人感到舒适时,他们就会吃得更多,睡得更好,没有疲倦,没有沮丧,至少就有享受他们生活的可能性。为年老濒死的患者提供临终关怀是当前和未来的一个挑战。2009年,德国已通过立法来强调临终关怀,并将临终关怀的内容强制纳入医学课程中。然而,在许多西方国家,老年患者的数量正在不断增加,多重并发病、痴呆和体弱等都增加了照料的复杂性。对跨专业的医疗群体和护理医学生进行临终关怀教学,由于得到卫生部门和专家组的认可,对提供更好的关怀具有帮助。患者和家庭,团队主要成员的介入,医生,社会工作者和护士在关怀计划的制订和审查中的通力合作是临终关怀涉及多学科参与的标志。在全球范围内仅有几个这样的团队;然而,重要的是一旦开始临终关怀,就不能让患者和家属感到被初级护理团队所嫌弃。

临终关怀计划包括对相关功能(包括日常生活自理和药物/治疗管理)的定期评估、审查和修订,如跌倒的风险,情绪和精神状态,住院和新诊断后的随访,现实结果和关怀目标,进行必要干预措施的安排,为完成关怀计划对员工的教育和当某一方面不稳定或恶化时的管理。

临终关怀存在许多障碍。许多疾病晚期的患者没有接受临终关怀,因为一些患者已经处于疾病的最晚期,太迟了已经不能够从治疗中获益。其原因可能与医生、患者或社会因素有关。医生的因素包括由于预知或因不愿提及生命终结的问题而缺乏沟通技巧导致的晚诊。或因缺乏控制或经济损失而对临终关怀缺乏了解或信任;或缺乏生命终结的制度标准。患者因素包括对他们不良预后的怀疑,对疾病治疗不切实际的期望,患者/家属关于治疗选择的

分歧和超前关怀计划的缺乏。社会因素包括种族间的语言障碍、农村和阻碍他们接受昂贵治疗费用和药物的贫困群体或贫穷因素。目前, 在发展中国家几乎没有政府补助金投入到医疗保健中, 甚至在一些富有的国家其投入的资金也是很有限的。

临终关怀应适用于所有人道的医疗服务。

（李俊杰　译　　王燕琼　审校）

参考文献

[1] Jerant AF, Azari RS, Nesbitt TS, et al. The TLC model of palliative care in the elderly: preliminary application in the assisted living setting. *Ann Fam Med*. 2004; 2(1):54–60.

[2] Henwood M. *Community Care and Elderly People*. London: Family Policy Studies Centre, 1990.

[3] Davies E, Higginson I. *Better palliative care for older people*. Geneva: World Health Organization, 2004.

[4] World Health Organization (WHO). *Definition of palliative care*. 2005. <http://www. who. int/cancer/palliative/definition/en/>.

[5] Morrison RS, Meier DE (eds). *Geriatric palliative care*. New York: Oxford University Press, 2003.

[6] Kazanowski MK. Symptoms management in palliative care. In Mazo ML, Sherman DW (eds) *Palliative care nursing: quality care to the end of life* (pp. 327–361). New York: Springer Publishing Company, 2003.

[7] National Consensus Project for Quality Palliative Care. American Academy of Hospice and Palliative Medicine & Hospice and Palliative Nursing Association Task Force. *Clinical practice guideline for quality palliative care*. 2004. <http://www. nationalconsensusproject. org/> (accessed 29 October 2005).

[8] Evers MM, Meier DE, Morrison RS. Assessing differences in care needs and service utilization in geriatric palliative care patients. *J Pain Symptom Manage*. 2002; 23(5):424–432.

[9] Hoyert DL, Rosenberg HM. Alzheimer's disease as a cause of death in the United States. *Public Health Rep*. 1997; 112(6): 497–505.

[10] Matzo ML. Palliative care: prognostication and the chronically ill. *Am J Nurs*. 2004; 104(9):40–49.

[11] Karnofsky Performance Status Scale definitions rating (%) criteria. <http://www. hospicepatients. org/karnofsky. html>.

[12] Doyle D, Woodruff R. *The IAHPC manual of palliative care*, 2nd edn. Houston, TX: IAHPC Press, 2008.

[13] Miller KE. *Predicting life expectancy in patients with dementia*. 2003. View eligibility criteria at: <http://www. aafp. org/afp/2003/1015/p1639. html>.

[14] Victoria Hospice Society. *The Edmonton Symptom Assessment Scale*. <http://www. palliative. org/PC/ClinicalInfo/ AssessmentTools/esas. pdf>.

[15] Victoria Hospice Society. *Palliative Performance Scale Relevant to palliative care function*. 2001. <http://www. palliative. org/ PC/ClinicalInfo/AssessmentTools/PPS. pdf>.

[16] Sykes NP. A volunteer model for the comparison of laxatives in opioid-induces constipation. *J Pain Symptom Manage*. 1997; 11:363–369.

[17] Hospice and Palliative Nurses Association (HPNA). *Clinical practice protocol: Dyspnea*. Pittsburgh, PA: HPNA, 1996.

[18] Bednash G, Ferrell B. *End-of-Life Nursing Education Consortium (ELNEC)*. Washington, DC: Association of Colleges of Nursing, 2001.

[19] Dickerson D, Benedetti C, Davis M, et al. *Palliative care pocket consultant*. Dubuque, IA: Kendall-Hunt Publishing Company, 2001.

[20] Periyakoil VJ. *Fast Facts and Concepts #43: Is it grief or depression?* (2nd ed.). End-of-Life Physician Education Resource Center, 2005. <http://www. eperc. mcw. edu/ fastFact/ff_43. htm>.

[21] The Geriatric Depression Scale (GDS). <http://psychology-tools. com /geriatric-depression-scale/>.

[22] Tiesinag LJ, Dassen TW, Halfens RJ. Fatigue: a summary of the definitions, dimensions and indicators. *Nurs Diagnos*. 1996; 7:51–56.

[23] Dean GE, Anderson PR. Fatigue. In Ferrel BR, Coyle N (eds) *The textbook of palliative nursing* (pp. 91–100). New York: Oxford University Press, 2001.

[24] Sykes NP, Baines M, Carter RL. Clinical and pathological study of dysphagia conservatively managed in patients with advanced malignant disease. *Lancet*. 1998; ii:726–728.

[25] AGS Ethics Committee. The care of dying patients: a position statement. *J Am Geriatr Soc*. 2003; 43:577–578.

第二十八章

日间手术麻醉与老年患者

概述

相对年轻人而言,老年人需要更为频繁地去获得医疗保健。联合国人口署的调查显示,到2050年全世界范围内老年人与小儿的比例将至1：2,而老年人的人口总数将占到全世界人口的32%[1]。面对如此巨大的挑战,医疗卫生系统需要提前谋划如何为老年人提供安全有效的医疗保健服务。在老年人中最为常见的手术为眼科手术,其次是泌尿外科手术、骨科手术及其他一些手术。

这些手术越来越多的在门诊进行[2]。由于门诊手术的时间限制,以及老年患者衰弱易损的特点,这对麻醉医生提出了挑战。

日间手术并不是没有缺点。如今,在老年患者中我们看到了越来越多的索赔案例,甚至有的是在监护麻醉下进行的手术[3]。并发症,尤其是一些严重的类型在老年患者中的发生则更为频繁[4,5]。老年患者与常规成年患者的需求是大不相同的,因此我们需要改进诊疗模式以进一步适应这类患者的生理学、病理学及心理学方面的需求,而在门诊状态下则更是如此。对于这样一个本来就很脆弱的群体,我们应该回顾衰老所带来的病理生理学变化,以及由此对手术、麻醉,尤其是日间手术所带来的挑战。

日间手术

外科手术

日间手术的范畴一直在不断地扩展。越来越多的复杂疾病患者及老年患者考虑进行日间手术。经济因素使得人们热衷于进行日间手术,与此同时也不断地对麻醉医生产生压力迫使他们进一步的来平衡其中的风险获益。

日间手术的益处已经得到证实,包括更低的发病率、死亡率及感染风险,效率更高,等待时间更短,整体成本更低。因此日间手术有着显著的优点。对于老年患者而言,它备受青睐的原因还在于可以尽量减少对日常生活的干扰。手术当日即可离院回家可以减少手术对日常活动的影响及缩短患者的离家时间。感染发生率降低对于老年患者而言尤为重要,因为随着年龄的增长可使得免疫系统功能逐渐减退,而日间手术有可能帮助患者避免术后感染的灾难性打击。日间手术同样有助于患者早期恢复日常活动及运动,而这对于住院患者而言往往是很难实现的。

尽管目前能在门诊进行的手术种类在不断增加,但都应该遵循同一条基本原则也就是患者术后的生理变化应该是最小的,同时患者的恢复过程也应该是不复杂的[6]。以往需要进行大切口才能完成的外科手术,如今采用微创外科技术可以安全的在门诊患者身上进行,因此患者疼痛更少,生理功能紊乱更轻。不伴有大量体液转移、不需要长时间制动或者没有严重疼痛的外科手术均适合进行日间手术。手术持续时间小于90 min是早期用于判断是否适合进行日间手术的一个指标,但目前来看一些长达3～4 h的手术仍在进行日间手术。常见的日间手术包括白内障及其他的一些眼科手术、腹股沟疝修补术、妇科手术、泌尿外科手术、骨科手术及一般的外科处理[7]。

患者选择

由于老年人代表着一个异质性很强的群体,因此目前尚缺乏专门的指南,同时也仅有有限的证据用于临床参考。全面的术前评估主要侧重于识别患者的并存疾病,并存疾病的严重性及程度,明确患者当前的全身功能储备情况对于手术安全及良好的转归至关重要。目前认为ASA1、ASA2级及病情稳定的ASA3级患者适合进行日间手术,但不能仅凭ASA分级就来决定患者是否适合进行日间手术[8]。与ASA1级及ASA2级的患者相比,ASA3级患者的发病率并没有差异,这归功于良好的病患选择、全面的术前评估及完善的围术期管理计划。此外,一些患者对于自身糖尿病及慢性病状态的认识比一个新接触的医生或者护士更为熟悉,因此对于这类患者最好还是由患者自己独立来进行管理。甚至一些ASA4级的患者也安全的在门诊局麻下进行了手术,这通常是一些白内障手术或者腹股沟疝修补术[9]。但是应当牢记在心并不是所有的手术及患者均适合进行日间手术,有的最好还是应该住院进行手术。这包括一些病情不稳定的患者,如不稳定型心绞痛、脆性糖尿病、合并有心肺疾病的病态肥胖,以及家里没有合适的照料人或者不能快速就医的患者。

按理来讲年龄并不是进行日间手术的一个限制因素,年龄对围术期转归的影响是有争议的。一些研究显示,与年轻的患者相比老年患者进行日间手术后不良心血管事件的发生率明显要高[10]。研究显示随着年龄的增长血流动力学指标的变化也在增加,但这些患者术后不良事件发生的可能性却很小。另一项对15 000名患者进行的前瞻性研究显示患者术后不良事件的发生和年龄之间并没有关系[11]。另外Fleisher等人对564 000名序贯的日间手术患者进行的研究表明,老年患者的手术风险其实并不高,尽管对于超过85岁的极端年龄患者而言这个问题可能会有所突出[12,13]。尽管年龄超过85岁似乎与再次入院和术后并发症增加密切相关,但这并不意味着日间手术对于这类患者是禁忌的。相反,年龄超过85岁应当看作是对患者进行额外照顾和关注的一个标志以保证他们有一个良好的转归[14]。因此选择一个患者是否适合进行日间手术不应该考虑年龄。要明白患者各器官系统是否适合及耐受额外的生理学挑战是由患者的生物学年龄决定的,而不是实际年龄。另外一个备受关注的问题是老年人缺乏用药依从性,这可能与他们的认知能力有关,并且可影响到疾病的优化管理[15]。

日间手术及与其相关的减少对日常生活的干扰、缩短患者的离家时间可以降低患者术后认知功能障碍的发生率。决定能否进行日间手术的一个条件是要明确有合适的照料人,因为老年患者经常都是由老年人在照顾,这种情形就使得照料一个老人的负担添加在了另一个老人的身上。因此,在评估患者是否适合进行日间手术的时候也应当考虑到照料人的观点。尽管满足了其他的所有条件,但一些老年患者是独居的,因此也不应当考虑在手术当日就出院。

日间手术的准备

完善的术前评估和准备是保证手术成功和良好转归的关键所在。按照前面所描述的患者的病理生理变化与衰老有关,老年患者并存疾病更为常见[16]。针对患者并存疾病的严重程度,生理储备及功能状态进行详细的评估就显得尤为必要。然而在手术前数天对患者进行术前评估的价值在于其有着显著的益处使得我们能够对患者进行严格的评估、告知及准备,同样健康患者在进行低风险或者复杂外科手术的当日于手术前对患者的相关信息进行回顾也是有用的,所有的参与者均应该接受这样的安排[17]。但是高风险患者计划进行复杂手术提前进行术前评估是有益的。如同住院手术一样,老年人常见的疾病例如心血管疾病、糖尿病、呼吸系统疾病等需要根据它们的严重性及手术的复杂程度来进行检查和评估。由于其他的一些运动障碍或者关节疾病的影响,使用代谢当量来进行心肺功能评估是困难的,并且造成诊治困难的窘境。糖尿病、高血压、高脂血症及血管疾病与冠心病的发生率增加有关。尽管在日间手术前需要进行进一步检查的可能性极低,但对于可疑患者应当引起注意并发现其心脏缺血的证据,因为我们已经从一个常规术前检查时代进入到了指向性检查时代。一项随机、单盲、前瞻性控制试点研究表明术前异常的电解质状态及全血细胞计数并不能预测术后不良转归的发生,因此这些检查的实施与否不能仅凭患者的年龄来决定,而是应当根据患者的疾病状态来决定[18]。在另外的研究中,钟(Chung)等人比较了1 061名日间手术患者在术前进行和不进行血液检查的不良事件发生率,发现在术前不进行任何检查的患者不良事件发生率并没有增加[19]。但这只是一个说服力有限的初步研究,并且在排除标准里他们剔除了病患和老年患者，因此这个结果并不适用于现在需要进行日间手术的所有患者身上。

认知能力及事先存在的认知功能下降的检查可以考虑使用问卷调查来进行评估。简易智能量表，Sweet 16及意识模糊评估法均是一些可以重复检测的问卷调查，均可用于评估事先存在的谵妄或认知功能损害程度[20,21]。识别现有的认知缺陷是预防和管理术后谵妄和术后认知功能障碍（POCD）的第一步，或者这至少可以减轻其严重性和对患者的影响。总之，术前评估可以为我们评估患者、深入了解患者和进行必要的优化准备提供机会。

在日间手术的适应证评估后，应当根据患者认知能力采用简单明了的方式告知患者相关信息进行术前准备。为了加强理解，可能要使用患者的母语进行解释。在术前应当对患者及家属进行书面告知，因为在术后患者可能会有理解能力损害，尤其是对于一些使用过全身麻醉药或者镇静药物的患者[22]。所有的书面告知信息均要采用大号字体并进行详细的解释。视听材料对于传达信息非常有用，但是对于一些受教育程度较低的老年患者而言，由于他们对新技术并不熟悉，因而以CD、光盘或者网站链接等方式来进行告知可能意义并不大。与手术及麻醉相关的风险、益处、术前指导以及可能的并发症均应该告知患者。手术知情同意书必须包括手术操作、麻醉风险及相关的术后事宜。为了进行有效的信息传递，对患者认知能力的评估就显得尤为重要。如果证实患者没有认知能力，那么其家属及照料者应该熟知上述的所有细节。应该重点告知患者及家属发生POCD和谵妄的可能性，因为这会对患者术后需要的照料及监护产生影响。

术中管理

根据手术计划及患者的意愿来制订适宜的麻醉计划，局部麻醉、全身麻醉及监护麻醉均是可以选用的方案。

局部麻醉

基于加速康复的理念，局部麻醉相对于全身麻醉似乎更为适宜[23]。局部麻醉经常联合镇静一起进行（监护麻醉），但是相关的并发症及难以预料的过度镇静也是一个不争的事实，因此老年人应该谨慎地进行镇静。极小量的镇静药也可能会引起意外的过度镇静或偶然出现的去抑制状态。由于并发症及相关的诉讼案件通常都与镇静有关，尤其对于老年患者更是如此，因此强烈推荐严格按照药物反应采用滴定法进行给药。使用镇静药物需要有专家意见，并且绝大多数的诊疗中心在使用镇静药物的场所都有相应的指南，尤其是非麻醉医生用药。因此，培训和经过许可后使用镇静药物的需要被越来越多的人所认可[24]。镇静常用的药物有丙泊酚、咪达唑仑、右美托咪定、瑞芬太尼及芬太尼，常单独使用或者联合使用[25]。

全身麻醉

当计划使用全身麻醉时药物剂量滴定是非常有必要的。实验室研究表明全身麻醉药对神经组织及功能具有毒性作用[26,27]。但至少在认知功能损害方面，主张使用区域麻醉而不是全身麻醉的证据尚不足。威廉姆斯·鲁索（Williams-Ruso）在一项前瞻性研究中比较了择期单侧膝关节置换术患者使用硬膜外麻醉和全身麻醉对认知功能的影响，所有的患者中有5%的患者在手术后6个月出现了认知功能下降，但是两个麻醉组的患者间比较差异并没有统计学意义[28]。该研究中区域麻醉未能体现优势的原因可能在于实施区域麻醉的过程中进行了镇静，因此导致预期的实验结果出现了偏斜。充分的预给氧是非常重要的，因为这些患者对于缺氧及缺氧相关性心脏事件非常敏感。正如前面所述的那样我们需要计算药物的用量，这类患者所需的半数有效量是降低的，尤其是在使用作用于中枢神经系统的药物时，要注意到药物的剂量低于常规使用量。随着年龄的增长吸入麻醉药的最低肺泡有效浓度（MAC）也是降低的，80岁的患者所需的MAC值仅相当于年轻人的1/3。目前所使用的不同类型的镇静药或者催眠药也需要进一步的向下滴定其使用剂量。在使用短效的药物例如丙泊酚、地氟烷及七氟烷时，结合BIS监测可能有助于早期苏醒及缩短恢复时间[29,30]。此外，除了需要减少用药剂量外，由于心脏储备功能降低及心输出量减少可能会导致诱导药物的起效变慢,延长诱导时间,同时削弱其对各种相关低血压的代偿能力。患者的肌松恢复时间也相应地延长,尤其是对于一些依赖器官消除的药物则更是如此。因此,当老年患者使用非去极化肌松药时对神经肌肉阻滞及恢复进行监测是可取的。

区域麻醉

尽管这是一个非常有吸引力的选择,但应当谨记老年患者在接受中枢及外周神经阻滞时术后麻木及神经损伤的风险是增加的。老年人的神经纤维对局部麻醉药尤为敏感,可导致运动及感觉阻滞时间延长[31]。在椎管内麻醉时相同容量的局部麻醉药常会引起更高平面的阻滞,同时低血压及心动过缓的发生率更高,程度也更重[32]。心血管储备功能受损的老年患者在考虑实施椎管内麻醉时对此更应该引起重视。同时也应该减少用药剂量并且能够预料到阻滞效应的延长可导致日间手术后快速恢复的特点变得困难。老年人僵化的椎管及椎间隙对于实施无痛的椎管内麻醉技术来讲是一个极大的挑战。使用低剂量的丁哌卡因或者利多卡因进行脊髓麻醉可以完成一些手术操作例如经尿道前列腺电切,但是丁哌卡因常引起神经阻滞持续时间及术后恢复室停留时间延长[33]。最近,2-氯普鲁卡因作为一种适宜的局部麻醉药选择引起了人们的兴趣,尤其是用于门诊手术中[34,35]。通过应用高效率的术前准备间使得人们普遍关注的实施区域麻醉导致的手术室占用时间过长的问题得以平息,甚至在门诊状态下也是如此[36]。与全身麻醉相比,使用短效药物进行脊髓麻醉所体现出来的安全性及经济效益使得人们对此青睐有加[37]。神经阻滞的额外优势在于它可以提供持久的术后镇痛。

在术中应当重点关注患者的体位,避免低体温,并选择适宜的输液量。老年患者的皮肤易损,这意味着在使用胶带、敷料及摆放体位时应当格外小心。由于关节炎可能会导致关节强直,因此对于这些患者有必要考虑改变方式以保证其处于最佳体位。

手术时间应该尽可能地缩短,因为手术时间过长也可导致不良转归的发生。微创技术可降低外科手术的代谢性反应,并且有助于快速康复[38]。

术后管理

认识到老年患者缺氧的发生非常迅速尤为重要,推荐在镇静或麻醉后对患者进行预防性给氧。快通道策略旨在保证患者安全的前提下用于提高效率及最大化地利用资源,但是老年患者及危重患者可能并不总是适合快通道策略[39]。最近的一项研究表明,与脊髓麻醉相比全身麻醉可缩短麻醉准备时间、手术持续时间、手术开始时间、患者坐立或行走所需时间,但快通道恢复标准时间、一期恢复时间及出院时间两组间比较是相似的[40]。在出院前椎管内麻醉患者术后自主排尿功能的恢复可能需要更长的时间,当对门诊患者进行椎管内麻醉时这点应该铭记在心。脊髓麻醉后患者不能排尿并且可能要置入尿管的发生率对于超过60岁的患者更高[41]。虽然这一准则在日间手术中有时不一定遵守,但对于老年人而言推荐确保患者恢复排尿功能后再出院,并且高度警惕患者可能需要置入尿管[42,43]。由于并发前列腺肥大男性患者可能更容易出现尿潴留[44]。

尽管未经治疗的疼痛有可能会引起心动过速、高血压、心肌缺血及不良心脏事件的发生,但是老年患者的术后镇痛往往是不足的。由于顾虑药物的不良反应、药物间相互作用及认识不足等原因经常导致用药剂量不足。疼痛可能会持续到手术后第3天,而对患者生活质量的影响可能会持续更久[45]。推荐采用多模式的镇痛方案以减少单一药物的剂量。局部浸润、神经阻滞联合使用对乙酰氨基酚、非甾体类抗炎药(NSAIDs)、阿片类药物是经常使用的镇痛方案。但是对于老年患者应当谨慎使用NSAIDs和阿片类药物。在阿片类药物中,曲马朵和羟考酮是广为使用的两种药物,但是在老年患者中的应用也应当持有相当的谨慎态度[46]。对于患者术后最初几天的镇痛方案,药物选择及术后过程进行明确的指导将有助于完善术后镇痛的管理[47]。

高效的沟通有助于实现管理期望,但疼痛管理及提高患者的满意度仍有很长的路要走[48]。日间手术后有可能会发生POCD并且需要恰当的管理,完全恢复可能需要数天的时间。当然,这也可能是患者术前存在的亚临床认知功能损害进一步恶化的表现。

在手术后应该对患者进行个体化详细及认真的术后随访。此外，除了书写术后医嘱及电话随访之外，对于特定的患者还必须考虑由专人进行家访。

有必要对术前评估、术中和术后过程及事件进行核查以评估当前体系的运转效率，这将有助于进一步改善服务质量。通过整合多学科的力量包括外科医生、护士及其他职员，鼓励所有参与者全方位地投入到改善老年患者的医护管理中来。

结论

年龄并不是进行日间手术的禁忌证，权衡日间手术的风险和效益非常重要。日间手术对于老年患者而言更多的时候是一种机遇而不是危险。但是要保证这样一个脆弱的群体安全成功地进行手术，对患者生理学、心理学、功能状态及社会因素的评估就显得尤为重要。将来在门诊进行手术的老年患者极有可能会不断增加，但是可供选择的新型麻醉药很少，因此需要着重进一步认识衰老的病理生理学变化，制订完善的管理计划及对老年患者进行多学科的诊治，同时也要加强对该重要亚专业的培训。

（王　全译　税昌中审校）

参考文献

［1］ United Nations. *"Major" rise in world's elderly population: DESA report*, 28 January 2010. <http://www. un. org/en/ development/desa/ news/population/major-rise-in. html> (accessed 15 December 2010).

［2］ Etzioni DA, Liu JH, O'Connell JB, et al. Elderly patients in surgical workloads: a population- based analysis. *Am Surg.* 2003; 69(11):961–964.

［3］ Bhananker SM, Posner KL, Cheney FW, et al. Injury and liability associated with Monitored Anaesthesia Care: ASA Closed Claims Analysis. *Anesthesiology.* 2006; 104(2): 228–234.

［4］ Forrest JB, Rehder K, Cahalan MK, et al. Multicentre study of general anaesthesia. III. Predictors of severe perioperative adverse outcomes. *Anesthesiology.* 1992; 76(1):3–15.

［5］ Forster MC, Calthorpe D. Mortality following surgery for proximal femoral fractures in centenarians. *Injury.* 2000; 31(7):537–539.

［6］ Liu MC, Chen CC. Postoperative care after geriatric ambulatory surgery : several specific considerations. *Int J Gerontology.* 2008; 2(3):98–102.

［7］ Bettelli G. Anaesthesia for the elderly outpatient: preoperative assessment and evaluation, anaesthetic technique and postoperative pain management. *Curr Opinion in Anesth.* 2010; 23:726–731.

［8］ Ansell GL, Montgomery JE. Outcome of ASA III patients undergoing day case surgery. *Br J Anaesth.* 2004; 92(1): 71–74.

［9］ P Sanjay, P Jones, Woodward A. Inguinal hernia repairs: are ASA grades 3 and 4 patients suitable for day case hernia repair? *Hernia.* 2006; 10(4):299–302.

［10］ Chung F, Mezei G, Tong D. Adverse events in ambulatory surgery: a comparison between elderly and younger patients, *Can J Anaesth.* 1999; 46(4):309–321.

［11］ Fortier J, Chung F, Su J. Unanticipated admission after ambulatory surgery — a prospective study. *Can J Anaesth* 1998: 45(7):612–619.

［12］ Fleisher LE, Pasternak LR, Herbert R, et al. Inpatient hospital admission and death after outpatient surgery in elderly patients. *Arch Surg.* 2004; 139(1):67–72.

［13］ Lermitte J, Chung F. Patient selection in ambulatory surgery. *Curr Opin Anaesth.* 2005; 18(6):598–602.

［14］ Stierer T, Fleisher LA. Challenging patients in an ambulatory setting. *Anesthesiol Clin North Am.* 2003; 21(2):243–261.

［15］ Insel K, Morrow D, Brewer B, et al. Executive function, working memory and medication adherence among older adults. *J Gerontol B Psychol Sci Soc Sci.* 2006; 61(2):102–107.

［16］ Repetto L, Venturino A, Vercelli M, et al. Performance status and comorbidity in elderly cancer patients compared with young patients with neoplasia and elderly patients without neoplasia conditions. *Cancer.* 1998; 82(4):760–765.

［17］ Pasternak R. Risk assessment in ambulatory surgery: challenges and new trends. *Can J Anesth.* 2004; 51(6):R1–R5.

［18］ Dzankic S, Pastor D, Gonzalez C, et al. The prevalence and predictive value of abnormal preoperative laboratory tests in elderly surgical patients. *Anesth Analg.* 2001; 93(2):301–308.

［19］ Chung F, Hongbo Y, Ling Yin, et al. Elimination of preoperative testing in ambulatory surgery. *Anesth Analg.* 2009; 108(2):467–475.

［20］ Flinn DR, Diehl KM, Sevfried LS, et al. Prevention, diagnosis and management of postoperative delirium in older adults. *J Am Coll Surg.* 2009; 209(2):261–268.

［21］ Fong TG, Jones RN, Rudolph JL, et al. Development and validation of a brief cognitive assessment tool: the sweet 16. *Arch Intern Med.* 2011; 171(5):432–437.

［22］ Blandford CM, Gupta BC, Montgomery J, et al. Ability of patients to retain and recall new information in the post anaesthetic recovery period: a prospective clinical study in day surgery. *Anaesthesia.* 2011; 66(12):1088–1092.

［23］ Kurzer M, Kark A, Hussain ST. Day-case inguinal hernia repair in the elderly: a surgical priority. *Hernia.* 2009; 13(2): 131–136.

［24］ American Society of Anesthesiologists Task Force on Sedation and Analgesia by non-anesthesiologists. Practice guidelines for sedation and analgesia by non-anesthesiologists. *Anesthesiology.* 2002; 96:1004–1017.

［25］ Hohener D, Blumenthal S, Borgeat A. Sedation and regional anaesthesia in the adult patient. *Br J Anaesth.* 2008; 100(1):

8–16.

[26] Culley DJ, Baxter MG, Crosby CA, et al. Impaired acquisition of spatial memory 2 weeks after isoflurane and isoflurane-nitrous oxide anaesthesia in aged rats. *Anesth Analg*. 2004; 99(5):1393–1397.

[27] Eckenohoff RG, Johansson JS, Wei H, et al. Inhaled anesthetic enhancement of amyloid-beta oligomerization and cytotoxicity. *Anesthesiology*. 2004; 101(3):703–709.

[28] Williams-Ruso P, Sharrock NE, Mattis S, et al. Cognitive effects after epidural vs general anaesthesia in older adults: a randomized trial. *JAMA*. 1995; 274(1):44–50.

[29] Heavner JE, Kaye AD, Lin BK, et al. Recovery of elderly patients from two or more hours of desflurane or sevoflurane anaesthesia. *Br J Anaesth*. 2003; 91(4):502–506.

[30] Fredman B, Sheffer O, Zohar E, et al. Fast track eligibility of geriatric patients undergoing short urologic procedures. *Anesth Analg*. 2002; 94(3):560–564.

[31] Pagueron X, Boccaran G, Bendahou M, et al. Brachial plexus nerve block exhibits prolonged duration in the elderly. *Anesthesiology*. 2002; 94:1245–1249.

[32] Simon MJG, Veering BT, Stienstra R, et al. The effects of age on neural blockade and hemodynamic changes after epidural anaesthesia with ropivacaine. *Anesth Analg*. 2002; 94(5): 1325–1330.

[33] Sirivanasandha B, Lennox PH, Vaghadia H. Transurethral resection of the prostate (TURP) with low dose spinal anaesthesia in outpatients: a 5 year review. *Can J Urol*. 2011; 18(3):5705–5709.

[34] Hejtmanek MR, Pollock JE. Chloroprocaine for spinal anaesthesia: a retrospective analysis. *Acta Anaesthesiol Scand*. 2011; 55(3):267–272.

[35] Lacasse MA, Roy JD, Forget J, et al. Comparison of bupivacaine and 2-chloroprocaine for spinal anesthesia for outpatient surgery: a double-blind randomized trial. *Can J Anaesth*. 2011; 58(4):384–391.

[36] Mariano E, Chu L, Peinado C, et al. Anaesthesia controlled time and turnover time for ambulatory upper extremity surgery performed with regional versus general anaesthesia. *J Clin Anesth*. 2009; 21(4):253–257.

[37] Nishikawa K, Yoshida S, Shimodate Y, et al. A comparison of spinal anaesthesia with small dose lidocaine and general anaesthesia with fentanyl and propofol for ambulatory prostrate biopsy procedures in elderly patients. *J Clin Anesth*. 2007; 19(1):25–29.

[38] Kehlet H. Multimodal approach to control postoperative pathophysiology and rehabilitation. *Br J Anaesth*. 71997; 8:606–617.

[39] Twersky R, Sapozhnikova, Toure B. Risk factors associated with fast track ineligibility after monitored anesthesia care in ambulatory surgery patients. *Anesth Analg*. 2008; 106: 1421–1426.

[40] Dilsen O, Seyhan M, Serpil D, et al. The influence of various anesthesia techniques on postoperative recovery and discharge criteria among geriatric patients. *Clinics*. 2010; 65(10):941–946.

[41] Kreutziger J, Frankenberger B, Luger TJ, et al. Urinary retention after spinal anaesthesia with hyperbaric prilocaine 2% in an ambulatory setting. *Br J Anaesth*. 2010; 104(5): 582–586.

[42] Ruhl M. Postoperative voiding criteria for ambulatory surgery patients. *AORN J*. 2009; 8 (5):871–874.

[43] Mulroy MF, Salinas FV, Larkin KL, et al. Ambulatory surgery may be discharged before voiding after short acting spinal and epidural anesthesia. *Anesthesiology*. 2002; 97(2): 315–319.

[44] Sarasin SM, Walton MJ, Singh HP, et al. Can a urinary tract symptom score predict the development of postoperative urinary retention in patients undergoing lower limb arthroplasty under spinal anaesthesia? A prospective study. *Ann R Coll Surg Engl*. 2006; 88(4):394–398.

[45] Beauregard L, Pomp A, Chinrie M. Severity and impact of pain after day surgery. *Can J Anaesth*. 1998; 45:304–311.

[46] Okkola KT, Hagelberg NM. Oxycodone: a new "old" drug. *Curr Opin Anesthesiol*. 2009; 22:459–462.

[47] McHugh GA, Thoms GM. The management of pain following day case surgery. *Anaesthesia*. 2002; 57(3):270–275.

[48] Lemos P, Pinto A, Morais G, et al. Patient satisfaction following day surgery. *J Clin Anesth*. 2009; 21(3):200–205.

第二十九章

老年患者的眼科麻醉

概述

为老年患者行眼科手术的麻醉是具有挑战的。这些老年患者有较高的发病率，并且长期服用多种药物，即使接受小手术，麻醉也充满风险。眼科手术时长有短小的白内障手术，也有持续几小时的大手术。麻醉医生掌握与年龄有关的眼科生理、病理改变是必要的。在围术期，老年人还可能服用着与麻醉药相互作用的其他药物。在面对复杂的手术，麻醉医生还要在局部麻醉和全身麻醉之间做出选择。但是，无论采用何种麻醉方式，仔细认真的术前评估和准备是很重要的，因为我们要追求一个安全的结果。麻醉技术的选择全球都是不一的，并且还有许多因素影响着麻醉医生的选择。在适合的复苏室里进行常规的术后监护也是需要的。

老年患者有许多年龄相关的生理改变。虽然大部分脏器的基本功能没有大的改变，但是其代偿生理应激的耐受力和能力是减弱的。基础代谢率的下降导致了全身体脂的增加。由于机体活动的减少，老年患者肌肉力量也随着时间减弱。随着年龄增加，患者20%～30%的体液丢失导致全血容量的减少。以上这些变化会对麻醉的管理产生压力，尤其是在全身麻醉中。机体改变的内容详见本书第一、第五、第十一章。

眼内压在咳嗽和呛咳时会升高40 mmHg，所以麻醉医生掌握其对麻醉管理和视力的影响是必要的。在采用针尖阻滞技术时，在眼球后注射局部麻醉药会升高眼内压，而且需要5～10 min才会恢复正常。动脉二氧化碳分压升高（肺动脉二氧化碳分压）也会使眼内压升高。在吸入可挥发麻醉剂自主呼吸下，呼末二氧化碳的升高造成的眼内压升高是具有

临床意义的。因此，为了避免眼内压的持续升高，在行眼内手术时麻醉医生实施辅助或控制通气是必要的。临床麻醉中，眼内压的升高会造成低氧、高血压和静脉淤血。药物中苯巴比妥类、苯二氮䓬类和丙泊酚是可以降低眼内压的。所有的吸入麻醉药，包括七氟醚和地氟醚在血碳酸正常时是降低眼内压的。非去极化肌肉松弛剂对眼内压无影响。

术前评估和准备

无论将要接受何种麻醉方式，所有患者都需进行术前评估。如果患者计划进行全身麻醉，那患者要像做大手术一样进行全面的术前评估和访视。访视应该基于相关的实验室检查和专家指南[1]。高龄、并发疾病（如心肺疾病）和有慢性药物治疗史的患者使得常规的术前检查，如心电图、全血计数和尿电解质成为潜在的有用的检查。多学科合作是常态，联合皇家学院指南（2012年）为进行局麻的患者提供了适合的指导意见[2]。如果计划进行局麻，评估则通常侧重某一特别的因素，如高血压、缺血性脑病、糖尿病和慢性阻塞性肺疾病。进行局麻的患者是没有禁食的，这利于糖尿病患者的管理。他们在围术期可以正常服用降糖药并且获得较好的血糖控制，但同时也必须继续监测血糖水平。对于局麻患者，医生必须评估他们是否可以平躺超过1 h而不会感觉不舒服和恐惧，更不会发生缺氧和缺血性心脏病。接受抗凝剂的患者产生的问题更多的是与手术医生相关，而不是局部麻醉的选择。这类患者不能采用表面麻醉或眼球筋膜下阻滞。接受抗凝和抗血小板药物治疗的患者建议继续服用常规药物，除非医生告知暂停服用[3,4]。假如术前INR数值在治疗靶目标范围，华法林就不是局麻的绝对禁忌证。

麻醉选择

所选麻醉方式的风险与利益需要考虑以下因素：手术的紧迫性、手术时长、年龄、ASA分级、手术条件、外科医生要求以及患者对麻醉的选择。并存基础疾病的老年患者选择局部或区域麻醉可以减低手术应激和避免术后常见的并发症，如恶心呕吐、谵妄和尿潴留。同时还需要考虑手术时长和患者长时间平躺的能力。对于许多新手练习手术、不配合或手足徐动症的患者建议采取全身麻醉。

全身麻醉

全身麻醉的适应证

全身麻醉适用于不配合或不能耐受局麻的患者。手术时长和复杂性是外科医生和患者需求的决定性因素。当然还有其他指征，如严重帕金森疾病患者、智力障碍患者和幽闭症患者。全身麻醉适应证的范围正越来越小。

全身麻醉的禁忌证

全身麻醉无绝对禁忌证，尤其是对并存不可改善的严重疾病的患者。但是，须牢记心血管、呼吸和神经系统疾病会随着年龄增加而发生频繁，同时不利的心脏结果、呼吸衰竭和术后认知功能障碍发生也有增加趋势。虽然害怕全身麻醉后认知功能障碍的损害或衰退，但是在白内障手术研究中目前几乎没有或没有证据证明患者在接受区域麻醉或局部麻醉之后认知功能变化。

诱导药物

平稳的麻醉诱导是目标，这在眼科手术中尤为重要。咳嗽、僵硬偶然地会升高胸膜腔内压，并且应在所有病例中避免发生静脉淤血。丙泊酚具备许多优势，尤其是在喉罩放置时。与同一计量硫喷妥钠相比，它更能有效地降低眼内压和血压。氯胺酮也许对眼内压无作用。短效阿片类药物，像芬太尼、阿芬太尼与诱导药物具有协同效应，同时能减轻对气道操作的反应。

气道选择

眼科手术中的气道看似是不可接触的，并且术中调整或重置气道的任何需要都有可能引起手术的中断和潜在的即时可见的危害。因此，最安全的气道选择是气管内插管和使用肌肉松弛剂。向下斜口的RAE气管导管或其他成型的气管导管是最好的选择，联合机械通气可以为所有眼科手术提供理想的手术条件。插管时眼内压升高与诱导的呛咳和咳嗽、喉镜和插管的加压反射、拔管或咳嗽时的喉痉挛以及术后可预防的恶心呕吐有关。这些并发症在开放式眼科手术中更重要。

丙泊酚诱导置入喉罩是常用方法，尤其是在短快眼科手术中，喉罩可以减少一些风险，但对于无齿的和手术单覆盖的患者来说，如果喉罩保护不了气道或位置不好可能会增加气道丢失的风险。肌松剂联合喉罩使机械通气更简单，但是作为补偿其误吸风险增加了。

麻醉维持和术后监护

因为可挥发性麻醉气体使用的熟练性、可控性和价格，它经常用于麻醉维持，并且它呈剂量依赖性降低眼内压。每一种吸入气体并没有临床差异。

氧化亚氮的使用可能依赖本院医疗气体供应和个人喜爱。氧化亚氮的优势众所周知，但它也会带来2个独特的风险。一个是增加术后恶心呕吐的发生率，一个是用于玻璃体切除术时，其与球内气体混合会造成潜在的却是灾难性的眼内压升高。TIVA近年使用率增加，但对于短小如超声乳化白内障吸出术等手术存在限制。

大部分眼科手术的生理学挑战是低的，麻醉医生应该关注长时间禁食老年患者的液体治疗，而不能随意补充而造成心肌过负荷或造成尿潴留。手术时长超过1 h老年人更倾向于低体温。如果老年患者存在深静脉血栓，那术前应该放置医疗压迫设备。糖尿病患者必须遵守当时维持正常血糖的策略。术后镇痛通常不是一个大问题，因为术中短效的阿片类药物就能满足需求。如果患者没有禁忌证，可以使用对乙酰氨基酚和非甾体类抗炎药。局部麻醉联合全身麻醉是特别有效的。尽管不可使用长效阿片类药物,但可使用右美托咪定和(或)昂丹司琼预防,眼科患者也较容易发生恶心呕吐反应。

眼科手术的局部麻醉

局部麻醉可通过以下方式起效：表面麻醉、局部浸润和神经阻滞。

表面麻醉

如果局部麻醉滴剂应用于结膜囊,他们会麻醉结膜和角膜表面,这对小手术和诊断治疗可能是充足的,如角膜异物取出、测眼内压或通常简单不复杂的白内障摘除术。许多局部麻醉药可以使用,包括1%丁卡因、0.4%盐酸布鲁卡因、0.5%丙美卡因、4%利多卡因和2%利多卡因凝胶。这种麻醉效果是短暂,但是如果用局麻药浸润过的纱布放置在结膜1 min,麻醉效果会延长。

局部浸润

局部浸润可使局麻药注射的组织周围产生麻醉效果。这是眼睑和结膜手术常用的麻醉方法。1%～2%利多卡因是最常用药物。简单的白内障摘除术也可在此麻醉下完成。

眼眶神经阻滞

神经阻滞技术是通过将局部麻醉药注射至神经或其分支主干周围使其感觉或运动功能失效。这是眼球手术的常用局部麻醉方法。使用神经阻滞可以在相对小剂量局部麻醉药下产生巨大效应。当然,麻醉医生对眼球的解剖的详细了解是完成神经阻滞的重中之重。以下将简单的介绍眼球解剖,详细的内容建议读者阅读官方解剖课本[5,6]。

眼眶是一个不规则的四边角锥体,其顶点指向后背方,基底向前。眼球运动受6条眼外肌支配,分别是下直肌、外直肌、内直肌、上直肌、上斜肌和下斜肌。这些肌肉形成一个不完全的肌肉体,里面包含着视神经(Ⅱ)、动眼神经(Ⅲ,包括上直肌和下直肌分支),外展神经(Ⅵ)、鼻睫状神经(三叉神经的分支),睫状神经节和血管。动眼神经在眼部的分支分为上支和下支,两条分支在眶上裂汇合。上支支配上直肌和上睑提肌。下支又分为3部分,分别支配内

直肌、下直肌和下斜肌。外展神经支配外直肌。滑车神经主支大部分支配上斜肌。眼睑的挤弄和闭合是在此肌肉体外进行,是由面神经的颊支支配,同时颊支还掌管眼轮匝肌的运动神经支配。

Tenno囊或球筋膜是一层包绕眼球的膜,从视神经到巩膜角膜交叉点,以分隔眼球和眼窝脂肪,同时形成一个眼球运动的窝槽。这个囊起源于盘状软骨,并向后方扩展至视神经,像袖子一样和眼外肌伴行。球形晶状体的横轴将Tenno囊强行分为前后两部分。前者从盘状软骨后方附着在虹膜组织上约5～10 mm,并和眼外肌肌内隔膜融合覆盖在球根部结膜上。后来,这层鞘膜围绕视神经融合。

眼球的感觉是受三叉神经的眼支支配的。就在进入眼眶之前,三叉神经分为3个分支：泪支、额支和鼻睫状支(眼支、上颌支和下颌支)。鼻睫状支支配整个眼球感觉。两条长的睫毛神经有分支到睫状神经节,并和短睫毛神经一同从角膜、虹膜和睫状肌传递感觉。侧结膜的一部分感觉是由泪支传递,上睑结膜是通过额支传递。所有神经都在锥体外。

颏上和颞上像有丰富的血管走形,但是颞下和中间部分相对无血管,故置入针管和套管较安全。

眼眶神经阻滞的患者选择

大量文献认为眼科医生、麻醉医生和患者都倾向于这项局部技术,但是最终是由完成这个技术的人决定。这个决定是以影响某一技术选择的因素为根据的。首选的技术可以是表面麻醉、套管针阻滞,也可以是针尖阻滞。技术的选择应该在患者医院、手术需要、麻醉医生技术和手术类型之间权衡。

学习打套管针是不错的临床练习,如果计划采用细针技术也必须先打套管针。全套心肺复苏设备及训练有素的人员应随叫随到。合适的心肺监测也应该使用。

眼眶神经阻滞

眼眶阻滞的专有名词多种多样,被广泛接受的是以针尖放置解剖位置命名的名词[7]。将局部麻醉药注射至眼外肌组成的球后肌肉体内的技术叫球后神经阻滞;反之,球周神经阻滞是指针尖在肌肉体外。两个隔间之间有许多沟通渠道,注射的局部麻

醉药能轻易地扩散。根据扩散速度产生麻醉和运动缺失效果[8]。球后和球周联合阻滞被称为复合球周阻滞[9]。在眼球筋膜下阻滞中，局麻药注射至 Tenno 囊，也被称为球根旁阻滞，针尖麻醉或巩膜上阻滞[10-13]。局部麻醉技术的详细描述超出了本书范畴，读者们可以阅读专门的眼科麻醉书籍[14]。

局部麻醉的并发症

表面麻醉很少发生严重的并发症，但是这项技术并不适用于所有患者。针尖阻滞的并发症可从轻度到重度不等[15]。可能只表现在眼部（眼球或眼球周围）也可能出现在全身。发生在眼球和周围结构的并发症包括以下：阻滞失败、角膜擦伤、球结膜水肿、结膜下出血、眼窝出血、眼球损伤、视神经损伤和眼外肌故障。这些并发症是被详细记录的。

系统损害包括局部麻醉药毒性、脑干麻醉。如果局麻药误入血管、扩散太快或注射失误，在眼眶注射或注射后立即可能会出现心跳呼吸骤停。

虽然眼球筋膜囊下阻滞是一个安全的针尖阻滞的方法，但是却存在许多大大小小的并发症[16]。注射痛、局麻药逆流、球结膜水肿和结膜下出血这种轻度并发症是常见的。结膜下出血在接受氯吡格雷、华法林和阿司匹林等抗凝药患者中更多发，它是许多手术医生不能接受的并发症[17]。仔细的解剖、局部应用肾上腺素或采用争议性的手持灼烧技术[18,19]可减少并发症的发生。所有的主要并发症都被报道过，但是事实上它们都很罕见。

局部麻醉时的镇静

表面麻醉时，镇静是被广泛采用的[20]。向患者解释和安慰通常就足够了，但是一些患者更能从镇静中获益。短效苯二氮䓬类药、阿片类药或像丙泊酚小剂量静脉麻醉诱导药是推荐的[21]。但是常规的镇静是不必要的，因为存在术中不良事件发生的概率[22]。

具体手术的麻醉

白内障手术

白内障手术已经经历变迁，变得越来越无创。超声乳化白内障吸出术已经可以在更小的超声乳化

探头下完成了。虽然这个手术可以在表面麻醉下完成，但是许多术者更偏向在阻滞技术下完成。眼球筋膜囊下阻滞技术是常用方法，而针尖阻滞技术因可能出现毁灭性并发症而被淘汰。如前所述，必要时全身麻醉也是可采用的。

青光眼手术

青光眼手术通常在局麻下完成。同白内障手术一样，如果有必要，全身麻醉也可采用。充分的神经肌肉组织和良好眼内压的控制可以造就最好的手术条件。

玻璃体视网膜（Vitreoretinal）手术

VR 手术涉及眼内、眼外步骤，通常需在暗环境，较长时间下完成。此类手术患者通常是并存基础疾病的稍年轻老年人。如果是为稍年老患者手术，那患者并存疾病更严重，手术时间更长。手术步骤分为：分离手术，前玻璃体切除术，术后玻璃体切除术（修复视网膜破裂、剥膜、使用气体填塞、发射激光束、冷冻疗法和其他）。分离手术也可在巩膜外进行。修复破裂的方法有屈曲、环带（bands）、冷冻和激光。术中眼睛会受到许多牵拉，从而导致眼心反射。玻璃体切除是将玻璃体从眼内取出，这样可以清除浑浊或带血的玻璃体，也为在视网膜上进行眼内步骤提供条件。之后，眼窝可能被空气混合物（通常为全氟丙烷或六氟化硫）或硅胶填充。局部麻醉术阻滞技术是常用的，包括针尖和眼球筋膜下阻滞。全身麻醉可能在择期患者中应用。术者要决定手术末使用何种药剂填充眼窝，就玻璃体切除术填充物而言，术者避免使用氧化亚氮是明智的，因为眼窝中处于平衡态时氧化亚氮可能会迅速扩散，造成眼内低压，从而导致视网膜的脱离或者再次脱离。如果真的使用了氧化亚氮，它应该在手术气体进入玻璃体前关闭。术后气体可能在体内残留多达 3 个月，因此患者应佩戴眼罩以提示后面的麻醉医生避免使用氧化亚氮。氧化亚氮扩散进眼窝的速度可能比任何氮气排出的速度更快，眼内压一升高会带来严重的结果[23]。

斜视手术

这类手术全身麻醉是标准，但是在择期患者中

也可以在局麻下完成。头颈部步骤的气道考虑，喉罩是最受欢迎的选择。如果使用了可调节缝线，那么许多术者要求不使用肌松剂。长效阿片类药物也不应使用，它只可能使已经高的术后恶心呕吐的风险更高。

泪囊鼻腔造瘘术（dacryocystorhinostomy）

DCR术通常是为泪腺管狭窄的泪眼患者而做。手术步骤包括泪道的暴露和鼻腔新通道的开放。此手术可开放式做，亦可在鼻内镜下做。虽然局麻（有或没有镇静）受到欢迎，但是通常要求在全身麻醉下完成[24]。此手术适用于所有眼科麻醉注意事项。术中和术后立即存在一个气道误吸的风险，因此气管内插管和喉罩的应用可提供气道保护。内窥镜下DCR术是另一种手术方式，而且麻醉医生需要而外的气道内激光手术的经验。

眼部创伤

眼穿通开放伤可发生在任何患者身上，包括老年患者。因为肿胀和疼痛，其受伤的程度可能难以确定。同时，眼外伤可能和其他主要损伤有关。和任何创伤一样，在受伤前可能存在饱胃和后续的胃排空减慢。如果眼穿通伤并随其他创伤，全身麻醉是常规方式。眼眶区域麻醉在选定的中心成功应用过[25]。在为饱胃患者麻醉诱导时为预防反流误吸，司克林的使用被认为是必要的，但是其会增加眼内压，认为是和司克林导致眼内容物丧失有关。此类手术麻醉重中之重的是选择可以围术期全程减少误吸最有效的麻醉方式，同时必须考虑到降低眼内压，直到眼睛安全。大量眼穿通伤术回顾研究并未提示玻璃体确实有临床意义[25]。

其他手术

这些手术包括眼睑手术、眼窝手术或眼附器手术。许多手术时间较短，眼睑手术通常在局麻下完成。像眼球摘除和肿瘤手术等长时手术一般在全麻下完成，并且需要采取减缓手术疼痛的方法。

结论

综上所述，眼科的麻醉实践就是在局部麻醉或全身麻醉两者之间抉择。目前，考虑到年龄相关的病理生理改变和身体上的症状体征，局部麻醉当仁不让地成为首选。

（皇甫俊杰 译 江海霞 审校）

参考文献

[1] National Institute for Clinical Excellence. *Preoperative tests. The use of routine preoperative tests for elective surgery.* CG 3. Developed by the National Collaborating Centre for Acute Care. London: NICE, 2003. <http://www. nice. org. uk/ nicemedia/pdf/CG3NICEguideline. pdf> (accessed 1 October 2012).

[2] Kumar CM, Eke T, Dodds C, et al. Local anaesthesia for ophthalmic surgery — new guidelines from the Royal College of Anaesthetists and the Royal College of Ophthalmologists. *Eye.* 2012:26:897–898.

[3] Koopmans SA, van Rij G. Cataract surgery and anticoagulants. *Doc Ophthalmol.* 1996–1997; 92:11–16.

[4] Konstantatos A. Anticoagulation and cataract surgery: a review of the current literature. *Anaesth Intensive Care.* 2001; 29:11–18.

[5] Dutton JJ. *Atlas of clinical and surgical orbital anatomy.* Philadelphia, PA: Saunders, 1994.

[6] Snell RS, Lemp MA. *Clinical anatomy of the eye.* Boston, MA: Blackwell Scientific Publications, 1989.

[7] Fanning GL. Orbital regional anesthesia: let's be precise. *J Cataract Refract Surg.* 2003; 29:1846–1847.

[8] Ripart J, Lefrant JY, de La Coussaye JE, et al. Peribulbar versus retrobulbar anesthesia for ophthalmic surgery: an anatomical comparison of extraconal and intraconal injections. *Anesthesiology.* 2001; 94:56–62.

[9] Hamilton RC. Retrobulbar block revisited and revised. *J Cataract Refract Surg.* 1996; 22:1147–1150.

[10] Stevens J. A new local anaesthesia technique for cataract extraction by one quadrant sub-Tenon's infiltration. *Br J Ophthalmol.* 1992; 76:620–624.

[11] Greenbaum S. Parabulbar anesthesia. *Am J Ophthalmol.* 1992; 114:776.

[12] Fukasaku H, Marron JA. Sub-Tenon's pinpoint anesthesia. *J Cataract Refract Surg.* 1994; 20:468–471.

[13] Ripart J, Prat-Pradal D, Charavel P, et al. Medial canthus single injection episcleral (sub-Tenon) anesthesia anatomic imaging. *Clin Anat.* 1998; 11:390–395.

[14] Kumar CM, Dodds C, Gayer S. *Ophthalmic anaesthesia.* Oxford: Oxford University Press, 2012.

[15] Kumar CM, Dowd TC. Complications of ophthalmic regional blocks: their treatment and prevention. *Ophthalmologica.* 2006; 220:73–82.

[16] Kumar CM, Eid H, Dodds C. Sub-Tenon's anaesthesia: complications and their prevention. *Eye.* 2011; 25:694–703.

[17] Kumar N, Jivan S, Thomas P, et al. Sub-Tenon's anesthesia

with aspirin, warfarin, and clopidogrel. *Cataract Refract Surg.* 2006; 32:1022–1025.

[18] Kumar CM, Williamson S. Diathermy does not reduce subconjunctival haemorrhage during sub-Tenon's block. *Br J Anaesth.* 2005; 95:562.

[19] Gauba V, Saleh GM, Watson K, et al. Sub-Tenon anaesthesia: reduction in subconjunctival haemorrhage with controlled bipolar conjunctival cautery. *Eye.* 2007; 21:1387–1390.

[20] Leaming DV. Practice styles and preferences of ASCRS members — 2003 survey. *J Cataract Refract Surg.* 2004; 30: 892–900.

[21] Greenhalgh DL, Kumar CM. Sedation during ophthalmic surgery. *Eur J Anaesthesiol.* 2008; 25:701–707.

[22] Katz J, Feldman MA, Bass EB, et al. Adverse intraoperative medical events and their association with anesthesia management strategies in cataract surgery. *Ophthalmology.* 2001; 108:1721–1726.

[23] Yang YF, Herbert L, Rüschen H, et al. Nitrous oxide anaesthesia in the presence of intraocular gas can cause irreversible blindness. *BMJ.* 2002; 325:532–533.

[24] McNab AA, Simmie RJ. Effectiveness of local anaesthesia for external dacryocystorhinostomy. *Clin Exp Ophthalmol.* 2002; 30:270–272.

[25] Scott IU, Mccabe CM, Flynn HW, et al. Local anesthesia with intravenous sedation for surgical repair of selected open globe injuries. *Am J Ophthalmol.* 2002; 134:707–711.

第三十章

围术期体弱

概述

在英国，超过65岁的老年人所占人口比例预计将在2033年增加到23%。这一年龄组现在已被认为是常规且没有例外的手术。然而，尽管手术和麻醉的进步已经减少了老年患者手术的风险，但是与年轻患者相比，依然存在高死亡率、住院时间延长和健康状况更糟的情况。

很多研究认为年龄不能说明它是在手术过程中的高危因素，也有观点认为年龄不是增加手术死亡率的高危因素，那什么是？几种因素被证实在老年患者手术情况下同样重要（表30-1）[1-4]。

表中所列举的因素在老年患者围术期的处理中显然都很重要，但这些因素中的最后一项——体弱，是老年医学最新提出的一个概念，它可能与老年人手术的护理有着更为重要和复杂的关系[11]。

定义

"体弱"一词在广义语境下有不同的意思，在临床处理中也是这样。然而，体弱这一"概念"在很长一段时间是很清楚的——谢尔顿（Sheldon）早在1940年，在老年人状态的开创性工作中就写道"老年人表现出很多无能力的症状就是体弱……它的性质和状态描述（如心脏疾病）是很难描述且不确定的；但毫无疑问，对于临床来说是一个整体"[12]。

在最近几年里，体弱引起了很多老年医学团队的兴趣，不仅是因为这一术语定义面临挑战，也因为得到其他医学专家的肯定，同时还有重要的临床和经济价值。它也许能帮助界定对哪一部分老年人群负起责任。一个能被普遍接受的关于体弱的定义已经成立。这一不确定性反映出在外科学上，体弱被定义为导致手术结果不利影响的一个因素，而且不同的术者有不同的定义方式，甚至有些人根本就不做出定义。表30-2举例说明了源于外科学关于体弱定义的多样性。

生理储备是个可能潜在因素的常见主题。帕尔马（Palmer）阐述"体弱在老年人常见，有体内平衡受损……可能使老年患者即使行骚扰很小的手术都易于出现严重的多脏器系统衰竭，而这些同样的手术在年轻的患者并无影响"[5]。而Christmas认为它归因于"处理压力时生理储备量减少"，并"最终成为手术结果差的一个重要的独立危险因素"[9]。奥迪塞欧（Audisio）等人也同样认为体弱是"一些人表现为生理储备差，慢性疾病高发生率和住院治疗，从而导致复杂的医学和社会心理问题"[13]。这导致应用计分方法来测定体弱程度和日常生活中管理自己行为的能力。例如，赫里克（Herrick）应用"修正身体活动能力测试（PPT）分数在12和28之间……需要辅以一个或更多日常生活活动（ADLs）……"来释义体弱，并且麦凯锐（Makary）等人也应用经过验证的体弱计分系统包括弱、萎缩、精力耗尽、身体活动能力低和走路速度缓慢[10,14]。

表30-1 老年患者围术期不利结果的危险因素

◆ 因器官功能能力下降导致的储备减弱[5]
◆ 合并疾病
◆ 混乱和导致认知障碍[3,6]
◆ 营养状态[5,7]
◆ 衰老的异质性
◆ 生理的和药理的状态[8]
◆ 虚弱[9,10]

表 30-2　文章中手术时体弱的定义

- 体弱在老年人常见,有体内平衡受损……可能使老年患者即使行骚扰很小的手术都易于出现严重的多脏器系统衰竭,而这些同样的手术在年轻的患者身上并无影响[5]。
- 处理压力时生理储备量减少,并最终成为手术结果差的一个重要的独立危险因素[9]。
- 一些人表现为生理储备差,慢性疾病高发生率和住院治疗,从而导致复杂的医学和社会心理问题[13]。
- 修正身体活动能力测试(PPT)分数在 12～28……需要辅以一个或更多日常生活活动(ADLs)……[14]。
- 应用经过验证的体弱评分系统包括弱、萎缩、精力耗尽、身体活动能力低和步行速度缓慢[10]。

　　这一章节将提供关于体弱更为全面的概括,包括流行病学和医学团队如何根据现在的体弱建议模式来试图定义体弱。除此之外,我们还将讨论体弱预计手术结果差的重要性和体弱模式在临床处置中的应用。

体弱是什么?

　　"体弱"常被看作含有变坏的意思,这也使很多研究者尤其是社会科学研究者喜欢描述这一概念,通过应用与之相反的词如恢复力,健壮或者活力来描述。然而,体弱在临床处理中的描述显得很困难。我们开始思考体弱在医学领域里作为一个与之相关联的因素,会以一种方式影响个体的生理状态,以此减少储

备并增加外部应激原易损伤性,从而潜在导致残疾,认知障碍,住院治疗,保健机构住院和增加死亡率。

　　仅仅一部分老人是体弱或者因为即将到来的因素变得体弱,但这一群体依然重要,因为它们的潜在出现,降低了预期寿命。

　　体弱需与多种病理状态和残疾区分开来,尽管后两种情况都会导致围术问题。残运会参与者被定义为残疾但并不能描述为体弱。

　　对体弱的定义并没有达成国际一致同意,尽管尝试达成一致。在医学领域里,大多数的观点认为,体弱是生物医学综合因素的结果,以减少抵御环境压力的方式影响着个体的生理状态并变得有依赖性。反之,一位并不体弱的人能抵御应激原而没有严重后遗症。手术过程便是构成这样的一个应激原。对于其他人提出的生理和社会学因素作为一个单独因素或联合因素在生物医学因素中可能导致依赖性,这种生物医学方法具有挑战性。

体弱的表现

　　有几种关于体弱的标准模式,但在医学领域里被引用次数最多的是弗里德(Fried)标准和洛克伍德(Rockwood)标准。在弗里德标准里,出现三个或更多非目的性的体重减轻、疲劳、握力减弱、步行速度减慢、身体不活泼预示着一系列不良结果包括摔

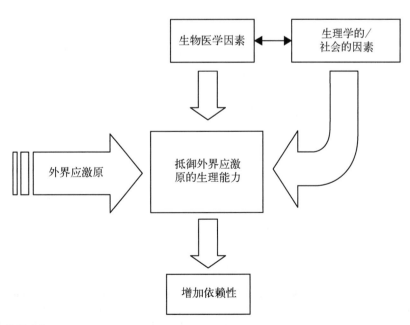

图 30-1　导致依赖性和体弱途径

表30-3　弗里德标准

特　征	测　量
萎缩,体重减轻,肌肉萎缩症	每年非目的性体重减轻≥4.54 kg(10磅)或减轻≥体重5%
虚弱	握力,据性别和体重指数调整
耐力和精力差	自我记录精力耗尽
缓慢	缓慢:步行4 572 mm的时间,据性别和站力高度调整
身体活动缓慢	每周能量消耗评分

资料来源: Fried, LP, et al., "Frailty in older adults: evidence for a phenotype", Journal of Gerontology, Series A: Biological Sciences and Medical Sciences, 2001, 56, 3, pp.M146–156. 经老年病学协会和牛津大学出版社许可。

倒、残疾、住院治疗和死亡[15]。Fried指出这些元素为"体弱的显型",使用的数据源于心血管健康研究(CHS)(表30-3)[16]。

另一大型前瞻性研究支持表现形式作为不良结果的预测。弗里德报道人们通过表30-1中的标准对体弱进行分类,不良结果的危险性如摔倒致残和死亡。弗里德阐述与非体弱人群相比,体弱倾向个体的人更易变得体弱。值得注意的是,弗里德标准不是只针对评估精神健康或社会心理状态,在后期研究中,弗里德和其同事认为该标准对于临床医生和老年患者自身定义体弱同样有重要作用[18-20]。另外有更多的临床医生认为体弱模型/定义须包括年龄、生物学的、临床的和环境因素[19,22,23]。尽管弗里德标准不适用于所有组关于体弱的"诊断",但使用确定的截止值来诊断还是很有吸引力的,例如,针对那些极易生病和极易依赖他人的并不适用。在临床处置中关于特征性体弱的一个小型前瞻性研究发现,没有一组会继续护理患者(n=30)执行到点起床或6 min步行,且13%患者没有进行握力评估。

洛克伍德和同事提出另一个模式,将体弱定义为损害的累积并采用了数学的方法[25,26],他们提出观点认为体弱的危险随着特定的损害增加而增加,这些观点基于多系统的生理改变或者认知改变且不需要达到疾病的状态,这些数据可从临床,如症状、疾病和实验室报告中得出。这些持续损害的过程具有提示性,损害的指标越高,则变得体弱的危险性就越大。不像弗里德标准,洛克伍德标准中,只要涉及

全身系统损害,就可以评估睡眠干扰引起的精神健康和社会心理问题[22]。洛克伍德在最近的研究中,进一步评估损害,证实损害量可以通过寿命来预知死亡率,正如所期望的,年轻患者体弱的流行性是很低的。损害的方法在临床处理中没有被完全接受,可能是因为使用者评估体弱时应用更简单的七点临床量表和本身复杂的本质[28]。后一种量表用来判断基本的体弱,包括判断健康、更健康、伴随疾病和体弱的三个水平。

证据表明弗里德和洛克伍德方法具有相似之处,这可以从女性健康和衰老研究中看出,研究发现生理系统不正常的量——通过检测生物学标志物(如血红蛋白,炎性标志物),与体弱危险性增加相关,这与洛克伍德评估损害的方式一样。

尽管弗里德和洛克伍德标准作为预估体弱的模式在很多研究中已被验证,但并没有被完全接受。实际上,洛克伍德和同事指出,为了探究更为深远的概念理解来说,选择一个或另一个模式还为时尚早[30]。

其他研究提议供选择的模式可以既根据弗里德和洛克伍德的一个或其他模式,又与临床实际和地理位置相联系。例如,英国关于体弱前瞻性研究建议可供选择的体弱计分的5个指标就是从弗里德和洛克伍德标准中得出(表30-4),这个研究与弗里德和洛克

表30-4　两个可供选择的体弱建议指标/标准

哈伯德(Hubbard)等人报道	罗密欧·奥图纳等人报道
体重减轻>5 kg每年(PFI)	体重减轻——自己记录(PFI)
握力≤16 kg(PFI)	握力——握力计(PFI)
简易精神状态检查法(MMSE)分数≤24(CDI)	精力——自己记录(PFI)
定时起床和走的时间(CDI)≥17 s	缓慢——自己记录(PFI)
第一秒用力呼气量(FEV₁)≤30%(CDI)	低活动力——自己记录(PFI)

摘自费里德体弱显性标准(PFI),洛克伍德累积缺陷标准(CDI)。
资料来源: Hubbard RE, O'Mahony MS, Woodhouse KW. Characterising frailty in the clinical setting a comparison of different approaches. Age Ageing 2009; 38 (1): 115–119. Romero-Ortuno R, Walsh CD, Lawlor BA, Kenny RA. A frailty instrument for primary care: findings from the Survey of Health, Ageing and Retirement in Europe(SHARE). BMC Geriatr 2010; 10: 57.

伍德提出的那些模式作比较后得出相同结论[24]。文章的作者报道体弱计分与已有的测量措施有很大的相关性，同样地，在欧洲初级保健机构关于分辨体弱的措施的最近研究中，研究者认为弗里德标准是很有效的选择，研究者应用了弗里德模式的5个标准，但在概念和性别导向上更适合应用于欧洲初级保健机构，这同样在弗里德最初的研究中有报道[32]。这两者关于体弱流行性研究的相关结果将在流行病学部分做简单讨论。

体弱流行病学

因为多体弱的确切定义缺乏一致性，所以关于体弱的流行病学有很多未知性。根据弗里德最初研究体弱者在人群中发病的流行病学概率为6.9%（7.3%女性，4.9%男性），4年发生率在7%～11%之间[15]。后期的研究认为妇女和低收入者更倾向于变得体弱，最近针对2 000位美国墨西哥人进行的10年研究报道，通过应用弗里德标准有7.8%体弱者和47.3%体弱倾向者，具有体弱和体弱倾向的这一类人与没有体弱的人相比，具有很高的死亡风险性［比值（OR）1.8/1.3］，另一项研究使用的标准与弗里德相似，报道了体弱的比率在女性和男性中分别占7.3%和3.1%，这与弗里德最初研究的结论一致，但流行病学有所不同，该报道中占5.4%，而弗里德研究中占6.9%[32,33]。

手术情况下对体弱的评估

围术期风向评估量表的应用，如胸外科医生协会评分（STS），美国麻醉医生协会（ASA）对麻醉和手术时的评估和欧洲心脏手术危险性评估（EuroSCORE）已经在临床上得到很好的应用。对于这些评估系统具有批判性的是，他们没有把生理储备量考虑在内，从而导致高估老年健康患者手术风险性，而低估老年体弱患者手术风险性[34]。很多学者建议改良量表，应改为含有患者生物学的信息或分辨体弱的量表。

体弱和手术结果

有很多出版物综述了实足年龄对手术结果的影响，但对于体弱对手术结果的影响却少有报道，这对于体弱概念显得新奇和它的定义仍未完善就不足为奇了，然而尽管如此，体弱已被证实影响结果，可能

比早先提到的危险评估量表更有用。

达斯古普塔（Dasgupta）等人检测埃德蒙顿评定量表在患者行非心脏手术（主要为矫形手术）时，作为预估术后并发症危险因素的有效性[35]。围术期使用埃德蒙顿评定量表评估体弱，这是一个综合性测量，记录了认知、健康状态、功能、社会资助、医疗使用、营养、情绪、自制力和移动性。这个量表发展成为整个医疗范畴的患者都适用，而不仅仅局限于手术的患者，该量表计分从0～17分，分数越高指示体弱越严重，一个潜在局限性的事实是术后并发症患者危险性是通过记录病历回顾，而不是直接观察患者得来。在大量的逻辑斯谛线性回归分析中，仅仅年龄和总的埃德蒙顿体弱评分与术后并发症有相关性，该比值是1.14（95%可信区间1.05～1.24）和1.22（95%可信区间1.02～1.46），这些变异度与从保健机构出院和住院延长有关。作者发现截止分数小于4或大于7对于预估术后并发症更高或更低都适用，这两个分数对应的年龄相关并发症比值（95%可信区间）分别是0.27（0.09～0.80）和5.02（1.55～16.25）。另一相似的记录体弱的综合方法是克里斯蒂安松（Kristjannson）等人研究了患者行结直肠肿瘤手术，研究范围涉及个人和日常生活行为，认知，抑郁[36]。随后患者通过截止分数进行分类，分为健康，介于中间者和体弱者，并发症资料收集，是通过使用具体的病例记录形式来收集，并在必要时用其他信息资源补充。在二变量分析中，除了ASA分级和年龄外，综合老年病评估对严重性增加频率和任何并发症都有关系。在多变量分析中，严重并发症在体弱组的校准比值是3.13（95%可信区间1.65～5.92）。这些并发症相关危险性包括吻合口瘘，谵妄和再住院在体弱组同样高发，在亚组人群中，若宁（Ronning）等人对炎性生物标志物对术后并发症发展的影响进行研究，他们发现生物标志物白介素-6（IL-6）可单独预估严重并发症（比值2.4,95%可信区间1.14～5.06），适用于肿瘤定位和综合老年病评估计分，他们得出结论，生物标志物可能增加综合老年病评估在评估老年患者手术风险性时的有效性，这一主题在免疫衰老部分继续展开讨论[37]。

苏德尔曼（Sündermann）也使用增强的弗里德标准对体弱进行量化，这些学者关于体弱综合评估

（CAF）计分是弗里德标准的补充,包括测量身体活动能力、白蛋白、肌酐、脑利尿钠肽和第一秒用力呼气量（FEV₁）,基本的监测结果在严重体弱,中度体弱和非体弱组30天的死亡率分别是21.7%、7.8%和3.6%,他们同样指出CAF监测的准确性与胸外科医生协会评分（STS）和欧洲心脏手术危险性评估（EuroSCORE）相当,但不比这两种评估方法更好[38]。

李（Lee）等人同样认为关于体弱定义有更多局限性,他们在评估任何日常生活（ADL）受损（Katz量表监测）或移动受限或有文件证明的痴呆,在住院和出院后死亡率,以及成年患者行择期或急诊心脏手术结果的影响中受限,该研究中心仅仅是该省的心脏手术中心且85%患者数据从地方数据库得来,这些患者只监测出院后死亡率,总研究人数中报道出有少于5%的患者是体弱患者[39]。住院死亡率,保健机构出院和一系列其他问题的发生率在体弱组都很高,例如,在非体弱组,未调整的住院死亡率是4.5%,而在体弱组的死亡率是14.7%,与体弱组出院率51%相比,非体弱组出院率为91%。

马卡瑞（Makaray）等人进行大规模的研究,应用弗里德标准（体重减轻,握力降低,疲乏,低身体活动力,行动迟缓）将患者分类为体弱、中度体弱和非体弱组来进行临床术前评估,同时也应用了其他三个广泛使用的术前评估危险指标（ASA）,得出的结果包括手术并发症,住院和出院时间或者那些事先在家使用辅助护理设备,尽管没有陈述后者是否是在短期还是长期基础上进行[40]。体弱在手术后并发症中是一个独立的危险因素,在中度体弱患者的比值是2.06（95%可信区间1.18～3.60）,而在体弱患者的比值是2.64（95%可信区间1.78～2.13）。体弱同样预计住院时间,该比值是1.69（95%可信区间1.28～2.23）等同于65%～89%患者增加了住院时间。环境预测决定率所占比值更高,为20.48%（5.54～75.68）,允许更广的可信区间时,体弱的预测力对于预测出院也具有说服力。那些间歇性体弱者具有很低可能性出现相关并发症,但这种低可能性仍有统计学意义,体弱的总结改进了其他危险评估方法（ASA）的预测力。

阿夫拉洛（Afilalo）等人对弗里德体弱模型的其中一个组成部分（行动缓慢）进行评估,认为对于超过70岁进行心脏手术的患者来说,行动缓慢是预后不良的一个潜在预知因素,他们认为行动缓慢表现为行走5 m需要5 s甚至更多,且与预后不良有关,这根据死亡率、住院时间和出院后环境护理支持得出结论。校准后胸外科医生协会危险评分（STS）比值在最终术后死亡率和大多数发病率是3.05（95%可信区间1.23～7.45）,高的STS危险评分和步态速度缓慢者有43.2%患者有高的发病率和死亡率,而高的STS危险评分和步态速度正常者,其发病率和死亡率为18.9%。

综合上述关于体弱的相关研究,体弱在预测手术患者预后方面具有明确的有效性（表30-5）。

免疫衰减和体弱

如图30-1所示,生物医学因素与体弱具有密切关系,并在其发生发展和诊断方面都可能有着重要意义。生物医学模型建议者认为,鉴定诊断标志物可以提示出个体体弱倾向,尽管对其他标志物（如细胞生长抑素）研究的主要关注点是其在促炎物中扮演的角色,然而,该混合物在体弱和非体弱个体中发挥着不同的潜在作用,需要在正常年龄相关免疫系统情况下进行研究。

从多种资源获取的有力证据表明,魏斯科普夫（Weiskopf）等人做出综述,免疫系统随着年龄发生改变,可能增加对疾病的易感性,而对疫苗的低反应性[42]。免疫衰减这一术语用来描述老年患者免疫系统反应性降低,被认为是老年患者在年轻时受到病毒感染后,在以后的生活中易于出现免疫衰减[43]。同行观察者也证实同样的年龄组中,老年患者巨细胞病毒血清阳性反应者比巨细胞病毒（CMV）阴性个体更容易出现免疫系统紊乱。在瑞典进行的基于老年人群的数十年的独立线性回归研究得出这一概念——"免疫危险表型（IRP）",与弗里德体弱表型具有相似预测无生存者的方法。显性个体对增殖反应差,CD4淋巴细胞减少,而CD8淋巴细胞增加（正常比值是1）,英国老龄化健康研究同样报道CD4/CD8倒置增加死亡风险（HR=1.56）,该结论与年龄相关而与性别无关[45]。同样地,Swedish跟踪研究也证实起源于CMV感染并持续流行也会导致CD4/CD8倒置[46]。

表30-5 已被证实的关于体弱和结果之间的关系的研究摘要

研 究	国家	背 景	患者数量和年龄	体弱定义	体弱影响	注 解
阿夫拉洛等人（2010年）	加拿大和美国	择期心脏手术	131 平均年龄75.8岁（SD=4.5）	5 m步行速度	步行缓慢是最终行动受限/死亡率的一个独立危险因素（OR 3.05 95%CI 1.23～7.54）	仅仅使用步行速度作为体弱的标志
达斯古普塔等人（2009年）	加拿大	择期非心脏手术	125 平均年龄77岁（范围70～92）	埃德蒙顿体弱计分	独立的与保健机构出院和住院时间延长有关	年龄同样也独立地与保健机构出院和住院时间延长有关；使用病历回顾记录并发症
克里斯蒂安松等人（2010年）	挪 威	择期结直肠手术	178 平均年龄79.6岁（范围70～94）	应用综合的老年病学评估标准分为健康、一般或体弱	在体弱组62%增加严重并发症危险性，在一般组和健康组分别是36%和33%	年龄和ASA分级与并发症无关
李等人（2011年）	加拿大	择期心脏手术	3 826 体弱中位数年龄66岁；非体弱中位数年龄71；年龄范围（体弱和非体弱15～94）	体弱被描述为Katz量表检测日常生活缺陷或被诊断的明显的痴呆	体弱可以作为住院死亡率（OR 1.8, 95%CI 1.1～3.0）和保健机构出院率（OR 6.5, 95%CI 1.1～2.2）独立预估因素	包括所有年龄。记录了出院后死亡率
马卡瑞等人（2010年）	美 国	择期手术	594 平均年龄72.8岁（范围65～94）	弗里德标准		体弱被弗里德标准检测，改进ASA预测力，李和Eagle计分
苏德尔曼（Sündermann）等人（2011年）	未 述	择期心脏手术	400 平均年龄80.1岁	体弱的综合评估（弗里德标准和附加的身体活动，实验室检查）	严重体弱组死亡率21%，一般组和非体弱组死亡率分别是7.8%和3.6%	使用EuroSCORE和STS评分

白细胞介素-6（IL-6）是一种重要的促炎性细胞因子释放物，曾被定位"老年病学专家的细胞因子"，之所以这样描述的原因是，IL-6在中年人中，仅在感染时才能被检测到，在炎性物刺激存在时在血清中可被检测到，其浓度随年龄增长而增加。

几篇研究报道C反应蛋白（CRP）和促炎性物肿瘤坏死因子（TNFα）在急性期增加，并且在老年患者有或无明显潜在的病理状态。然而尽管如此，在这些发现还未得到证实之前，比IL-6的发现具有更多的争议性。

随着年龄增加，促炎症介质增加的基本机制尚不清楚，但几位学者认为该因素可能是性甾体减少，激素和维生素D水平增加，从而调制IL-6。

总体来说，有力的证据表明老年患者免疫系统有一种或更多种可被证明的改变；我们将检测这些改变与体弱的关系，已被证实IL-6与很多疾病如阿尔茨海默病，肿瘤，骨质疏松症有关[49]。IL-6在老年患者同样与功能减退，死亡率风险增高，身体活动力下降和肌力丧失有关[50-52]。将这些原因综合在一起，适用于这两个关于体弱主要定义（fried和rockwood）的其中之一，它们可能导致多种缺陷的累积和（或）体重减轻减少肌肉量和低身体活动力。

有2篇研究报道，IL-6水平在体弱（弗里德标准）中是一个独立存在的关系，CMV血清反应阳性和IL-6水平增加与体弱也有关系，CRP水平增加与体弱有关，并且可以预估老年患者术后并发症，应用弗里德标准时，IL-6、CRP 和 TNFα 在体弱患者中水平均增加[53-56]。同样也有报道,IL-6、CRP 和 TNFα 与肌肉量和力量减少有关,从而与体弱也有关系[57,58]。

因为这些增加 IL-6、CRP 和 TNFα 水平的原因,在近几年,它们之中的研究在体弱人群中得到进行。哈伯德(Hubbard)等人报道,在三组老年人体弱增加程度的不同人群中,CRP 和 IL-6 对增加体弱具有重要意义,并且依赖于更多的护理[59]。

在老年患者围绕促炎性标志物的存在仍是一个尚未回答的问题,变老被描述为一门成功或未成功的文学,成功的变老意味着没有明显的疾病或体弱,而不成功的变老伴个体是体弱伴随着多种病理状态。但是,如果所有的老年人血清都有促炎性细胞因子如 IL-6,那为何一些人比其他的人在变老时更成功? 对于此刻,尚不能回答这个问题,但也有很多可提供的建议。其中之一就是生活方式因素,如吸烟、肥胖和活动量减少,可能使个体在一定程度上增加促炎性物侵袭的可能性,而非吸烟、肥胖和活动量减少者不会出现。其他因素为促炎性物等位基因多态性如抗原受体识别多样性参与该过程[60]。因此,可能出现根据个体独特的基因序列成功老化,也可能出现疾病,如阿尔茨海默病或骨质疏松症,从而导致体弱。

手术时体弱的治疗/管理

对于表现为体弱者没有具体的治疗方法,任何医学干预都是基于辨别个体症状或合并病变。这些可被认同为综合老年病学评估作为围术期评估的一部分,并且依靠手术干扰的紧迫性,可能有机会改善患者的体弱状态。

已有很多具体治疗的建议,抗炎性反应物药物可帮助减少体弱的影响以防出现炎性物成分,尽管使用药物需要权衡增加老年患者的风险性,没有证据证明该方法是有效的,专家和研究者并不推荐使用。

同化方法如建议癌症患者使用对表现为低体重和肌肉量减少的体弱患者可能有益,一套完整的方法包括营养的、激素的和针对个体设计的锻炼因素,可以增加癌症患者有良好结果的机会[61]。更深远的研究建议,联合抗炎和营养支持方法对治疗老年人体弱伴有恶病质有益[62,63]。

最后,很多关于体弱的研究总结出锻炼对于体弱这一主题是很有益的,锻炼可以增加肌肉对抗力和改善平衡,除此之外,锻炼可能帮助降低 IL-6 水平而具有抗炎性物成分组成,而且便宜、有效、可靠,它应该是任何治疗的一部分,对于术后康复同样有效[64]。

结论

研究体弱的主要动力是在手术情况下,已经关注到实际年龄或已存在的预估量表都不能准确有效的常规应用到术后危险性的评估中,体弱的合并检测已被证实针对医学患者有效,是已被证明的符合逻辑的下一个步骤,一系列新的和已经建立好的体弱计分方法对并发症和死亡率起到预估作用,如果有的话,量表作为风险最佳预测的手段还需进一步验证,并且在不同的手术人群中需要不同的体弱量表,手术前体弱的多方面检测,可以帮助临床医生、患者和家属在手术前做出决定并且辨别患者术后并发症的危险性。尽可能及时的更多具体的医学干预,可能与免疫改善有关。对于任何体弱计分部分进行持续有效观察同样重要,根据麻醉、手术和术后护理的发展为依据,对于现在来说是可靠有效的预测计分方式,而在 10 年后未必就是。对于老年人治疗的主要目标是减少那些已被证实的高风险性的风险,而不是为高风险患者继续非干预辨证。

（秦海燕 译　展　希　审校）

参考文献

[1] Office for National Statistics. *National population projections.* Office for National Statistics. <http://www. statistics. gov. uk/ cci/nugget. asp?id=1352>.

[2] Kazumata K, Kamiyama H, Ishikawa T. Reference table predicting the outcome of subarachnoid hemorrhage in the elderly, stratified by age. *J Stroke Cerebrovasc Dis.* 2006; 15(1):14-17.

[3] Merchant RA, Lui KL, Ismail NH, et al. The relationship between postoperative complications and outcomes after hip fracture surgery. *Ann Acad Med Singapore.* 2005; 34(2): 163-168.

[4] Shimada H, Shiratori T, Okazumi S, et al. Surgical outcome of elderly patients 75 years of age and older with thoracic esophageal carcinoma. *World J Surg.* 2007; 31(4):773-779.

[5] Palmer RM. Perioperative care of the elderly patient. *Cleve Clin J Med.* 2006; 73(Suppl 1):S106-S110.

［6］ Dodds C, Allison J. Postoperative cognitive deficit in the elderly surgical patient. *Br J Anaesth.* 1998; 81(3):449–462.

［7］ Dalliere O, Blanchon MA, Blanc P, et al. Impact des facteurs de fragilite sur le devenir des sujets ages de 75 ans et plus operes d'une prothese de hanche. *Ann Readapt Med Phys.* 2004; 47(9):627–633.

［8］ Jin F, Chung F. Minimizing perioperative adverse events in the elderly. *Br J Anaesth.* 2001; 87(4):608–624.

［9］ Christmas C, Makary MA, Burton JR. Medical considerations in older surgical patients. *J Am Coll Surg.* 2006; 203(5): 746–751.

［10］ Makary MA, Takenaga RK, Pronovost PJ, et al. Frailty in elderly surgical patients: Implications for operative risk assessment. *J Surg Res.* 2006; 130(2):212.

［11］ Crome P, Lally F. Frailty: joining the giants. *CMAJ.* 2011; 183(8):889–890.

［12］ Sheldon JH. *The social medicine of old age: report of an enquiry in Wolverhampton.* London: Oxford University Press for the trustees of the Nuffield Foundation, 1948.

［13］ Audisio RA, Ramesh H, Longo WE, et al. Preoperative assessment of surgical risk in oncogeriatric patients. *Oncologist.* 2005; 10(4):262–268.

［14］ Herrick C, Steger-May K, Sinacore DR, et al. Persistent pain in frail older adults after hip fracture repair. *J Am Geriatr Soc.* 2004; 52(12):2062–2068.

［15］ Fried LP, Tangen CM, Walston J, et al. Frailty in older adults: evidence for a phenotype. *J Gerontol A Biol Sci Med Sci.* 2001; 56 (3):M146–M157.

［16］ Fried LP, Borhani NO, Enright P, et al. The Cardiovascular Health Study: design and rationale. *Ann Epidemiol.* 1991; 1(3):263–276.

［17］ Woods NF, LaCroix AZ, Gray SL, et al. Frailty: emergence and consequences in women aged 65 and older in the women's health initiative observational study. J *Am Geriatr Soc.* 2005; 53(8):1321–1330.

［18］ Fillit H, Butler RN. The frailty identity crisis. *J Am Geriatr Soc.* 2009; 57(2):348–352.

［19］ Hogan DB, MacKnight C, Bergman H. Models, definitions, and criteria of frailty. *Aging Clin Exp Res.* 2003; 15(3 Suppl): 1–29.

［20］ Puts MTE, Shekary N, Widdershoven G, et al. The meaning of frailty according to Dutch older frail and non-frail persons. *J Aging Stud.* 2009; 23(4):258–266.

［21］ Szanton SL, Seplaki CL, Thorpe RJ, et al. Socioeconomic status is associated with frailty: the Women's Health and Aging Studies. *J Epidemiol Community Health.* 2010; 64(01):63–67.

［22］ Rockwood K, Hogan D, MacKnight C. Conceptualisation and measurement of frailty in elderly people. *Drugs Aging.* 2000; 17(4):295–302.

［23］ Walston J, Hadley EC, Ferrucci L, et al. Research agenda for frailty in older adults: toward a better understanding of physiology and etiology: summary from the American Geriatrics Society/National Institute on Aging Research Conference on Frailty in Older Adults. *J Am Geriatr Soc.* 2006; 54(6):991–1001.

［24］ Hubbard RE, O'Mahony MS, Woodhouse KW. Characterising frailty in the clinical setting a comparison of different approaches. *Age Ageing.* 2009; 38(1):115–119.

［25］ Mitnitski AB, Mogilner AJ, Rockwood K. Accumulation of deficits as a proxy measure of aging. *ScientificWorldJournal.* 2001; 1:323–336.

［26］ Rockwood K, Mitnitski A. Frailty in relation to the accumulation of deficits. *J Gerontol A Biol Sci Med Sci.* 2007; 62(7):722–727.

［27］ Rockwood K, Song X, Mitnitski A. Changes in relative fitness and frailty across the adult lifespan: evidence from the Canadian National Population Health Survey. *CMAJ.* 2011; 183(8):E487–E494.

［28］ Rockwood K, Song X, MacKnight C, et al. A global clinical measure of fitness and frailty in elderly people. *CMAJ.* 2005; 173(5):489–495.

［29］ Fried LP, Xue QL, Cappola AR, et al. Nonlinear multisystem physiological dysregulation associated with frailty in older women: implications for etiology and treatment. *J Gerontol A Biol Sci Med Sci.* 2009; 64A (10):1049–1057.

［30］ Rockwood K, Andrew M, Mitnitski A. A comparison of two approaches to measuring frailty in elderly people. *J Gerontol A Biol Sci Med Sci.* 2007; 62(7):738–743.

［31］ Kulminski AM, Ukraintseva SV, Kulminskaya IV, et al. Cumulative deficits better characterize susceptibility to death in elderly people than phenotypic frailty: lessons from the cardiovascular health study. *J Am Geriatr Soc.* 2008; 56(5): 898–903.

［32］ Romero-Ortuno R, Walsh CD, Lawlor BA, et al. A frailty instrument for primary care: findings from the Survey of Health, Ageing and Retirement in Europe (SHARE). *BMC Geriatr.* 2010; 10:57.

［33］ Graham JE, Snih SA, Berges IM, et al. Frailty and 10-year mortality in community-living Mexican American older adults. *Gerontology.* 2009; 55(6):644–651.

［34］ Chikwe J, Adams DH. Frailty: The missing element in predicting operative mortality. *Semin Thorac Cardiovasc Surg.* 2010; 22(2):109–110.

［35］ Dasgupta M, Rolfson DB, Stolee P, et al. Frailty is associated with postoperative complications in older adults with medical problems. *Arch Gerontol Geriatr.* 2001; 48(1):78–83.

［36］ Kristjansson SR, Nesbakken A, Jordhøy MS, et al. Comprehensive geriatric assessment can predict complications in elderly patients after elective surgery for colorectal cancer: A prospective observational cohort study. *Crit Rev Oncol Hematol.* 2010; 76(3):208–217.

［37］ Rønning B, Wyller TB, Seljeflot I, et al. Frailty measures, inflammatory biomarkers and post-operative complications in older surgical patients. *Age Ageing.* 2010; 39(6):758–761.

［38］ Sündermann S, Dademasch A, Praetorius J, et al. Comprehensive assessment of frailty for elderly high-risk patients undergoing cardiac surgery. *Eur J Cardiothorac Surg.* 2011; 39(1):33–37.

［39］ Lee DH, Buth KJ, Martin BJ, et al. Frail patients are at increased risk for mortality and prolonged institutional care after cardiac surgery. *Circulation.* 2010; 121(8):973–978.

[40] Makary MA, Segev DL, Pronovost PJ, et al. Frailty as a predictor of surgical outcomes in older patients. *J Am Coll Surg.* 2010; 210(6):901–908.

[41] Afilalo J, Eisenberg MJ, Morin JF, et al. Gait speed as an incremental predictor of mortality and major morbidity in elderly patients undergoing cardiac surgery. *J Am Coll Cardiol.* 2010; 56(20):1668–1676.

[42] Weiskopf D, Weinberger B, Grubeck-Loebenstein B. The aging of the immune system. *Transpl Int.* 2009; 22(11):1041–1050.

[43] Pawelec G. Immunosenescence and vaccination. *Immun Ageing.* 2005; 2(1):16.

[44] Ferguson FG, Wikby A, Maxson P, et al. Immune parameters in a longitudinal study of a very old population of Swedish people: a comparison between survivors and nonsurvivors. *J Gerontol A Biol Sci Med Sci.* 1995; 50(6):B378–B382.

[45] Huppert FA, Pinto EM, Morgan K. Survival in a population sample is predicted by proportions of lymphocyte subsets. *Mech Ageing Dev.* 2003; 124(4):449–451.

[46] Wikby A, Ferguson F, Forsey R, et al. An immune risk phenotype, cognitive impairment, and survival in very late life: impact of allostatic load in Swedish octogenarian and nonagenarian humans. *J Gerontol A Biol Sci Med Sci.* 2005; 60(5):556–565.

[47] Ershler WB. Interleukin-6: a cytokine for gerontologists. *J Am Geriatr Soc.* 1993; 41(2):176–181.

[48] Krabbe KS, Pedersen M, Bruunsgaard H. Inflammatory mediators in the elderly. *Exp Gerontol.* 2004; 39(5):687–699.

[49] Ershler WB, Keller ET. Age-associated increased interleukin-6 gene expression, late-life diseases, and frailty. *Ann Rev Med.* 2000; 51:245–270.

[50] Cohen HJ, Pieper CF, Harris T, et al. The association of plasma IL-6 levels with functional disability in community-dwelling elderly. *J Gerontol A Biol Sci Med Sci.* 1997; 52(4): M201–M208.

[51] Harris TB, Ferrucci L, Tracy RP, et al. Associations of elevated interleukin-6 and c-reactive protein levels with mortality in the elderly. *Am J Med.* 1999; 106(5):506–512.

[52] Cesari M, Penninx BWJH, Pahor M, et al. Inflammatory markers and physical performance in older persons: the InCHIANTI Study. *J Gerontol A Biol Sci Med Sci.* 2004;

59(3):M242–M248.

[53] Leng SX, Xue QL, Tian J, et al. Inflammation and frailty in older women. *J Am Geriatr Soc.* 2007; 55(6):864–871.

[54] Leng SX, Tian X, Matteini A, et al. IL-6-independent association of elevated serum neopterin levels with prevalent frailty in community-dwelling older adults. *Age Ageing.* 2011; 40(4):475–481.

[55] Schmaltz HN, Fried LP, Xue QL, et al. Chronic cytomegalovirus infection and inflammation are associated with prevalent frailty in community-dwelling older women. *J Am Geriatr Soc.* 2005; 53(5):747–754.

[56] Hubbard R, O'Mahony M, Calver B, et al. Plasma esterases and inflammation in ageing and frailty. *Eur J Clin Pharmacol.* 2008; 64(9):895–900.

[57] Schaap LA, Pluijm SMF, Deeg DJH, et al. Inflammatory markers and loss of muscle mass (sarcopenia) and strength. *Am J Med.* 2006; 119(6):526.

[58] Schaap LA, Pluijm SMF, Deeg DJH, et al. Higher inflammatory marker levels in older persons: associations with 5-year change in muscle mass and muscle strength. *J Gerontol A Biol Sci Med Sci.* 2009; 64A (11):1183–1189.

[59] Hubbard RE, O'Mahony MS, Calver BL, et al. Nutrition, inflammation, and leptin levels in aging and frailty. *J Am Geriatr Soc.* 2008; 56(2):279–284.

[60] Balistreri C, Colonna-Romano G, Lio D, et al. TLR4 polymorphisms and ageing: implications for the pathophysiology of age-related diseases. *J Clin Immunol.* 2009; 29(4):406–415.

[61] Langer CJ, Hoffman JP, Ottery FD. Clinical significance of weight loss in cancer patients: rationale for the use of anabolic agents in the treatment of cancer-related cachexia. *Nutrition.* 2001; 17(1, Suppl 1):S1–S21.

[62] Hubbard RE, O'Mahony MS, Calver BL, et al. Nutrition, inflammation, and leptin levels in aging and frailty. *J Am Geriatr Soc.* 2008; 56 (2):279–284.

[63] Baracos VE. Cancer-associated cachexia and underlying biological mechanisms. *Annu Rev Nutr.* 2006; 26:435–461.

[64] Taaffe DR, Harris TB, Ferrucci L, et al. Cross-sectional and prospective relationships of interleukin-6 and C-reactive protein with physical performance in elderly persons: MacArthur studies of successful aging. *J Gerontol A Biol Sci Med Sci.* 2000; 55(12):M709–M715.

第三十一章

老年肥胖患者的麻醉

概述

肥胖和超重已成为一个全球性普遍的健康问题[1]。西方人标准的饮食特点是价廉味美、便捷和高热量，并且日常生活中往往久坐不动。现代工业的进步造就了这种生活模式，但它破坏了热量摄入与能量消耗之间的平衡。遗憾的是，人体并没有代谢和储存多余热量的有效手段。肥胖症的增多与糖尿病、高血压、冠状动脉疾病，以及其他各种慢性疾病的发生息息相关。也许我们应该把肥胖本身视为一种疾病[2]。目前大量的医疗保健服务正致力于解决这些问题。据估计，美国每年花费约 1 500 亿美元用于治疗这些与肥胖有关的健康问题[3]。随着人口逐渐老龄化，老年肥胖患者也随之增多。根据美国国家卫生和营养调查（NHANES）在 1960 ～ 1962 年间，美国 65 ～ 74 岁人群肥胖患病率约为 10.4%，1999 ～ 2002 年增加到了 33.4%。

在过去，高龄和肥胖患者不考虑行择期手术。有一些证据支持这一说法，根据医疗保险统计，在多个治疗中心接受减肥手术治疗的 65 岁以上的患者不良事件发生的风险增高[5]，然而，也有一些数据不支持这一说法[6]，目前高龄和肥胖并不是择期手术的禁忌证。肥胖提高了对麻醉医生穿刺和插管的技术要求，再加上高龄，这类患者常有多个器官功能的障碍，增加了麻醉管理的难度。本章将回顾老年肥胖患者的病理生理改变，以及在麻醉管理中应该特别注意的相关问题。

老年人体脂沉积评估

体重指数（BMI）或凯特勒指数是目前公认的根据身高和体重来衡量人体胖瘦程度一个指标。它是19世纪为了进行公众健康研究而设计出来的一个工具，现已运用于临床实践。它被定义为体重（kg）除以身高的平方（m²）。世界卫生组织（WHO）规定，偏瘦（BMI ≤ 18.5 kg/m²），正常体重（BMI 18.5 ～ 24.9 kg/m²），超重（BMI 25 ～ 29.9 kg/m²），一级肥胖（BMI 30 ～ 34.9 kg/m²），二级肥胖或病态肥胖（BMI 35 ～ 39.9 kg/m²）和三级肥胖或超/极度肥胖（BMI ≥ 40 kg/m²）（表31-1）。BMI在临床工作中很有用，对麻醉医生来说，同样是体重104 kg（230磅）的患者，身高为160 cm（BMI 40.7 kg/m²）的患者相比身高为188 cm（BMI 29.5 kg/m²）的患者来说，麻醉难度更大。

流行病学调查结果显示肥胖患病率从20 ～ 60岁呈上升趋势，60岁以后呈下降趋势。事实上，在80岁时肥胖的患病率为50 ～ 59岁患病率的一半[7]。这一横向研究受到（BMI < 35 kg/m²）的患者生存率的明显影响，纵向队列研究表明尽管随着年龄的增长，脊柱逐渐压缩，老年人的身高逐渐变矮，但BMI却逐渐降低[8,9,10]。

随着年龄的增长，人体的结构和新陈代谢会有一些实质性的变化。老年人基础代谢率下降，一方

表31-1　WHO体重指数分类

分　　类	BMI（kg/m²）
偏　　瘦	<18.5
正　　常	18.5 ～ 24.9
过　　重	25 ～ 29.9
一级肥胖	30 ～ 34.9
二级肥胖（病态肥胖）	35 ～ 39.9
三级肥胖（极度肥胖）	>40

面是由于体力活动减少，另一方面是年龄导致的生理变化所致，如血清睾丸酮和生长激素水平的下降，甲状腺激素的反应性降低和瘦素抵抗等[7]。事实证明，老年人的瘦体体重和脂肪组织重量的比率降低。从20～30岁以后，由于骨骼肌逐渐减少，瘦体体重逐渐降低，20～70岁下降了40%。同时，脂肪重量随着年龄的增长而增加，在60～70岁时达到高峰[7,12]（图31-1）。老年人脂肪分布的变化主要表现为内脏脂肪沉积物（网膜和肠系膜）、腹部皮下脂肪、肌内脂肪和肝内脂肪的增加，这些都会增加胰岛素抵抗和患新陈代谢疾病的风险[13,14]。随着的年纪的增长，绝经后的女性脂肪增长的趋势明显高于男性。

在临床应用中，用BMI的大小来衡量人体脂肪的多少不是非常准确，尤其是对于老年人群[15]。年龄增大，脂肪组织逐渐增多，但体重的变化可能不大，由脂肪增多而引发的代谢疾病并不能从BMI的变化中体现出来。此外，研究表明在基于BMI评定的超重和适度肥胖的老年肥胖患者中，手术的死亡率并没有增加[16,17]。目前有很多定量技术，如CT扫描或生物阻抗测量，可以更精确的测量人体脂肪组织和瘦体质的含量。此外，通过测量腰围或腰围、臀围比获得近似中心肥胖指标，与BMI指标相比，可以更好地预测发病率和死亡率[18,19]。

代谢综合征

代谢综合征是一种与脂肪组织异常堆积有关的

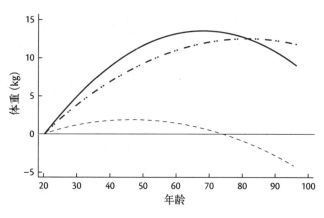

图31-1 "-"表示人体体重；"-··-··-"表示脂肪重量；"----"表示瘦体体重

慢性健康疾病。不同研究中心的诊断标准不同（表31-2），但都包括了胰岛素抵抗、向心性肥胖、高血脂和高血压。代谢综合征的病因目前仍未明确，现认为是一个复杂的相互作用，涉及循环高水平的游离脂肪酸、非脂肪细胞中油脂的积累、局部和全身炎症因子（CRP，TNF-α，IL-6，同型半胱氨酸）的增高，降低了脂联素和瘦蛋白的功能，以此降低了机体对胰岛素的敏感性，阻碍了组织的氧供[20]。随后，由于胰岛素抵抗，脂联素水平降低，而瘦素水平增加。

代谢综合征的发病率随着年龄的增加而增加。事实上，65岁以上，BMI ≥ 30的肥胖患病率估计达33%，而这33%的肥胖人群中代谢综合征的患病率超过40%。与单纯性肥胖相比，患有代谢性疾病的患者冠状动脉疾病，血凝过快，肺功能障碍和阻塞性

表31-2 代谢综合征的诊断标准

标　准	诊断标准	向心性肥胖	胰岛素抗性	血脂分析	高血压	其　他
国际糖尿病联合会（IDF，2006年）	不同性别划分的腰围值，并且包含其他两项及以上者	腰围：男性 ≥ 94 cm；女性 ≥ 80 cm	空腹血糖>100或已确诊的2型糖尿病	高密度脂蛋白：男性<40，女性<50或需要治疗的高密度脂蛋白异常	SAP>130，或DAP>85，或已治疗的高血压	
国家胆固醇教育计划 成人治疗小组（NCEP ATP，2001年）	含其他三项及以上者	腰围：男性>102 cm；女性 ≥ 88 cm	空腹血糖>110	TG>150，HDK：男性<40，女性<50	SAP>130，或DAP>85	
世界卫生组织（WHO，1999年）	糖尿病或胰岛素抵抗，并含其他两项及以上者	腰臀比：男性>0.9；女性>0.85，BMI>30		TG>150和（或）HDL：男性<35，女性<39	>140/90	尿蛋白>20 μg/min或白蛋白：肌酐 ≥ 30 mg/g

睡眠呼吸暂停的患病风险更高[21]。这种现象意味着，脂肪组织潜在的对代谢的影响作用可能存在于BMI<30 kg/m^{2}的患者中，尤其是中老年人。

气道

保持肥胖患者在整个围术期气道通畅是麻醉的主要难题之一。年龄超过55岁和BMI ≥ 30 kg/m^{2}是提示面罩通气困难的独立因素[22-24]。仅根据BMI来判断插管是否困难还没有得到一致认可，一些研究称BMI大的人插管困难的风险大，但其他一些研究不同意这种观点[25, 26-29]。这个争议可能与插管时常需要的"嗅花位"有关，由于枕部和颈背部过多的脂肪，病态肥胖患者很难达到理想的"嗅花位"。体型肥胖的患者应该摆放为"斜坡位"，即患者的头、肩和上半身高于胸部。实践证明，行减肥搭桥手术的患者，予斜坡位行直接喉镜暴露声门，BMI和插管困难无关[29]。肥胖患者并没有必要常规行清醒纤支镜插管，建议使用视频喉镜，可以提供喉部更好的视野更便于插管[31]。

诱导和插管是否会增加病态肥胖患者胃内容物反流，增大胃容积，胃内pH降低的风险各观点不同。决定是否采用快诱导以降低误吸的风险应结合术前对已知因素的评估，如胃食管反流病史、禁食时间等，而不仅仅是肥胖。

阻塞性睡眠呼吸暂停（OSA）是一种常见的睡眠障碍，是由于吸气肌肉生产的负压超过咽部扩张肌肉组织产生的正压，导致咽部软组织塌陷引起气道的阻塞[35]。OSA通过多导睡眠图监测系统来诊断，窒息/低通气指数（AHI）是指在整个睡眠过程中，呼吸停止（呼吸完全停止持续时间 ≥ 10秒）或通气不足（呼吸气流减少50%以上持续时间 ≥ 10秒）总次数除以睡眠总时间。OSA可划分为：轻度（AHI为每小时5～15次），中度（AHI为每小时15～30次），重度（AHI每小时超过30次）。年龄、BMI和腰臀比增加AHI的发生率。相比女性，BMI ≥ 35的成年男性发生OSA的风险更大，但60岁以上，肥胖患者OSA的发生率无明显性别上的差异[36]。肥胖和脂肪的堆积使气道变窄，气道周围软组织容易塌陷，老年人上呼吸道肌肉张力降低，再加上脂肪组织的炎症效应，都可能促进OSA的发展。安眠药、麻醉药、镇静药的使用进一步使气道反射受到抑制[35]。

肥胖低通气综合征（OHS）是与OSA有关的一种睡眠障碍，它的特点是肥胖（体重指数>30 kg/m^2）和觉醒时的高碳酸血症（PaCO$_2$>45 mmHg）。目前OHS的确切病因尚未完全明确，但与脑干的中枢化学感受器灵敏度降低，以及对高碳酸血症和低氧血症的反应性减弱有关。因此，这些患者可能会有代偿性的红细胞增多症和肾脏对碳酸氢盐的重吸收增多[37]。

大多数OSA患者并未确诊，许多患者进行多导睡眠监测的条件有限，从而未能得到临床诊断和有效的治疗。对于有鼾症，白天困倦，呼吸暂停和血压增高的患者，使用"STOP-BANG"问卷表评估患OSA的可能性是很有用的。问卷表主要结合以下几个因素：BMI>35 kg/m^2，年龄 >50岁，颈围>40 cm，男性。满足三项及以上者OSA的患病可能性很高（表31-3）[38,39]。围术期管理的重点主要是术前至少持续一个月的正压通气（CPAP）治疗，并向患者说明治疗的重要性和有效性，以获得患者良好的医从性。家庭呼吸机治疗以及麻醉诱导预给氧时，采用CPAP模式，或者压力10 cmH$_2$O加上5 cmH$_2$O呼气末压（PEEP）的压控模式，然后以嗅花位进行气管内插管。除非有其他插管困难的因素，否则没有必要常规使用纤支镜行清醒气管内插管。OSA患者术后出现低氧血症，需转至ICU治疗并延长住院时间的风险增高[41]。老年OSA患者对麻醉药呼吸抑制作用非常敏感，因此，在手术期间减少阿片类镇痛药的使用剂量，采用多模式镇痛尤为重要。

表31-3　STOP-BANG问卷表

打鼾	有人告诉过你睡觉会打鼾吗？
疲劳	你白天经常会感到困倦吗？
呼吸障碍	你睡着时，有人看见过你出现一小段时间不喘气吗？
血压	你有高血压吗？
BMI	BMI>35 kg/m^2
年龄	>50岁
颈部	颈围>40 cm
性别	男性

呼吸系统

随着年龄的增长，肺功能逐渐降低，这也就使得老年肥胖患者更容易出现低氧血症和高碳酸血症，在围术期应注意监测。

限制性通气功能障碍是已知的肥胖所导致的生理变化，BMI（体重指数）与TLC（肺总量）和VC（肺活量）的减少呈线性关系，与FRC（功能残气量）以及ERV（补呼气量）的减少呈指数关系[42]。TLC的减少是由于胸腹部及内脏过多的脂肪导致静负荷增大，从而限制了肺的膨胀。仰卧位时，腹内压增高，膈肌上抬，也会导致TLC减少。FRC取决于肺实质向内的弹性回缩与胸壁向外的弹性扩张之间的平衡。对于老年肥胖患者而言，无论是肺的顺应性还是胸廓的顺应性都受到影响。随着年龄的增加，弹力纤维的减少和重组，弹力纤维方向的改变削弱了肺的弹性回缩力，从而导致肺顺应性降低[43]。对于肥胖患者，肺血容量的增加和肺泡的萎陷使得肺顺应性进一步降低[44-48]。这些研究表明，BMI与胸壁顺应性之间没有关系或者关系甚小，但也有一些研究表明，胸壁僵硬可导致呼吸系统总顺应性降低。总而言之，随着年龄的增加，肋骨及其关节的钙化，使得胸廓变形，胸壁僵硬的程度也随之增加[49,50]。

对于老年肥胖患者，FRC趋近于余气量，胸腔外的压力高于气道内的压力，这就使得肺泡更易于萎陷。也可以这样描述，老年患者和肥胖患者肺的闭合容量增高，这也就使得他们更易于出现肺不张和肺内空气滞留。事实上，闭合容量可能会增加（或者说，FRC可能会减少），正常潮气量通气时仍可能发生肺不张[51,52]。麻醉状态下，膈肌张力消失，腹内压增高，使得胸椎及胸廓部位肺扩张的负荷增大，这使得灌注较好的肺段通气不足，产生混合静脉血，最终导致氧饱和度降低。此外，由于部分肺段的萎陷，使得该区域通气的气体优先流向灌注不足的上肺，这就使得通气血流比例进一步失调[53-55]。

肥胖患者即使预给氧仍常常发生低氧血症，麻醉诱导前可以使用一些方法来维持患者的氧合。正如OSA（阻塞性睡眠呼吸暂停综合征）的气道管理所描述的那样，在去氮给氧期间采用CPAP（持续气道正压通气）或者带PEEP（呼气末正压）的压力辅助通气，

可以减少肺不张的数量，延长从呼吸暂停阶段到非低氧血症的时间[56,57]。通气策略用于减少肺不张和肺内分流已被证实。运用室内空气使吸入氧气浓度达0.3～0.4能防止早期肺不张的形成[58,59]。通气参数的设置应为潮气量：理想体重6～10 ml/kg, PEEP：5～10 cmH₂O[62-63]。肺复张手法可以减少肥胖患者的肺不张，具体操作为：在手控通气模式下，部分关闭减压阀，用手捏住呼吸球囊，使得肺内容量达到静态肺活量，持续一段时间[60,61,64,65]。肺复张手法的精确操作各有不同，通过我们研究机构的实践，对于肺容量正常的患者，我们建议压力为30 cmH₂O，持续时间为30秒。

呼吸功能受损，呼吸驱动力不足，再加上高龄和肥胖，使得术后管理非常复杂。肥胖患者呼吸动力的减弱源于他们脂肪组织的堆积，以及膈肌纤维由于负荷过重，过度拉伸而不能起到有效支撑作用有关[67,68]。年龄相关的呼吸肌功能减弱以及生理功能的下降，进一步削弱了自发性负压呼吸机制[69]。因此，这类患者典型的呼吸特征就是高频率，小潮气量。肥胖及高龄患者对阿片类，苯二氮䓬类，挥发性麻醉药及肌松剂呼吸抑制作用特别敏感，在手术将结束时使用剂量应谨慎。在结束压力控制通气模式转为自主通气模式前，应处于监护状态，肌松剂应被完全拮抗。拔管及恢复期间，应使患者处于沙滩椅位或者反Trendelenburg位，使其在重力的帮助下增加潮气量。所有的OSA患者拔管后都应该准备有CPAP辅助设备，需要时补充氧供。当看到使用颈部肌肉辅助呼吸或者胸廓反常运动等征象时应警惕呼吸抑制。积极的胸部物理治疗，降低CPAP的使用指征，或者其他无创辅助呼吸在PACU（麻醉术后恢复室）的治疗当中是有意义的。推荐的围术期气道及呼吸系统管理方法列在表31-4中。

心血管系统

肥胖和高龄增加了高脂血症，冠状动脉疾病，心律失常，高血压，脑血管疾病，外周血管疾病以及充血性心力衰竭的患病风险。这些疾病的病理生理学进展以及对术中麻醉管理的影响已广为人知。肥胖患者的心脏会出现一种特有的畸形，称为肥胖心肌病，它既增加了肥胖患者心源性猝死的风险，同时也

表31-4 气道及呼吸系统管理方法推荐

麻醉诱导前
- 用STOP-BANG调查表找出OSA高危人群
- 在等候区或手术室运用CPAP去氮给氧

麻醉诱导
- 斜坡位
- 缩短呼吸暂停时间
- 做好面罩通气困难准备
- 不推荐常规使用纤支镜或者视频喉镜

麻醉维持
- 潮气量为理想体重6~10 ml/kg,加5~10 mmH$_2$O PEEP
- 吸空气混合氧气,FiO$_2$不超过0.4
- 术中间断使用肺复张手法

气管拔管
- 拔管时采用头高位或反Trendelenburg位
- 充分拮抗肌松剂后再停止压力控制通气
- 降低PACU使用CPAP面罩的标准或者在拔管后立即使用CPAP面罩
- 严密监测因麻醉药残余作用而引起的呼吸动力不足

增加了他们存活的可能性,这被描述为肥胖悖论。

脂肪组织代谢旺盛且需要血流灌注,肥胖患者的全身循环血容量增多,这也就需要心肌通过Frank-Starling机制来增加每搏量和心输出量,以满足脂肪组织的血供。血容量的增加使得心脏的前负荷增加,血压的增高使得心脏的后负荷也增加。肥胖可以从多方面引起高血压,大量多余的脂肪组织对肾脏产生物理性的压迫,从而导致肾脏对钠的重吸收增多,这也就解释了为什么肥胖患者更容易患慢性肾疾病。脂肪组织可以影响内分泌系统,激活交感神经系统和肾素-血管紧张素-醛固酮系统,从而进一步影响尿钠排泄,但这一机制还未完全研究清楚[70-72]。

这些病理生理学改变使得患者左心室和右心室的跨壁压增高,最终将导致心肌代偿性肥大,若心肌肥大在正常的极限范围之内,增强射血功能以满足大量组织的需要,为完全性代偿。脂肪细胞还可以通过影响血清内各种细胞因子、血管紧张素Ⅱ、瘦素、抵抗素等一些激素进一步引起心肌肥大,促使间质纤维化[73]。心肌肥大和纤维化可能导致心肌舒张功能障碍,当肥大的心肌不能够克服增大的跨壁压,将导致心肌收缩功能受损,使肺动脉压和(或)中心静脉压增高[74]。此外,OSA和OHS引起的慢性缺氧

使肺血管阻力增加,这导致或者说加剧了右心室的功能障碍,这种逐渐发展的肥厚性的改变被称为肥胖性心肌病[75]。

除了心室负荷过重而导致的心力衰竭之外,肥胖患者常合并患有心房扩大、房颤、心律失常。研究表明,肥胖使房颤的发生率增高49%,且其危险性与BMI有直接关系[76]。心室的病变打破了心肌交感-迷走神经平衡,使心脏电兴奋性增高。肥胖使心率增快,心律失常发生频率更高且更复杂[77]。弗雷明汉(Framingham)心脏研究所研究表明,肥胖患者心源性猝死的发生率是体重正常患者的40倍[78]。

脂肪过多或体重过大的患者更易罹患心血管系统疾病,然而多个观察性研究表明,超重和中等肥胖患者在高血压、心力衰竭,以及冠脉疾病中的存活率也十分惊人,这一现象也在冠脉搭桥手术患者中得到印证[78-85]。寿命与体形的关系成U形分布,体重过轻和病态肥胖人群的预后最差。这一现象被称为肥胖悖论,在老年人群中也是一样的[86,87]。虽然这一统计偏差很有可能是由患者因为患病而导致无意识的体重减轻造成的,但推测认为是脂肪对心血管的保护作用[88]。

现今,对老年肥胖患者心血管异常的麻醉管理并没有具体的推荐指南,也并未把肥胖视作心血管异常的独立危险因素,但在麻醉评估期间,麻醉医生应谨慎评估,高度怀疑老年肥胖患者合并心血管疾病的可能性。

肾脏

肥胖相关的慢性疾病,如高血压和2型糖尿病是已知的导致慢性肾疾病的危险因素,并且肥胖本身的病因就和肾脏的损害有联系。事实上,由于辅酶因子的不断调整,肥胖导致患慢性肾脏疾病的风险增加3倍[89]。肾损害的机制可能是由于体重增加导致肾小球毛细血管血压增高,排泄负荷增重,高胰岛素血症导致肾小球前血管舒张,使肾小球血压进一步增高,同时多余的脂肪组织产生的脂毒性共同引发肾损害。这些不良的生理适应性与蛋白尿、肾小球肥大、肾小管间质性肾炎和肥胖有关的局灶性节段性肾小球硬化的发展有关。这些影响是日积月累的,那些有长期肥胖史的老年人更可能有明显的肾

功能不全的表现。肾功能损坏也会影响经肾代谢药物的使用剂量[90]。经肾代谢具有肾毒性的药物，如哌替啶应避免使用，此外，晶体液的输注应严格监控以避免液体超负荷。

肝脏

肥胖与非酒精性脂肪性肝病（NAFLD）的发生有很大的关系，肥胖人群中患病率高达80%～90%。NAFLD的病理学改变是肝脏从肝细胞的脂肪堆积（肝脂肪变性）发展到晚期的脂肪性肝炎，其特征是炎症变化可以向纤维变性和肝硬化发展。即使出现肝脏合成功能异常或肝脏转氨酶升高，结合CT扫描或超声影像学改变可以诊断NAFLD，但诊断的金标准仍然是肝脏活检。肝脏广泛的病变可以影响某些药物的代谢，麻醉医生应该意识到这一点。

内分泌

人们一直认为年龄是导致2型糖尿病和葡萄糖不耐受的一个独立危险因素，但是数据表明，相比健康的老年人，这种疾病与腹型肥胖的联系更为紧密。与肥胖有关的2型糖尿病主要是由于肝脏和骨骼肌对胰岛素的敏感性降低，从而引起胰岛素的合成增多，最终导致血糖异常。肝脏和骨骼肌中大量的脂肪沉积与慢性炎性因子的生成有关，这些炎性因子包括肿瘤坏死因子-α、白细胞介素-6和白介素-1β，它们的产生降低了胰岛素的敏感性[93]。由于胰岛素敏感性的降低，血糖升高，高血糖症会损伤血管和神经，从而增加了心肌缺血、脑血管梗死、肾缺血和神经病变引起的术后疼痛的发生风险。

骨骼肌和神经系统

众所周知，年龄和肥胖是引起骨折、骨关节炎和软组织损伤的主要原因[94,95]。体重增加会使骨骼和关节的负荷过重，从而引起骨科疾病的发生，然而，很少有人知道，生物力学和骨代谢是肥胖者更易患关节疾病的两个原因[95,96]。有数据表明，体重和骨密度呈正相关，骨密度增高可以减少骨质疏松和髋部骨折的发生率[97-99]。这可能与骨转换增加，以及脂肪组织通过转换为雌激素从而影响内分泌有关。最近的研究表明，与体重正常者相比，根据BMI划分的病态肥胖

患者行全髋关节置换死亡率和并发症发生率并没有统计学意义。然而，其他研究表明年龄和BMI的增加增高了不良事件发生的风险，但并不增加死亡率。

肥胖和老年人肌肉骨骼疾病发病率增加，容易出现急性或慢性疼痛。对于老年人群，中度肥胖者（BMI 30～34.9）慢性疼痛发病率是普通人的2倍，而重度肥胖者（BMI>35）发病率则增高4倍。疼痛病因与肌肉骨骼退化有关，同时肥胖也会增加神经性疼痛和偏头痛的发生风险。

血液系统

肥胖和高龄是发生深静脉血栓（DVT）的独立危险因素[107-110]，活动受限，家庭护理以及有症状的充血性心衰使静脉血流缓慢，从而增加了DVT的发生风险。外科手术，特别是骨科髋部、膝部、脊柱和肿瘤手术增高了DVT的发生率。如果病情允许，此类患者应该穿弹力丝袜，使用低分子肝素或者普通肝素预防性的抗凝治疗[111]。肥胖患者的使用剂量应谨慎，体重超过190 kg的严重肥胖患者，血管内容量与体重不呈线性关系，如果按体重使用低分子肝素剂量，有可能增高出血的风险，可以在治疗4小时后测定抗凝血因子Xa的活性来指导治疗[112]。建议一般手术，特别是骨科手术，采用全身麻醉替代椎管内麻醉，这可能能预防静脉血栓的形成。对于已经确诊深静脉血栓形成的患者，择期手术应延期一个月，并在这一个月进行抗凝治疗[113]。

药理学

肥胖患者脂肪组织增多导致分布容积增大，心输出量增多导致药物清除率改变，从而影响药物的药代动力学和药效学。病态肥胖患者因为数量较少，在临床试验研究最佳剂量时常被剔除，如果依据实际体重给药可能导致麻醉过深，老年患者则有可能出现不良反应如低血压或呼吸抑制。

随着总体重（TBW）的增加脂肪含量相应增加，而瘦体体重却相对降低。病态肥胖患者的药物分布与体重正常者不同，年龄相关的代谢变化使得这一改变更加明显。针对这种代谢的改变，一般使用纠正体重（ABW）来计算药物剂量，一般用瘦体体重（LBW）来作为病态肥胖患者的理想体重[114-116]。詹

表31-5 常用体重依赖型麻醉药的使用剂量

药　　物	剂　　量	注　　释
丙泊酚	诱导：LBW；维持：TBW	达稳态时，清除率（肝代谢）和给药量以TBW计算
咪达唑仑	TBW	如果用于诱导，镇定时间延长
芬太尼	TBW	给药量增加，消除半衰期延长，呼吸抑制风险增大
舒芬太尼	一次量：LBW；维持：LBW	体重大，分布容积大，消除半衰期长
瑞芬太尼	一次量：LBW；维持：LBW	
琥珀胆碱	TBW	体重增大，血浆胆碱酯酶活性增强
维库/罗库/泮库溴铵	LBW	清除率改变可能导致苏醒延迟
顺-阿曲库铵，阿曲库铵	TBW	独立器官代谢，可以不根据体重调整剂量

TBW：总体重，LBW：瘦体体重。

恩马哈撒蒂安（Janmahasatian）等人总结出了计算公式，并在极度肥胖患者身上得到验证[117]，公式如下：

女性：LBW（kg）=9 270×体重（kg）/6 680+216×BMI（kg/m²）

男性：LBW（kg）=9 270×体重（kg）/8 780+244×BMI（kg/m²）

老年肥胖患者常规麻醉药的使用应该更加谨慎，与青壮年相比，老年人咪达唑仑的半衰期延长1倍，清除率减低，而肥胖患者由于脂肪组织增多，使得分布容积增大，这将使咪达唑仑的半衰期进一步延长[118]。丙泊酚脂溶性高，但由于其清除率和分布容积与正常体重者相差不大，丙泊酚并不会在肥胖患者体内堆积。因此建议丙泊酚诱导时使用LBW，而在维持时使用TBW[119]。研究指出，芬太尼、舒芬太尼、瑞芬太尼使用剂量应使用LBW计算，但对于肥胖和高龄患者超前镇痛给药时应使用滴定剂量，并谨慎术后发生低氧血症。对于神经肌肉阻滞剂，琥珀胆碱建议使用TBW，因为随着体重的增加，拟胆碱酯酶受体也随之增加。而对于非去极化肌松剂如维库溴铵、罗库溴铵、泮库溴铵则应使用理想体重避免阻滞时间延长。顺阿曲库铵应根据TBW给药。由于肥胖患者脂肪分布容积增大，其挥发性麻醉药的苏醒时间延长。地氟烷由于其脂溶性低，苏醒时间短，较适合用于肥胖患者的麻醉[120, 121]。现阶段，暂无肥胖患者氯胺酮、依托咪酯、地塞米松及利多卡因的推荐剂量（表31-5）。

结论

无论是减肥手术、心脏手术、骨科手术或者是创伤后的手术治疗，越来越多的老年肥胖患者接受外科手术的治疗。麻醉医生通常会依据BMI来考虑肥胖对麻醉技术的要求和对患者产生的生理影响，然而对于老年患者，还必须考虑过多的脂肪组织对多个器官功能的影响。老年人代谢的改变使得瘦体体重与脂肪组织的比率降低，因年龄而导致的脂肪堆积对老年人的影响更大，因此对于麻醉医生来说，即使患者的BMI不是很大，制订麻醉计划时也应考虑到各种不良事件发生的可能。

（袁　源译　杨　鑫审校）

参考文献

[1] World Health Organization. *Obesity: preventing and managing the global epidemic.* Report of a WHO consultation. World Health Organization technical report series. 894. Geneva: WHO, 2000.

[2] Conway B, Rene, A. Obesity as a disease: no lightweight matter. *Obesity Rev.* 2004; 5(3):145–151.

[3] Finkelstein EA, Trogdon JG, Cohen JW, et al. Annual medical spending attributable to obesity: payer-and service-specific estimates. *Health Affairs.* 2009; 28(5):w822–831.

[4] Wang Y, Beydoun MA. The obesity epidemic in the United States — gender, age, socioeconomic, racial/ethnic, and geographic characteristics: a systematic review and meta-regression analysis. *Epidemiol Rev.* 2007; 29:6–28.

[5] Livingston EH, Langert J. The impact of age and Medicare status on bariatric surgical outcomes. *Arch Surg.* 2006;

141(11):1115–1120.

[6] Buchwald H, Estok R, Fahrbach K, et al. Trends in mortality in bariatric surgery: a systematic review and meta-analysis. *Surgery*. 2007; 142(4):621–632.

[7] Villareal DT, Apovian CM, Kushner RF, et al. Obesity in older adults: technical review and position statement of the American Society for Nutrition and NAASO, The Obesity Society. *Obesity Res*. 2005; 13(11):1849–1863.

[8] Solomon CG, Manson JE. Obesity and mortality: a review of the epidemiologic data. *Am J Clin Nutr*. 1997; 66(4 Suppl): 1044S–1050S.

[9] Dey DK, Rothenberg E, Sundh V, et al. Height and body weight in the elderly. I. A 25-year longitudinal study of a population aged 70 to 95 years. *Eur J Clin Nutr*. 1999; 53(12):905–914.

[10] Fogelholm M, Kujala U, Kaprio J, et al. Predictors of weight change in middle-aged and old men. *Obesity Res*. 2000; 8(5): 367–373.

[11] Vaughan L, Zurlo F, Ravussin E. Aging and energy expenditure. *Am J Clin Nutr*. 1991; 53(4):821–825.

[12] Dzien A, Winner H, Theurl E, et al. Body mass index in a large cohort of patients assigned to age decades between <20 and ≥80 years: relationship with cardiovascular morbidity and medication. *J Nutr Health Aging*. 2011; 15(7):536–541.

[13] Beaufrere B, Morio B. Fat and protein redistribution with aging: metabolic considerations. *Eur J Nutr*. 2000; 54(Suppl 3):S48–S53.

[14] Zamboni M, Mazzali G, Zoico E, et al. Health consequences of obesity in the elderly: a review of four unresolved questions. *Int J Obesity*. 2005; 29(9):1011–1029.

[15] Perissinotto E, Pisent C, Sergi G, et al. Anthropometric measurements in the elderly: age and gender differences. *Br J Nutr*. 2002; 87(2):177–186.

[16] Chapman IM. Obesity paradox during aging. *Interdiscip Top Gerontol*. 2010; 37:20–36.

[17] Uretsky S, Messerli FH, Bangalore S, et al. Obesity paradox in patients with hypertension and coronary artery disease. *Am J Med*. 2007; 120(10):863–870.

[18] Goel K, Thomas RJ, Squires RW, et al. Combined effect of cardiorespiratory fitness and adiposity on mortality in patients with coronary artery disease. *Am Heart J*. 2011; 161(3): 590–597.

[19] Yusuf, S, Hawken, S, Ounpuu, S, et al. Obesity and the risk of myocardial infarction in 27, 000 participants from 52 countries: a case-control study. *Lancet*. 2005; 366(9497): 1640–1649.

[20] Bagby SP. Obesity-initiated metabolic syndrome and the kidney: a recipe for chronic kidney disease? *J Am Soc Nephrol*. 2004; 15(11):2775–2791.

[21] Tung A. Anaesthetic considerations with the metabolic syndrome. *Br J Anaesth*. 2010; 105(Suppl 1):i24–i33.

[22] El-Orbany M, Woehlck HJ. Difficult mask ventilation. *Anesth Analg*. 2009; 109(6):1870–1880.

[23] Kheterpal S, Han R, Tremper KK, et al. Incidence and predictors of difficult and impossible mask ventilation.

Anesthesiology. 2006; 105(5):885–891.

[24] Langeron O, Masso E, Huraux C, et al. Prediction of difficult mask ventilation. *Anesthesiology*. 2000; 92(5):1229–1236.

[25] Lundstrom LH, Moller AM, Rosenstock C, et al. High body mass index is a weak predictor for difficult and failed tracheal intubation: a cohort study of 91, 332 consecutive patients scheduled for direct laryngoscopy registered in the Danish Anesthesia Database. *Anesthesiology*. 2009; 110(2):266–274.

[26] Juvin P, Lavaut E, Dupont H, et al. Difficult tracheal intubation is more common in obese than in lean patients. *Anesth Analg*. 2003; 97(2):595–600.

[27] Brodsky JB, Lemmens HJ, Brock-Utne JG, et al. Morbid obesity and tracheal intubation. *Anesth Analg*. 2002; 94(3): 732–736.

[28] Ezri T, Medalion B, Weisenberg M, et al. Increased body mass index per se is not a predictor of difficult laryngoscopy. *Can J Anaesth*. 2003; 50(2):179–183.

[29] Neligan PJ, Porter S, Max B, et al. Obstructive sleep apnea is not a risk factor for difficult intubation in morbidly obese patients. *Anesth Analg*. 2009; 109(4):1182–1186.

[30] Neligan PJ. Metabolic syndrome: anesthesia for morbid obesity. *Curr Opin Anaesthesiol*. 2010; 23(3):375–383.

[31] Sinha AC. Some anesthetic aspects of morbid obesity. *Curr Opin Anaesthesiol*. 2009; 22(3):442–446.

[32] Freid EB. The rapid sequence induction revisited: obesity and sleep apnea syndrome. *Anesthesiol Clin North Am*. 2009; 23(3):551–564, viii.

[33] Harter RL, Kelly WB, Kramer MG, et al. A comparison of the volume and pH of gastric contents of obese and lean surgical patients. *Anesth Analg*. 1998; 86(1):147–152.

[34] Juvin P, Fevre G, Merouche M, et al. Gastric residue is not more copious in obese patients. *Anesth Analg*. 2001; 93(6): 1621–1622.

[35] Chung SA, Yuan H, Chung F. A systemic review of obstructive sleep apnea and its implications for anesthesiologists. *Anesth Analg*. 2008; 107(5):1543–1563.

[36] Tishler PV, Larkin EK, Schluchter MD, et al. Incidence of sleep-disordered breathing in an urban adult population: the relative importance of risk factors in the development of sleep-disordered breathing. *JAMA*. 2003; 289(17):2230–2237.

[37] Olson AL, Zwillich C. The obesity hypoventilation syndrome. *Am J Med*. 2005; 118(9):948–956.

[38] Chung F, Yegneswaran B, Liao P, et al. STOP questionnaire: a tool to screen patients for obstructive sleep apnea. *Anesthesiology*. 2008; 108(5):812–821.

[39] Chung F, Elsaid H. Screening for obstructive sleep apnea before surgery: why is it important? *Curr Opin Anaesthesiol*. 2009; 22(3):405–411.

[40] Valenza F, Vagginelli F, Tiby A, et al. Effects of the beach chair position, positive end-expiratory pressure, and pneumoperitoneum on respiratory function in morbidly obese patients during anesthesia and paralysis. *Anesthesiology*. 2007; 107(5):725–732.

[41] Kaw R, Pasupuleti V, Walker E, et al. Postoperative complications in patients with obstructive sleep apnea. *Chest*.

2012; 141(2):436–441.

[42] Jones RL, Nzekwu MM. The effects of body mass index on lung volumes. *Chest.* 2006; 130(3):827–833.

[43] D'Errico A, Scarani P, Colosimo E, et al. Changes in the alveolar connective tissue of the ageing lung. An immunohistochemical study. *Virchows Archiv.* 1989; 415(2): 137–144.

[44] Behazin N, Jones SB, Cohen RI, et al. Respiratory restriction and elevated pleural and esophageal pressures in morbid obesity. *J Appl Physiol.* 2010; 108(1):212–218.

[45] Pelosi P, Croci M, Ravagnan I, et al. The effects of body mass on lung volumes, respiratory mechanics, and gas exchange during general anesthesia. *Anesth Analg.* 1998; 87(3): 654–660.

[46] Hedenstierna G, Santesson J. Breathing mechanics, dead space and gas exchange in the extremely obese, breathing spontaneously and during anaesthesia with intermittent positive pressure ventilation. *Acta Anaesthesiol Scandinav.* 1976; 20(3):248–254.

[47] Van Lith P, Johnson FN, Sharp JT. Respiratory elastances in relaxed and paralyzed states in normal and abnormal men. *J Appl Physiol.* 1967; 23(4):475–486.

[48] Naimark A, Cherniack RM. Compliance of the respiratory system and its components in health and obesity. *J Appl Physiol.* 1960; 15:377–382.

[49] Berend N. Normal ageing of the lung: implications for diagnosis and monitoring of asthma in older people. *Med J Aust.* 2005; 183(1 Suppl):S28–29.

[50] Oskvig RM. Special problems in the elderly. *Chest.* 1999; 115(5 Suppl):158S–164S.

[51] Milic-Emili J, Torchio R, D'Angelo E. Closing volume: a reappraisal (1967–2007). *Eur J Appl Physiol.* 2007; 99(6): 567–583.

[52] Hakala K, Mustajoki P, Aittomaki J, et al. Effect of weight loss and body position on pulmonary function and gas exchange abnormalities in morbid obesity. *Int J Obes Relat Metab Disord.* 1995; 19(5):343–346.

[53] Salome CM, King GG, Berend N. Physiology of obesity and effects on lung function. *J Appl Physiol.* 2010; 108(1): 206–211.

[54] Holland J, Milic-Emili J, Macklem PT, et al. Regional distribution of pulmonary ventilation and perfusion in elderly subjects. *J Clin Invest.* 1968; 47(1):81–92.

[55] Holley HS, Milic-Emili J, Becklake MR, et al. Regional distribution of pulmonary ventilation and perfusion in obesity. *J Clin Invest.* 1967; 46(4):475–481.

[56] Herriger A, Frascarolo P, Spahn DR, et al. The effect of positive airway pressure during pre-oxygenation and induction of anaesthesia upon duration of non-hypoxic apnoea. *Anaesthesia.* 2004; 59(3):243–247.

[57] Gander S, Frascarolo P, Suter M, et al. Positive end-expiratory pressure during induction of general anesthesia increases duration of nonhypoxic apnea in morbidly obese patients. *Anesth Analg.* 2005; 100(2):580–584.

[58] Hedenstierna G, Rothen HU. Atelectasis formation during anesthesia: causes and measures to prevent it. *J Clin Monitor Comput.* 2000; 16(5-6):329–335.

[59] Rothen HU, Sporre B, Engberg G, et al. Atelectasis and pulmonary shunting during induction of general anaesthesia — can they be avoided?. *Acta Anaesthesiol Scandinav.* 1996; 40(5):524–529.

[60] Neumann P, Rothen HU, Berglund JE, et al. Positive end-expiratory pressure prevents atelectasis during general anaesthesia even in the presence of a high inspired oxygen concentration. *Acta Anaesthesiol Scandinav.* 1999; 43(3): 295–301.

[61] Talab HF, Zabani IA, Abdelrahman HS, et al. Intraoperative ventilatory strategies for prevention of pulmonary atelectasis in obese patients undergoing laparoscopic bariatric surgery. *Anesth Analg.* 2009; 109(5):1511–1516.

[62] Pelosi P, Gregoretti C. Perioperative management of obese patients. *Best Pract Res Clin Anaesthesiol.* 2010; 24(2): 211–225.

[63] Coussa M, Proietti S, Schnyder P, et al. Prevention of atelectasis formation during the induction of general anesthesia in morbidly obese patients. *Anesth Analg.* 2004; 98(5):1491–1495.

[64] Reinius H, Jonsson L, Gustafsson S, et al. Prevention of atelectasis in morbidly obese patients during general anesthesia and paralysis: a computerized tomography study. *Anesthesiolog y.* 2009; 111(5):979–987.

[65] Chalhoub V, Yazigi A, Sleilaty G, et al. Effect of vital capacity manoeuvres on arterial oxygenation in morbidly obese patients undergoing open bariatric surgery. *Eur J Anaesthesiol.* 2007; 24(3):283–288.

[66] Neumann P. Airway pressure settings during general anaesthesia. *Anasthesiol Intensivmed Notfallmed Schmerzther.* 2007; 42(7):538–546.

[67] Sharp JT, Druz WS, Kondragunta VR. Diaphragmatic responses to body position changes in obese patients with obstructive sleep apnea. *Am Rev Respir Dis.* 1986; 133(1): 32–37.

[68] Parameswaran K, Todd DC, Soth M. Altered respiratory physiology in obesity. *Can Respir J.* 2006; 13(4):203–210.

[69] Watsford ML, Murphy AJ, Pine MJ. The effects of ageing on respiratory muscle function and performance in older adults. *J Sci Med Sport.* 2007; 10(1):36–44.

[70] Wofford MR, Hall JE. Pathophysiology and treatment of obesity hypertension. *Curr Pharmaceut Design.* 2004; 10(29):3621–3637.

[71] da Silva AA, do Carmo J, Dubinion J, et al. The role of the sympathetic nervous system in obesity-related hypertension. *Curr Hypertens Rep.* 2009; 11(3):206–211.

[72] Hall JE, da Silva AA, do Carmo JM, et al. Obesity-induced hypertension: role of sympathetic nervous system, leptin, and melanocortins. *J Biol Chem.* 2010; 285(23):17271–17276.

[73] Galinier M, Pathak A, Roncalli J, et al. Obesity and cardiac failure. *Archives des Maladies du Coeur et des Vaisseaux.* 2005; 98(1):39–45.

[74] Lavie CJ, Milani RV, Ventura HO. Obesity and cardiovascular

disease: risk factor, paradox, and impact of weight loss. *J Am Coll Cardiol.* 2009; 53(21):1925–1932.

[75] Alpert MA. Obesity cardiomyopathy: pathophysiology and evolution of the clinical syndrome. *Am J Med Sci.* 2001; 321(4):225–236.

[76] Wanahita N, Messerli FH, Bangalore S, et al. Atrial fibrillation and obesity — results of a meta-analysis. *Am Heart J.* 2008; 155(2):310–315.

[77] Klein S, Burke LE, Bray GA, et al. Clinical implications of obesity with specific focus on cardiovascular disease: a statement for professionals from the American Heart Association Council on Nutrition, Physical Activity, and Metabolism: endorsed by the American College of Cardiology Foundation. *Circulation.* 2004; 110(18):2952–2967.

[78] Messerli FH, Nunez BD, Ventura HO, et al. Overweight and sudden death. Increased ventricular ectopy in cardiopathy of obesity. *Arch Intern Med.* 1987; 147(10):1725–1728.

[79] Oreopoulos A, Padwal R, Kalantar-Zadeh K, et al. Body mass index and mortality in heart failure: a meta-analysis. *Am Heart J.* 2008; 156(1):13–22.

[80] Horwich TB, Fonarow GC, Hamilton MA, et al. The relationship between obesity and mortality in patients with heart failure. *J Am Coll Cardiol.* 2001; 38(3):789–795.

[81] Fonarow GC, Srikanthan P, Costanzo MR, et al. An obesity paradox in acute heart failure: analysis of body mass index and inhospital mortality for 108, 927 patients in the Acute Decompensated Heart Failure National Registry. *Am Heart J.* 2007; 153(1):74–81.

[82] Romero-Corral A, Montori VM, Somers VK, et al. Association of bodyweight with total mortality and with cardiovascular events in coronary artery disease: a systematic review of cohort studies. *Lancet.* 2006; 368(9536):666–678.

[83] Aursulesei V, Cozma A, Datcu MD. Obesity paradox. *Revista medico-chirurgicala a Societatii de Medici si Naturalisti din Iasi.* 2009; 113(4):1006–1015.

[84] Sung SH, Wu TC, Huang CH, et al. Prognostic impact of body mass index in patients undergoing coronary artery bypass surgery. *Heart.* 2011; 97(8):648–654.

[85] Le-Bert G, Santana O, Pineda AM, et al. The obesity paradox in elderly obese patients undergoing coronary artery bypass surgery. *Interactive Cardiovasc Thorac Surg.* 2011; 13(2):124–127.

[86] Wassertheil-Smoller S, Fann C, Allman RM, et al. Relation of low body mass to death and stroke in the systolic hypertension in the elderly program. The SHEP Cooperative Research Group. *Arch Intern Med.* 2000; 160(4):494–500.

[87] Dorner TE, Rieder A. Obesity paradox in elderly patients with cardiovascular diseases. *Int J Cardiol.* 2012; 155(1):56–65.

[88] Habbu A, Lakkis NM, Dokainish H. The obesity paradox: fact or fiction? *Am J Cardiol.* 2006; 98(7):944–948.

[89] Ejerblad E, Fored CM, Lindblad P, et al. Obesity and risk for chronic renal failure. *J Am Soc Nephrol.* 2006; 17(6):1695–1702.

[90] Sinha AC, Eckmann, DM. Anesthesia for Bariatric Surgery. In Miller RD (ed) *Miller's anesthesia,* 7th edn (pp. 2089–2104).

Philadelphia, PA: Churchill Livingstone Elsevier, 2010.

[91] Collazo-Clavell ML, Clark MM, McAlpine DE, et al. Assessment and preparation of patients for bariatric surgery. *Mayo Clinic Proc.* 2006; 81(10 Suppl):S11–S17.

[92] Cefalu WT, Wang ZQ, Werbel S, et al. Contribution of visceral fat mass to the insulin resistance of aging. *Metabolism.* 1995; 44(7):954–959.

[93] Martyn JA, Kaneki M, Yasuhara S. Obesity-induced insulin resistance and hyperglycemia: etiologic factors and molecular mechanisms. *Anesthesiology.* 2008; 109(1):137–148.

[94] Hart DJ, Spector TD. The relationship of obesity, fat distribution and osteoarthritis in women in the general population: the Chingford Study. *J Rheumatol.* 1993; 20(2): 331–335.

[95] Wearing SC, Hennig EM, Byrne NM, et al. Musculoskeletal disorders associated with obesity: a biomechanical perspective. *Obesity Rev.* 2006; 7(3):239–250.

[96] Malnick SD, Knobler H. The medical complications of obesity. *QJM.* 2006; 99(9):565–579.

[97] Morin S, Leslie WD, Manitoba Bone Density Program. High bone mineral density is associated with high body mass index. *Osteoporos Int.* 2009; 20(7):1267–1271.

[98] Morin S, Tsang JF, Leslie WD. Weight and body mass index predict bone mineral density and fractures in women aged 40 to 59 years. *Osteoporos Int.* 2009; 20(3):363–370.

[99] Pocock N, Eisman J, Gwinn T, et al. Muscle strength, physical fitness, and weight but not age predict femoral neck bone mass. *J Bone Mineral Res.* 1989; 4(3):441–448.

[100] Felson DT, Zhang Y, Hannan MT, et al. Effects of weight and body mass index on bone mineral density in men and women: the Framingham study. *J Bone Mineral Res.* 1993; 8(5):567–573.

[101] Andrew JG, Palan J, Kurup HV, et al. Obesity in total hip replacement. *J Bone Joint Surg (Br).* 2008; 90(4):424–429.

[102] McCalden RW, Charron KD, MacDonald SJ, et al. Does morbid obesity affect the outcome of total hip replacement?: an analysis of 3290 THRs. *J Bone Joint Surg (Br).* 2011; 93(3):321–325.

[103] Huddleston JI, Wang Y, Uquillas C, et al. Age and obesity are risk factors for adverse events after total hip arthroplasty. *Clin Orthop Relat Res.* 2012; 470(2):490–496.

[104] McCarthy LH, Bigal ME, Katz M, et al. Chronic pain and obesity in elderly people: results from the Einstein aging study. *J Am Geriatr Soc.* 2009; 57(1):115–119.

[105] Miscio G, Guastamacchia G, Brunani A, et al. Obesity and peripheral neuropathy risk: a dangerous liaison. *JPNS.* 2005; 10(4):354–358.

[106] Winter AC, Berger K, Buring JE, et al. 2009. Body mass index, migraine, migraine frequency and migraine features in women. *Cephalalgia.* 2009; 29(2):269–278.

[107] Pomp ER, le Cessie S, Rosendaal FR, et al. Risk of venous thrombosis: obesity and its joint effect with oral contraceptive use and prothrombotic mutations. *Br J Haematol.* 2007; 139(2):289–296.

[108] Abdollahi M, Cushman M, Rosendaal FR. Obesity: risk of

venous thrombosis and the interaction with coagulation factor levels and oral contraceptive use. *Thromb Haemost.* 2003; 89(3):493–498.

[109] Tsai AW, Cushman M, Rosamond WD, et al. Cardiovascular risk factors and venous thromboembolism incidence: the longitudinal investigation of thromboembolism etiology. *Arch Intern Med.* 2002; 162(10):1182–1189.

[110] Edmonds MJ, Crichton TJ, Runciman WB, et al. Evidence-based risk factors for postoperative deep vein thrombosis. *ANZ Journal of Surgery.* 2004; 74(12):1082–1097.

[111] Roderick P, Ferris G, Wilson K, et al. Towards evidence-based guidelines for the prevention of venous thromboembolism: systematic reviews of mechanical methods, oral anticoagulation, dextran and regional anaesthesia as thromboprophylaxis. *Health Technol Assess.* 2005; 9(49):iii–iv, ix–x, 1–78.

[112] Hirsh J, Raschke R. Heparin and low-molecular-weight heparin: the Seventh ACCP Conference on Antithrombotic and Thrombolytic Therapy. *Chest.* 2004; 126(3 Suppl):188S–203S.

[113] Kearon C, Hirsh J. Management of anticoagulation before and after elective surgery. *N Engl J Med.* 1997; 336(21):1506–1511.

[114] Lemmens HJ. Perioperative pharmacology in morbid obesity. *Curr Opin Anaesthesiol.* 2010; 23(4):485–491.

[115] Han PY, Duffull SB, Kirkpatrick CM, et al. Dosing in obesity: a simple solution to a big problem. *Clin Pharmacol Therapeut.* 2007; 82(5):505–508.

[116] Green B, Duffull SB. What is the best size descriptor to use for pharmacokinetic studies in the obese? *Br J Clin Pharmacol.* 2004; 58(2):119–133.

[117] Janmahasatian S, Duffull SB, Ash S, et al. Quantification of lean bodyweight. *Clin Pharmacokinet.* 2005; 44(10):1051–1065.

[118] Greenblatt DJ, Abernethy DR, Locniskar A, et al. Effect of age, gender, and obesity on midazolam kinetics. *Anesthesiology.* 1984; 61(1):27–35.

[119] Ingrande J, Brodsky JB, Lemmens HJ. Lean body weight scalar for the anesthetic induction dose of propofol in morbidly obese subjects. *Anesth Analg.* 2011; 113(1):57–62.

[120] La Colla G, La Colla L, Turi S, et al. Effect of morbid obesity on kinetic of desflurane: wash-in wash-out curves and recovery times. *Minerva Anestesiol.* 2007; 73(5):275–279.

[121] La Colla L, Albertin A, La Colla G, et al. Faster wash-out and recovery for desflurane vs sevoflurane in morbidly obese patients when no premedication is used. *Br J Anaesth.* 2007; 99(3):353–358.

[122] Ingrande J, Lemmens HJ. Dose adjustment of anaesthetics in the morbidly obese. *Br J Anaesth.* 2010; 105(Suppl 1): i16–i23.

[123] Ogunnaike BO, Jones SB, Jones DB, et al. Anesthetic considerations for bariatric surgery. *Anesth Analg.* 2002; 95(6):1793–1805.

第五部分

其他重要方面

第三十二章

麻醉医生的老年医学培训

概述

预计从2010～2050年，美国65岁以上的老年人口总数将翻倍，从3 500万人增加到7 800万人，并且到2030年，65岁以上的人口数将超过15岁及以下人口总数的2倍。

在医院，接受有创诊疗操作的老年患者数量也在逐年上升。因创伤入院的患者中1/3是老年人。外科手术治疗患者中，老年患者的比例也达到了40%。相对普通人群，老年患者的并发症多，并且急诊手术后并发症的发生率和死亡率也更高（表32-1）。

尽管这些数据令人印象深刻，但是要建立一套切实可行的针对老年患者所具有的独特问题的培训方案却是极富挑战的。众所周知，麻醉医生和其他专科医生在处理老年患者方面的能力十分重要，但实际情况却不尽人意。将老年医学课程纳入医学教育的各个阶段是目前公认的至关重要的培训方案[1-4]。虽然已有数个老年麻醉项目在小范围成功推广，但要想建立一套能够被广泛接受，可持续发展的老年人麻醉课程，仍是一个需要探索的过程。

造成老年医学课程发展困难的原因是多方面的。老年患者人数的增加助长了外科的自满情绪，面对额外增加的老年医学培训，专科医生往往抱有

抵触情绪，认为"我已经处理过很多老年患者了"。此外，医学教育和医疗服务多方面的改变给医学教育工作者带来了新的挑战。由于上述种种障碍的存在，尽管整体上人口和健康需求增大，但针对外科专家的老年医学教育并未相应增加[5]。

本科教育

正如前言所述，人口老龄化已成为一种社会现象，老年医学教育要从医学院校开始。近年来，美国医学院校协会（AAMC）将多种老年医学课程列入医学院校的必修课，医学生必须掌握相关领域的知识方能毕业[6,7]。这些领域的范畴很广，囊括了从用药管理到临终关怀以及姑息治疗等方面（表32-2）。这些附加能力要求和其他国家的一些类似要求构成了住院医生进入专科培训阶段时所需掌握知识的最低标准。尽管如此，我们仍不清楚这些要求或是对课程类型的改变，将对老年患者预后或者是参与老年医学教育培训的医生造成一个怎样的结果。

表32-2　AAMC老年病学的能力要求：与麻醉的相关性

- 药物管理：降低药物剂量、多重药物联用
- 认知和行为障碍：谵妄、术后认知障碍（POCD）
- 自理能力：在门诊对衰弱老年人进行评估
- 跌倒、平衡及步态异常：术前进行机能评估
- 健康计划及促进：同意书，"放弃复苏"的指示、医疗代理授权书
- 疾病非典型表现：心血管和肺部并发症、认知障碍的判断识别

资料来源：Leipzig RM, Granville L, Simpson D, Anderson MB, Sauvigné K, Soriano RP. Keeping granny safe on July 1: a consensus on minimum geriatrics competencies for graduating medical students. Acad Med. 2009 May; 84（5）: 604–610.

表32-1　老年医疗服务中的常见挑战

- 异质性人群
- 重疾患者
- 疾病非典型表现
- 器官储备功能难以预知
- 对急救措施的耐受力差
- 容易迅速恶化的轻微并发症

老年麻醉培训的机遇和资源

总体而言,对麻醉及围术期医生进行的老年相关重点领域的教学已经得到了长足发展。其中,谵妄和术后认知功能障碍(译者注:原文function应为dysfunction),就是体现与麻醉医生日常临床工作密切相关的老年医学综合征的绝佳实例。此外,这两个领域也代表了麻醉在基础和临床方向上的研究重点。

通过与各种资助机构和协会的合作,老年麻醉学领域得到了长足发展。例如2000年,老年麻醉推进会(SAGA)成立[8]。这个总部设在美国的医学团体给大家提供了老年麻醉的教育机会,并打造了一个非常有价值的网络教育平台。在英国,一个类似的医学社团,即老年麻醉协会于1987年成立,在其每年举行的年会中最具特色的主题就是老年麻醉[9]。

在美国外科专业中,最具影响力的老年医学教育机构包括美国老年病学会、约翰·哈特福德基金会和雷诺基金会(表32-3)。这些机构通过与学术机构和专业协会的合作,建立了几个优秀的外科学/麻醉学跨学科教育项目。然而,在资助期过后如何维持这些教育项目是一个重大的挑战[10]。

以老年在线教育门户网站(POGOe)为例,作为一个拥有宝贵资源的临床医生教育公共网站,它收集了大量的老年医学教育材料,其培训内容更新频繁,访问方式简便,并且提供不同格式的教

表32-3　老年病学专科医生项目的目标:也是外科和医学专家需要加强对老年专业知识的理解部分(SEGUE)。

> ◆ 提高改善医学生和外科住院医生接受的老年病学教育数量和质量
> ◆ 引领科室主任促进员工有关老年病学的培训和科研
> ◆ 鼓励并促使专业组织和委员会对老年病学在患者医疗中作用的认可

资料来源:Heflin MT, Bragg EJ, Fernandez H, Christmas C, Osterweil D, Sauvigné K, Warshaw G, Cohen HJ, Leipzig R, Reuben DB, Durso SC The Donald W. Reynolds Consortium for Faculty Development to Advance Geriatrics Education(FD～AGE): a model for dissemination of subspecialty educational expertise. *Acad Med*. 2012 May; 87(5): 618–626, and Williams BC, Weber V, Babbott SF, Kirk LM, Heflin MT, O'toole E, Schapira MM, Eckstrom E, Tulsky A, Wolf AM, Landefeld S. Faculty development for the 21st century: lessons from the Society of General Internal Medicine — Hartford Collaborative Centers for the Care of the Older Adults *J Am Geriatr Soc*. 2007 Jun; 55(6): 941–947.

学工具[11]。可供用户下载的产品类型包括讨论会(PBLDs),虚拟患者以及讲座,并且鼓励学员和教员提供相关教学内容以丰富资源。这些资源并不仅限于麻醉学,而是包含了广泛的内容。

除了在线教学,美国麻醉医生协会(ASA)在老年麻醉方面也提供了几种教学工具。例如包含大量文献指南的课程,也有为执业麻醉医生解决老年患者常见问题的手册[12]。

幸运的是,通过许多老年患者麻醉医生的宣传和努力,近10年来有关老年麻醉及外科的专业教材和文献的数量正在稳步增长[13-15]。现在大多数麻醉学教材至少包含了一个关于老年麻醉的章节。如何维持老年麻醉培训的可持续性是我们面临的一个最大的挑战,希望通过教育资源的稳步增长和互联网的广泛传播,使老年医学成为医学教育一个重要领域。

毕业后医学教育

随着近年来对毕业后医学教育的调整和监管的加强,全国性的毕业后医学教育框架得以建立,从而决定哪些毕业后教育,甚至某些专业培训需完成或保留。

在美国,毕业后医学教育认证委员会(ACGME)和美国麻醉学委员会(ABA)共同制订了一套包含考核能力的麻醉学课程[16]。所有的住院医生必须达到能力考核要求,并且定期修订培训方案以确保教学效果。基于胜任力的住院医生培训以培训效果为导向,对学员的评估和评价是该培训课程的核心内容,这种新的转变给教学带来了新的挑战,尤其对各个教师来说,这些课程需要大量资源。在这个资源衰减财政紧缩的时代,有效的培训方案实施起来十分困难,而老年麻醉的优势之一是有大量的老年患者,可以提供大量的临床教学病例[17,18]。

毕业后医学教育认证委员会(ACGME)(表32-4)和美国麻醉学委员会(ABA)这两个机构要求学员掌握老年生理学/病理学和老年患者循证管理学的基础知识,然而事实上,对于老年麻醉学方面的教育需求则是有限的。ACGME要求住院医生接受适当的授课并具有管理老年患者的临床经验。ABA出版了培训方案,内容纲要中包括了老年病理学和老年

表32-4　ACGME能力要求

1. 照顾病患能力
2. 医学理论知识
3. 以实践为基础的学习与改进能力
4. 人际关系及沟通能力
5. 专业素养
6. 以医疗体系为基础的执业能力

资料来源：ACGME Program Requirements for Graduate Medical Education in Geriatric Medicine ACGME Approved: September 28, 2004; Effective July 1, 2005 Editorial Revision: July 1, 2009 Revised Common Program Requirements Effective: July 1, 2011 ACGME Approved Categorization: September 30, 2012; Effective: July 1, 2013.

表32-5　加拿大住院医生医学教育指南（CanMEDS）

1. 医学专家
2. 沟通者
3. 合作者
4. 管理者
5. 健康支持者
6. 学者
7. 专业人员

资料来源：http://www.collaborativecurriculum.ca/en/modules/CanMEDS.

生理学。加拿大有一个类似的能力培训课程，叫作住院医生医学教育指南CanMEDS（表32-5），要求与ACGME略有不同，但同样也是为毕业后医学教育提供了一个框架。令人注意的是，无论是美国还是加拿大，从业者妥善照顾数目日益增长的老年人的能力备受质疑。

结合各地的实际情况，我们需要将老年麻醉作为麻醉学的必要部分补充到现行的指南和建议中，这其中的关键问题是重视老年病学的建设[20]。

老年麻醉课程的发展

随着越来越多老年病学课程的出现，如何抓住重点变得十分重要，重点领域应该放在具体的老年病学研究以及加深理论知识的水平[21]。例如，单纯把年龄因素放到一个病例里或者讨论一个90岁高龄患者的心肌缺血处理，其本身对老年麻醉来说并没有什么提高。然而，如果这个病例讨论能够深入探索年龄引起的心血管生理的改变，从而改进治疗措施，那么这样一个高龄合并心肌缺血患者的病例讨论就是一个宝贵的经验。将老年病学加入教学课程

所面临的挑战和障碍并非麻醉学独有，外科学和其他学科也面临类似的问题[22-24]。

下面的章节内容包含了对麻醉科课程设置的建议，当然这些并不是最终版本，所有的课程都应该持续不断地进行修订和改进[25,26]。

生理学

老年麻醉学课程必须包含的内容包括年龄因素相关的生理变化和这些变化给麻醉管理所带来的影响。年龄的增长导致老年患者的机体基本储备功能下降，耐受性差，考虑年龄因素本身所带来的影响甚至应该先于并发症所带来的影响。尽管所有器官系统的生理功能都有一定程度的下降，教学大纲里还是着重强调了几个重要的部分，即心肺系统、中枢神经系统、代谢/肾功能系统。目前所面临的挑战是要把课程变得生动有趣而非照本宣科，通过病例讨论（CBDs）能突出缺乏生理储备功能的潜在影响，这有助于强调生理变化的重要性。

麻醉前评估

目前对于术前评估是倾向"越简单越好"，大量的老年人口为适当的有针对性的术前评估教学提供了丰富的资源。请老年病专科医生参与术前评估环节可提供多学科内容，同时对于病情复杂的老年患者还可以增加专业意见。

药理学

临床麻醉中，选择和使用药物是核心环节，如果缺乏病理生理学的分析能力可能导致用药过量，从而对衰弱的老年患者造成灾难性的后果。可以通过模拟用药和病例分析等创新性教学方式来强调合理用药的重要性，合理用药的相关内容已经包含在部分基础麻醉学教材中（见第三章）。

镇痛管理

围术期的镇痛对所有患者都是十分关键的，尤其对于老年患者，围术期镇痛不足或镇痛过度均容易引起相关并发症的发生。由疼痛和区域阻滞麻醉的专家对老年患者疼痛管理进行教学可提高老年麻醉学课程的教学成效。

围术期认知功能障碍

中枢神经系统并发症是影响老年人发病率和死亡率的一个重要因素。老年病学课程必须包含术后认知功能障碍和谵妄这一章节,这一领域也是麻醉医生基础和临床研究的热点。

麻醉选择

这对于任何一个课程来说都是非常重要的部分,要求学员对常见并发症及年龄相关的病理生理改变有充分的认识,这应该是一个重新认识各种老年问题及其对麻醉影响的机会。例如,关于区域麻醉在老年认知功能障碍方面的利弊的讨论,可以突显出年龄问题的关键。这部分教学内容显然更适合采用病例讨论形式。

老年综合征

老年病学家已经明确了几个重要的"老年"综合征(表32-6)。综合征指的是老年患者常见的几种并发症,这些并非特定的疾病,但在某些情况下与死亡率直接相关。虽然这些并非都与麻醉相关,但新的文献证据表明其中一些对围术期管理是十分重要的。例如"衰弱"逐渐被视为围术期预后不良的预测指标。因此,更好地理解诸如衰弱和稳态失衡等老年综合征,可以改进与患者的协作和管理[27]。

教学工具的使用

在开发老年麻醉学课程时,最重要的是要了解和满足学员的需求。与老年医学形成鲜明对比的

表32-6　老年综合征

1. 多种并发症
2. 认知障碍
3. 身体虚弱
4. 身体功能不全
5. 营养不良
6. 机体内环境稳态失衡
7. 慢性炎症
8. 肌肉萎缩

资料来源: Kane RL, Shamliyan T, Talley K, PacalaJ The association between geriatric Syndromes and Survival *J AM Geriatric* Soc 2012; 60: 896–904.

是,麻醉学是快节奏和高操作要求的学科,由于高度重视专业技能所以技能培训是教学的重点,尤其是在早期教学中。如不能从麻醉医生或技师视角看问题,老年病学家可能很难把握麻醉学员的需求,然而老年病学家可以为麻醉学教程增添可观的价值。例如,对抢救意愿书及预立遗嘱的讨论可以作为危重病医学培训的补充,同样,讨论多重用药可以拓展和强化学员术前用药的知识以及进一步强调年龄所致的老年药理学/生理学相关认识。

在设计一个课程时,教学场地十分重要,它不光要求受到学员欢迎,又必须满足效果满意,模拟一体化就满足这个要求。模拟教学可用于从技能操作到沟通能力的培训。将老年病相关的问题包含在模拟培训环节中的是非常有价值的。例如,一个谵妄的老年患者在PACU里的模拟教学可以将生理学和治疗整合在一起。使用其他创造性教学工具也很重要的,例如病例讨论,团队培训,外科医生和老年病医生的科室间会诊,可以促进相互协作和知识共享。互联网教学越来越受欢迎并且允许互动远程教育,而使用不同类型的平台,比如游戏可以更加吸引住院医生和培训教师[28-30]。

建立可持续老年麻醉课程的障碍

老年医学危机

当我们试图把老年病学成功融入麻醉学或其他外科学的课程中时,首先一个障碍就是老年病学专业本身。老年医学在医学领域很难保证自身地位和价值,在美国,老年专业是少数的专业培训完成后收入相比下降的医学专业,因而不难理解,老年医学的职位饱和率仅仅为44%,并且从事老年医学的劳动力明显短缺。由于缺乏老年病学专科医生导致外科医生对患者的判断困难,患者难以就诊,这一状况造成对老龄问题教育机会的损失。缺乏对老年医学专业性的重视,是将老年麻醉建设成为麻醉学教育中重要部分的一个障碍[31]。

尽管缺乏老年医学的从业人员,仍有大量文献阐述老年医学的独到之处。包括将衰弱作为一个重要的综合征,谵妄的治疗,多重用药的风险和一些公认的老年病问题,在这些领域已取得不少进展。多

个研究表明在住院患者中使用综合老年患者评估模型能改善患者预后,这些多学科团队合作的方法减少了住院时间,降低了老年患者谵妄发生率以及死亡率。对老年患者有价值的方案还有很多例子,HELP方案(The Hospital Elder Programme)可以降低谵妄发生率及患者入住护理机构和住院治疗的概率。其他一些方案着重于防止老年患者的跌倒,治疗抑郁等方面,不幸的是跟老年病医生合作的价值往往被忽视。

老年患者

老年医学对所有的医生提出了许多挑战。患者病情复杂,并发症多,储备功能有限;由于患者活动不变和沟通困难,医生访视时间延长。此外,患者住院时间长,并发症的发生显著增加了住院时间、入住护理机构概率和死亡率均增加。

高龄患者进行麻醉的风险较大,尤其是大手术,即便是围术期的轻微并发症也能导致发病率和死亡率的激增。复杂的既往史使术前评估更加困难,手术更加复杂。跟肺叶切除和开颅等"大"手术相比,一些"传统的"老年人手术,如白内障手术和泌尿外科手术等可能不会引起学员的"兴趣"。这可能导致老年病例不具备教学价值的看法。

资金状况

对高龄复杂患者的报销限制会打击医生的积极性,尤其是对那些以各种操作性医疗费用为主的执业医生。老年患者需要更多的随访工作,发生手术并发症的可能性更大,这些方面和过低的报销会阻碍医生将老年患者作为执业的重点。随着医疗改革进行,这些财政限制可能随着更多的国家开始建立协同工作团队而逐渐取消[32]。

领导力

老年病学在各亚专科和麻醉学科所面临的主要障碍是缺乏老年病学领军人。虽然在美国的国家层面上,美国老年病学会AGS创造了几个领军人职位和老年病学的研究基金,但对于麻醉学专业来说老年病学的领军人依然不够,不足以保证老年病学在培训项目中突显,并影响了老年病学在学员和教师

表32-7 老年麻醉学未来发展方向

- 降低年龄相关风险措施的发展
- 认知功能整合入术前评估内容
- 功能状态预后的评估
- 鼓励围术期干预措施
- 制定特定年龄患者治疗处理的指南
- 对整个医疗行业开展更多的相关教育

中的发展,老年麻醉同时需要师资队伍的建设。

教学时间的竞争

近年来医学教育有实质性的改变,过去的医学教育很大程度上是基于讲授/学徒的模式,现在的住院医生把更少的时间花在授课中,大多的时间是在患者的床旁,这就形成了我们熟悉的"看一个,做一个,教一个"的培训方法。随着医学教育向能力培训体系的转变,许多额外的时间也被用作了教学时间。

危重患者的管理,疼痛,区域麻醉,食管超声的加入,使得麻醉领域不断扩大,这些变化和课程的拓展,导致专家之间争夺住院医生的教学时间,有限的教学时间更突显了老年病学领军人物的必要性。

结论

老年麻醉学应该被视为一个新兴的领域(表32-7)。全面的知识和对老年患者麻醉独特问题的理解力的重要性不容小觑。患者年龄分布的统计表明,老年病学的知识将运用于手术室,重症监护室,疼痛门诊等医疗环境。对员工的教学有很多方法,不同的情况需要针对性的处理。每一个健康保健机构的独特性以及成功的老年麻醉课程将会成为部门或者学院的特色。

(李潇潇 译 欧阳文 审校)

参考文献

[1] Bardach SH, Rowles GD. Geriatric Education in the health professions: are we making progress? *Gerontologist*. 2012; 52(5):607–618.

[2] Heflin MT, Bragg EJ, Fernandez H, et al. The Donald W. Reynolds Consortium for Faculty Development to Advance Geriatrics Education (FD~AGE): a model for dissemination of subspecialty educational expertise. *Acad Med*. 2012;

87(5):618–626.

[3] Potter JF, Burton JR, Drach GW, et al. Geriatrics for residents in the surgical and medical specialties: implementation of curricula and training experiences. *J Am Geriatr Soc.* 2005; 53(3):511–515.

[4] Pinheiro SO, Heflin MT. The geriatrics excellence in teaching series: an integrated educational skills curriculum for faculty and fellows development. *J Am Geriatr Soc.* 2008; 56(4): 750–756.

[5] Retooling for an Aging America: Building the Healthcare Workforce. White paper. Section for enhancing geriatric understanding and expertise amongst surgical and medical specialists (SEGUE). *J Am Geriatr Soc.* 2011; 59:1537–1539.

[6] Leipzig RM, Granville L, Simpson D, et al. Keeping granny safe on July 1: a consensus on minimum geriatrics competencies for graduating medical students. *Acad Med.* 2009; 84(5):604–610.

[7] Leipzig RM, Hall WJ, Fried LP. Treating our societal scotoma: the case for investing in geriatrics, our nation's future, and our patients. *Ann Intern Med.* 2012; 156(9):657–659.

[8] Society for the Advancement of Geriatric Anesthesia. <http://www. sagahq. org>.

[9] Age Anaesthesia Association. <http://www. ageanaesthesia. com>.

[10] Williams BC, Weber V, Babbott SF, et al. Faculty development for the 21st century: lessons from the Society of General Internal Medicine — Hartford Collaborative Centers for the Care of the Older Adults. *J Am Geriatr Soc.* 2007; 55(6): 941–947.

[11] Portal of Geriatrics Online Education. <http://www. pogoe. org>.

[12] <http://www. asahq. org>.

[13] Silverstein JH, Rooke GA, Reves JG, et al. *Geriatric anesthesiology, 2nd edn.* New York: Springer, 2008.

[14] Sieber FE. *Geriatric anesthesia.* New York: McGraw-Hill, 2007.

[15] Rosenthal R. *Surgery for the elderly.* 2nd edn. New York: Springer, 2010.

[16] Accreditation Council for Graduate Medical Education. <http://www. acgme. org>.

[17] Bould MD, Naik VN, Hamstra SJ. Review article: New directions in medical education related to anesthesiology and perioperative medicine 2012. *Canadian J Anesth.* 2012; 59(2):136–150.

[18] Glavin R, Flin R. Review article: the influence of psychology and human factors on education in anesthesiology. *Can J Anaesth.* 2012; 59(2):151–158.

[19] Canadian Medical Education Directives for Specialists (CanMEDS). <http://www. collaborativecurriculum. ca/en/ modules/CanMEDS>.

[20] Shield RR, Besdine RW. Education in gerontology and geriatrics comes of age. *Gerontol Geriatr Educ.* 2011; 32(4): 291–294.

[21] Supiano MA, Alessi C, Chernoff R, et al. Department of veterans affairs geriatric research, education and clinical centers: translating aging research into clinical geriatrics. *J Am Geriatr Soc.* 2012; 60(7):1347–1356.

[22] Faulk CE, Lee TJ, Musick D. Implementing a multidimensional geriatric curriculum in a physical medicine and rehabilitation residency program. *Am J Med Rehabil.* 2012; 91(10):883–889.

[23] Webb TP, Duthie E Jr. Geriatrics for surgeons: infusing life into an aging subject. *J Surg Educ.* 2008; 65(2):91–94.

[24] Williams BC, Warshaw G, Fabiny AR, et al. Medicine in the 21st century: recommended essential geriatrics competencies for internal medicine and family medicine residents. *J Grad Med Educ.* 2010; 2(3):373–383.

[25] Smith AF, Glavin R, Greaves JD. Defining excellence in anaesthesia: the role of personal qualities and practice environment. *Br J Anaesth.* 2011; 106(1):38–43.

[26] Callahan EH, Leipzig RM. Geriatric practices: review and update. *Mt Sinai J Med.* 2011; 78(4):483–484.

[27] Kane RL, Shamliyan T, Talley K, et al. The association between geriatric syndromes and survival. *J Am Geriatr Soc.* 2012; 60:896–904.

[28] Leblanc VR. Review article: simulation in anesthesia: state of the science and looking forward. *Can J Anesth.* 2012; 59(2): 193–202.

[29] Webb TP, Simpson D, Denson S, et al. Gaming used as an informal instructional technique: effects on learner knowledge and satisfaction. *J Surg Educ.* 2012; 69(3):330–334.

[30] Chao SH, Brett B, Wiecha JM, et al. Use of an online curriculum to teach delirium to fourth-year medical students: a comparison with lecture format. *J Am Geriatr Soc.* 2012; 60(7):1328–1332.

[31] Golden AG, Silverman MA, Mintzer MJ. Is geriatric medicine terminally ill? *Ann Intern Med.* 2012; 156(9):654–656.

[32] *Institute of Medicine. Retooling for an aging America: building the healthcare workforce.* Washington, DC: The National Academies Press, 2008.

第三十三章

非手术室内麻醉（影像科，心脏导管室和急诊科）

概述

近年来，对麻醉医生在手术室以外实施麻醉及监护的呼声越来越高。出现这种局面的原因有很多，包括外科手术学的进步，诊断性操作及介入治疗的进一步推广所导致的镇静镇痛需求的增加，成本效益的考虑及患者对于无痛和舒适化医疗的青睐等因素。在手术室外场所实施麻醉是对麻醉医生的巨大挑战，因为麻醉医生或其他医护人员对这些场所并不熟悉。这就使得患者出现不良反应的风险增加，包括过度镇静、氧合不足、通气不足甚至死亡[1]。

病例的日益复杂化和多样化也使得麻醉医生面临更大挑战。例如介入下行主动脉瘤腔内修复术已经可以替代目前的大型外科手术，经导管主动脉瓣植入术也可以代替传统开胸主动脉瓣置换术。部分以前认为不能进行麻醉的患者也扩大了需要手术的患者基数。与人口老龄化加速随之而来的还有重症患者及高龄患者的增加，使得在非手术室场所提供安全的麻醉医疗的难度增加。由于这种快速发展的趋势，相关的医疗实施引起了包括麻醉医生、手术医生及医院安全小组等人员的高度关注。

手术室外麻醉由于场所的不同，手术复杂性以及麻醉技术需求的不同，因此有着很大的变异。为降低风险保护患者安全，有人呼吁针对非手术室麻醉及镇静的看护和监测应当规范化[2]。

非手术室背景下的各类手术有可能在下列任一技术条件下开展：

- 无镇静或镇痛（仅监测生命体征）。
- 轻度镇静和（或）镇痛。其定义为：通过减轻焦虑、不适或疼痛让患者能耐受手术操作，以及要求不配合的患者能停止体动以完成手术操作。
- 中度镇静和（或）镇痛。其定义为：保留患者对刺激的有意识反应，无须气道干预情况下能维持足够的通气和心脏血管功能。
- 深度镇痛。
- 全身麻醉。
- 区域麻醉。

大部分手术室外手术操作可以在轻度到中度镇静/镇痛下实施。经过培训后能够处理患者麻醉过深情况的非麻醉专业人员，可以监护接受轻到中度镇静/镇痛下进行手术的患者。而对患者实施深度镇静或全身麻醉以及患者病情复杂时，则均需经过良好培训的麻醉科专业人员在场。

老年患者的麻醉安全包括了在所有能实施镇静/镇痛的场所均需建立合适的操作规范。相关机构在制订镇静策略及流程时，麻醉医生应该直接参与，因为麻醉医生的知识领域涵盖了镇静、麻醉和患者安全等方面。

非手术室环境（远程场所）

在麻醉的定义中，非手术室或远程地点是指远离主手术中心的地方。

远程场所可如下分类。

- 完全没有考虑实施麻醉的场所（如急诊科、精神病房电刺激治疗室、心脏复律病房）
- 大型固定设备所在地（如CT扫描室、MRI和放射治疗室）
- 手术中心外专门设计的手术室（如牙科、产科和

烧伤科手术室）

◆ 院内特殊场所（如心脏介入、放射、内镜诊室）

远程及非手术室麻醉存在诸多的固有缺陷，因此向其提供优质的镇静及麻醉就显得困难重重。上述场所在设计时通常只考虑了其首要功能，而配备麻醉设备往往在后期才想起。

远程麻醉的顾虑

远程麻醉的担忧包括监护、设备、环境、人员、患者、程序、药物和放射性因素。上述的各个因素将在下面围绕着对老年患者提供镇静和麻醉的上下文中——展开。

监护

无论在任何地方实施麻醉，都必须实施监护。远程麻醉的老年患者，其监护标准必须与主手术中心严格一致。安全监护的先决条件应包括对血流动力学和气道的监护。

血流动力学监护

基本的血流动力学监护包括了心电图（ECG）、无创血压监测（NIBP）。三导联心电图监护是适用于未发生过心脏事件且无心血管风险患者的标准监护。如患者有充血性心力衰竭、缺血性心脏病或严重高血压病史，则推荐使用带 ST 段分析的五导联的心电仪监护。术中监测时，需至少每 5 分钟测量一次无创血压。而当患者手臂过粗、袖带型号不合适、不配合、移动或抖动、血压太低或太高时，均可能造成测量困难或错误。随着更多的侵入性诊疗操作在非手术室环境下实施（如血管内导管、起搏器、除颤仪置入、经颈静脉门静脉分流术），接受这类操作的患者可能有更多的并发症并面临更多的风险，或者有潜在的血流动力学不稳定性因素，对于此类患者则必须进行有创的动脉血压监测。部分患者可能在重症监护室已经接受了有创血压监测。

气道监护

由于生理学和药理学的改变使得老年人比年轻人对药物更敏感，因此接受全身麻醉的老年患者很容易出现明显的呼吸抑制。对易感的老年患者而言，早期识别缺氧和高碳酸血症十分必要。某些临床监护手段如肺部叩诊和听诊呼吸音由于不够精准而价值有限，建议采用更精确的手段监测氧合和通气。吸入氧浓度的监测仪需和低氧浓度报警器配套使用，氧分压则用来测定血液氧饱和度。脉搏血氧饱和度测定仪的实用性和精确度也有限，其影响因素包括血管收缩（如休克、低血压）、体动过度、采用人造指甲和指甲油（老年患者少见）、严重贫血、血红蛋白异常等。老年患者由于功能残气量下降，更容易出现氧饱和度下降。围术期应对镇静和麻醉的患者吸氧，但是麻醉医生应意识到这有可能掩盖了早期呼吸暂停的发现。

呼末二氧化碳（$EtCO_2$）或二氧化碳波形监测可实现对吸氧患者呼吸暂停的探测，持续二氧化碳波形监测能发现临床上的通气不足。目前，它已成为深度镇静或全身麻醉患者监护中不可或缺的部分。当老年患者术前已经合并有肺部疾病、心脏疾病、睡眠呼吸暂停，即便实施轻度镇静时也应监测 $EtCO_2$，若施行机械通气，则撤机前也需要持续监测呼气末二氧化碳。

尽管二氧化碳波形没有作为非手术室镇静和（或）麻醉需要的全球标准，许多研究证实了其重要性。索托（Soto）等人发现，即便在麻醉监护下，长达 20 s 的呼吸暂停都常常发生，且尚未被实施麻醉监护的人员发现[3]。卡迪尔（Qadeer）等人发现，在采用阿片类药物和苯二氮䓬类药物实施中度镇静的患者中，有 2/3 的患者出现了持续 30 秒以上的呼吸暂停而未被发现[4]。二氧化碳波形能在低氧血症出现前发现患者缺氧；从二氧化碳波形证实呼吸抑制到低氧血症的平均时间为 1 min。麻醉患者安全基金会则建议对吸氧的患者监测二氧化碳波形，以尽早发现通气不足[5]。

体温监测

远程麻醉场所均配备了空调，从而避免设备过热。老年患者因体温调节能力下降而更容易出现体温波动。镇静和麻醉均影响了生理热学平衡调节机制，故老年患者更容易出现低体温。中度低体温产生的危害包括凝血障碍、寒战、患者不适。更加严重的，低体温还与围术期的严重并发症有关，如增加失血、伤口感染、住院患者死亡率增加[6]。此外，因代谢率低，低体温在老年患者的持续时间比年轻患者长。由于这些原因，任何患者尤其是老年患者，在实施长时间的麻醉或镇静时应当监测体温。可以采用鼻咽温、口咽温或者甚至是连接导尿管的体温监测方法。无论在什么地方进行长时间麻醉均应采用主动加温设备。

脑功能监测

脑功能监测（如脑电双频指数监测BIS）近来被认为是对意识水平的监测。获取的脑电信号被量化来作为镇静水平或麻醉深度的指标。通过镇静的滴定曲线，能帮助减少药物用量，从而加速复苏时间。

无论麻醉实施的地方在手术室还是非手术室，指脉氧、无创血压、心电图和二氧化碳波形都是老年患者进行麻醉或深度镇静时的基本监测要求。当使用肌松剂时，应使用神经刺激器；长时间手术时，还需使用体温探头。而脑功能监测对于避免老年患者苏醒延迟十分重要。

设备

保证老年患者在手术室外麻醉的安全性，应当包括以下几点：现成合适的设备，实施麻醉监护、深度镇静、全身麻醉和处理心肺紧急情况所必需的麻醉辅助人员。

麻醉机等设备应当常规维护，并有日志进行记录。麻醉气体应当用相应的安全装置，如氧气分析、气体连接指数系统、氧供给储备、氧供失败报警器、多气体分析器、挥发性麻醉监控器、呼吸断开报警器、排气系统。进行手术室外麻醉时，常会遇到过期但仍能工作的设备在使用。当手术室外麻醉的麻醉机和监护仪与手术中心不一样的时候，操作者使用前应进行检查。监护者参照的标准应与在手术中心一致。可视化的参数监测应与声音报警器相连，当达到警戒值时能立即激活报警器。麻醉工作站的配备应与手术室保持一致，其中包括麻醉药品、充气式抢救包、一系列静脉输注设备。面罩、气管导管、喉罩、困难气道之辅助器械则应处于备用状态。另外，还需具备功能完好的吸引器。另外，除颤仪和抢救药品配备齐全的抢救车均需准备好。

环境

环境应当整洁、舒适。有些医疗场所因空间狭小，麻醉设备被挤到角落，比如在CT和MRI扫描室。在危急情况下，麻醉医生可能无法接近患者对其实施临床观察、监护和气道管理。

在MRI室，连接患者和氧源的氧气管路常常散落于地上，应当预留足够的长度谨防其脱开。由于放射台并未专门为麻醉设计，应当有可操控的手术台，推车或椅子能够调整高度使患者处于Trendelenburg体位。所有的台子和推车都要求是可以直接实施心肺复苏，而不需再移动而耽误时间。

应当具备足够的电源插座，包括明确标识连接了紧急备用电源的插座。所有的电子设备都必须常规检查以降低触电和短路风险。在放射科要提防辐射下的暴露，采取必要措施保护自己和患者免受电离辐射。在放射区的铅防护包括围裙、甲状腺护盾等均可利用。除此之外，应当有可移动的防护面板提供给在拍摄过程中需滞留室内的医护人员。最后，应在合适的区域开辟具备供氧、负压、复苏药品以及设备的心肺复苏区域。

人员

对患者进行监护的医护人员应接受相关的培训。他们应当接受气道管理、心肺复苏、麻醉药品及设备的使用培训，并在麻醉诱导前确保这些设备是能正常工作的。因为在手术室内这些设备都处于连续使用的状态，与手术室外不同，这点值得引起警惕。

非麻醉医护人员可以接受适当的训练，具备协助心肺复苏以及协助麻醉医生的能力。因此，这些人应当熟悉麻醉的流程和设备，并能帮助患者摆放体位。在麻醉医生短暂离开患者或远隔患者时，辅助医护人员应具备对患者进行持续监护的能力。因此，这些人员还要接受麻醉流程和心肺复苏的培训。

美国麻醉医生协会统计发现手术室外的实施麻醉监护的患者的比例比手术室患者的高（58%：6%），且年龄极端所占比例也要高（50%：19%）。手术室外的麻醉有一半发生在胃肠病区。氧合与通气不足是手术室外麻醉最常见的不良事件，手术室外的死亡率明显高于手术室（54%：24%）[7]。手术室外的麻醉常因监护标准放低而得不到良好的监护。

镇静均有可能演变成全身麻醉。经验不足的监护者容易发生镇静过深、氧供不当、通气不当等并发症。因此,由麻醉医生带领麻醉监护团队实施镇静镇痛才最安全[8]。相关医护人员(手术医生与麻醉医生)的提前计划与有效沟通,对给手术室外患者提供安全镇静镇痛及监护至关重要。另外,紧急呼救系统也应备好,在危急情况下能从手术中心寻求帮助。

患者

需施行手术室外手术的患者往往是高龄高危患者。据估计,近几十年20%~40%的麻醉病例发生在手术室外,且调查显示老年人偏爱门诊手术。老年患者门诊手术的增加应当引起重视,因为围术期并发症随年龄而增加,且多是由于患者术前的并存疾病。另外,给老年患者施行门诊手术还应考虑到其家庭的理解容忍和能否给予护理照看等[9,10]。

老年患者的生理储备有限[11]。对低血压时候的反应性心率变化较差。对低氧和高碳酸血症时通气反应衰退使得呼吸暂停风险增加。体温调节受损和液体平衡能力下降易导致患者容易发生低血容量与低体温。容量再分配、生物利用率和受体敏感性的改变导致药代动力学发生变化。肝肾清除率和肝功能下降需要减少老年人用药剂量。由于老年患者的循环时间延长,给药间隔的时间也应延长,滴定法给药是重要的原则。

老年患者出现术后认知功能障碍和术后谵妄的比率较高。尽管常见,但因为老年人术后并发症和死亡率高导致经常不能确诊[12]。很多远程手术时需要的麻醉设备与手术中心还会产生冲突。谵妄风险增高除了可能与咪达唑仑、哌替啶、抗胆碱药物这些药物的使用有关外,制动与长时间处于禁食状态也是围术期谵妄的重要诱因。因此,老年患者很少推荐使用哌替啶,见第二十六章。

对老年患者实施镇静时,应选用半衰期短、代谢产物活性少、不良反应小的药物。通过取消按体重计算的负荷量和缓慢给药,能让药物达峰时间延长,并能以较小剂量的药物达到目标浓度。许多全新的镇静方法出现,也可能实现对远程手术的老年患者进行更好的监护。与患者术后自控镇痛相似,患者自控的镇静也正在探索之中,已有研究宣称此方法在结肠镜检患者的清醒镇静中具备安全性和有效性[13]。

老年患者需要更多的时间来完成手术相关操作:术前准备需要的时间更长;老年患者的皮肤很脆弱,使用胶布时应当十分小心以防撕裂皮肤;此外手术台上还需额外铺垫敷料以防压疮;老年患者不够敏捷,甚至需要辅助设备(如椅子集中器或脚垫);还有许多老年人听力受损,所以使用口头和书面的程序性指令可能会促进理解。

曾经的研究认为围术期并发症随年龄而增加。蒂雷特(Tiret)等人在法国进行的一项大型前瞻性研究(1978~1982年)中发现,在大约200 000例麻醉患者中,证实患者年龄从30岁增加至80岁时麻醉相关并发症的发生率增加了10倍[14]。这个结果并不惊人,因为随着年龄的增加常常合并其他疾病。然而,到底是并发症还是年龄本身这个独立因素增加了并发症的发生率尚未明确。虽然老年患者的出现围术期并发症的发生率是增加的,但其总体发生率仍然是低的。在蒂雷特的研究中,80岁以上患者的出现麻醉相关并发症的发病率只有0.5%[14]。这些研究显示,不能仅仅因为高龄对手术叫停。老年患者的功能状态对于预测手术风险也十分重要,功能状态被定义为有能力维持日常的生活行为(如日常活动),也包括了社交和认知功能。这些功能评估可能比急性生理评分标准更能准确预测住院患者的并发症。

老年患者术前评估目的是识别共存疾病及确定他们的“生理年龄”。特殊评分系统用来评估特殊患者人群的风险,但其准确性备受争议,在这种情况下,日常活动水平相关的问题可能更适用。比如,患有慢性疾病的患者可能通过越来越多地限制活动以减少症状,此时询问其日常活动才是评估其活动耐量的好办法。有一点需要提醒,老年患者的疾病症状与年轻患者的症状不同。考虑患者日常活动的情况相当重要,因其可以反映代谢当量。尤应牢记的是,老年患者可因关节炎或跛行等因素而造成活动受限,这一点与老年患者储备功能下降相反。

术前评估完成后,相关医务工作者应为患者制订合理舒适的镇静计划,并考虑到可能的风险。当有额外风险时需保证麻醉医生在场。也可以选择延期或推迟手术,抑或在条件更好的手术中心进行。

麻醉镇静药物

老年患者对药物较为敏感,尤其是围术期用药[15]。之所以出现这种变化由于老年人药效动力学和药代动力学发生了改变。与年轻人相比,老年患者脂肪组织更多,肌肉组织减少,体液也更少。这些因素导致水溶性药物血浆浓度升高;与此同时脂肪组织的增加导致脂溶性药物的血浆浓度降低。

麻醉医生在用药时,应时刻谨记老年人比年轻人对药物更敏感。最低肺泡有效浓度(MAC)随年龄的增加而减小,40岁后每大一岁MAC递减0.6%,达到无意识状态所需的静脉麻醉药浓度也随年龄而递减。与年轻人相比,老年患者只需要约1/3的吸入药物剂量就可以产生相同的BIS水平[16]。老年患者对静脉麻醉药物也同样敏感,如丙泊酚、依托咪酯、硫喷妥钠。老年患者的静脉麻醉药物减量可达到20%～50%。

联合使用镇静镇痛药物(如咪达唑仑和芬太尼)常用于清醒镇静。使用这些药物时应该个体化滴定给药以获得理想效果,并时刻警醒镇静镇痛药物合用时可因协同导致严重的呼吸抑制。老年患者对药物敏感性增加清除力下降,应采用小剂量给药和延长加药时间。另外,咪达唑仑的使用可能增加老年患者发生术后谵妄的风险。

瑞芬太尼为超短效药物,提供快速镇痛的同时,由于其快速代谢又不适用于术后镇痛。老年患者使用时容易出现通气不足,所以尽管其清除快速且清除率与年龄无关,但仍推荐老年患者使用年轻患者50%的剂量。

丙泊酚是一种短效、不良反应小的静脉麻醉药,老年患者小剂量(1.5 mg/kg)诱导量就可以快速(<2 min)产生5～10 min的麻醉效果。由于丙泊酚清除率随着年龄下降,因此在老年患者中维持麻醉所需剂量还要减少。丙泊酚能产生剂量依赖性的心血管和呼吸抑制,用于老年患者时其降血压作用甚于硫喷妥纳。可以通过缓慢给药和减少药物总量来减轻该抑制作用。尽管如此,起效迅速不良反应又小的丙泊酚仍是很多老年患者麻醉的上佳选择。全身麻醉使用丙泊酚不单起效快速,且对于经过全身

麻醉管理培训的医护人员都能轻松掌握[17]。

影像手术

在放射科实施复杂手术愈发频繁,很多新开展的手术需要镇静镇痛,如X线、超声、CT、MRI、影像学引导的介入手术。其中介入手术包括在胸腔或腹部经皮置入导管、鞘囊管和引流管、放置血管内鞘囊管、溶栓、肿瘤或动静脉畸形栓塞等。

在放射科手术中,无论诊断或治疗患者均需长时间保持静止。配合好的患者不需要镇静或轻度镇静就能完成操作,而不能配合的患者必须在镇静和(或)镇痛下才能完成操作。在特殊情况下,即便原本合作的患者也需要镇静镇痛才能更好地完成手术,如焦虑、空间幽闭恐惧症或疼痛等。面对老年患者时情况更为复杂,老年人可能因听力不全、理解缺陷或定向力障碍而无法配合手术。

老年患者行放射科相关手术越来越多,但常常由于潜在的严重并发症如心脑血管疾病,肺部或神经系统疾病导致其无法行手术治疗。很多情况下,麻醉医生常常在放射科医生或非麻醉医生进行镇静镇痛失败后才被请去帮忙。对放射科工作环境不熟悉使得问题更加复杂化。从患者安全的角度加强麻醉医生与放射科之间的良好沟通十分重要。麻醉医生对放射科工作环境的熟悉对维护患者安全至关重要。

辐射的安全问题

放射科真正的危险是在射线环境中暴露。麻醉医生应意识辐射安全性,尽量避免非必需的暴露。理想状态下,应使用放射测定仪进行监测,最大允许射线暴露剂量是每年50 mSv。减少放射暴露可通过穿戴配有甲状腺护盾的铅衣围裙,利用可移动的含铅玻璃屏障及开展远程麻醉操作进行录像监控和远程监护。

含碘造影剂

含碘造影剂常用于放射性诊断和治疗,如CT辅助成像等。X线能被可溶的碘造影剂吸收(原子号53)。老的离子造影剂都呈高渗且有一定毒性,非离子造影剂则一般为低渗且不良反应随着使用不断得到改进。

造影剂的不良反应有轻有重。包括直接毒性、特殊反应、变态反应——过敏或类过敏反应。发病诱因包括支气管痉挛、过敏史、潜在心脏疾病、肾功能不全、年龄过大或过小，以及药物使用，如β受体阻滞剂、阿司匹林、非甾体类抗炎药等。值得注意的是，老年患者往往有上述几种发病诱因。对症进行相应治疗，给予吸氧、支气管扩张剂，严重时使用肾上腺素。考虑到这种反应的基础是免疫反应，因此也可使用糖皮质激素和抗组胺类药物。

造影剂肾病是放射科手术的严重并发症之一，也是导致医源性急性肾功能衰竭的主要原因。高渗性造影剂比低渗性造影剂对肾脏的毒性更大。一般情况下这种毒性反应具有自限性，尽管有些患者需要血液透析，但通常能在2周内恢复。防止肾功能不全可以通过术前、术中和术后的积极水化，采用低渗性造影剂和给予乙酰半胱氨酸和维生素C等措施进行。需要注意服用二甲双胍的患者接受造影剂后有可能发生危及生命的高乳酸血症。

麻醉医生在CT室还要面临的问题有：术中无法靠近患者和控制仪器。应当注意操作过程中，确保扫描机器侧氧气管路不要堵塞或是呼吸环路或者监护仪的导联断开。在手术室外处理预期或未预测的困难气道相当棘手。建议已预料到的困难气道患者到手术中心进行气管插管，以获得熟练人员和设备的支持。一旦气道通路建立，可再将患者转移到原计划手术区域。尽管如此，放射科也应该随时备好与手术室级别相似的常规全麻诱导、维持和苏醒的相关设备。放射科的检查台因无法调整头低位，因此患者需要在能够倾斜的推车上进行麻醉诱导和苏醒。

磁共振成像（MRI）

MRI作为复杂的影像学技术显著提高了确诊能力的同时，也使得如何确保患者安全这一新的挑战浮出水面。MRI的优点包括可以获得横状面、矢状面、冠状面，或斜形成像，能够提供良好的软组织对比，准备工作最少，以及没有电离辐射。

MRI的担忧：限制与危害

MRI成像需要时间，从20 min到超过1 h不等。患者运动时会产生伪影，干扰成像。因为磁铁的深度接近两米，因此，不但无法近距离接近或观察患者，扫描过程中甚至无法看到患者的脸和胸廓判断其有无通气不足。尽管通常患者都能够接受MRI，但在狭窄的磁铁空间里面（直径50～65 cm）长时间保持不动，可能在那些焦虑或没有准备好的患者，以及肥胖患者中诱发空间幽闭恐惧症。机器扫描时产生的大量噪声（>90 dB），相当于公路施工所产生的噪声，也会让这些患者更加不安。因此患者和必须滞留室内的医护人员需佩戴耳塞保护听力。对于不配合的老年患者需要给予镇静/镇痛。当对患者实施镇静失败需要干预患者气道控制呼吸时，专业的麻醉科人员要做好随叫随到的准备。而对环境的不熟悉、设备不合适、无法接近患者等因素均导致救援行动困难重重。

MRI室最大的危险就是机器本身的强磁场会对含铁物体产生作用。尽管新研发的MRI机器加装了防护罩大大降低了风险。但仍强调在没有生物医学工程部门的许可下，任何设备都不能带入MRI周围。在0.003～0.005 T的磁场中，一些铁磁性设备可安全使用。

植入体内的铁磁性医疗设备或材料可能出现移位或功能故障，是我们真正担心的问题。相关的材料设备包括血管夹、分流器、起搏器、心脏自动除颤仪、机械心脏瓣膜、植入的生物泵等，曾经有过MRI室出现血管夹扭转而导致死亡的病例报道。更常见的是一些常用物品，如剪刀、钢笔、镊子等。出现事故时受伤的不仅仅患者或工作人员，有时还需要关闭机器将物品从磁孔移除。再次正常使用机器可能需要好几天的时间，机器的停用会造成巨大的损失。因此MRI设备分为四个区，含强力磁场的Ⅲ区和Ⅳ区（扫描室）需要设置通行障碍，这些区域进入含铁物体相当危险。

在实施MRI检查的过程中对患者整体加热不是问题，但由于电磁感应、回路谐振或"天线作用"的存在，患者有被监护仪的导线产热灼伤的潜在风险。已有报道在心电图电极片和血氧饱和度探头附着区域产热导致患者被灼伤，因此禁止线圈和导线在患者身体上接触一个以上的区域。

当前尚没有关于MRI磁场对人体产生生物学不良反应的报道，从这点来说MRI很安全，但是进行

MRI 扫描时其他的风险和威胁依然存在。严格地来说,遵守标准监测规范,采用 MRI 兼容的仪器设备从呼吸机、心电图电极、脉搏氧饱和度,到输注泵,熟悉环境和患者情况,无论在监护室或是扫描室都应时刻谨慎监护患者,这样才能确保 MRI 室需要镇静/镇痛的老年患者的安全。

心导管室

见第二十一章。

由于心导管室的介入手术扩增需要麻醉科团队在远程或非手术室环境下实施麻醉,需要麻醉科医生能够灵活处理各种不同并发症、不同患者及挑战[18]。主动脉瓣植入术(TAVI)在罹患严重主动脉瓣狭窄而因严重并发症不能开胸手术的老年患者中越来越常见。

面对越来越多的高危人群手术范围的扩大,麻醉科面临着巨大的挑战。因为导管室当初的设计没有考虑到需要麻醉医生参与,进一步使得挑战变大。环境的不熟悉以及相应的限制,使得患者存在潜在的安全问题。许多心导管室的常规介入手术如经皮冠状动脉介入术、电生理手术现在都是由心脏病学团队在患者清醒状态下给予实施。

主动脉瓣植入术

严重主动脉瓣狭窄的老年患者,合并严重并发症(欧洲心脏手术风险评估系统评分大于20分或外科医生协会预测死亡率风险评分≥10)或其他因素(主动脉硬化、胸骨切开手术史、明显的肝硬化、严重的脊柱后凸、广泛纵隔治疗)导致传统开胸手术或主动脉瓣置换手术风险太高,主动脉瓣植入术(TAVI)就成为这类患者越来越常见的选择[18]。禁忌证包括预期寿命小于12个月的、已有机械主动脉瓣或心内膜炎的、严重器质性二尖瓣反流的、需要手术治疗的和冠状动脉疾病的,以及没有合适手术路径的等。

TAVI 是一种微创治疗手段,适应于因技术限制或并发症存在外科主动脉瓣置换术禁忌的替代治疗。主动脉瓣植入术目前主要采用两种装置——Edward SAPIEN 瓣膜支架球囊扩张(Edwards 公司)和美力敦主动脉更换阀门的自动-扩张系统(美敦力公司)。前者由金属支架(由钢或者钴铬合金制成)

组成,确保设备在瓣膜和瓣叶(由牛的生物材料制成)的目标位置从而调节心脏血流输出。采用经股动脉或其他大动脉逆行的路径或经前外侧胸廓切开左心室心尖的顺行路径的方法。植入术包括经导丝引导穿过主动脉瓣狭窄的区域,接着行球囊瓣膜成形术,再在瓣环内置入生物瓣。

大部分 TAVI 的病例中,实施的是全身麻醉。另一个可能的选择是在股动脉径路患者中采取镇静加局麻。任何一个技术,患者心脏血管的术前全面详细评估都是至关重要的,需要评估主动脉瓣植入术是否可行以及哪种路径(经股动脉或经心尖路径)更加合适。

术前评估包括心电图、血管造影、血生化、胸片、CT 扫描。肾功能测定十分重要,因为血管内造影剂的肾脏毒性是一种潜在的并发症,尤其是当老年患者之前合并的肾功能不全时。进一步的评估涉及介入本身,包括测量主动脉瓣环、主动脉瓣和冠状动脉开口距离、外周股动脉或髂血管,以及中心升主动脉和主动脉弓的动脉粥样硬化等。排除近期卒中的病史也十分重要。

召集所有参与的医疗专科人员进行讨论,包括手术方法、可能的并发症,以及在术中当出现急性危及生命并发症的事件时应当采取的措施,这样可以加强真正手术时的合作,以及危急状况时避免因为犹豫而延误时间。TAVI 在杂交手术室进行,患者采取仰卧位,手臂置于两旁,横轴法 TAVI 术时左胸轻微抬高。手术人员常包含了心脏麻醉团队、外科团队、体外循环师和心脏内造影师。

标准的监护设备包括5导联心电图,有创动脉测压、中心静脉通路、经食管心脏超声(TOE)、体温探头、导尿管、ACT 监测。手术特殊设备包括有移动探头的心脏血管造影仪、快速静脉通路、快速输液加温装置、起搏器、血液回收机、加热毯和体外除颤仪。

TAVI 的麻醉

TAVI 在世界许多地区仍处于初级阶段。有经验的麻醉科医生参与是减少患者并发症和死亡率的关键[19]。

尽管经股动脉的 TAVI 术可以尝试在局麻加镇静下操作,从而减少血流动力学波动和手术时间,但这样也会使得患者在瓣膜成形和瓣膜植入时保持不动难度加大，以及术中并发症处理和超声心动图的使用更具挑战。要准备好紧急实施麻醉的可能。对前向经心尖途径的TAVI术中，术前采用阿司匹林、氯吡格雷、肝素抗凝治疗的患者，采用单腔气管插管的全身麻醉。

诱导前，建立好大通量的静脉通路，与快速输液加温仪相连，并进行动脉置管。由于心导管室常没有废气净化装置，常采用丙泊酚和瑞芬太尼的全凭静脉麻醉。

诱导后，建立中心静脉通路，放置食管心脏超声探头，备好体外除颤仪。采用加温毯和空气加温装置维持患者体温。血液回收装置处于可用状态，体外循环师与体外循环设备处于备用状态。

无论哪种径路的TAVI术，首要的是置入起搏线，与起搏器相连，由麻醉医生控制。原本的主动脉瓣通过球囊扩张器扩张，随后在快速心室起搏和呼吸停止的情况下经导管植入主动脉瓣。在TAVI术中，通过快速心室经静脉起搏设备定位临时减少心脏跳动和左室输出量，以及减少球囊扩张和瓣膜植入时的移位。在虚弱的患者中，快速心室起搏的血流动力学并发症可通过确保足够的起搏前动脉压力和预先给予血管收缩药来减少其发生。在前向经心尖路径的TAVI术中，经食道心脏超声常用来确定左心室尖的位置，切一个小口，用Seldinger技术到达左心室腔。

在紧急情况下或患者的射血分数小于20%时，如果预计到血流动力学波动较大，则应考虑先行股-股转流。应对围术期团队进行体外循环救助或开胸手术的预演。

围术期关注点和管理

低氧血症、低血压、心肌缺血和心律失常都是很难接受的，必须警惕。复苏治疗需包括早期识别原因和考虑紧急心肺转流。动脉损伤包括通路附近的撕裂，主动脉夹层或瓣环的破裂。导丝操作可能干扰二尖瓣或引起不能耐受的心律失常或心包填塞。神经系统并发症包括由动脉粥样硬化、钙化、空气栓塞或低血压引起的谵妄、惊厥、卒中，更常见于清醒患者。

大部分TAVI术后患者都是拔管后返回心内科病房或重症监护病房。患者自控镇痛，区域阻滞以及对乙酰氨基酚都可以提供令人满意的镇痛。

近来，杂交手术室发展起来了，在心导管室又能同时进行心肺转流下的开胸心脏手术。如果这两个地方仍然很远，则需要协商关于转运患者到手术中心和转运相关的问题。严密的计划可以确保工作流程顺畅。

TAVI围术期的死亡率约为6%。TAVI术后30天的死亡率是8%～12%，而严重并发症的发生率是24%～32%[19]。

冠状动脉造影和经皮冠状动脉介入术

大部分经皮冠脉造影及介入手术不需要麻醉团队在场[18]。然而，在给心源性休克患者做手术时，常因缺血事件而需要气管内插管以保证气道安全、提高氧供与通气，通过降低左心室后负荷从而缓解左心室输出不良，可以考虑植入主动脉球内反搏器来改善冠脉灌注及降低左室输出量，或经皮植入心室辅助器来治疗难治性休克。

麻醉科团队在监护心源性休克患者时常常由于突发急救情况面临挑战。患者的安全监护、有效复苏和团队合作的条件欠佳。提供急性冠脉介入服务的中心应当确保麻醉设备准备就绪和药物配备妥当。

心脏导管室对于麻醉的限制

心导管室与标准手术室之间肯定存在差异，因此不利于麻醉实施。大型C臂透视设备限制了与患者的接触，增加了通气管路和气道的移位风险。因为心脏检查床常常不能摆在头低脚高位，中心静脉通路可能很难建立，借助超声引导可能会使得穿刺相对容易。输液泵和患者静脉通路之间的连接也会因为空间问题而不得不延长。潜在的患者周围空间不足也可能限制麻醉科团队的工作环境。这些问题在新发展的杂交手术室将得到大大的改善，因其为增加的工作人员和术中必需的设备留有空间。

心脏病患者及介入手术的复杂性需要制订谨慎的计划，包括确保合理的麻醉计划、监护、静脉通路，额外设备和预期的并发症。提前制订计划，具体到对可能出现的并发症的应急措施,可使术中团队协作大大的改善。

突发事件

危急症或外伤患者的紧急情况中,麻醉和气道管理可能挽救生命[20]。然而,当处理不当时它也可以增加并发症和死亡率,尤其是在老年患者。在部分国家,当患者转运至附近医院所需时间较长时,紧急气道管理与通气支持在到达医院前就已经开始。高级医护人员的气道管理技能是我们需要重视的问题。在这些事件中初级医疗救援者并没有进行过气管插管的培训,但患者可能从声门上的气道设备中受益,如喉罩或无创正压通气。

院前阶段

见第十六章。

法国急诊科医生仅对3%的院前患者气道管理上遇到的困难[21]。而在迈阿密,据报道护理人员对31%的患者有插管困难[22]。在德国的一个院前插管研究中发现,初级急诊科医生有约15%的概率将气管导管插入支气管或食管[23]。未能识别的食管内插管将与高死亡率相关。如前面阐述的,由于监护人员的插管经验不同,院前插管的困难程度在每个国家表现不尽相同。因此,英国爱尔兰麻醉协会推荐院前麻醉仅由专业训练或主管人员实施[24]。

布朗(Braun)等人在最近的一个综述里提出了一个三级气道管理能力模型,可以作为救援者的指南。比如说,一个经验丰富的"金牌"救援者可以自由的决定如何给患者上氧和通气。一个中等的"银牌"救援者可以在2次尝试气管内插管后,改为选择声门上通气设备或面罩-氧气包-球囊通气。而初级的"铜牌"救援者应避免实施气管内插管,重点应该放在改善氧合、快速转运至医院,只有当患者面临生命威胁时可以采用声门上通气设备或面罩-氧气包-球囊通气[20]。

根据布朗及其同事来看,决定患者应该就地麻醉还是到医院的急诊科麻醉取决于许多因素。院前麻醉的适应证包括拥有"金牌"救援者的经验丰富团队,患者面临严重头部外伤或有急剧恶化的呼吸衰竭时,预计转运时间较长,环境安全适宜(如地形、温度、光线)且设备良好。

急诊科麻醉和气道管理

需要在急诊科进行麻醉的患者常是危急重症、严重受伤或濒死患者。由于他们的病理生理学变化,对麻醉药物高度敏感以及合并潜在的困难插管风险的特征,常常需要经验丰富的气道专家在场。大部分地方,这个角色由麻醉科医生担当,因其能及时有效的应对这些挑战。急诊医学学院指出,急诊科医生应具备在患者入院的30 min内完成气道管理的能力[25]。许多急诊科患者需要快速序贯诱导和插管,这项操作必须由对麻醉药物经验丰富,接受过良好的培训,以及具备气道管理能力的医生来完成。举个例子,老年患者如无牙齿,或由于面部凹陷无法与面罩理想贴合时,可能面罩通气困难,容易出现缺氧。

2007年国家机密调查患者预后和死亡报告指出,经验不足的医生不应当给危急症或受伤的患者做监护。可能会由于出现缺乏有经验人员的帮助、监管不够、药物和仪器出现问题的情况,使情况更加复杂[26]。急诊科常常出现插管失败,所以应当特别注意以下几点:足够的预先给氧,困难插管设备的配备(如喉罩和可视喉镜),二氧化碳波形,紧急外科气道建立的培训等。因此安全管理这些脆弱的急诊患者需要依靠急诊科医生和麻醉科医生的协作,以明确制度和流程,以及对并发症进行定期的审核讨论。指定的麻醉顾问医生应确保医疗服务符合医院要求。

急诊科的麻醉镇静药物

急诊科在急诊医学学院的管理下有自己的麻醉镇静手段。尽管他们对如丙泊酚、氯胺酮和其他麻醉药(芬太尼和吗啡)的经验是丰富的,这些药物的不良反应仍可能在各种情况下发生。急诊科医生清楚掌握这些药物在老年患者中的药效和药代动力学。如果忽略了老年患者和年轻患者之间的差异,而过量使用药物将带来严重的低血压和长时间的呼吸暂停。应常备氟马西尼和纳若酮等拮抗剂。

医院应当确保麻醉科和(或)重症监护人员配备充足,能立即派人到急诊科处理急诊患者。皇家麻醉协会审核指南推荐了麻醉科医生赶到急诊科的反应时间[27],反应时间应当被审核并标准化。

结论

在技术不断发展和提倡患者安全的背景下，随着先进的影像诊断、介入放射和心导管室手术的增加，麻醉医生在手术室外的镇静和镇痛业务呈指数级增长。而因制度和流程不合理、医护人员缺乏教育和培训导致的不良事件也时有发生。基本的监护标准、可用的设备、经过培训的医护人员、机构特定的指南、合适的患者选择均是手术室外降低风险促进患者安全的必备因素。

（杨　谧　译　欧阳文　审校）

参考文献

[1] Metzner J, Posner KL, Domino KB. The risk and safety of anesthesia at remote locations: the US closed claims analysis. *Curr Opinion Anaesthesiol.* 2009; 22(4):502–508.

[2] Eichhorn V, Henzler D, Murphy MF. Standardizing care and monitoring for anesthesia or procedural sedation delivered outside the operating theatre. *Curr Opin Anaesthesiol.* 2010; 23:494–499.

[3] Soto RG, Fu ES, Vila H, et al. Capnography accurately detects apnoea during monitored anesthesia care. *Anesth Analg.* 2004; 99:379–382.

[4] Qadeer MA, Vargo JJ, Dumot JA, et al. Capnographic monitoring of respiratory activity improves safety of sedation for endoscopic cholangiopancreatography and ultrasonography. *Gastroenterology.* 2009; 136:1568–1576.

[5] Weinger MB, Lee LA. "No patient shall be harmed by opioid-induced respiratory depression". In Proceedings of "Essential monitoring strategies to detect clinically significant drug-induced respiratory depression in the postoperative period" conference. *APSF Newsletter.* 2011; 26(2):21, 26–28.

[6] Karalapillai D, Story DA, Calzavacca P, et al. Inadvertent hypothermia and mortality in postoperative intensive care patients: retrospective audit of 5050 patients. *Anaesthesia.* 2009; 64:968–972.

[7] Robbertze R, Posner K, Domino KB. Closed claims review of anesthesia for procedures outside the operating theatre. *Curr Opin Anaesthesiol.* 2006; 19(4):436–442.

[8] Silber JH, Kennedy SK, Even-Shoshan O, et al. Anesthesiologist direction and patient outcomes. *Anesthesiology.* 2000; 93: 152–163.

[9] Bettelli G. Anaesthesia for the elderly outpatient: preoperative assessment and evaluation, anaesthetic technique and postoperative pain management. *Curr Opin Anesthesiol.* 2010; 23:726–731.

[10] Bryson GL, Chung F, Finegan BA, et al. Patient selection in ambulatory anesthesia-an evidence — based review: part I.

Can J Anesth. 2004; 51:768–781.

[11] Silverstein J. Problems with geriatric anesthesia patients. *Anesthesiology Clin* 2009; 27:xv–xvi.

[12] Steinmetz J, Christensen KB, Lund T, *et al*; ISPOCD Group. Long-term consequences of postoperative cognitive dysfunction. *Anesthesiology.* 2009; 110:548–555.

[13] Ng JM, Kong CF, Nyam D. Patient-controlled sedation with propofol for colonoscopy. *Gastrointest Endosc.* 2001; 54(1): 8–13.

[14] Tiret L, Desmonts JM, Hatton F, et al. Complications associated with anaesthesia: a prospective survey in France. *Can Anesth Soc J.* 1986; 33:336–344.

[15] Singh A, Antognini JF. Perioperative pharmacology in elderly patients. *Curr Opin Anaesthesiol.* 2010; 23:449–454.

[16] Matsuura T, Oda Y, Tanaka K, et al. Advance of age decrease the minimum alveolar concentration of isoflurane and sevoflurane for maintaining bispectral index below 50. *Br J Anaesth.* 2009; 102:331–335.

[17] Statement on safe use of propofol (amended by ASA House of Delegates Oct 21, 2009). <http://www. asahq. org/ publicationsAndServices/standa rds/37. pdf >.

[18] Braithwaite S, Kluin J, Buhre WF, et al. Anaesthesia in the cardiac catheterisation laboratory. *Curr Opin Anaesthesiol.* 2010; 23:507–512.

[19] Klein AA, Webb ST, Tsui S, et al. Transcatheter aortic valve insertion: anaesthetic implications of emerging new technology. *Br J Anaesth.* 2009; 103(6):792–799.

[20] Braun P, Wenzel V, Paal P. Anesthesia in Prehospital emergencies and in the emergency department. *Curr Opin Anaesthesiol.* 2010; 23:500–506.

[21] Tentillier E, Heydenreich C, Cros AM, et al. Use of the intubating laryngeal mask airway in emergency prehospital difficult intubation. *Resuscitation.* 2008; 77:30–34.

[22] Cobas MA, De la Pena MA, Manning R, et al. Prehospital intubation and mortality: a level 1 trauma center perspective. *Anesth Analg.* 2009; 109:489–493.

[23] Timmermann A, Russo SG, Eich C, et al. The out-of-hospital esophageal and endobronchial intubation performed by emergency physicians. *Anesth Analg.* 2007; 104:619–623.

[24] The Association of Anaesthetists of Great Britain and Ireland (AAGBI). *Safety guideline for prehospital anaesthesia.* <http://www. aagbi. org/publications/guidelines/docs/ prehospital_glossary09. pdf:2009>.

[25] Nolan J, Clancy M. Airway management in the emergency department. *Br J Anaesth.* 2002; 88:9–11.

[26] NCEPOD. *Trauma: Who cares? A report of the National Confidential Enquiry into Patient Outcomes and Death.* London: NCEPOD, 2007. < http:// www. ncepod. org. uk/2007r eport2/Dwonload/ SIP_summary. pdf>.

[27] Oakley P. Anaesthesia in the accident and emergency department. In Jackson I (ed) *Raising the standard. A compendium of audit recipes*, 3rd edn. London: RCoA, 2012. <http://http://www. rcoa. ac. uk/system/files/CSQ-ARB-section6. pdf>.

第三十四章

热量平衡和麻醉对老年患者的影响

概述

需要进行复杂或长时间手术的老年患者正在迅速增加。与年轻患者相比,老年患者因其生理功能的减退及并发症的影响,通常住院时间更长、花费和术后并发症更多。因此,选择适合老年患者的最佳麻醉方案的重点应该是确保术中不可避免的事件不要对患者的预后造成显著的影响。

发热和低体温都会影响老年患者,低体温是围术期我们最常见的热干扰,可能增加术后并发症。生理和手术室环境的改变,以及麻醉和手术的实施对老年患者的体温调节有着重要的影响。虽然维持正常体温非常必要,但这并不容易实现,因此老年患者在手术过程中体温大相径庭。

热量调节的生理学

正常体温调节

人体维持稳定的核心温度且不受外部的影响,这对于体内的代谢和酶的作用过程是十分必要的。正常核心温度在健康人群中有所波动,也可因测量部位的不同而不同[1]。口腔温度正常范围为 $33.2 \sim 38.2\,℃$,直肠温度正常范围为 $34.4 \sim 37.8\,℃$,鼓膜温度正常范围为 $35.4 \sim 37.8\,℃$,腋窝温度正常范围为 $35.5 \sim 37.0\,℃$[2]。老年人的基础核心体温是否降低仍有争议,一些报道支持核心温度会降低,而另一些表明不会发生[4]。然而,众所周知,老年人易受温度波动带来的有害影响。

外部和内部热量会影响体温。剧烈的运动,疾病和炎热或寒冷的环境改变体温。外界温度、湿度、空气运动、来自太阳的热辐射,以及温暖和寒冷的表面,造成了气候的热应激。

身体和周围环境之间的热能传递存在单向和双向路线。单向路线仅有热能增加或者仅有热能流失,而无法同时具备以上两种情况。例如核心温度通过新陈代谢产热,皮肤通过蒸发散热。双向热能传递通过特定的路线在增加热量的同时,又可以丧失热量。比如对流、传导和辐射。

体内热量的产生是伴随着各种代谢。代谢产热是即时的。决定产热速率的几个因素:

◆ 人体所有细胞的基础代谢率。
◆ 肌肉活动时的代谢(包括寒战时肌肉的收缩)。
◆ 体内甲状腺激素、儿茶酚胺及膳食的影响。

安静状态下大约70%的热量产生于"核心温度区",即躯干和大脑。人体的大部分热量需求也在这些产生部位,当环境温度舒适时,用于维持正常体温非常有效。代谢率与体表面积的比率在婴儿期最高,并随年龄下降。

热传递

通过皮肤的热量传递具有四种方式。[5]

传导

传导对身体热量传递影响最小,因为它取决于皮肤和较冷的物体之间的直接接触。该过程丢失的热量仅占围术期热量丢失的5%,与身体暴露的面积、介质或表面之间的温差,以及导热性能成正比。传导散热在手术室中是可以忽略的,因为大多数患者通常是保暖的或覆盖着不易传导热量的材料(如衣服、布单等)。

对流

对流负责运动的肌肉和皮肤表面的热量转移。在层流手术室,身体周围的空气不断地循环,带走了靠近皮肤表面的热空气分子,这导致了手术室环境下约25%的热量损失。它取决于皮肤和环境之间的温差,以及随体表面积和风速改变的传热系数。超净手术室因对流引起的热损失也会增大,因为空气流动可高达300/h(充气房间为20～25)。

辐射

辐射是静息状态下人体释放多余热量的主要方法。热量辐射都以电磁波形式释放能量。通过这种机制损失的热量与物体的表面属性(热辐射系数)、暴露在外的皮肤和物体温度差值的四次方(开尔文)有关。因为个体发出辐射的强度取决于它的温度,净热流是从温暖个体到寒冷个体。热是以红外线形式释放。由辐射所致的热量的损失或获得取决于皮肤和环境之间的温度差。辐射占人体热量损失的60%,通常取决于皮肤的血流和接触身体表面的环境。

蒸发

蒸发通常发生在环境温度比皮肤更高时,如当环境温度超过36℃。然而,在手术室环境,通过蒸发损失的热量可能对低温不会产生显著的影响。通过蒸发损失的热量可发生在正常呼吸或控制呼吸时(呼吸热损失)。手术前皮肤消毒也可以产生(最低限度)蒸发热损失。热量和水分的丢失也可以发生在皮肤切口较大和长时间暴露于空气中的手术。拉姆克(Lamke)研究表明,在开腹大手术中,肠道表面的温度能下降3.5℃[6]。最近有模拟研究表明,整形手术中通过伤口热损失约占6%[7]。如果与皮肤接触的手术布单变湿润,热损失能增加280%。

因此维持体温可以用净热量存储公式表示:

$$S = M \pm Cv \pm Cd \pm R - E$$

式中S为热量净储存,M为代谢热量,Cv为对流热量,Cd为传导热量,R为辐射热量,E为蒸发热量。

当S为正,体温升高,S为负,体温降低。

体温的中枢调节

人体维持恒温是通过一个复杂的调控系统实现的,包括传入系统、体温调节中枢,传出系统。

传入系统

传入系统将热或冷的信号传递给体温调节中枢。热刺激是通过无髓神经C纤维传输,而冷刺激通过薄的有髓神经δ纤维传输[8]。这些刺激经通过脊髓前角的脊髓丘脑束上传,信号的早期处理一般发生在脊髓水平[9]。

体温调节中枢

一个多世纪以前,人们就知道下丘脑是体温调节中枢。视前区包括下丘脑的前部,以及视前核的中部和外部,以及与脑干相连的隔部。冷刺激视前区可以产生寒战性产热,也可增加非颤抖性产热。热刺激视前区可诱发散热反应,如出汗、气喘、皮肤血管舒张。

在一个完整的神经系统中,体温的调节机制是非常精确的,一个部位的病变可以打断这种通路。一旦正常的传导途径被打断,脊髓和神经轴也可以作为传出系统对传入的信息做出反应。

传出反应

根据体温变化的类型,体温干扰可以引发出不同的反应。

高热

分布遍布全身体表的外分泌腺(汗腺)是人体温调节性出汗的主要效应器。神经节后非髓鞘C纤维通过灰色支系,与周围神经结合,支配汗腺。出汗时通过蒸发冷却皮肤表层。此外,毛细血管舒张使热量从较深组织向表层传递。

低温

对低体温的正常反应包括初始血管收缩和随后发生的寒战。当体温继续下降比起始血管收缩所需的温度低1℃时开始诱发寒战[10]。血管收缩是一种非常有效的保温方法,能限制血液流入外周,减少热损失。四肢浅表静脉血管收缩将静脉血转移到深静脉,深部静脉其靠近肢体的主要动脉,在寒冷时不收缩。当血液靠近温暖的动脉时,热量将被带走并传送回核心。因此,边缘动脉血受冷却,在接近体表循环时损失热量较少,这种机制被称为"逆流热交换"[11]。当机体需要散热时,相反的现象发生。总之,这是非寒战产热的重要方法。

随着血管收缩达到峰值,而核心温度仍然下降,机体开始寒战。寒战是一种无意识的肌肉振荡活动,能增加代谢产热[10]。成人静息状态下寒战可以增加一倍代谢,随后产热将其增加到600%以上[12],并在暴露于冷环境时,提供多达1/3的产热。

当下丘脑冷却时,热诱导中脑网状结构、脑桥的背外侧以及延髓网状结构中的神经元活性变化增加了肌紧张。脊柱α运动神经元及其轴突是协调运动和寒战的最终共同通路。

影响老年人热调节的因素

有文献表明,低体温可能导致老年患者住院期间甚至出院后的不良反应[13]。因此理解老年患者可能影响体温调节的变化,再考虑其他因素就变得很重要。

温度耐受性

在老年人中,对热的反应可能受损。尽管热耐受的下降不与年龄呈线性相关,但在80岁以上的个体温度耐受下降最为明显。

皮肤结构的改变

随着年龄的增长,由于单个腺体出汗量的减少以及皮肤中外泌腺(汗腺)的数量显著减少。导致汗液产生的总量减少,从而损害在高热期间会被激活的主要冷却机制。

认知衰退

认知衰退可能影响对寒冷的行为反应。行为反应在全身麻醉状态下消失,镇静状态下减弱。这些行为反应帮助临床医生在局部麻醉时判断患者冷热舒适度(如患者在术中试图用毯子覆盖自己)。

骨骼肌量减少

骨骼肌量随着衰老而减少(肌少症)可能在热和冷环境条件下影响体温和体温调节。由于肌肉和脂肪组织的水含量不同,以及比热差异,肌少症改变了身体的热属性。肌肉损失也导致身体绝缘性能的降低。老年人在体温调节中对周围血管收缩的依赖性

增加。这些变化可导致老年人体温相对较低,并增加在冷应激期间低体温的风险。

药物的作用

一些药物试剂,包括巴比妥酸类、三环抗抑郁药和苯二氮䓬类药物,可引起中枢温度调节紊乱。吩噻嗪可以通过阻断α受体活性,损害中枢温度调节和抑制外周血管遇冷收缩。α阻断剂哌唑嗪可引起低体温,特别是老年人低体温。饮酒导致的外周血管扩张,寒战受损,低血糖和直接暴露于寒冷环境,与直接作用于下丘脑一样,降低了中枢体温调定点,导致核心温度下降。

合并疾病

老年患者的一些常见并发症可导致中枢体温调节障碍。特别是神经系统疾病,如卒中、中枢神经系统创伤、感染、肿瘤、出血、帕金森病、多发性硬化和韦尼克综合征。脓毒症由于血管收缩功能失常或是下丘脑反应异常易导致机体低体温。长期糖尿病可引起自主功能障碍,损害外周血管,从而破坏正常的体温调节。内分泌疾病,如甲状腺功能减退、肾上腺机能减退和低血压,以及单纯性低血糖易引起低体温。年龄或疾病相关的肝肾损伤可以减少麻醉药在老年人体内的清除时间,增加低体温的风险。

麻醉对温度调节的影响

麻醉下热损失

第1阶段

在全身麻醉诱导时,前30 min内核心温度快速下降。由麻醉药物产生的血管舒张和下丘脑影响导致身体热量再分布,即从较热的中央重新分布到较冷的外周。当血管收缩对体温的调控被抑制时,热量发生再分布,热量从相对温暖的核心区流到相对冷的周围组织。再分布是麻醉下最重要的热损失形式。

第2阶段

在约1 h后,随着代谢(其是恒定的热产生源)的逐渐减弱,核心温度开始以缓慢的速率下降,热损失主要来自皮肤辐射。热损失快于产热。此阶段可持续2～3 h,核心温度可下降1～2℃。

第3阶段

约3～4h后,体温下降到产热和散热达到平衡,核心温度达到平台期。平台期可以在相对温暖的患者(从而保持稳定的体温状态)以及体温持续下降的患者中实现。当核心温度达33～35℃时,导致温度调节性外周血管收缩。这种机制使皮肤热损失以及与核心之间的热交换减少。在核心区产生的热量不会向外重新分布,从而保持平衡。然而,外周组织温度仍然继续降低[14]。

全身麻醉

全身麻醉使热反应阈值增加,冷反应阈值降低。目前使用的吸入性麻醉剂减少血管收缩和寒战阈值。吸入麻醉剂增加了热反应的阈值,如出汗和血管舒张[15]。这些反应在老年患者中被进一步放大,能高达1℃[16]。与其他吸入剂相比,一氧化氮对血管收缩和寒战阈值的影响较小[17]。

与七氟烷相比,丙泊酚更能引起的血管舒张且足以造成核心低温[18]。阿片类药物可直接影响下丘脑或通过血管舒张促进散热,也可影响体温调定点[19]。采用哌替啶和曲马朵治疗术后寒战也是基于这个机制。可乐定、酮色林、奈福泮和多沙普仑也具有类似的效果。

咪达唑仑也可改变温度调节,但程度较其他药物小[20]。肌肉松弛剂不影响体温调节中枢,但抑制寒战效果明显。麻醉前用药抗胆碱能药(如格隆溴铵和东莨菪碱)可增加寒战发生率。

全身麻醉是最强有力的体温调节中枢抑制剂,甚至因此某些药物在一些临床病例中用于诱导产生低体温状态[21]。

区域麻醉

区域麻醉一般不直接抑制体温调节中枢。但可通过干扰传入和传出通路导致低体温。在老年患者中,区域麻醉导致的低体温能达到全身麻醉相同的程度[22]。

硬膜外和蛛网膜下腔麻醉可以使得触发血管收缩和寒战阈值下降0.6℃。其他附加药物也可能通过影响温度调节而导致低温。不成比例的阻断外周冷信号传入使下丘脑主要接收到热信号。皮肤温度占

温度调节控制的5%～20%。增加表观温度导致核心温度互补减少,触发体温调节寒战[23]。这能解释一些患者尽管在硬膜外麻醉后感觉温暖,但仍表现为寒战。此外,对冷的传出反应丧失,并且在阻断水平以下不发生血管收缩和寒战,也可以导致低体温。高平面节段阻滞将可能产生更严重的核心低体温[24]。

术后,由于残余交感神经阻断和相应的热损失,核心温度恢复较全麻更慢。

尽管在区域麻醉期间有较多的热损失,由于清醒患者被认为是体温正常或行为上表现出温度调节,因此临床医生不常规进行温度监测,这些情况下的低体温可能被忽视。

区域麻醉与全身麻醉结合

与单独的区域麻醉或全麻相比,区域麻醉和全身麻醉联合使用可引起最大程度的体温下降。[25]在联合麻醉时,核心温度下降所触发的外周血管收缩所需阈值比单独使用全麻时约低1℃。一旦触发了血管收缩,核心温度会在单独使用全身麻醉的患者中达到一个平台期,但在合并使用区域麻醉和全身麻醉的患者中这种平台期则不会出现。这使整个手术过程中,核心温度持续下降。因此在使用联合麻醉时,体温管理的重要性就更应该得到重视。

低温的影响

神经保护

低温可在脑和脊髓的血流量减少时发挥神经保护作用(图34-1)[26]。温度每降低1℃,代谢率下降6%～7%[27]。除了降低代谢率,轻度低温可能抑制自由基的产生、兴奋性氨基酸的释放以及钙内流减少,而这些与再灌注相关的过程可导致细胞死亡[28]。这种保护是否具有临床应用价值一直有争议,近来有研究发现,在1 001例接受脑动脉瘤夹闭术的患者,低体温并没有帮助[29]。轻度低温(32～34℃)可能对从心脏骤停复苏的患者的神经保护有一定的益处[30],但仍在进行各层面的研究。

寒战

寒战是低温时最常见和容易识别的指标。寒战

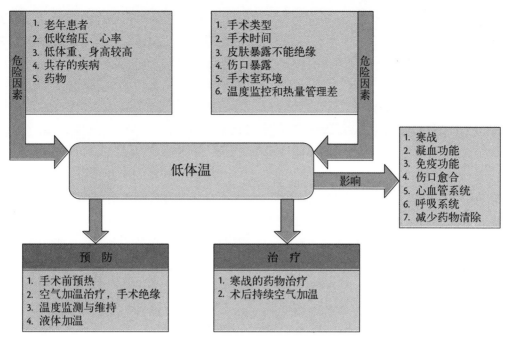

图34-1　低体温的病因、治疗和预防

也是患者极不情愿和不愉快的体验。大多数患者在寒战发作期间会表现的焦虑。早期研究报告发现寒战期间耗氧量增加了100%～730%。最近的数据表明，在年轻患者中真实的数据可能在40%～100%。这个数据在老年患者中可能进一步减少，因为血管收缩阈值降低，寒战减少。这种受损的体温调节反应使得在老年患者中氧耗量增加约为38%[31]。

寒战似乎更容易发生在初始核心温度高的患者，且男性多于女性。以前认为如果氧供应不足，氧消耗增大可能导致心肌缺血。术中低温可能导致围术期缺血[32]，特别是老年人。然而，数据显示氧耗只是适度增加了38%，因此寒战可能不是真正导致老年人心肌缺血的主要原因。

对心血管系统的影响

Frank等研究表明，核心温度降低但不低于35℃时，对于既往有血管手术史的患者术后心肌缺血的风险增大[32]。在术中或术后采取预防或复温低体温患者能将心肌缺血概率下降55%[32]。寒战并不是导致心肌缺血的原因，而由于肾上腺素反应和儿茶酚胺增加。弗兰克（Frank）等人发现，没有接受空气加温治疗的患者，去甲肾上腺素的浓度（pcg/gml）显著高于接受加温治疗的患者（480±70 vs 330±30，

P=0.02），在60 min（530±50 vs 340±30，P=0.002）和180 min（500±80 vs 320±30，P=0.004）的状态下也是一样[33]。这也导致了收缩压、平均压和舒张血压均升高，以及心律失常的风险增加。

呼吸系统的影响

低温使呼吸感受器对CO_2的反应变迟钝。低温还引起氧解离曲线的左移，氧气对血红蛋白亲和力的增加影响了氧在组织中的解离。

凝血功能的影响

低温引发凝血功能障碍常常被忽略，因为大多数实验室里的凝血试验在37℃条件下进行。几项研究表明，老年患者的凝血功能与年轻患者有差异[34,35]。Rohrer的研究低温对凝血酶原时间和部分凝血活酶时间有影响[36]。平均凝血酶原时间随着体温下降而延长，其数值分别为：37℃（11.8±0.3 s）、34℃（12.9±0.5 s）、31℃（14.2±0.5 s）、28℃（16.6±0.2 s）（$P \leqslant 0.001$），部分凝血活酶时间也会延长，其数值分别为：37℃（36.0±0.7 s）、34℃（39.4±1.0 s）、31℃（46.1±1.1 s）、28℃（57.2±0.6 s）（$P \leqslant 0.001$）。

低温影响凝血功能有三个方面：

1. 降低血栓素B2水平：这直接影响手术部位

的血小板功能。这种影响在升温后可逆转。有趣的是，阿司匹林的使用不会显著改变这种现象，在低体温患者中患者出血量与阿司匹林的使用没有明显的相关关系[37]。

2. 纤维蛋白原：低温可能导致纤维蛋白原缺乏，血栓形成延长，因此抑制凝血功能。

3. 对凝血级联反应的影响：低温影响在凝血过程中对温度变化敏感的酶。

一些研究表明，低温不会显著增加手术失血量[38]。然而，关于这一问题的 meta 分析证实，轻度低温显著增加了手术失血，约为16%[39]。

免疫功能的影响

温度调节性血管收缩导致组织中氧分压的降低。从而降低中性粒细胞对生物体氧化应激的杀伤。免疫功能如粒细胞的趋化功能和吞噬作用，巨噬细胞的运动性和抗体产生功能也会受到影响。低温患者中的胶原蛋白形成也受到限制，因为瘢痕组织的形成需要足够的氧以完成羟基化反应。Kurz 等人发现在行择期结肠手术的患者中，术中核心温度比正常体温组低2℃的患者术后伤口感染的发生率增加3倍，低体温组的瘢痕伤口愈合延迟[40]。

药物代谢的影响

体温每降低1℃，氟烷和异氟烷的最低肺泡浓度（MAC）值下降5%[41]。这种影响可能是由于低体温导致气体的脂溶性增加。进一步降低温度可直接抑制神经系统（CNS）功能，导致MAC进一步降低。一氧化二氮的脂溶性只有轻微的变化，因为它的脂溶性在很大程度上不受低温的影响[42]。在34℃时，维库溴铵的肌松作用时间延长2倍[43]。阿曲库铵的肌松作用时间也由于低温而延长[44]。低温还增加芬太尼的稳态血浆浓度约5%/℃[45]。温度降低3℃，患者血浆丙泊酚的浓度较正常体温者增加30%。

这些研究结果对老年人更为重要，因为老年人的MAC本已减少。全身麻醉的低温患者因麻醉药清除更慢从而进一步延长苏醒时间。

临床体温监测

体温监测在世界上许多国家是强制性的。一般来说，患者在全麻下接受超过30分钟的手术应持续体温监测。而在区域麻醉下接受手术的老年患者也可能发生低温。核心温度通常在鼓膜，鼻咽部或食管处测量。虽然皮肤温度与核心温度差异很大，但是当校正后，其相当准确。

寒战的药物治疗

在某些营养物质的摄取或输注时，会增加能量消耗。蛋白质或氨基酸会刺激产热。术前氨基酸输注被用来预防全身麻醉或区域麻醉患者低温和术后寒战。氨基酸提高了触发温度调节性血管收缩的核心温度的阈值，同时也增加能量消耗。果糖也有类似的作用[46]。

有些药物能影响体温调节反应来减轻临床症状（最明显的是寒战），从而很大提高患者舒适度。当低温已经发生时，这些药物不仅使有症状的患者感到舒适，同时使用其他措施提高核心体温。

在治疗寒战的药物中，阿片类药物是最有效的。静脉注射哌替啶已被广泛研究并用于治疗寒战。哌替啶降低寒战阈值几乎是降低血管收缩阈值的2倍[47]。哌替啶的抗寒战作用可能部分由阿片κ受体介导，以及抑制生物活性的单胺再摄取，部分由于对N-甲基-D-天冬氨酸受体有拮抗作用，或者刺激α₂肾上腺素受体。通常给予0.5 mg/kg的哌替啶治疗寒战[48]或者单次给予成年患者25 mg。

曲马朵也用于抗寒战，其通过抑制血清素（5-羟色胺）、去甲肾上腺素和多巴胺的再摄取，同时促进5-羟色胺的释放而发挥作用。曲马朵可以作用于脑内α₂肾上腺素受体从而减小术后寒战。静脉注射曲马朵治疗寒战的剂量为1 mg/kg[49]。1.5～3 mcg/kg的可乐定也用于过预防术后寒战[50]。其他具有显著作用的抗寒战的药物有酮色林、多沙普仑、阿芬太尼、奈福泮、氯胺酮和镁。

药物治疗寒战可能在老年人中发生不良反应，因为大多数药物都具有其他效应。这些药物在老年人使用的安全性证据并不充分。因此对老年人用药时应根据反应谨慎静脉滴注给药。

加温策略和设备

多种加温设备和各种不同的加温技术使用已

取得相应的效果。这些设备和方法的效果往往取决于可作用于人体表面积的量,还取决于手术的类型。必须尽力维持核心温度超过36℃。如果能在术中预测患者发生低体温的危险并尽快采用保温措施,就会对患者有益。卡萨伊特(Kasaiet)等人在回顾性研究了患者出现低体温的术前危险因素,他们得出结论,年龄增加,体重减轻,身高增加,收缩压降低和心率降低的患者更容易发生低体温[51]。他们提出的预测低体温的术前评估方案,特异度为83%,他们认为这类患者需要更积极的保温。手术室环境标准因国家而异,平均温度在19～23℃,湿度水平低于50%。温度稍低的层流手术室被推荐用于矫形、移植和心脏手术以防止空气传播的感染。较低的温度还增强穿手术衣的医生在无影灯下长久工作的舒适性。核心温度的初始下降并不是由于环境温度的影响,而是由于热量再分布,但是最终会由于手术时间较长而没有很好保温的患者通过对流损失热量。层流手术间里空气的变化进一步使这个问题复杂化。对流和辐射的热量损失可以通过使患者保温并提供主动加温来进行管理。

隔热物

隔热物最简单的例子就是毯子,其通过对流和辐射减少热量损失。静止空气是一种有效的隔热作用,可以将热量损失减少28%～45%。其他隔热物(棉质手术布单,市售一次性手术帘,医用的羽绒被)都能提供类似的隔热作用[52]。另一种类型的市售隔热物是金属化塑料反射片,通过反辐射保温,与其他隔热物相比更加有效[53]。增加隔热物层数,并没有显著增加热量的保留。与未加温的毯子相比,预热毯子并不提供任何额外的益处[54]。

另一种更有效的保温方法是"希布勒(Hibler)法",在蒸气层(基于塑料的包装)上面覆盖干燥的隔热层(毯子)。可以在没有空气加温器的情况下使用。

加温设备

水温毯和放在患者身下的加温器已被用于预防儿童和成人患者的低体温。据报道,水温毯单独使用时可能很大程度上无效,因为热量损失从水温毯的前方即暴露的身体表面发生,水温毯的后方,即手术床垫方由于无法暴露而无对流和辐射散热。也有报道其使用时患者会烧伤。

空气加温毯是当今最受欢迎和有效的加热器之一。它有效地减少对流和辐射引起的热量损失。空气加温毯可导致患者的核心温度增加[55]。确保患者周围的空气保持温暖。与普通毯子保温方式不同,空气加温毯能提供外部热量。随着持续给患者皮肤提供热量,从而减少热量的损失。另外,可以通过对流传递热量给患者。

电阻加热器类似于电热毯,和空气加温毯一样有效[56]。空气加温毯可能能会干扰手术室内的层流,从而增加感染的机会[57],也有报道表明并不增加感染机会[58]。使用电阻加热器还有一个好处就是不会在手术室产生噪声。

负压加热器对患者的肢体(手和前臂)施加低负压加热,以在肢体中传导性地加热血液,然后通过患者自身的循环将加热的血液直接递送到身体的核心温度区。然而,这些加温器的有效性受到质疑[59]。

术前加温

患者麻醉和手术前加温是一个简单和有效的保持体内的热量和延迟热量损失的方法。术前加温降低患者核心–外围温度梯度差并减少由热量重新分配引起的热量损失。术前加温也引起非麻醉诱导产生的中枢调控的血管舒张。术前加温在手术期间有助于维持正常体温,但必须术前30～60分钟加温才有效。过长时间的加温可引起热不适以及出汗,可能消除术前加温的有益效果[60]。

输液加温

虽然输液的加温不能使患者升温,但可以减少患者热量损失。静脉输注每1 L液体可将体温降低0.25℃[61]。因此在长时间的手术且需要大量输液的患者,输液加热是有益的。

呼吸道气体加湿

呼吸道热量损失不到总热量损失的10%。主要损失在气体的升温和加湿中。即使在长时间手术中通过主动加热吸气气流,也没有明显的改善,毕竟损失很小。

结论

在老年患者麻醉中,临床医生常更多的关注其他情况而忽视体温波动及其管理。虽然低温的影响与年轻患者并无不同,但因老年人体温调节能力受损而后果更为严重。我们必须像处理诸如疼痛或其他临床症状那样,监测和处理低温。

(彭泽民 译 欧阳文 审校)

参考文献

[1] Sund-Levander M, Forsberg C, Wahren LK. Normal oral, rectal, tympanic and axillary body temperature in adult men and women: a systematic literature review. *Scand J Caring Sci*. 2002; 16(2):122–128.

[2] Howell TH. Oral temperature range in old age. *Gerontol Clin*. 1975; 17(3):133–136.

[3] Waalen J, Buxbaum JN. Is older colder or colder older? The association of age with body temperature in 18, 630 individuals. *J Gerontol A Biol Sci Med Sci*. 2011; 66:487–492.

[4] Kenney WL, Munce TA. Invited review: aging and human temperature regulation. J Appl Physiol. 2003; 95(6): 2598–2603.

[5] Sessler DI. Perioperative thermoregulation. In Silverstein J, Rooke A, Reves JG, McLeskey CH (eds) *Geriatric anesthesiology* 2nd edn (pp.107–122). Baltimore, MD: Springer, 2008.

[6] Lamke LO, Nilsson GE, Reithner HL. Water loss by evaporation from the abdominal cavity during surgery. *Acta Chir Scand*. 1977; 143(5):279–284.

[7] Severens NM. Temperature and surgical wound heat loss during orthopedic surgery: computer simulations and measurements. *Can J Anaesth*. 2010; 57(4):381–382.

[8] Poulos DA. Central processing of cutaneous temperature information. *Fed Proc*. 1981; 40(14):2825–2829.

[9] Simon E. Temperature regulation: The spinal cord as a site of extrahypothalamic thermoregulatory functions. *Rev Physiol Biochem Pharmacol*. 1974; 71:1–76.

[10] De Witte J, Sessler DI. Perioperative shivering: physiology and pharmacology. *Anesthesiology*. 2002; 96(2):467–484.

[11] Wenger CB. The regulation of body temperature. In Rhoade RA, Tanner GA (eds) *Medical physiology*, 2nd edn (pp.527–550). Philadelphia, PA: Lippincott Williams & Wilkins, 2003.

[12] Hynson JM, Sessler DI, Moayeri A, et al. Absence of nonshivering thermogenesis in anesthetized humans. *Anesthesiology*. 1993; 79(4):695–703.

[13] Kramer MR, Vandijk J, Rosin AJ (1989) Mortality in elderly patients with thermoregulatory failure. *Arch Intern Med*. 1989; 149:1521–1523.

[14] Sessler DI. Temperature regulation and monitoring. In Miller RD (ed) *Miller's anesthesia*, 7th edn (pp.1533–1536).

London: Churchill Livingstone, 2009.

[15] Buggy DJ, Crossley AWA. Thermoregulation, mild perioperative hypothermia and post-anaesthetic shivering. *Br J Anaesth*. 2000; 84(5):615–628.

[16] Kurz A, Plattner O, Sessler DI, et al. The threshold for thermoregulatory vasoconstriction during nitrous oxide/isoflurane anesthesia is lower in elderly than in young patients. *Anesthesiology*. 1993; 79(3):465–469.

[17] Plattner O, Xiong J, Sessler DI, et al. Rapid core-to-peripheral tissue heat transfer during cutaneous cooling. *Anesth Analg*. 1996; 82(5):925–930.

[18] Ikeda T, Sessler DI, Kazama T, et al. Less core hypothermia when anesthesia is induced with inhaled sevoflurane than with intravenous propofol. *Anesth Analg*. 1999; 88(4):921–924.

[19] Spencer RL, Burks TF. Alteration of thermoregulatory set point with opioid agonists. *J Pharmacol Exp Ther*. 1990; 252(2):696–705.

[20] Kurz A, Sessler DI, Annadata R, et al. Midazolam minimally impairs thermoregulatory control. *Anesth Analg*. 1995; 81(2):393–398.

[21] Doufas AG, Sessler DI. Physiology and clinical relevance of induced hypothermia. *Neurocrit Care*. 2004; 1(4):489–498.

[22] Frank SM, Beattie C, Christopherson R, et al. Epidural versus general anesthesia, ambient operating room temperature, and patient age as predictors of inadvertent hypothermia. *Anesthesiology*. 1992; 77(2):252–257.

[23] Emerick TH, Ozaki M, Sessler DI, et al. Epidural anesthesia increases apparent leg temperature and decreases the shivering threshold. *Anesthesiology*. 1994; 81(2):289–298.

[24] Leslie K, Sessler DI. Reduction in the shivering threshold is proportional to spinal block height. *Anesthesiology*. 1996; 84(6):1327–1331.

[25] Sessler DI. Mild perioperative hypothermia. *N Engl J Med*. 1997; 336:1730–1737.

[26] Minamisawa H, Nordstrom CH, Smith ML, et al. The influence of mild body and brain hypothermia on ischemic brain damage. *J Cereb Blood Flow Metab*. 1990; 10:365–374.

[27] Erecinska M, Thoresen M, Silver IA. Effects of hypothermia on energy metabolism in mammalian central nervous system. *J Cereb Blood Flow Metab*. 2003; 23:513–530.

[28] Colbourne F, Sutherland G, Corbett D. Postischemic hypothermia. A critical appraisal with implications for clinical treatment. *Mol Neurobiol*. 1997; 14:171–201.

[29] Todd MM, Hindman BJ, Clarke WR, et al. Mild intraoperative hypothermia during surgery for intracranial aneurysm; Intraoperative Hypothermia for Aneurysm Surgery Trial (IHAST) Investigators. *N Engl J Med*. 2005; 352(2): 135–145.

[30] Tuma MA, Stansbury LG, Stein DM, et al. Induced hypothermia after cardiac arrest in trauma patients: a case series. *J Trauma*. 2011; 71(6):1524–1527.

[31] Frank SM, Fleisher LA, Olson KF, et al. Multivariate determinates of early postoperative oxygen consumption: The effects of shivering, core temperature, and gender. *Anesthesiology*. 1995; 83:241–249.

[32] Frank SM, Beattie C, Christopherson R, et al. Unintentional hypothermia is associated with postoperative myocardial ischemia. *Anesthesiology*. 1993; 7: 468–476.

[33] Frank SM, Higgins MS, Breslow MJ, et al. The catecholamine, cortisol, and hemodynamic responses to mild perioperative hypothermia. A randomized clinical trial. *Anesthesiology*. 1995; 82(1):83–93.

[34] Pleym H, Wahba A, Bjella L, et al. Sonoclot analysis in elderly compared with younger patients undergoing coronary surgery. *Acta Anaesthesiol Scand*. 2008; 52(1):28–35.

[35] Boldt J, Haisch G, Kumle B, et al. Does coagulation differ between elderly and younger patients undergoing cardiac surgery? *Intensive Care Med*. 2002; 23(4):466–471.

[36] Rohrer MJ, Natale AM. Effect of hypothermia on the coagulation cascade. *Crit Care Med*. 1992; 20(10):1402–1405.

[37] Michelson AD, Barnard MR, Khuri SF, et al. The effects of aspirin and hypothermia on platelet function in vivo. *Br J Haematol*. 1999; 104(1):64–68.

[38] Johansson T, Lisander B, Ivarsson I. Mild hypothermia does not increase blood loss during total hip arthroplasty. *Acta Anaesthesiol Scand*. 1999; 43(10):1005–1010.

[39] Rajagopalan S, Mascha E, Jie Na MS, et al. The effects of mild perioperative hypothermia on blood loss and transfusion requirement. *Anesthesiology*. 2008; 108(1):71–77.

[40] Kurz A, Sessler DI, Lenhardt R. Perioperative normothermia to reduce the incidence of surgical-wound infection and shorten hospitalization. Study of Wound Infection and Temperature Group. *N Engl J Med*. 1996; 334:1209–1215.

[41] Vitez TS, White PF, Eger EI 2nd. Effects of hypothermia on halothane MAC and isoflurane MAC in the rat. *Anesthesiology*. 1974; 41(1):80–81.

[42] Antognini JF, Lewis BK, Reitan JA. Hypothermia minimally decreases nitrous oxide anesthetic requirements. *Anesth Analg*. 1994; 79(5): 980–982.

[43] Heier T, Caldwell JE, Sessler DI, et al. Mild intraoperative hypothermia increases duration of action and spontaneous recovery of vecuronium blockade during nitrous oxide-isoflurane anesthesia in humans. *Anesthesiology*. 1991; 74(5): 815–819.

[44] Leslie K, Sessler DI, Bjorksten AR, et al. Mild hypothermia alters propofol pharmacokinetics and increases the duration of action of atracurium. *Anesth Analg*. 1995; 80(5):1007–1014.

[45] Fritz HG, Bauer R, Walter B, et al. Effects of hypothermia (32°C) on plasma concentration of fentanyl in piglets (abstract). *Anesthesiology*. 1999; 91:A444.

[46] Mizobe T, Nakajima Y. Dietary-induced thermogenesis and perioperative thermoregulation. *Masui*. 2007; 56(3):305–316.

[47] Kurz A, Ikeda T, Sessler DI, et al. Meperidine decreases the shivering threshold twice as much as the vasoconstriction threshold. *Anesthesiology*. 1997; 86(5):1046–1054.

[48] Bhatnagar S, Saxena A, Kannan TR, et al. Tramadol for postoperative shivering: a double-blind comparison with pethidine. *Anaesth Intensive Care*. 2001; 29(2):149–154.

[49] de Witte J, Deloof T, Veylder JD, et al. Tramadol in the treatment of postanesthetic shivering. *Acta Anaesthesiol Scand*. 1997; 41(4):506–510.

[50] Horn EP, Standl T, Sessler DI, et al. Physostigmine prevents postanesthetic shivering as does meperidine or clonidine. *Anesthesiology*. 1998; 88(1):108–113.

[51] Kasai T, Hirose M, Yaegashi K, et al. Preoperative risk factors of intraoperative hypothermia in major surgery under general anesthesia. *Anesth Analg*. 2002; 95(5):1381–1383.

[52] Brauer A, Perl T, Uyanik Z, et al. Perioperative thermal insulation: minimal clinically important differences? *Br J Anaesth*. 2004; 92(6):836–840.

[53] Henriksson O, Lundgren JP, Kuklane K, et al. Protection against cold in prehospital care-thermal insulation properties of blankets and rescue bags in different wind conditions. *Prehosp Disaster Med*. 2009; 24:408–415.

[54] Sessler DI, Schroeder M. Heat loss in humans covered with cotton hospital blankets. *Anesth Analg*. 1993; 77(1):73–77.

[55] Kurz A, Kurz M, Poeschl G, et al. Forced-air warming maintains intraoperative normothermia better than circulating-water mattresses. *Anesth Analg*. 1993; 77(1):89–95.

[56] Ng V, Lai A, Ho V. Comparison of forced-air warming and electric heating pad for maintenance of body temperature during total knee replacement. *Anaesthesia*. 2006; 61(11): 1100–1104.

[57] McGovern PD Albrecht M, Belani KG, et al. Forced-air warming and ultra-clean ventilation do not mix: an investigation of theatre ventilation, patient warming and joint replacement infection in orthopaedics. *J Bone Joint Surg Br*. 2011; 93(11):1537–1544.

[58] Sharp RJ, Chesworth T, Fern ED. Do warming blankets increase bacterial counts in the operating field in a laminar-flow theatre? *J Bone Joint Surg Br*. 2002; 84(4):486–488.

[59] Taguchi A, Arkilic CF, Ahluwalia A, et al. Negative pressure rewarming vs. forced air warming in hypothermic postanesthetic volunteers. *Anesth Analg*. 2001; 92(1): 261–266.

[60] Sessler DI, Schroeder M, Merrifi eld B, et al. Optimal duration and temperature of pre-warming. *Anesthesiology*. 1995; 82(3):674–681.

[61] Sessler DI. Complications and treatment of mild hypothermia. *Anesthesiology*. 2001; 95(2):531–543.

第三十五章

老年人感染

概述

对临床医务工作者而言，为老年人提供更高质量的医疗服务是一个重要挑战。尽管近年来临床技术和抗生素治疗都有很大进步，但感染性疾病仍是老年人的主要死亡原因之一[1]。与普通人群相比，老年人更易发生感染，且往往更严重。肺炎、流感及菌血症引起的并发症是导致老年人死亡的主要原因[2]。老年人易发生感染的原因包括流行病学因素、免疫衰老、营养不良以及伴随衰老而发生的解剖和生理改变。临床表现不典型常常造成诊断延迟，而由于老年人的并存疾病和抵抗力下降等因素又使得临床处理难度更大，更具有挑战性[3]。

导致老年人易感染的因素

免疫功能的改变

研究表明，虽然随年龄增加而出现免疫系统的快速衰老，但衰老相关疾病和环境因素的联合效应才是导致老年人免疫功能衰退的主要因素。这种联合效应导致老年人感染风险增加[4]。相比较而言，免疫衰老只是老年人感染中一个较次要的诱因。只有在慢性疾病、营养不良、长期住院护理或免疫抑制剂治疗导致患者免疫功能进一步损害时，这种风险才明显增加[5]。

年龄相关的免疫功能下降表现在特定感染的概率增加以及疫苗接种反应较弱等。胸腺（新T细胞的来源）的萎缩和记忆性T细胞的扩增是导致适应性免疫功能和疫苗接种反应减弱的关键因素。固有免疫也伴随年龄发生急剧变化，包括中性粒细胞的杀菌能力下降和促炎因子如TNF-α、IL-6和IL-1β增加，而后者与多种疾病包括心血管疾病的发生发展息息相关[6]。同样，免疫球蛋白（Igs）也随年龄而变化，例如负责保护机体防止荚膜细菌如肺炎链球菌感染的IgM记忆细胞也随着年龄而减少。此外，脾脏功能下降，也增加了荚膜微生物的感染风险[7]。

表35-1总结了与衰老相关的主要免疫学变化。

解剖和生理因素

尽管免疫系统在防御感染中具有核心作用，但很多其他因素也非常重要（表35-2）。皮肤、支气管和消化道的上皮细胞构成防御微生物侵入的物理屏障，呼吸道黏膜纤毛的摆动，胃内酸度的维持以及尿液的冲刷都在防御细菌侵入中起保护作用，而这些都随衰老而减弱[8]。

衰老导致发生肺炎的风险增加，主要病理生理机制包括：气道保护性反射变迟钝、黏膜纤毛清除能力降低、呼吸道分泌物中T淋巴细胞和免疫球蛋白减少以及胃酸产生减少。

泌尿系感染在老年人中也较为常见，主要原因包括泌尿系上皮的改变促进了细菌黏附、膀胱容量下降、无规律收缩、尿流量降低以及排尿后残余尿量显著增加。

表35-1 免疫系统中与年龄相关的变化

免疫系统因素	变　化
固有免疫	急性期中性粒细胞的吞噬和杀伤能力降低 促炎症因子产生增加 自然杀伤细胞功能降低
适应性免疫 T淋巴细胞 B淋巴细胞	胸腺的退化 T细胞增殖减弱 TH1反应降低、TH2反应增加 特异性抗体产生减少 自身抗体生成增加

表35-2 导致容易感染的年龄相关的解剖和生理变化

器官系统	变 化
呼吸道	弹性组织和调节性的丧失 小气道塌陷风险增加 咳嗽无力 黏膜纤毛摆动减弱 多重耐药菌定植
消化道	唾液分泌减少 食管蠕动减少，误吸风险增加 胃酸缺乏导致大肠杆菌感染的风险增加
泌尿道	尿潴留如：神经源性膀胱、长期留置导尿管、前列腺增生等情况导致的慢性菌尿 肾功能下降削弱了尿液酸化和浓缩的能力，从而减弱了对泌尿系感染的防御作用
皮肤	随年龄增长皮肤弹性和水分丢失 易受到剪切伤和撕裂伤 抗感染屏障功能减弱

表35-3 增加老年人感染风险的慢性疾病

增加老年人感染风险的慢性疾病	机 制
糖尿病	中性粒细胞、单核细胞和淋巴细胞的黏附、趋化和细胞内杀伤功能减弱 细胞免疫功能降低
慢性阻塞性肺疾病	多重耐药菌定植 激素治疗的免疫抑制作用
慢性肾脏疾病	中性粒细胞功能缺陷，免疫系统增殖能力持续减弱
脑卒中	气道保护反射丧失 胃内容物误吸风险增加 咳嗽无力 延髓功能不全
恶性肿瘤	IgG缺乏，细胞免疫功能缺陷
自身免疫疾病	补体成分缺乏，免疫抑制治疗
慢性感染	慢性免疫活化 循环中细胞因子如TNF-α高浓度诱导肌无力

胃肠炎和结肠炎在老年人中更为常见，其主要原因包括衰老导致的胃内酸度降低、胃肠蠕动功能减弱、肠道黏膜和菌群的变化，而后者由于频繁地使用抗生素而更加恶化[9]。

慢性疾病

慢性疾病状态对老年人感染的影响不能低估。表35-3总结了造成老年人感染风险增加的慢性疾病因素。

营养不良

感染和营养不良存在错综复杂的联系[10]。养老院内的老年人中有10%～25%存在明显的营养不良，而住院的老年患者这一数值则达到近50%[11,12]。

营养不良可表现为全身热量缺乏，或单纯蛋白质缺乏，和（或）微量元素缺乏。它可以造成恶性循环——营养不良增加感染风险，而感染又反过来加剧了营养缺乏。老年人营养储备低，而罹患感染的老年患者却存在巨大的代谢需求，因此感染的严重程度和持续时间显得非常重要。营养不良可能因以下状况而加重：如腹泻、吸收不良、厌食和因免疫反应而引起的营养物质转移。此外，发热增加了热量和微量元素的需求；饮食摄入不足可导致体重减轻、免疫力降低、黏膜损伤并增加了病原体入侵的风险[10]。

全身营养不良、摄入量减少或对热量和蛋白质的需求增加是老年人营养缺陷的特点。然而，老年住院患者中有40%都存在微量元素缺乏（如维生素和矿物质）[13]。

老年人营养不良的主要临床表现为低体重、肌肉萎缩、皮炎、口角炎、伤口愈合不良和外周组织水肿等。体重指数（BMI）的评估是一个简单的筛选指标：如果老年人的BMI低于22，一个月内体重减轻超过5%或体重低于理想体重20%以上，则需要对老年人的营养状况进行全面的评估[14]。应鼓励老年人进行早期的营养评估，同时进行肌肉质量和生化指标的测量，并通过专门的饮食服务进行早期干预[15]。

环境因素

对于在养老院等长期护理机构中生活的绝大多数人都是年老、体弱或不能完全自理的，并且通常都合并有一定程度的认知功能障碍。养老院内居住的老年人由于其身体虚弱、严重的身体并存疾病和抵抗力的下降而增加了感染的风险[3]。此外，因与其他老年人、工作人员和访客的接触，使他们在这个封闭环境中更容易暴露于病原体。疗养院相关感染、耐药性病原体和爆发性感染（特别是呼吸道和胃肠道感染）都是长期护理机构应该关注的主要问题。不良的口腔卫生在疗养院中也是普遍存在的，它将增加口腔内细菌定植的风险，而积极保持口腔卫生可以显著减少细菌的定植和感染[16]。

临床表现和研究

发热和感染的典型表现可能在严重感染的老年患者中弱化或消失[17]。老年患者感染的诊断可能因症状不典型而被延迟。在严重的危及生命的感染中，突发的意识障碍、行为障碍、嗜睡、食欲不振、头晕或跌倒可能是唯一的临床表现[18]。还应强调的是，许多非传染性疾病也存在这些模糊的临床表现，因此诊断的难度进一步增加。

研究表明，与年轻人不同，老年人不明来源的发热的诊断率可以达到约90%[19]。它往往是常见疾病的非典型表现，但应注意与结核病、动脉炎、风湿性多肌痛和恶性肿瘤进行鉴别[20]。

白细胞增多、中性粒细胞增多和核左移的"三联征"在老年人感染中缺乏敏感性[2]。血清C-反应蛋白（CRP）是感染的敏感标记物，但遗憾的是它在老年患者中缺乏特异性。作为诊断指标，降钙素原（PCT）具有优于其他炎症标记物如CRP的许多优点：首先是在感染初期的6～12 h PCT水平迅速增加，其次当免疫应答或抗病原体治疗控制感染后，循环中PCT的水平将每天减半[21]，但它在老年人中的作用仍然缺乏充分的证据[22]。

老年人常见的感染

肺炎

几个世纪以来，肺炎常常被认为是老年人的终末疾病。威廉·奥斯勒（William Osler）在1888年指出，肺炎现在仍然是医生必须处理的最严重的急性疾病，因为它攻击身体虚弱的患者和老人，而这类人往往不能承受这突然发作的严重疾病[23]。

老年人的肺炎与年轻人相比具有更高的发病率和死亡率。它是英国第五大常见死亡原因，老年住院患者的死亡率为12%，而在重症监护中需要呼吸支持的患者死亡率超过30%[24]。

一般来说肺炎有三种类型：社区获得性、疗养院获得性和医院获得性[25]。卡普兰（Kaplan）等人报道，65岁以上的肺炎发病率为18.3‰，而病死率为10.6%；而与65～69岁的老年人相比，90岁以上的老年人肺炎发病率增加了5倍，且病死率也增加了1倍[26]。表35-4列出了社区获得性肺炎的致命结局的预测指标。

患者预后取决于对肺炎的严重程度进行早期判断并采取及时治疗。现已开发了多种预后评分量表预测肺炎的病死风险。CURB-65是英国胸科协会指南的修订版，其将年龄大于65岁划分为危险因素[27]。CURB-65（表35-5）将患者按严重程度分为三组：第1组（0分或1分）死亡率低，可以在社区中安全管理；第2组（2分）具有中度死亡风险，应接受住院治疗；而第3组（3分或以上）具有较高死亡率，应考虑进行重症监护管理。敏（Myint）等人进一步

表35-4　老年人社区获得性肺炎的致命结局的预测因素

致命结局的预测因素
在肺炎发病前卧床不起
体温<37℃
吞咽障碍
呼吸频率≥30次/min
急性肾损伤
多肺叶受损
免疫抑制
APACHE评分≥22

表35-5　CURB-65评分系统

修订的英国胸科学会指南（CURB-65）
精神错乱（精神测验分数≤8分，或对人、地点和时间的定向障碍）
尿素>7 mmol/L
呼吸频率≥30次/min
血压（收缩压<90 mmHg或舒张压≤60 mmHg）
年龄≥65岁

转载自 *Thorax*, Lim WS, et al. "British Thoracic Society guidelines for the management of community acquired pneumonia in adults: update 2009", 64, sIII, pp.iii1–iii55, copyright 2009.

研究发现：老年肺炎中氧合是最敏感的结局预测指标，而相比之下精神意识混乱和尿素氮的增高虽常见但却并不敏感，对结局预测影响轻微[28]。因此他们采用SOAR（即收缩压、氧合、年龄和呼吸频率）作为预测工具替代CURB-65（表35-6）。

肺炎的典型特征包括发热、寒战、咳嗽咳痰和呼吸急促，但这些特征在老年人中可能并不明显。而老年人则出现不典型的症状，如谵妄、意识障碍加重、嗜睡或跌倒等。非特异性的症状将可能会导致诊断和治疗的延迟，进而明显增加病死率。

肺炎的诊断标准对于所有患者仍然是一致的。然而，值得注意的是在脱水的老年患者早期的胸片检查结果上可能没有显示浸润或实变，只有在补液后才会显现出来[7]。所有患者在入院时都应检测氧饱和度、动脉血气、尿素氮、电解质、CRP、全血细胞计数和肝功能检查[29]。所有住院患者都应进行血培养和痰培养，但从脱水状态的或存在意识障碍的老年患者身上获得合适的痰标本有时是非常困难的。此外对所有中重度肺炎患者应当进行肺炎球菌的尿液抗原检测。

尽管肺炎链球菌仍然是老年人肺炎的主要致病菌，但葡萄球菌和革兰阴性菌引起的肺炎在老年肺炎中也越来越常见，尤其是存在复杂并发症且长期住院治疗或疗养院护理的患者。军团菌肺炎和非典型性感染如支原体肺炎在老年人中较少见。尽管病毒性肺炎并不常见，但继发于流感后发生的病毒性肺炎可导致发病率和死亡率增加。

早期抗生素经验性治疗应根据疾病的严重程度

表35-6　老年患者的SOAR预测评分

SOAR预测工具：以下每点记1分
收缩压<90 mmHg
氧合指数<250
年龄>65岁
呼吸频率≥30次/min

转载自Myint PK, et al., "Severity assessment criteria recommended by the British Thoracic Society (BTS) for community-acquired pneumonia (CAP) and older patients. Should SOAR (systolic blood pressure, oxygenation, age and respiratory rate) criteria be used in older people? A compilation study of two prospective cohorts", *Age and Ageing*, 2006, 35, 3, pp.286-291.

而定，患者自身因素（如并发症、住院状况、住院时间长短和药物过敏情况）及当地抗菌药物处方指南来指导用药。另给药方式也应慎重：对于严重肺炎或有吞咽困难、意识障碍或胃肠吸收功能不全的患者，推荐胃肠外途径。抗生素选择的一般原则是根据检查结果尽量选择窄谱抗生素，以减少抗生素耐药性风险。

老年人的疫苗接种也值得重视。年龄超过65岁、存在肺炎球菌感染风险的住院患者（包括诊断为肺炎或未接种疫苗的），都应根据英国卫生部的指南在恢复期内接种23价的肺炎球菌多糖疫苗[30]。所有65岁以上的应接种流感疫苗。

尿路感染

尿路感染（UTIs）是在社区和疗养院中的老年人最常见的感染[31]。大多数尿路感染是无症状的，发病率在男性为15%～30%，女性为25%～50%，主要取决于基础疾病和居住状态。随着年龄增长，无症状细菌尿和有症状的尿路感染均增加[32]。老年人尿路感染的危险因素主要包括认知功能障碍、尿失禁、与慢性神经退行性疾病（如帕金森病和脑血管疾病）相关的神经源性膀胱等慢性疾病。另外，使用膀胱监测设备、留置尿管、男性前列腺肥大和绝经后妇女的激素变化也可能增加其风险[22]。

对于老年患者的无症状细菌尿并不推荐常规筛查和治疗，仅仅在行经尿道前列腺电切术之前或可能发生黏膜出血的泌尿系统手术前才进行[33,34]。

尿路感染的诊断需要有泌尿生殖系统的症状以及明显的菌尿。在疗养院的老年人常伴有认知功能障碍，因此区分无症状细菌尿与尿路感染是非常困难的，其临床表现可能只有恶心、呕吐、意识障碍或排尿不畅。在社区的老年人中80%的尿路感染是由革兰阴性菌（主要是大肠埃希菌）所引起的，而剩下的20%是由革兰阳性菌如肠球菌引起。在住院的老年患者中，大肠埃希菌仍是从泌尿道中分离培养出的最常见的病原体，但院内感染的病原体如铜绿假单胞菌、万古霉素耐药型肠球菌、念珠菌和非埃希菌的大肠杆菌等也常常出现[35]。

无症状细菌尿是不需要治疗的。不适当地进行抗生素治疗反而会增加超级耐药细菌的感染风险，并出现抗生素的不良反应。

尿路感染的治疗应根据革兰染色和微生物培养的结果进行。有全身症状的住院患者和老年人应接受肠外途径治疗。如果是革兰阴性菌，应当使用广谱β–内酰胺类或氟喹诺酮类药物；如果鉴定到革兰阳性菌，则应选择万古霉素；对于多重耐药革兰阴性菌感染的患者，可以采用碳青霉素联合氨基糖苷类抗生素的组合。多重感染发生在约30%的老年患者中，其中又以长期留置导尿管的患者多见。导尿管残留尿可在其内表面形成容纳大量微生物的生物膜，这些患者应首先采用广谱抗菌药物治疗，而得到培养结果后应立即改为低级别窄谱抗生素。也有证据表明，更换导尿管可以改善临床症状[36]。

感染复发是由于在没有完全消除感染时即停止了抗生素的使用，从而导致了同一种病原体的再次感染。此类情况下需要进行彻底的泌尿系统的检查。再感染是指不同病原体造成的另一种感染，通常是由慢性疾病致排尿受阻或卫生条件不良所引起[37]。

手术部位感染

手术部位感染（SSIs）是最重要的医疗相关感染之一（图35–1）。一项流行病学研究发现：英国有高达8%的患者罹患医疗相关感染，其中14%是手术部位感染[38]。手术部位感染不仅显著增加发病率和死亡率，还使住院时间和医疗费用加倍。根据手术的类型和感染的严重程度，额外增加的费用可能达到人民币7 140~58 120元（814~6 626英镑）[39]。

美国疾病预防控制中心（CDC）对手术部位感染三个层次的定义[40]。

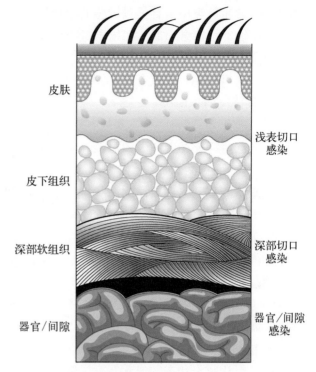

图35–1 手术部位感染（SSI）的分类

- ◆ 浅表的切口：涉及皮肤和皮下组织，特征为局部感染部位的红、肿、痛和脓液排出。
- ◆ 深部的切口：涉及筋膜和肌肉组织，特征为脓液或脓肿、伤口压痛及发热、伤口边缘显露更深层次组织。
- ◆ 器官和间隙感染：包括手术过程中暴露过或操作中任何部分（如腹膜或关节），特征为通过放射检查或在再次手术中检测到脓肿形成。

手术和麻醉技术的迅速发展，具有手术部位感染的高危风险患者目前也能考虑实施手术（表35–7）。手术伤口很可能被皮肤或内脏的菌群所感染。伤口

表35–7 影响手术部位感染风险的因素

患者因素	麻醉因素	手术因素
高龄	充足的组织氧供	术前准备
严重的基础疾病	血容量正常	手卫生
多种伴随疾病	体温正常	手术部位和手术时机
营养不良	血糖正常	手术操作
免疫抑制剂	充分的疼痛控制	手术的范围和手术的持续时间
肥胖	输血	失血
吸烟		

污染是否进展到临床感染主要取决于患者是否具备足够的防御能力[41]。高龄、肥胖、输血、使用免疫抑制剂等均可能增加手术部位感染的风险[42]。这些高危因素在术前往往是无法改善的。但是合理的使用抗生素预防、恰当的选择手术方式及严谨的手术操作均能降低手术部位感染的概率。从麻醉医生的角度来看，维持血容量、保持正常体温、合适的携氧和供氧能力以及充分的镇痛均能改善组织灌注，有助于降低手术部位感染的风险。

预防性使用抗生素是植入假体或其他植入物手术、清洁–污染手术或污染手术的一种预防措施[39]。抗生素使用的时机需要考虑以下几个因素：药物的半衰期、药物的输注时间及根据手术持续时间长短决定是否重复给予。有证据表明术前2小时内给予抗生素可降低清洁手术和清洁–污染手术的感染风险[43]。基于潜在病原体、感染类型和耐药性，我们也应该关注抗生素的不良反应和局部应用抗生素的用药指南。

围术期低体温直接损害患者的免疫功能。轻度低体温已被证实可以增加手术部位感染的发生率、延迟伤口愈合和延长患者住院时间[44]。国家健康和临床优化研究中心建议：超过30 min的手术应采取积极的加温措施并监测核心温度[45]。

加速康复外科（ERAS）是一种逐渐被广泛应用的围术期管理方案，它强调优化围术期处理、手术的微创化、多模式镇痛、早期营养和早期活动。其目的是使患者更早出院和恢复正常功能状态，另外它还有降低术后感染的潜在效应[46]。

梭状芽胞杆菌性腹泻

梭状芽胞杆菌是一种革兰阳性的厌氧芽胞菌，是住院或养老院中老年人腹泻的最常见原因。据报道，超过80%的梭状芽胞杆菌感染发生于65岁以上的住院或疗养院老年人中。它可以导致一系列的疾病，包括从轻度的腹泻到可能致命的一些并发症，如伪膜性结肠炎、中毒性巨结肠、出血、结肠穿孔等[47]。这些临床表现是由于毒素A和毒素B两种外毒素造成的，它们有肠毒素和细胞毒性[48]。它的主要危险因素是暴露于广谱抗生素，特别是头孢类、氟喹诺酮类药物和克林霉素[7]。另外，年龄相关的胃酸减少、

免疫功能降低、营养不良和慢性潜在病变也是其危险因素[47]。

梭状芽胞杆菌性腹泻的临床特征包括腹部绞痛、恶臭稀便、发热、白细胞增多和低蛋白血症。实验室的确诊试验是通过酶联免疫法检测到毒素A和毒素B。另一种方法是细胞毒性试验，它具有更高的敏感性和特异性，但费用昂贵、技术水平要求高且试验周期较长[49]。治疗的第一步是尽可能撤掉抗生素；第二步是口服甲硝唑或万古霉素10～14天。

患者在粪便液体中可排出大量孢子。而孢子可污染公共环境如床垫、卫生间和马桶。简单的消毒条件不能杀灭孢子，因此提倡使用氯化物消毒[50]。医院可以采用以下5个措施使梭状芽胞杆菌的感染风险降到最低：

◆ 快速隔离新发腹泻的患者。
◆ 严格注意手卫生，预防孢子在人群中传播，建议用肥皂水进行手部的清洁。
◆ 个人防护装备。
◆ 加强环境卫生，减少孢子污染及传染给其他人的风险。
◆ 谨慎恰当地使用抗生素。

耐甲氧西林金黄色葡萄球菌

耐甲氧西林金黄色葡萄球菌（MRSA）对老年患者来说是一个严重的问题，尤其是长期住院的患者或是养老院内的老年人。MRSA定植于老年患者将明显增加其全身感染的概率，而且身体状况往往不佳[1]。MRSA通常存在于鼻黏膜和口咽部，外科通常会常规做MRSA的术前筛查。莫匹罗星鼻部治疗、氯己定清洁皮肤都有助于MRSA携带者减少MRSA的排放[51]。

预防MRSA的传播非常重要。彻底洗手、隔离感染的患者、适当处理分泌物对于减少传播至关重要。仅仅是MRSA定植不需要全身治疗，但活动性感染需要静脉注射抗生素治疗。万古霉素和替考拉宁是合适的抗生素。老年患者需要根据肾功能及时调整用药，并且可能需要进行治疗药物监测。

抗生素治疗

老年患者的抗生素使用并非没有风险。因其年

龄相关的生理性肝肾功能下降使得抗生素的体内清除减慢，因此可能存在抗生素毒性风险，而对抗生素的谨慎选择和使用以及临床和实验室的监测是有必要的。另外，老年患者通常有多种并发症，可能在接受多种药物治疗，合并使用抗生素可能增加药物相互作用的风险。老年患者常发生以下与抗生素相关的不良事件：

- 氨基糖苷类引起肾毒性和耳毒性。
- 抗生素相关假膜性结肠炎。
- 磺胺甲恶唑和甲氧苄啶引起血液恶病质和高钾血症。
- 喹诺酮类引起癫痫发作。

许多方法可以预防抗生素不良反应的发生。最有效的措施是在严密的监测下合理使用抗菌药物。必须强调的是，在老年患者中并不是所有的临床症状或功能改变都归因于感染，因此，抗生素仅在有证据证明其有益处时才能使用，抗生素的治疗时间应根据临床指南确定。当通过培养和药敏实验确定特定的病原体和有效的抗生素后，建议使用特定的窄谱抗生素取代广谱抗生素[52]。

结论

老年患者的感染可能是无症状的，对他们的日常生活可能影响不大，但也可能是危及生命和改变生活的事件。由于老年患者的临床表现不典型和常规检查如胸部X线的误导，感染的诊断可能是比较困难的。长期住院增加感染概率，对衰弱的老年患者的预后带来风险。尽管流感和肺炎球菌的疫苗已经证明有效，但根据培养及药敏结果采用适当的抗生素仍然是最合适的治疗方法。

应当谨记：严重的感染可能是危及生命的紧急事件，对非常虚弱的老年患者，在进行治疗前应谨慎地确定他们对于重大医疗措施（如控制通气）的意愿。

（蒋贵平 译 欧阳文 审校）

参考文献

[1] Mouton CP, Bazaldua OV, Pierce B, et al. Common infections in older adults. *Am Fam Physician*. 2001; 63(2):257–269.

[2] Gavazzi G, Krause KH. Ageing and infection. *Lancet Infect Dis*. 2002; 2:659–666.

[3] Yoshikawa TT. Epidemiology and unique aspects of aging and infectious diseases. *Clin Infect Dis*. 2000; 30:931–933.

[4] Castle SC, Uyemura K, Fulop T, et al. Host resistance and immune response in advanced age. *Clin Geriatr Med*. 2007; 23:463–479.

[5] Ginaldi L, Loreto MF, Corsi MP, et al. Immunosenescence and infectious diseases. *Microbes Infect*. 2001:3:851–857.

[6] Aw D, Silva AB, Palmer DB. Immunosenescence: emerging challenges for an ageing population. *Immunology*. 2007; 120:435–446.

[7] Htwe TH, Mushtaq A, Robinson SB, et al. Infections in the elderly. *Infect Dis Clin N Am*. 2007; 21:711–743.

[8] Ben-Yehuda A, Weksler ME. Host resistance and the immune system. C*lin Geriatr Med*. 1992:8; 701–711.

[9] Pilotto A, Malfertheimer P. An approach to Helicobacter pylori infection in the elderly. *Aliment Pharmacol The. r* 2002; 16:683–691.

[10] Katona P, Katona-Apte J. Interaction between nutrition and infection. *Clin Infect Dis*. 2008; 46: 1582–1588.

[11] Lesourd BM, MazariL, Ferry M. The role of nutrition in immunity in the aged. *Nutr Rev*. 1998; 56:S113–S125.

[12] Sullivan DH, Sun S, Walls RC. Protein energy undernutrition among elderly hospitalized patients. A prospective study. *JAMA*. 1999:281; 2013–2019.

[13] High K. Nutritional strategies to boost immunity and prevention of infection in elderly individuals. *Clin Infect Dis*. 2001; 33:1892–1900.

[14] Barrocas A, Belcher D, Champagne C. Nutritional assessment practical approaches. *Clin Geriatr Med*. 1995; 11:675–713.

[15] Omran ML, Morley JE. Assessment of protein energy malnutrition in older persons, part 1: history, examination, body composition and screening tools. *Nutrition*. 2000; 16:50–63.

[16] Yoneyama T, YoshidaM, Ohrui T, et al. Oral care reduces pneumonia in older patients in nursing homes. *J Am Geriatr Soc*. 2002; 50:430–433.

[17] Norman DC. Fever and aging. *Infect Dis Clin Pract*. 1998:7; 387–390.

[18] Bellmann-Weiler R, Weiss G. Pitfalls in the diagnosis and therapy of infections in elderly patients- a mini-review. *Gerontology*. 2009; 55:241–249.

[19] Knockaert DC, Vanneste LJ, Bobbaers HJ. Fever of unknown origin in elderly patients. *J Am Geriatr Soc*. 1993; 41: 1187–1892.

[20] Tal S, Guller V, Gurevich A. Fever of unknown origin in older adults. *Clin Geriatr Med*. 2007; 23:649–668.

[21] Scheutz P, Christ-Crain M, Muller B. Procalcitonin and other biomarkers to improve assessment and antibiotic stewardship in infections — hope for hype? *Swiss Med Wkly*. 2009; 139: 318–326.

[22] Heppner HJ, Bertsch T, Alber B, et al. Prcalcitonin: inflammatory biomarker for assessing the severity of community acquired pneumonia. *Gerontology*. 2010; 56:385–389.

［23］Silvermann ME, Murray TJ, Bryan CS (eds). *The Quotable Osler* (p.139). Philadelphia, PA: American College of Physicians, 1998.

［24］Brito V, Niederman MS. Predicting mortality in the elderly with community acquired pneumonia: should we design a new car or set a new 'speed limit'? *Thorax.* 2010; 65:944–945.

［25］Chong CP, Street PR. Pneumonia in the elderly: a review of severity assessment, prognosis, mortality, prevention and treatment. *South Med J.* 2008; 101:1134–1140.

［26］Kaplan V, Angus DC, Griffin MF, et al. Hospitalized community acquired pneumonia in the elderly. *Am J Respir Crit Care Med.* 2002; 165:766–772.

［27］Lim WS, van der Eerden MM, Laing R, et al. Defining community acquired pneumonia severity on presentation to hospital: an international derivation and validation study. *Thorax.* 2003; 58:377–382.

［28］Myint PK, Kamath AV, Vowler SL, et al. Severity assessment criteria recommended by the British Thoracic Society (BTS) for community acquired pneumonia (CAP) and older patients. Should SOAR (systolic blood pressure, oxygenation, age and respiratory rate be used in older people? A compilation study of two prospective cohorts. *Age Ageing.* 2006; 35:286–291.

［29］Lim WS. Baudouin SV, George RC, et al. Guidelines for the management of community acquired pneumonia: update 2009. *Thorax.* 2009; 64(Suppl III):iii1–iii55.

［30］Department of Health. *JCVI statement on routine pneumococcal vaccination programme for adults aged 65 years and older.* <http://webarchive. nationalarchives. gov. uk/+/www. dh. gov. uk/ab/jcvi/dh_094744>.

［31］Foxman B. Epidemiology of urinary tract infections: incidence, morbidity and economic costs. *Am J Med.* 2002; 113:5–13S.

［32］Nicolle LE. Urinary tract infections in long-term care facilities residents. *Clin Infect Dis.* 2000; 31:757–761.

［33］Juthani-Mehta M. Asymptomatic bacteriuria and urinary tract infection in older adults. *Clin Geriatr Med.* 2007; 23:585–594.

［34］Nicolle LE, Bradley S, Colgan R, et al. Infectious Diseases Society of America guidelines for the diagnosis and treatment of asymptomatic bacteriuria in adults. *Clin Infect Dis.* 2005; 40:643–654.

［35］Nicolle LE. Resistant pathogens in urinary tract infections. *J Am Geriatr Soc.* 2002; 50:S230–S235.

［36］Nicolle LE. Urinary tract infection in geriatric and institutionalized patients. *Curr Opin Urol.* 2002; 12(1):51–55.

［37］Yoshikawa TT, Nicolle LE, Norman DC. Management of complicated urinary tract infection in older patients. *J Am Geriatr Soc.* 1996; 44(10):1235–1241.

［38］Smyth ET, McIlvenny G, McIlvenny GE, et al. Four Country Healthcare Associated Infection Prevalence Survey 2006: overview of results. *J Hosp Infect.* 2008; 69:230–248.

［39］National Institute for Health and Clinical Excellence. *Surgical site infection — prevention and treatment of surgical site infection.* <http://www. guidance. nice. org. uk/CG74> (accessed 28 August 2011).

［40］Horan TC, Gaynes RP, Martone WJ, et al. CDC definitions of nosocomial surgical site infections, 1992: a modification of CDC definitions of surgical wound infections. *Infect Control Hosp Epidemiol.* 1992; 13:606–608.

［41］Gifford C, Christelis N, Cheng A. Preventing postoperative infections: the anaesthetist's role. *CEACCP.* 2011; 11:151–156.

［42］Meakins JL. Prevention of postoperative infection. *ACS surgery.* <http://www. acssurgery. com/acs/Chapters/CH0101. mtm> (accessed 2 September 2011).

［43］Classen DC, Evans RS, Pestonik SL, et al. The timing of prophylactic administration of antibiotics and the risk of surgical wound infection. *N Engl J Med.* 1992; 326:281–286.

［44］KurzA, Sessler DI, Lenhardt R. Perioperative normothermia to reduce the incidence of surgical-wound infection and shorten hospitalization. Study of Wound Infection and Temperature Group. *N Engl J Med.* 1996; 334:1209–1215.

［45］National Institute for Health and Clinical Excellence. *Perioperative hypothermia (inadvertent).* <http://www. guidance. nice. org. uk/CG65> (accessed 2 September 2011).

［46］Kehlet H, Wilmore DW. Evidence based surgical care and the evolution of fast track surgery. *Ann Surg.* 2008; 248: 189–198.

［47］Mathei C, Niclaes L, Suetens C, et al. Infections in nursing home residents. *Infect Dis Clin N Am.* 2007; 21:761–772.

［48］Calfee DP. Clostridium difficile: a reemerging pathogen. *Geriatrics.* 2008; 63:10–14.

［49］Bartlett JG, Gerding DN. Clinical recognition and diagnosis of Clostridium difficile infection. *Clin Infect Dis.* 2008; 46:S12–S18.

［50］Mayfield JL, Leet T, Miller J, et al. Environmental control to reduce the transmission of Clostridium difficile. *Clin Infect Dis.* 2000; 31(4):995–1000.

［51］Michel M, Guttman L. Methicillin-resistant Staphylococcus aureus and vancomycin- resistant enterococci: therapeutic realities and possibilities. *Lancet.* 1997; 349:1901–1906.

［52］Yoshikawa TT. VRE, MRSA, PRP and DRGNB in LTCF: lessons to be learned from this alphabet. *J Am Geriatr Soc.* 1998; 46:241–243.

第三十六章

法医学（医学法律）方面

概述

人类的平均寿命正以一个前所未有的速度在延长。社会承担着赡养和保护老年人的责任。到2031年，英国超过75岁的老年人将达到820万人[1]；到2035年，85岁以上的老年人数量将比2010年增长2.5倍，达到360万人，占到人口总量的5%。65岁以上的人群中，痴呆患病率为1/20，而80岁以上的人群里，患病率达到了1/5。

英国的《心智能力法案（2007年）》从2007年10月1日开始生效，旨在巩固法律效能，实现利益最大化，保护弱势群体，同时使得医生在面对一些与老年人相关的敏感法律问题，或伦理问题时，也能够从容应对。

《人权法案》也强调我们要注重个人的基本人权。投诉和社会对于赔偿金问题关注度的日益增加，使得麻醉医生的行为必须遵从法律，避免被投诉和赔偿。老年患者的麻醉必须关注知情同意相关问题。

伦理道德问题

法律必须和社会道德标准一致。在麻醉实践中有许多需要判断的行为，而这些判断也会受到伦理、道德和宗教等因素的影响。其中与治疗相关的医学伦理学原则包括三点。

善行和不违规行为

我们的目标是要把事做好，并且不造成伤害，但是运用医疗数据来分析老年患者的医疗成本/效益比年轻患者要困难得多：老年人受伤害的风险通常较大，而受益的可能性非常不确定。对于老年患者的住院治疗会导致某些风险的发生，其中包括精神错乱，影响日常生活，以及跌倒、肺栓塞和支气管炎的风险。还有一个严峻的问题就是大型手术之后出现认知功能障碍的风险也大大增加。

自主权

所有患者都应行使他们的自主权，这在《心智能力法案》中是被尊崇的。现在的趋势显示，老年人在做决定的时候过度依赖于医生的判断力，从而对决定进行默许；同时也会受到亲属、陪护人员和宗教团体的影响。自主权对于是患者必不可少的，我们应该花足够的时间来评估患者的理解水平以及能否做出正确的决策的能力，这也是《心智能力法案》所倡导的。

公正

可以采取各种各样方法，最终得出对患者公正的决定。

功利主义模式

医疗卫生资源的分配应遵从利益最大化原则，使更多人从中受益。这个有时候很难判断，因为需要考虑的方面很多。举个例子，倘若把医疗资源分配给某个患者，而不是其他患者，到底可以给他带来多长时间的高质量生活。一个年轻的患者可能拥有更长时间的高质量生活，因为治疗有可能使他/她重返工作岗位。

理想主义模式

医疗资源应该分配给最需要的人。老年人需要更多的、不成比例的医疗资源，因为多年来他们给英国国家医疗服务系统（NHS）支付了更多的税费。但是社会应该不会认可这种模式。

和解

期望能在循证的基础上采取合理的办法，把医疗卫生资源分配给真正需要的绝大多数人。只要这种分配是符合正当程序，法律将几乎不会干扰NHS的医疗资源分配。

老人的治疗可能需要更高的花费，比如术中加温设备和防压疮措施等。同时麻醉的风险也更大，其住院康复时间也更长，需要的护理也更多。

生命的尊严

《人权法（1998年）》将《欧洲人权公约》中的相关内容纳入其中。其中第2条（生命权）、第3条（禁止不人道和有辱人格的待遇）和第8条（尊重私人和家庭生活）经常被应用在医疗索赔中。即使是一些被大家公认的维持患者生命的医疗措施，患者也不应该被要求一定要接受这样的治疗。医疗卫生资源是有限的。每个患者都不可能接受所有的治疗。因此必须合理的分配资源，这也是国家健康和临床优化研究所的核心作用。

临床决策的伦理性

因为受到个人观点、道德标准和立场所影响，要做出一个合乎伦理性的决策，患者就不应该作为一个独立的个体被看待。一个临床决策的决定应该建立在多学科团队的基础上。这其中涉及英国医学总会（GMC）、英国医学学会、皇家麻醉医生学院、英国和爱尔兰麻醉医生协会的指南，还有审计、同行评审，及法律意见中汲取的经验教训。

决策是否符合道德伦理，与医疗法律索赔息息相关，以确保医疗应用的标准符合法律。对于一些复杂的情况，应该由法院来决定是否继续治疗。

术前评估

术前评估也涉及伦理问题。年龄本身不是一个预测外科手术风险的因素。随着年龄增长的生理变化会增加手术和麻醉的风险。同时一些并发症也会随着年龄增加。术前评估的目的是确定患者的综合反应能力，以及各脏器各系统的功能储备。这其中需要考虑的涉及如下：如缺血性心脏病和瓣膜功能障碍，胸腔感染和肺部并发症等，以及如何降低支气管肺炎和深静脉血栓（DVT）的形成。术后谵妄和术后认知功能障碍的增加，使得全身麻醉受到争议。

麻醉医生在老年患者的术前评估中作用尤为重要。患者能否承受麻醉或长时间的手术？手术计划是否过于英雄主义，但是对患者无益？是否应该强调减轻患者痛苦，提高其生活质量？

一个不良结果或死亡的发生可能会导致投诉、索赔或尸检。因此术前评估是否适当、充分、实事求是和有效，及是否按照合理的决定进行，这些都有必要记录在案，所以完整的记录也是必不可少的[3]。

知情同意

医生和患者之间关系的基本原则是，所有的治疗方案需获得患者的同意。如果没有获得同意的话，法律将会对患者提供保护，以确保治疗措施符合患者最佳利益。

卡多佐（Cardozo）很早就在纽约施伦多夫医院中明文规定，要尊重患者的自主权和自我决定的权力：

每个心智健全的成年人都有权利决定对自己的身体做什么；一个外科医生在没有患者知情同意的情况下进行手术都是对患者的攻击[4]。

心智能力法案（2005年）（MCA）

心智能力法案（2005年）经过多年讨论后得以颁布。该法案的目的包括：阐述什么是能力测试、如何进行测试、"利益最大化"的含义，以及评估中需要考虑的因素。该法案还介绍了鼓励患者为自己的未来做决定，从自身利益出发行使决策权，必要时邀请律师一同参与决策。该法案也是评估对老年患者实施麻醉是否合理、合法及恰当的指南。

任何未经患者同意的治疗无异于攻击。如果患者受到严重伤害或死亡，那会是严重的犯罪行为，将受到纪律处分和赔偿。

巩固心智能力法案的五个关键原则

◆ 每个患者都具备自我决策的能力，除非该患者缺乏做决定的能力（如患者无法做出任何决定）。

◆ 每个患者都不应被视为不能做出决定，除非通过所有可行的方法帮助他，还是不能成功。

◆ 不能因为患者做出了不明智的决定就认定其不能做出决定。

◆ 根据该法,替缺乏能力的人所做的行为或决定,必须从其最佳利益角度出发,其中包括:患者如果能自我决策,他可能会做出什么决定。

◆ 在做出任何行动或决定之前,需要在某种程度上通过有效的方法尽可能少的去限制患者的自由和权利[5]。

专业人员可以运用MCA来协助患者提前做出治疗决策,或者根据最大利益原则,在尊重个人信仰、价值观、意见的前提下协助其做出决定。

能力评估

MCA的第二章写道:

由于意识或者大脑的功能受到损伤,导致一个人在关键时刻无法自我决策时,我们认定其无法做出决定。

这种损伤也许是永久性的,又或者是临时性的。判断一个人是否缺乏决策力时,不能仅仅根据他的年龄、外表或是疾病状态,也不可因为患者具有误导性的行为,就认定其缺乏自我决策的能力。因此,医生切不可根据评估他人来判断患者是否缺乏决策力。麻醉医生在进行治疗之前,必须在MCA的指导下进行充分评估,得出明确结论。

如果患者不具备以下能力,视为无自我决策能力:

◆ 理解与该决定相关的其他信息
◆ 记住这些信息
◆ 在做出决定前,运用或衡量这些信息
◆ 能够表达自我决定(通过语音,手语或其他手段)

除非患者不满足以上所有条件,才会被认定为不具备自我决策的能力,但是不能因为患者年龄太大或是被诊断出某些疾病(如痴呆),就认定其不具备决策能力。如果患者能够在短时间内记住与决定相关的信息,即使没过多久又会遗忘,我们也认定其具备决策能力。患者可以是通过说话,使用手语,抑或简单的肢体运动(如眨眼或握手)来表达决策,必要时甚至可以使用口译员。

患者可能会同意一部分治疗措施,反对其他的治疗措施,决策能力也可能会有波动。健康护理人员在评估时应具体问题具体分析。评估的细节和结论必须记录在患者的病历里。

医疗专业人员对患者所做决定的合理性评估,和患者的决策力是两码事,两者不能相混淆。MCA中有一条原则就是:患者有权做出不明智的决定,尽管这样的决定可能在其他人看来很不合理。但是另一方面,如果因为患者无法感知真实情况,而做出不合理的决定,那么视为该患者不具有理解或利用信息的能力。

自愿同意

必须在患者自愿的情况下同意治疗,而不是由于施加过度的压力从而影响患者的决定。压力可能来自朋友或家庭成员,尤其是对老年患者,这种情况更普遍。压力也可能来源于宗教成员的影响。医生应该留意这些压力带来的影响,因为这有可能影响到患者是选择继续治疗或放弃治疗。对于医生而言,有必要和患者单独交流,这样可以确保他们所做出的决定是出于他们自己的意愿。此外,麻醉与手术应该分开来考虑。

信息交流

为确保患者的知情同意是有效的,患者需要理解手术的性质和目的。不得对患者隐瞒重要的信息,麻醉的各项细节都需要和患者充分沟通,包括麻醉方式、步骤、使用的药物,以及可能出现的风险和并发症。

充分告知患者手术的性质和目的可以确保患者的知情同意是有效的,但可能还不足以履行看护的法律义务。如果患者因治疗而遭受到伤害,而医生未能提供完整的信息,就可能因为疏忽而面临索赔。

在西达卫(Sidaway)的案例中,英国上议院提出:在判断医生是否向患者提供了完整的信息,与判断医生在治疗过程中是否疏忽,所使用的法律标准是相同的[7]。这就是博勒姆(Bolam)测试标准[8]。如果医生的处理方式被该领域的专业人员认定为适当,他就不应负过失责任。患者应该接收到这样的信息:一个负责任的麻醉医生会根据患者的具体情况做出最适当的决定。而能够接受同行的标准这点尤为重要。

但在一些案例中,法院也可能对一些"有责任心的"医生的做法表示不满。在切斯特·V·阿夫沙尔(Chester v Afshar)一案中,英国上议院认为,神经外科医生未能术前告知患者潜在的一项手术风险，即使这种风险并没有因为没告知患者而增加，即使患者知道了这一风险还是可能会选择做手术。但是患者有权做到知情同意，选择是否手术、何时手术，以及由谁来做手术。

切斯特·V·阿夫沙尔一案提醒我们，医务人员应该告知患者所有可能出现的严重不良后果，并记录下来。

同意书——卫生部检查或治疗参考指南（2009年）

患者应完整签署标准的卫生部门知情同意书，尽管知情同意的有效性并非真正依赖于这样的文件。但它的优点是作为与患者讨论的证据：医生就治疗的性质和目的与患者进行交流、并传达潜在的风险。同时，它也是作为患者已经知情同意的证据。但是，患者签了名，并不代表医生已经对患者的自我决策力进行了评估，也不代表患者对同意书上的内容有了全面了解，这需要在病历中单独记录。

有时候老年患者很难回忆起已被告知的麻醉相关事宜，以至于他们的亲属可能会抱怨说患者并没有知情同意。

应该由计划对患者实施麻醉的麻醉医生来与患者签署高质量的知情同意书，他需要能解答麻醉相关风险的所有问题。

拒绝同意

如果患者具备自我决策能力，并拒绝治疗，那么该决定必须得到尊重。同样，有自我决策能力的患者有权在任何时间撤回同意，即便是在医疗操作过程中。但是有一点医务人员必须做出判断，那就是在此刻停止医疗操作不会对患者的生命造成风险，如果存在这样的风险，医务人员可以继续操作，直到风险解除。

提前决定拒绝治疗

在MCA之前，人们可以做出一些提前性的决定，称为"生前意愿"，来表明他们希望在未来自己缺乏自我决策能力的情况下拒绝某些治疗。这在以前并没有正式的法律地位，虽然在托尼·布来德（Tony Bland）案例中[10]，上议院表示，如果患者有这样的生前意愿，理应给予一定的重视。

对于已经预先决定拒绝接收生命支持治疗的患者，MCA的颁布赋予了其法律意义。为了使这些预先决定获得合法性，患者必须在有见证人的情况下签署知情同意，并且明确说明即使在危及生命的情况下也拒绝接收治疗[11]。

根据法律意见，只要患者的预先决定是有效的、可执行的，那么医务人员必须遵循其意愿，哪怕这样做会威胁到患者的生命。

在患者有效阐明他的预先决定前，只要医护人员从患者的最大利益出发对其治疗[12]，MCA的条例就能够保护医护人员免受责任。极少数情况下，该类案件才会转交法院裁定。

确定老年患者的生前决定不是被强迫或受其他不良影响尤为重要。因为各种利益冲突会使其决定的有效性受到怀疑。

如果患者已经撤回预先决定或者有任何与预先决定不符的行为，抑或是在该决定需要使用时文件签署有所更改，则其预先决定将无效。如果发生了患者事先没能预料到的情况，患者也可能随时改变主意。

越来越多的老年患者会做出预先决定，来表明他们不会接受的治疗。医生必须在每个病例中检查患者是否做出预先决定，并且在病历中记录这个预先决定是否适用，以及依据其预先决定将采取的治疗措施。如果医生觉得患者的预先决定没有受到外在的约束，他仍可以将其作为患者的意愿来考虑。而前面所说的仅仅包含治疗倾向的"生前意愿"这类的文件不具有法律约束力。

永久授权书

自MCA实施以来，人们可以完成个人利益永久授权书（personal welfare lasting power of attorney, PWLPA），根据该授权，当授权者失去自我决策能力时，被授权者可以替授权者做出医疗决定[13]。

现在有越来越多的授权书，医务人员必须仔细检查其有效性。被授权者不能决定授权者结束生命支持治疗，除非授权书里明确指出该项；授权书中可以对拒绝接受生命复苏进行授权。

没有决策能力的成人患者

心智能力法案(2005年)阐述了如何处理不具备决策能力的成年患者知情同意的情况[14]。详见该法案"实践守则"[15]。

根据英国法律,任何人都没有权利替不具备自我决策能力的成人同意接受检查或治疗,除非他们签署了永久授权委托书,或是由法院委派人员。因此,父母、亲戚或医务人员都没有权利替这样的患者做决定。老年患者的家庭成员常常认为他们有权决定是否接受或拒绝治疗。即使他们是直系亲属,或是法定继承人,他们也不能替代决定。

传统观点是,患者不具备自我决策能力,又没有委托人时,医生可以从患者的"最佳利益"出发采取治疗措施。MCA制定了以下明确标准,以确定治疗是否符合患者的最佳利益:

- 患者是否可能重获自我决策能力,如果是,预计什么时候可以恢复,治疗措施是否可以等到患者恢复自我决策的时候。
- 尽可能允许并鼓励患者参与到治疗决策中。
- 在涉及患者生命支持治疗时,不能出于感性而做出导致患者死亡的决定。
- 专业人员必须尽可能的考虑患者的过去、当前的意愿和情感,包括:
  - 患者在有能力时所做的书面陈述
  - 患者的信仰和价值观(例如文化和宗教)
  - 患者可能会考虑的其他因素

医务人员应该尽可能多和患者指定的人、护理人员(包括聘用的护工)、永久授权书里的被授权者,或是法院委派人员沟通交流[16]。

这些原则强调要重视患者的利益、需求和意愿,尊重患者的自主权。记录必要的医疗文书以表明在MCA的指导下,对患者进行了最佳利益测试和自我决策能力评估。在患者缺乏决策能力时,只要所采取的治疗措施是基于患者最佳利益考虑的,MCA就可以保护医务人员免于责罚。

独立医疗能力倡导者

MCA赋予英国国家卫生署(NHS)新的责任,就是培训独立的医疗能力提倡者(IMCA),这可以使得患者在接受"重大医疗"之前,医务人员不需要再去咨询和确定患者的最佳利益[17]。因为常常会出现亲属替老年患者滥做决定,或是家庭成员与患者意见不一致,或是家庭成员彼此间意见不合的情况,在这种情况下医务人员去咨询他们的意见并不合适。

这些IMCA们都是经过相应的培训。他们的职责不是替患者作决定,而是协助那些缺乏自我决策能力的患者,将其观点和利益表达给决策者。IMCA们还可以通过和患者交流、查看相关记录文档、获取专业人士意见等方法来收集和评估信息。他们需要确定有无其他可替换方案,如果需要更多的医学证据,还需要给决策者一份报告供其思考。

"重大医疗决策"涉及一些治疗的停止或撤回,它不仅针对危重患者的治疗,也包括在需要收益、风险、费用三者的平衡的时候。

"重大医疗决策"定义中包含的治疗项目范围很广,详见"实践守则"法案第十章,第44～50条。包括治疗导致患者的长期疼痛或不良反应;心脏手术后或影响了日常生活的治疗;老年患者截肢手术以及人工营养和液体治疗的停止给予或撤回等[18]。

如果要"紧急"实行一些重大医疗措施,可以不需要IMCA们的参与,但是需要将理由记录在医疗文书中。

保护法庭

保护法庭是高等法院中的一个专业部门,它可以在个别案例中就个人的能力或治疗问题做出决定。这种决定可以在很短的时间内做出[19]。

保护法庭做出的重大决定,并非要求医生必须执行某项医疗措施,而是申明医生是在考虑到患者的最大利益进行的这些治疗,并且具有法律效应。

出现以下情况时,由法院来做合法性的裁决:

- 持续植物人状态的患者撤销其人工营养及液体治疗(ANH)。
- 没有自我决策能力的患者捐赠器官,骨髓或外周血干细胞。
- 没有自我决策能力患者的非治疗性的绝育手术。
- 其他一些对某一治疗是否符合患者最佳利益存在争议的情况。

保护法庭有权任命代理人为患者的医疗相关问

题做接下来的决定。

"拒绝心肺复苏"的决定

心肺复苏（CPR）的成功率很低（特别是当患者病情危重，一般健康状况不佳时）。胸部按压，辅助呼吸和除颤都有可能产生相应的并发症和不良反应，CPR可能延长危重患者的死亡过程并增加其痛苦，同时有患者认为接受CPR有失体面。而且心脏呼吸骤停可能是患者的终止事件，此时尝试复苏对患者总体来说没有任何益处。

那么问题来了，是否在心跳呼吸骤停事件发生时接受CPR，这个问题最好是能尽早地经过多方考虑后做决定。这其中包括可能的复苏结局、患者的意愿、患者的人权、可能出现难以控制的严重疼痛、其他严重不良反应以及患者的意识水平。

如果患者已经缺乏自我决策的能力，那么此时应该综合医务人员、患者亲属、护理人员的综合意见。

当患者做出了拒绝心肺复苏的决定时，我们必须想好如何与其沟通。告知CPR可能不会成功，可能对患者产生负担。我们应当怀着同情心来处理这些问题，但是也应当尊重所有的知情同意相关的问题以及MCA中涉及的其他问题。对患者先前所做过的任何决定也应当尊重。

必须由高年资医生来记录患者拒绝心肺复苏的医疗文书，并定期审查。

剥夺自由的保障措施

MCA中关于剥夺自由的保障措施于2009年4月1日起生效。这些保障措施为医院和疗养院提供了法律框架，使得医院和疗养院可以对患者的某些自由权实施依法剥夺。这样的问题常常出现在对老年患者实施治疗的过程中。

2008年，政府又出台了一个实践准则对2005年的MCA进行了补充。对剥夺自由（需从基础医疗信托或地方当局等监督机构获得授权）和限制自由（不需要授权）进行了界定。剥夺自由发生在有身体约束的时候，即违背患者的意愿完全控制患者的护理或运动，或使用药物。同样发生在医院决定一个患者是否可以回归人群。时刻需要警惕是否有剥夺自由的情况发生，并确保医院的政策被严格遵循。

这种情况必须和1983年的《精神健康法》里患者的情况进行区别。《精神健康法》为了患者的精神健康可使其接受强制性的治疗，但它不能帮助医生面对投诉问题。

生活护理的终止

心智能力法案（2005年）中的第四章第五节中规定，在涉及生命支持治疗的患者最佳利益决策中，决策人不能有希望患者死亡的动机。医生采取措施使患者生命终结是绝对违法的[21]。安乐死是否会被英国法律所允许仍然存在热议。基于双效原则考虑，临床医生可以给患者采取合理性的治疗，即使知道这种治疗可能会发生随之而来的不良反应。

医学总会关于临终治疗和临终护理的指南[22]在伯克（Burke）的案例中受到了质疑[23]，上诉法庭认为，在患者不能要求特定治疗这一观点上，医学总会的指南是合法的。健康专业人员在做出治疗前，必须考虑患者的意愿，如果患者表明他想通过人工营养及液体治疗维持生命，医务人员就有职责给患者提供人工营养和液体治疗以维持他的生命。如果患者缺乏决策能力，那么应该尽可能从患者的最佳利益角度出发，采取合理的治疗措施来延长患者生命。虽然很多人赞成给患者提供生命维持治疗，但有些时候在临床工作中并不会这样做。

伯克先生在他的终末期失去了决策能力，因此没能获得阻止医生撤销其营养液体支持治疗的禁令。上诉法庭认为，医生已经综合了患者，其家庭成员，以及患者朋友的意见，从患者的最佳利益角度出发考虑是否继续治疗。这一立场也被纳入MCA法案中。

危重患者经常要面临着是否撤除治疗或缓解疼痛的问题，这时必须要考虑患者的切身诉求，允许患者有尊严地死去。

如果人工营养及液体治疗来维持患者生命已经不再符合患者的最佳利益，那么将其撤除也是一个负责任的决定，尽管这样会导致患者的死亡。这可以视为一种疏忽，但并非刻意剥夺生命，因此并不违反"欧洲人权公约"第2条。这种情况下，死亡是因所患疾病或创伤导致，而非剥夺其生命权。

撤除医疗措施是因为这些治疗是无效的，并非折磨患者,或是不人道或有辱人格的行为,因此不违反"欧洲人权公约"第3条。任何出于治疗原则的行为,都不能认为是有辱人道的。

医疗过失

索赔取决于原告(或代表人)常认为医疗过失对其造成了法律侵权。这包含以下三点。

◆ 被告对原告的治疗护理工作负有法律责任。

◆ 被告违反了这种责任。

◆ 最终对原告造成了损害。

医务人员在治疗患者时都肩负着责任,未能按照标准执行而导致患者的治疗失败就有违这种责任。这一标准在著名的博勒姆医院管理委员会案例中出现,其中捷(McNair)曾说过[24]:

如果一个医生按行业共识进行的医疗行为,他就不应负过失责任。反过来说,也不能因为一个医生的行事,仅仅是他人存在相反的意见,就认定这个人有过失。

而这相关的标准是由医生们决定,同时随着时间推移会有所改变。

在博莱索市和贝肯尼卫生局一案中[25],法院认为,在一些极少数情况下,专业意见并不能符合逻辑分析,在这种情况下,法官有权认定该医疗行为是"不合理或不负责任的"。法院可以驳回那些认为是"不违法"的行为。总的原则就是,医生应该在做背离行业准则、指南的事情前思索再三。麻醉医生必须认识到自己的能力范围。

给老年患者实施麻醉,和其他医疗一样存在一些行业标准。以下几点需要特别注意。

◆ 是否进行了适当的术前评估?

◆ 是否应该做这一手术或操作?

◆ 患者能否耐受麻醉?

◆ 麻醉药物和麻醉剂量的选择是否合理?

◆ 是否考虑到并发症的发生?

◆ 麻醉维持是否得当?

◆ 是否合理使用拮抗剂?

◆ 在麻醉期间患者是否受到保护使其免受伤害?

◆ 是否考虑到可能出现的风险如感染、深静脉血栓形成、瘫痪等,并采取预防措施?

◆ 患者的术后维持方案是否合适?

通过与患者以及患者家属的全面、有效的沟通,通常能大大减少被投诉索赔的可能性。在治疗的各个阶段,花时间和患者解释治疗相关的问题,以仁爱之心做事,可以很好地消除患者的疑惑并减少投诉索赔事件的发生。

家庭参与决策

在普法以及MCA法中都体现一个基本原则,那就是患者拥有自主权。必须允许患者自我做出决定或者帮助患者做出决定,同时鼓励患者家属参与其中。临床医生必须通知老年患者,只要他愿意,就可以自由地和亲属一起协商决策。

临床医生必须警惕家庭压力可能会对患者做出医疗决策产生过多影响。同时可能存在这种情况,亲属间接操纵患者,从而做出符合其他人利益的决定。这在老年患者中更常见。

患者需要了解选择方案及做出的决定所带来的后果,而这一医疗决定很可能对其亲属产生直接影响。因此,有可能需要确定亲属是否具备提供后续护理、支持的能力。在患者感到不适,或者患者具有不想成为家庭负担想法时,其亲属可以协助决策。

在大多数情况下,亲属的动机是真实的,是为了他们最爱的人有最好的治疗结局。因此,让亲属参与到医疗决策的制定、结束生命的决定,都是一件好事情。但是有一点临床医生应该警惕,亲属在决策制定过程中发挥积极主动的同时,要防患利益冲突和不当影响的发生

唐纳德逊勋爵曾说[26],测试"患者真实表达自己的想法,或者说仅仅是在说什么,使别人满意"。因此,临床医生需要了解患者与家人的关系,以评估患者所做的决定是出于本意。

调查研究

当涉及老年患者的调查研究时,需要特别注意:研究项目包含明确的要求,任何研究项目都需要患者的知情同意,不得给患者施加加压,也不得使患者感觉如果拒绝参与,将得到较差的护理。

在MCA中有详细的法律条例,专门针对缺乏自我决策能力的患者[27],以确保他们的意愿和感受得到尊重。具体内容详见MCA(2005年)中"实

践守则"的第十一章。但这其中不包括临床试验研究——这属于《人类药物使用条例(2004年)》(临床试验规定)的范畴。

MCA要求:缺乏自我决策的患者参与研究时,需要时时咨询其家庭成员或无偿照看人员。如果没有这样的人,那么IMCA的参与也是合适的。患者过去和现在的意愿、情感和价值观是决定他是否参与研究的重要指标。

死因研究

如果尸体出现在法医的管辖范围内,同时死者是因暴力、非自然或不明原因突发死亡的,法医有责任调查清楚死者的真实死因。

医生必须按要求进行死亡上报。这其中包括手术过程中的死亡,或与麻醉药的相关的死亡。如果是意外死亡或与治疗、药物相关,也可报告。入院后死亡,手术、治疗、麻醉后死亡以及出院后死亡的,需在24小时内完成上报。这其中包括因骨折或跌倒导致的死亡,或由于器官系统功能障碍导致的死亡,或者与痴呆相关的死亡。医疗事故或危急事件的病例必须上报,因为延误诊断、延误治疗、自我忽视、营养不良、高热、自杀等情况导致的死亡也需上报。此外,罕见病、职业病、职业损伤造成的死亡也需上报。

医疗相关的死亡如果死因不明,法医会对尸体进行尸检。

对于不确定是否需要上报的死亡事件,应与法医办联系以获得建议。如果有关临终关怀、撤销治疗及死后器官使用等问题,都可以和法医进行沟通。

托尼·布来德是希尔斯堡惨案的幸存者,多年来一直处于持续的植物人状态,医生在得到患者家属的同意后,决定撤销其营养支持治疗。这一事件上报给谢菲尔德的法医官后,法医官指出如果医生这样做,他会将此事转交警方,以谋杀罪控告医生的行为。高等法院的最终裁决是同意撤销托尼的营养支持治疗,从而制定了这一准则。

针对存在疑点的医疗相关死亡,或家属提出有异议者,法医必须进行勘验。他需要从临床医生和护理人员那里获取报告。这一程序是审查性质,不能拒绝。由法医官决定哪些证人必须出席。他会要临床医生提供详细的报告,其中包括他认为需要解释的问题。法医官的尸检结果可以使死者家属获得尚未令人满意的答案,同时在接下来的索赔中提供证据。

临床医生与患者生前良好的沟通,准确、全面的做好医疗文书记录,同时以仁爱之心与患者家属做好死前死后的沟通解释工作是至关重要的,这样可以尽可能地避免重大争议和投诉索赔的发生。

与医疗相关的死亡发生后,法医官们越来越多地进入"叙事判决",而不是判决为"不幸遭遇"。一个典型的叙述性判决是"死亡是由必要操作导致的意想不到的结果"。这样的判决是没有发现错误。法医官们尽可能在判决中不带任何个人或组织情感。他有权将死亡原因判决为缺乏护理和关爱,而非法谋杀的判决将会成为重大案件。

法医官希望知道患者为什么需要一些特殊的治疗,是否合乎情理,又是否有签署知情同意。他会去探寻治疗的决定或撤销治疗的决定究竟是如何做出的。

法医官扮演很重要角色就是查明是否有什么遗漏的地方,导致或促成了死亡事件的发生,并提出建议,以减少类似案件的发生。根据"法医官条例"第43条的规定,正式建议会以信件的方式发出,要求医院回答针对这些担忧他们已经或将要采取什么样的措施。为谨慎起见,法医官会在开审讯听证会之前,采取行动将其疑点全部打开。但这可能会阻止了"第43条例信件"的发出。

倘若医务人员将信息公开,不试图隐瞒或掩盖已发生的事情,法医官对医务人员通常会更为仁慈。

死亡证明

医生不能签署死亡证明书,除非他参加了患者的最后一次疾病治疗,在其死亡前14天内看到患者,并在其死后看到尸体。他必须同意患者的死因,并且完全是由自然原因引起,否则就需要向法医官报告。

在开具死亡证明时,不能弄混导致患者死亡(心脏骤停、肾衰竭、休克等)的病理原因。不应使用"可能"或"也许"等词眼。

自从《Coroners' and Justice Act(2009年)》于2012年生效后,与死亡证明相关的内容又有所改变。

(彭明超 译 欧阳文 审校)

参考文献

[1] Office of National Statistics. *Population projections*. <http://http://www. statistics. gov. uk/hub/population/population-change/population-projections>.

[2] *R* v *Cambridge HA ex p B* [1995] 2 All ER 129.

[3] National Institute for Health and Clinical Excellence. *Preoperative tests: the use of routine preoperative tests for elective surgery*. CG3. London: NICE, 2003.

[4] [1914] 211 NY125.

[5] Section 1 MCA.

[6] Section 3 MCA.

[7] *Sidaway* v *Board of Governors of Bethlem Royal Hospital* [1985] 1 All ER 643.

[8] [1957] 2 All ER 118.

[9] [2004] UKHL 41.

[10] *Airedale NHS Trust* v *Bland* [1993] 1 All ER 821.

[11] Sections 24–26 MCA.

[12] Section 25 MCA.

[13] Section 9 MCA.

[14] Section 3 MCA.

[15] Department for Constitutional Affairs. *Mental Capacity Act 2005 Code of Practice*. London: TSO, 2007. <http://www. dca. gov. uk/legal-policy/mental-capacity/mca-cp. pdf>.

[16] Section 4 MCA.

[17] Section 35 MCA.

[18] Section 37 MCA.

[19] Section 45 MCA.

[20] S4A and S4B MCA.

[21] *R* v *Cox*.

[22] GMC End of Life Treatment and Care: Good Practice and Decision-Making (New Guidelines 1. 7. 10).

[23] *Burke* v *GMC*.

[24] [1957] 1 WLR 583.

[25] [1997] 4 All ER 771.

[26] Re: T (Adult: Refusal of Medical Treatment) [1992] 4 All ER 649.

[27] Section 30 MCA.

第三十七章

对未来发展的述评

概述

显而易见，未来的麻醉医生将要面临越来越多的老年患者麻醉工作。然而，我们目前应用的大多数技术本身的科学验证或者说至少是它们相关背景知识的发现、研究和教学，都是基于年轻患者而非老年人的。90岁以上人群的相关医学数据甚至都没有相应的正常值。自英国成立世界上第一个老年麻醉学会（Age Anaesthesia Association，1988）后的25年间，老年麻醉的理念有了很大的改变，但是，我们要想达到胜任符合老年人特殊要求的麻醉这一目标，仍然任重道远。

令人欣慰的是，在老年患者所有临床麻醉亚专科以及相关疑难复杂问题的基础研究领域，已经涌现了众多国际级专家。然而，如果说前文各章有一个贯穿始终的主题，那就是我们面对老年患者这一最为脆弱的群体时，仍然缺乏建立成熟安全麻醉方法所需的足够研究证据。老年患者的复杂性源于其隐匿的器官功能储备降低，这一点令人担忧却又常常没有在术前得到足够的重视，由此引起一系列令人难以接受的后果。

在我们建立理想的老年麻醉实践规范以及向他人提供相关培训方案之前，仍然有许多重要问题有待解答。最为重要的是，我们需要获知70岁以上、80岁以上以及90岁以上这些年龄组患者接受麻醉和手术时，他们身体通常发生的实际反应。对此，目前根本就没有用以判断预后的正常值参考数据。目前使用的麻醉药物中，只有极少数进行了高龄患者应用的评估，而且这其中的大部分研究规模有限，不足以支撑人们对其研究结论的信心。我们对地区和国家之间不同人群药物反应差异的信息知之甚少，往往倾向于把文献报道的一般结论不假思索地套用到自己所服务的人群身上。

术前准备

相对于健康的年轻患者而言，老年患者多数器官系统代偿能力下降，慢性疾病患病率较高，因此术前评估必须更为细致全面。现有的评估方案确实提供了一个起点，但是仍无法判别老年患者维持其正常社会功能所需的行为适应能力的即刻状态。对处方药和非处方药的用药情况进行回顾是非常必要的，这有助于判断患者的依从性。上述技能的教学以及对受训者相应的评估内容，目前仍然没有进入许多国家制定的麻醉培训方案。

麻醉方法选择

关于全身麻醉还是区域麻醉更为安全的问题，尽管经历了60多年的研究，我们目前仍然没有得到一个明确的答案。对连续应用药物的技术分别进行评价是非常困难的。精心设计的关于麻醉药物作用的体外测试和动物建模常常得出相互矛盾的结果，而临床研究几乎都无法招募到足够的受试患者因而缺乏可靠的说服力。这并不意味着我们的努力没有价值，而是提示我们，在找到各种麻醉方法（译者注：前文提及的全身麻醉以及区域麻醉）主要并发症的根本原因之前，我们可能难以确定在何种情况下选用何种麻醉方式更为合理。

预后评价

相对而言，老年患者发生各种已知的严重手术和麻醉并发症概率较高。事实上，一些最具危害性的并发症仍然与60多年前首次发现时的发病率相同。正因为这些并发症如此常见,其危险性变得"对老年患者不值一提"(译者注:作者引用他人观点),于是对这些可怕并发症病因的探索再也无人问津。在这些频繁发生的致残问题带来的震撼背后,隐藏的事实却是,老年患者因改善其生活能力的外科手术带来的实际获益超过年轻患者。除了大多数心脏手术、部分骨科手术以及血管外科手术之外,我们对围术期临床实践与患者预后之间关联细节的认识仍然十分匮乏,而这一状况正在慢慢改善。

特定的并发症

术后认知功能障碍

假设有一种发生在年轻患者身上并且发生率与70岁以上老年患者术后认知功能障碍不相上下的并发症存在,那将引发举国上下的呼吁和全体公众的关切,人们将会迫切要求解决这一问题。而这正是目前人们被压抑而尚未发作的一种控诉。没有其他状况能够影响多达1/4的接受重大腹部手术的70岁以上患者预后,然而这种持续存在的问题却几乎没能引起新闻出版和公众领域的关注。就各大研究资助机构情况而言,直到最近这种局面仍然如故,仅仅在近几年才有获得恰当资助的研究着力于阐释术后认知功能障碍的潜在病因,而这项研究将有望提出最大限度降低这一可怕并发症的危害性和发生率的防治策略。

谵妄

谵妄是老年患者最常见的急性并发症,在接受心脏手术的老年患者中其发生率接近75%,具有更加重要的临床意义,而即使非手术的老年患者其发生率也高达35%。标记物检测可用于筛选容易发生谵妄的高危患者,而多学科团队协作治疗则切实有助于降低谵妄对上述患者术后恢复的影响。要知道,在大多数国家,即使是最有效的镇静药物(氟哌啶醇)也尚未被批准用于谵妄的治疗!尽管如此,这种被动应对的做法也折射出我们对谵妄病因以及可能的防治策略所知有限。

疼痛:评估与管理

我们知道,老年患者阿片类镇痛药的使用与年轻患者有很大区别,然而,现状却是治疗实施者无法胜任为老年患者提供有效镇痛的任务,反而因缺乏对老年患者所遭受疼痛的认识而拒绝给他们镇痛。这种不人道的疼痛管理方式简直令人无法接受。

造成这一问题的部分原因在于,我们拥有的可靠易用的疼痛评估量表较少,并且尚未在全球范围内广泛应用。即使在使用诸如疼痛扶梯这类工具对疼痛进行有效评分的地区,这种工具或许对年轻患者有用,但是面对以个体差异显著为唯一共同特征的老年患者群体的疼痛管理,这类工具就显得过于死板僵化了。

体液平衡

"患者预后及死亡的全国保密调查"(NCEPOD)(译者注:一个由英国政府资助的致力于研究患者预后的风险评估项目)对80岁以上年龄患者死因的初步调查(报告标题:老年患者的极端状态——1999年患者预后及死亡的全国保密调查报告。伦敦:NCEPOD,1999)表明,糟糕的液体管理是其中最常见的可控肇因之一。报告指出,术后患者一部分处于严重脱水状态,而另一部分则容量超负荷,这两种极端状态常常引起中枢神经阻滞。在2010年,也就是初步调查报告发表10多年之后,NCEPOD更新的调查报告(报告标题:老年患者的择期和急诊手术——高龄问题。详情参见网址http://www.ncepod.org.uk/2010eese.htm)表明上述状况没有丝毫改观。鉴于为老年患者提供医疗服务的所有医护人员,包括外科医生、内科医生、老年专科医生及麻醉医生,都将面对这一难题,我们显然有必要对医学教育内容进行更加广泛的干预调整,也许可以选择在医学院早期或者执照注册之前数年的学习阶段进行这种干预。

培训重点

与老年医学整体培训现状相似的是,在麻醉学及重症医学领域,人们同样缺乏对老年患者特有的问题、疾病及其管理策略的关注。虽然培训课程具体章节以及国家评价体系正在逐渐改善,但是基层培训仍然非常有限。在英国,设置专职的老年医疗服务认证会诊医生的建议尚未得到完全贯彻执行。

结论

前景暗淡,死气沉沉,局面真是如此么? 当然不是! 即便是与区区10年前的预想相比较,今天整个研究领域也远比当年设想的更加充满活力并且富有成效。当然,面对如此之多有待研究和培训的相关课题,我们丝毫没有自鸣得意的资本。我们希望本教材能提供尽可能丰富实用的信息,帮助读者认识衰老的基本变化及其伴随的器官系统改变和老年好发疾病。总之,外科及重症监护领域的发展将持续推动我们扩展自己的业务范围,而麻醉学的进展也将激发我们的外科同仁不断开拓创新。

（谭　畅 译　欧阳文 审校）